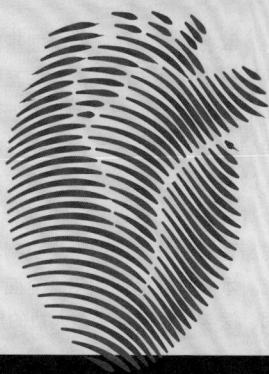

彩色简明心电图手册

高凌云　雷　森　李福平　主编　第二版

全彩医学插画本

化学工业出版社

·北京·

内容简介

本书系统阐述了心电图基础知识、心电图导联系统、常用心电图术语、常用心电图技能和房室肥厚、常见器质性心脏病、常见内科疾病、心肌缺血、急性心肌梗死、窦性心律失常、逸搏和加速性心律、期前收缩、传导紊乱、室上性心动过速、室性心动过速、扑动和颤动等的心电图特征、判读、临床意义等。本书配有大量典型实例心电图及其判读和解析以及 490 多幅精美彩图，有助于读者理解心电图的形成原理、心律失常的发生机制和快速识别以及掌握临床常见心电图图形。本书内容简明实用、全面系统、图文结合，可作为临床医师、护师、医学生等医学专业人员的学习和参考用书。

图书在版编目（CIP）数据

彩色简明心电图手册 / 高凌云，雷森，李福平主编.
2 版. -- 北京：化学工业出版社，2025. 3. -- ISBN
978-7-122-47218-2

Ⅰ. R540.4-62

中国国家版本馆 CIP 数据核字第 2025B8Q597 号

责任编辑：赵兰江　　　　　　　　　文字编辑：何　芳
责任校对：宋　玮　　　　　　　　　装帧设计：张　辉

出版发行：化学工业出版社
　　　　　（北京市东城区青年湖南街 13 号　邮政编码 100011）
印　　装：北京宝隆世纪印刷有限公司
880mm×1230mm　1/32　印张 16　字数 287 千字
2025 年 6 月北京第 2 版第 1 次印刷

购书咨询：010-64518888　　　　　　售后服务：010-64518899
网　　址：http://www.cip.com.cn
凡购买本书，如有缺损质量问题，本社销售中心负责调换。

定　　价：98.00 元　　　　　　　　　　　版权所有　违者必究

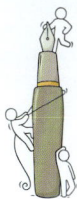

主　编　高凌云　雷森　李福平

副主编　封盼攀　刘玲　蒲鹏　王玉

编者名单

□ 封盼攀
重庆医科大学附属第一医院

□ 傅　航
重庆医科大学附属第一医院

□ 高凌云
重庆医科大学附属第一医院

□ 高振杰
重庆医科大学附属第一医院

□ 顾　俊
重庆医科大学附属第一医院

□ 雷　森
重庆医科大学附属第一医院

□ 李福平
重庆医科大学附属第三医院

□ 刘　玲
重庆医科大学附属第一医院

□ 罗　祥
重庆医科大学附属第一医院

□ 蒲　鹏
重庆医科大学附属第一医院

□ 陶红梅
重庆医科大学附属第一医院

□ 涂诗琴
重庆理工大学附属中心医院
（重庆市第七人民医院）

□ 王　靖
重庆医科大学附属大学城医院

□ 王玲莉
重庆医科大学附属第一医院

□ 王　玉
重庆医科大学附属第一医院

□ 王　容
重庆医科大学附属第一医院

《彩色简明心电图手册》于2013年出版后，由于内容简明实用、贴合临床，深受读者的喜爱，甚至被国内很多医院列入医生和护士的心电图培训用书。然而，近十多年来，随着医学和科技的飞速发展，利用新的临床、实验、电生理和计算机等技术，一些心电图和心脏电生理的理论得以更深入和全面地研究，一方面获得了大量新的认知，另一方面很多新研究推翻了既往的一些认知，重塑了一些心电图学知识体系。此外，最新发布的心血管疾病指南中有关心电图的内容所占比重越来越大，一些顶级医学期刊也纷纷开展了心电图个案报道和竞赛分析，由此可见临床医学界对心电图的临床应用也越来越重视。

因此，我们编写团队和出版社决定重新修订《彩色简明心电图手册》。新版的编写目的是在突出标准化和实用性的前提下，更强调心电图的临床应用技能。所有心电图数据和参考值均来自权威文献和相关指南，核心内容都有文献和专著作为支撑，使得该书第二版内容更加权威可靠，极大地提高了新版图书的参考价值。此外，对于难点内容增补了大量实用性临床知识，有利于更好地理解和应用心电图；对于核心鉴别诊断强调了核心诊断指标的价值，以帮助初学者更好地掌握基本概念和判读技能。

第二版《彩色简明心电图手册》是一本全新架构的彩色心电图入门级图书，为读者提供了标准化和实用性的心电图知识，帮助读者快速掌握一些基本概念和实用技能，使其能够更早、更好、更快地正确判读心电图。

在《彩色简明心电图手册》第二版的出版之际，让我们缅怀该书第一版的主编赵刚教授，正值盛年，不幸因病去世。正是因为有许许多多的医学从业者的辛勤付出和满怀热情的临床工作，总结和传承知识，不断培养新人，服务患者，我们才能书写更美好的未来！

由于编者学识有限，书中难免存在不妥和疏漏之处，恳请读者多提宝贵意见，以便我们做得更好。

高凌云　雷森　李福平

2025年1月14日

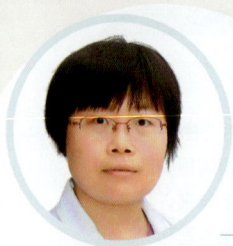

主编

高凌云

■ 医学博士，重庆医科大学附属第一医院心血管内科主任医师，副教授，硕士生导师，博士后

■ 从事心血管介入工作近二十年，擅长高血压、冠心病、心力衰竭、心律失常等疑难危重疾病的诊治。获得冠脉介入、心律失常射频消融和器械植入资质。熟练掌握 CCU 医生必备的各项操作技能，对心血管多种危重病症具有较丰富的临床经验。现任重庆市医学会心律失常分会委员。主持省部级课题两项，国内外发表论文三十余篇，参编专著三部，主编一部

主编

雷 森

■ 重庆医科大学附属第一医院心内科副主任医师、副教授。北京协和医学院博士毕业

■ 中国医促会心律与心电学会全国委员、CDQI 肺血管病中心青年委员、重庆医师协会肺血管病学组委员、重庆医学会肺血管病学组委员，曾任重庆医学会起搏与电生理组委员、青年委员会秘书。擅长快速性心律失常射频消融治疗、结构性心脏病、肺血管疾病的诊疗。作为中国医疗队队员于加勒比巴巴多斯伊丽莎白女王医院工作 1 年。获重庆市科技进步奖 3 等奖 1 项，主研省部级科研一项，发表 SCI 论文 8 篇，参编参译专著多部

主编

李福平

■ 重庆医科大学附属第三医院心血管外科主任，胸心血管外科专业医学博士，主任医师，硕士研究生导师，柏林心脏中心访问学者

■ 从事心脏大血管外科、外周血管外科临床医疗、教学、科研工作 26 年余，在结构性心脏病的诊治方面有丰富的临床经验。主持和参与科研项目 6 项，获省部级科技进步奖和微创临床新技术奖 4 项，主编专著 2 部，发表 SCI 论文 7 篇，获发明专利 2 项。担任重庆市医学会胸心血管外科委员会委员，中国非公医疗机构协会心血管外科委员会委员

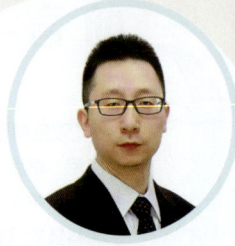

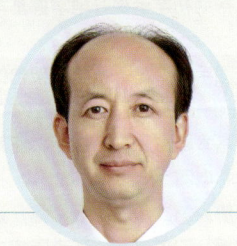

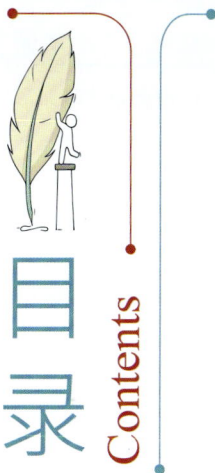

目录 Contents

contents

contents

contents

第 1 章

心电图基础知识

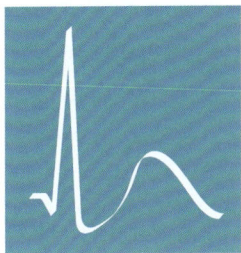

心脏的电学事件包括心房除极、心房复极、心室除极和心室复极,它们分别形成心电图的 P 波、Ta 波、QRS 波和 T 波。对这四个主要心电波的分析,能够了解心脏的电学是否健康。心电图波形的各种测值和间期是很多初学者的拦路虎,实际上这些参数并不需要死记硬背,在临床反复的读图工作中,就能潜移默化地熟记正常值范围。本章介绍最主要的心电图波形测量参数,以便初学者快速入门。

1

心电图测量

心电图记录纸是由 1mm×1mm 大小的小方格组成（图 1-1）。纵横每五个小方格被粗线隔成一个中方格，每个中方格包含 25 个小方格。

心电图记录纸的横坐标代表时间，日常工作的走纸速度为 25mm/s 时，每小方格即 1mm 的宽度代表 40ms；纵坐标代表振幅，当定标电压为 10mm/mV 时，每 1mm 小格的高度代表 0.1mV（图 1-1）。若改变走纸速度或定标电压，则每小格代表的时间或电压值也将随之改变（表 1-1）。

当受检者的心电波振幅较低时，为了更好地分析心电波的细节特征，可以倍增电压。在分析阵发性室上性心动过速的逆行 P 波形态时，可以倍增电压，加快走纸速度，放大心电波的细节。

临时调整心电图机的工作参数以后，一旦心电图采集完毕，医护人员应重新设置为日常工作参数，避免后续使用者错误地给出"低电压""非特异性室内传导障碍""一度房室阻滞""QT 间期延长"等错误结论。不过，有经验的医生在阅读一份心电图时，会首先快速浏览每个导联的定标电压是否为日常工作参数，以便正确判读振幅。

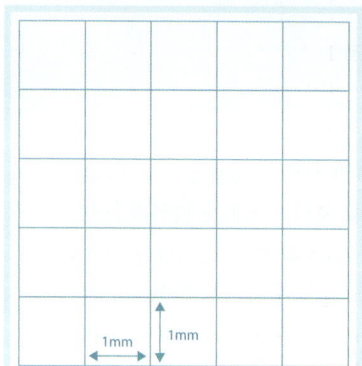

图 1-1　心电图纸

心电图纸是由边长 1mm 的小方格组成，横向代表时间，记录心电波的时限和各种间期，纵向代表振幅，记录心电波的高低

Note　当前，很多心电图工作站提供的心电图报告并不是打印在专用心电图纸上，而是输出在一张 A4 白纸上，心电图软件程序提供模拟的背景网格。

表 1-1　心电图机常用设置

走纸速度	12.5mm/s	25mm/s	50mm/s	100mm/s	200mm/s
每 1mm 横向时间	20ms	40ms	80ms	160ms	320ms
定标电压	5mm/mV	10mm/mV	15mm/mV	20mm/mV	40mm/mV
每 1mm 纵向振幅	0.5mm	1mm	1.5mm	2mm	4mm

2

心率的计算

在心律规整时，无论测量 P-P 间期还是 R-R 间期，都可以计算心率，计算公式为 60s 除以测量所得的时间间期（图 1-2）。

心电图机设置为日常工作参数时，每 1 个小方格占时 40ms，每 1 个中方格占时 200ms，每 1 个小方格可以计为 0.2 个中方格。当 P-P 间期或 R-R 间期占据 1 个中方格时，即占时 200ms，心率为 300 次 / 分，可以根据 P-P 间期或 R-R 间期占据的中方格数，快速估算心率（表 1-2）。例如，当 R-R 间期占据 3 个中方格时，心率为 100 次 / 分，当 R-R 间期占据 4 个中方格和 4 个小方格时，计为 4.8 个中方格，靠近 5 个中方格，心率略快于 60 次 / 分。

心律不规整时，只能通过以下方法计算近似心率：①测量 5 个 P-P 间期或 R-R 间期，计算平均值（s），60 除以平均值即为心率；②计数 5 秒心电图包含多少个 QRS 波，再乘以 12 即为心率（图 1-3）。

4.8 个中方格占时 880ms，真实心率计算为 60/0.88=68 次 / 分，略快于 60 次 / 分。

Note

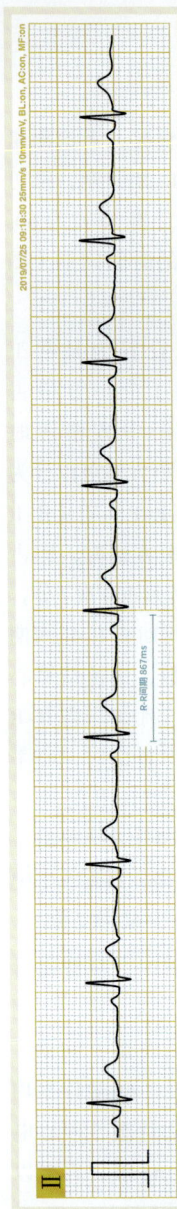

图 1-2　规整心律的心率计算

一例节律基本规整的窦性心律，测量第 4 个和第 5 个的 R-R 间期为 867ms，计算心率 60/0.867=69 次 / 分。当心房和心室保持 1：1 传导关系时，1：1 传导心室保持 1：1 传导关系时，测量 P-P 间期和测量 R-R 间期都可以计算心率。很多心脏节律存在轻微的心率变异，不同心动周期的测值不同，心率计算值存在波动

表 1-2	目测心率估算
中方格数	心率 /（次 / 分）
0.5	600
1	300
1.5	200
2	150
2.5	120
3	100
3.5	86
4	75
4.5	67
5	60
5.5	55
6	50
6.5	46
7	43
7.5	40
8	38
8.5	35
9	33
9.5	32
10	30
11	27
12	25
13	23
14	21

Note　成人的正常心率范围为 60～100 次 / 分，只要 P-P 间期或 R-R 间期占据 3～5 个中方格，心率都是正常的。

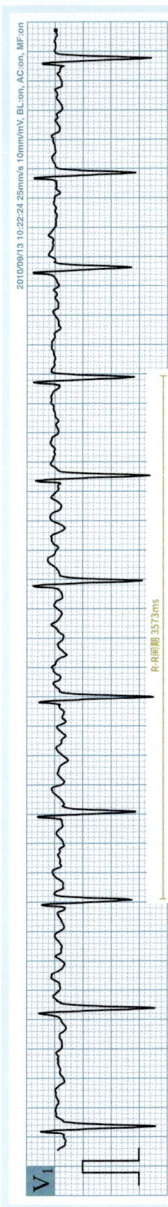

图 1-3 不规整心律的心率计算

1例心房颤动，随机测量 5 个 R-R 间期（黄色箭头所示）为 3573ms，平均 R-R 间期为 715ms，心率计算为 60/0.715=84 次 / 分。本例患者的心电图机自动心率测量值为 85 次 / 分

（图中标注：2010/09/13 10:22:24 25mm/s 10mm/mV, BL:on, AC:on, MF:on；R-R间期 3573ms；V₁）

目前商用心电图机都有内嵌程序，心电图机可以提供心率、电轴、时限、间期、振幅以及诊断结论等自动分析结果，心电图分析者应先浏览这些自动测值，如果有明显错误，应给予人工校正。

3

心电波的测量

进行心电图测量时，选择心电图基线平稳、波形清晰的导联（图 1-4）。

在时间测量上，单导联测量定义的时限是从一个心电波的起点至终点，而多导联测量定义的时限是从一个波的最早起点至最晚终点，最早起点和最晚终点可以在同一个导联上，也可以分属不同导联。由此可见，单导联和多导联测量的各种时限和间期存在方法学上的测量差异。

振幅测量的方法如下：如果测量正向波，从心电图基线的上边缘测量

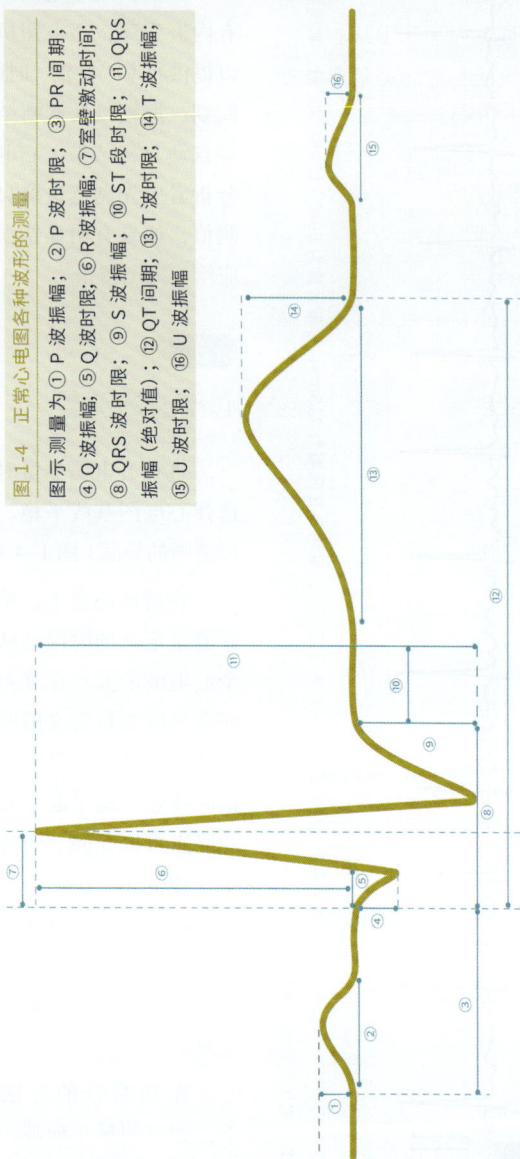

图 1-4　正常心电图各种波形的测量

图示测量为① P 波振幅；② P 波时限；③ PR 间期；
④ Q 波振幅；⑤ Q 波时限；⑥ R 波振幅；⑦ 室壁激动时间；
⑧ QRS 波时限；⑨ S 波振幅；⑩ ST 段时限；⑪ QRS
振幅（绝对值）；⑫ QT 间期；⑬ T 波时限；⑭ T 波振幅；
⑮ U 波时限；⑯ U 波振幅

Note　当心电图诊断建立在严格的测值时，需要人工测量，
例如完全性束支阻滞、心室肥厚、心室预激、一度
房室阻滞和左前分支阻滞等。

至波峰的上边缘，而如果测量负向波，则从心电图基线的下边缘测量至波谷的下边缘。

4 正常心电图波形

　　正常心电图常用测值有心房除极波（P 波）、心室除极波 (QRS 波)、心室复极波（T 波）的时限和振幅，以及由它们组合形成的各种间期。

■ P 波

　　P 波是心房除极形成的心电波。正常心律来自窦房结，窦房结结构微小，产生的电势极其微弱，不足以形成体表可记录的心电波；当窦性冲动抵达右心房以后，心房激动，产生窦性 P 波（图 1-5）。

　　通过 P 波极性判读窦性 P 波的核心标准是： I 导联直立，aVR 导联倒置，V_5 和 V_6 导联直立；验证指标是 II 导联直立，V_1 导

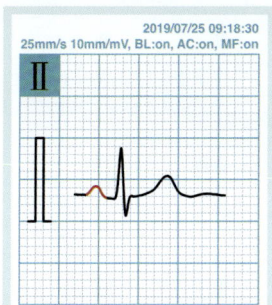

图 1-5　窦性 P 波

窦性 P 波（砖红色曲线）是正常心电图的第一个心电波，代表心房除极

联正负双相（图 1-6）。

　　正常窦性 P 波是圆钝、低矮的心电波，时限 < 120ms，肢体导联振幅 < 2.5mm，胸导联振幅 ≤ 1.5mm[1]。

　　V_1 导联的窦性 P 波可以完全正向、正向 – 等电位线或正负双相，当为正负双相 P 波时，负向部分的时限和振幅乘积称为 V_1 导联 P 波终末电势（P_{tfV_1}），是反映左心房负荷的一个心电图指标（图 1-7）。

　　P_{tfV_1} 的绝对值增大提示左心房病变，正常值 < 0.04mm·s（图 1-8）[2]。

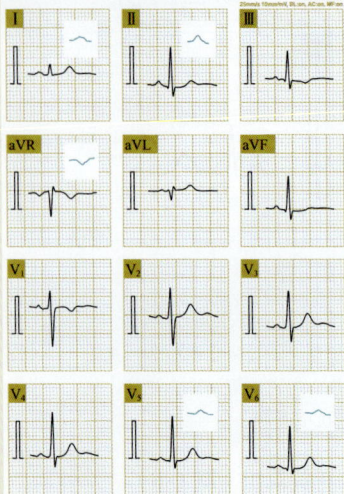

图 1-6　正常心电图

女，24 岁，健康。心电图诊断：①窦性心律；②正常心电图。 I、V₅、V₆ 导联 P 波直立，aVR 导联 P 波倒置，这种 P 波极性提示整体心房从右方向左方激动， II 导联 P 波直立，提示整体心房从上方向下方激动。蓝色曲线为该导联 P 波放大 150%

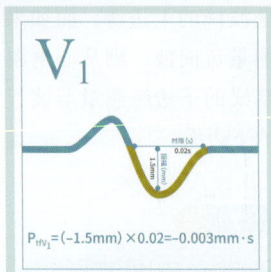

图 1-7　V₁ 导联 P 波终末电势的计算

$P_{tfV_1} = (-1.5mm) \times 0.02 = -0.003mm \cdot s$

V₁ 导联 P 波终末电势的计算是负向部分时间和振幅的乘积，注意负向波的振幅为负数，代数乘积为负数，一般比较绝对值大小

当目测 V₁ 导联窦性 P 波负向部分的面积超过了 1 个小方格，就可以判读 P_{tfV_1} 增大。

◼ PR 间期

在心电图上，PR 间期是指从 P 波起点测量至 QRS 波起点的时间，代表窦性冲动在心房、房室

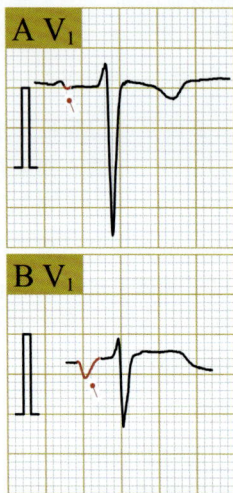

图 1-8　V₁ 导联 P 波终末电势

图 A 的 P_{tfV_1} 正常，图 B 的 P_{tfV_1} 增大

Note　≥ 2 个心电事件的时间测值称为间期，如 PR 间期是指 P 波起点（心房激动为第 1 个事件）至 QRS 波起点（心室激动为第 2 个事件）的时间。

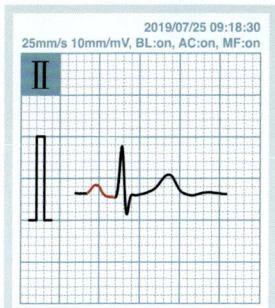

图 1-9　PR 间期

PR 间期（砖红色曲线）代表房室传导时间

结、希氏束、束支和终末浦肯野纤维内传导，直至心室肌开始激动前的时间间期。成年人正常的 PR 间期值为 120 ~ 200ms（图 1-9）[3]。

PR 间期 < 120ms 称为 PR 间期缩短，见于房室传导加速，常见于短 PR 间期和心室预激，而 PR 间期 > 200ms 称为 PR 间期延长，提示房室传导时间延长，是心电图诊断一度房室阻滞的指标。

QRS 波

正常成年人的 QRS 波时限 < 110ms，通常为 60 ~ 100ms[1, 3]。

QRS 波是 Q 波、R 波和 S 波组分的统称，代表心室激动产生的心电波。即使某导联记录的心室激动波只有 1 个组分或 2 个组分，也统称为 QRS 波。组分的振幅 < 5mm 时，用小写字母 q、r 和 s 命名，≥ 5mm 时，用 Q、R 和 S 命名。

在 QRS 波群中，第一个出现的负向波命名为 Q 波，正常时限 < 40ms，振幅 < 同导联 R 波振幅的 1/4[4]。12 导联心电图中，q 波常见于 I、aVL、V_5 和 V_6 导联（图 1-10）。

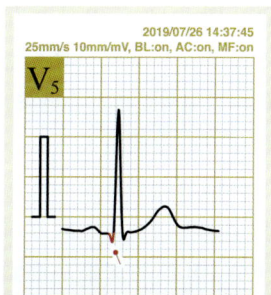

图 1-10　正常 q 波

当 QRS 波为三相波形且第一组分为负向波时，命名为 Q 波或 q 波。图示红色曲线部分为正常 q 波

PR 间期代表房室传导时间，缩短或延长都是异常现象，是心电图分析的一项重要指标。

Note

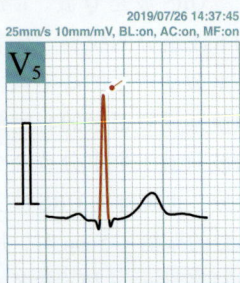

图 1-11　正常 R 波

R 波（砖红色曲线）是 QRS 波的第一个正向波

表 1-3	正常 R 波测值
导联	振幅 /mm
I	＜ 15mm
III	＜ 15mm
aVR	＜ 4mm
aVL	＜ 11mm
aVF	＜ 20mm
V$_1$	＜ 10mm
V$_5$	＜ 33mm
V$_6$	＜ 26mm

左胸导联的小 q 波代表初始心室激动，即左侧室间隔激动，激动方向朝向右方、前方。

在 QRS 波群中，第一个出现的正向波命名为 R 波（图 1-11）。R 波是右心室和左心室激动时产生的综合电势形成的心电波，由于左心室质量大于右心室，综合电势是左心室优势型，朝向左方、后方和下方。R 波的振幅是重要的心电图指标，成年人的正常值见表 1-3[1]。当心电图探查电极位于左心室时，将记录到振幅最高的 R 波，肢体导联常见于 II 导联，胸导联常见于 V$_5$ 导联。

在 QRS 波群中，R 波之后出现的第一个负向波命名为 S 波（图 1-12）。S 波是整体心室激动时，

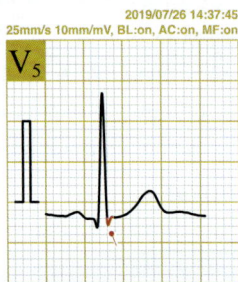

图 1-12　正常终末 S 波

S 波（砖红色曲线）是 R 波之后出现的第一个负向波

Note　当描述 QRS 波的组分且不考虑其振幅时，笼统用大写字母表示。因此，阅读有关 QRS 波的内容时，要注意是特指，还是泛指。

左心室后基底部、后壁、右心室流出道等最晚激动部分心室肌的激动，激动方向朝向右方、后方和上方。

若 QRS 波群没有正向波，实际是一个大 Q 波，通常称为 QS 波，是 aVR 导联和 V_1 导联的常见 QRS 波形（图 1-13）。

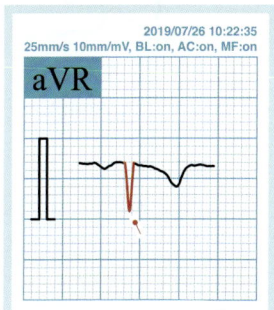

图 1-13　aVR 导联的 QRS 波

aVR 导联的 QRS 波正常情况下应以负向波为主，图示为 QS 波（砖红色曲线所示）

rS 双相波是正常心电图 V_1 和 V_2 导联的波形，S 波的振幅远远大于 r 波振幅，这是因为 V_1 和 V_2 导联的 S 波是综合心室激动电势的右胸导联体现，也是左心室优势型电势，背离右胸导联（图 1-14）。

注意，V_1、V_2 导联的 S 波和 V_5、V_6 导联的终末 s 波电学含义不同，前者包括大部分左心室和右心室激动以及终末心室激动，S 波深大，后者只是终末心室激动，s 波浅小（图 1-10）。S 波振幅是 QRS 波的重要测值，通常 S 波振幅在右胸导联最深，正常成年人胸导联的 S 波振幅应 < 30mm，尽管一些健康男性的 S 波振幅 > 30mm（表 1-4）[5]。

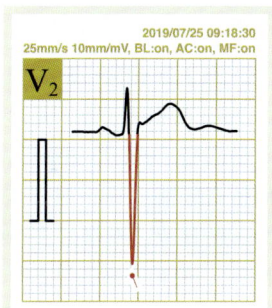

图 1-14　正常 S 波

S 波（砖红色曲线）是 R 波之后出现的第一个负向波

◾ J 点

J 点是 QRS 波终点和 ST 段起点的交界点，正常

表 1-4	正常 S 波测值
导联	振幅 /mm
Ⅲ	< 10mm
aVR	< 19mm
V₁	< 23mm
V₂	< 25mm
V₅	< 10mm
V₆	< 3mm

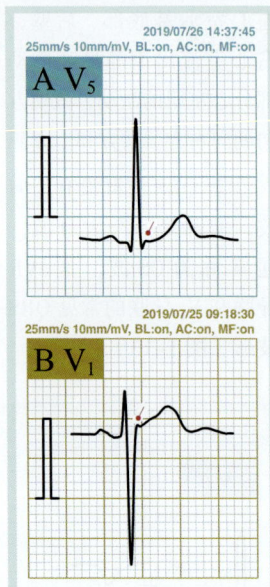

图 1-15　J 点

图 A 的 J 点位于心电图基线上，图 B 的 J 点略高于心电图基线

情况下，可以位于心电图基线上，也可以生理性抬高和压低，只要偏移没有超出阈值，不作过多分析（图 1-15 和表 1-5）[6]。

当 J 点的抬高振幅 ≥ 1mm 时称为 J 波，是诊断早期复极的心电图指标，而抬高振幅 < 1mm 时，作为 J 点看待，不作过多分析[7]。目前，新的早期复极心电图专家共识已经把右胸导联（V₁ ~ V₃ 导联）排除在外，即右胸导联 J 点抬高 ≥ 1mm，但在正常抬高阈值范围内，不作诊断[8]。

电生理上，J 点和 J 波是不同部位心室肌的 1 相电势差形成的心电波，如左心室的心内膜和心外膜、左心室和右心室等。

ST 段

在心电图上，ST 段是 QRS 波终点至 T 波起点之间的心电图段，代表心室除极完毕至复极开始的时间段，对应于心室肌动作电位的 2 相，即平台期。

ST 段时限平均为

Note 一些青年男性的 J 点抬高阈值，特别是 V₁ ~ V₃ 导联可以超出 AHA 颁布的阈值标准，若受检者无胸痛症状，R 波振幅递增正常，多为正常变异。

表 1-5	生理性 J 点偏移阈值	
导联	抬高振幅 /mm	压低振幅 /mm
I	< 1mm	< 1mm
II	< 1mm	< 1mm
III	< 1mm	< 1mm
aVR	< 1mm	< 1mm
aVL	< 1mm	< 1mm
aVF	< 1mm	< 1mm
V_1	< 1mm	< 1mm
V_2	年龄< 40 岁男性　< 2.5mm 年龄≥ 40 岁男性　< 2mm 任何年龄女性　< 1.5mm	< 0.5mm
V_3	年龄< 40 岁男性　< 2.5mm 年龄≥ 40 岁男性　< 2mm 任何年龄女性　< 1.5mm	< 0.5mm
V_4	< 1mm	< 1mm
V_5	< 1mm	< 1mm
V_6	< 1mm	< 1mm
V_7	< 0.5mm	< 1mm
V_8	< 0.5mm	< 1mm
V_9	< 0.5mm	< 1mm
$V_{3R} \sim V_{5R}$	年龄< 30 岁男性　< 1mm 年龄≥ 30 岁男性　< 0.5mm 任何年龄女性　< 0.5mm	< 1mm

J_{60} 代表 J 点后 60ms 的 ST 段处，ST 段抬高振幅选择 J_{60} 点作为测量点，J 点和 J_{60} 点水平可以相同或不同。

Note

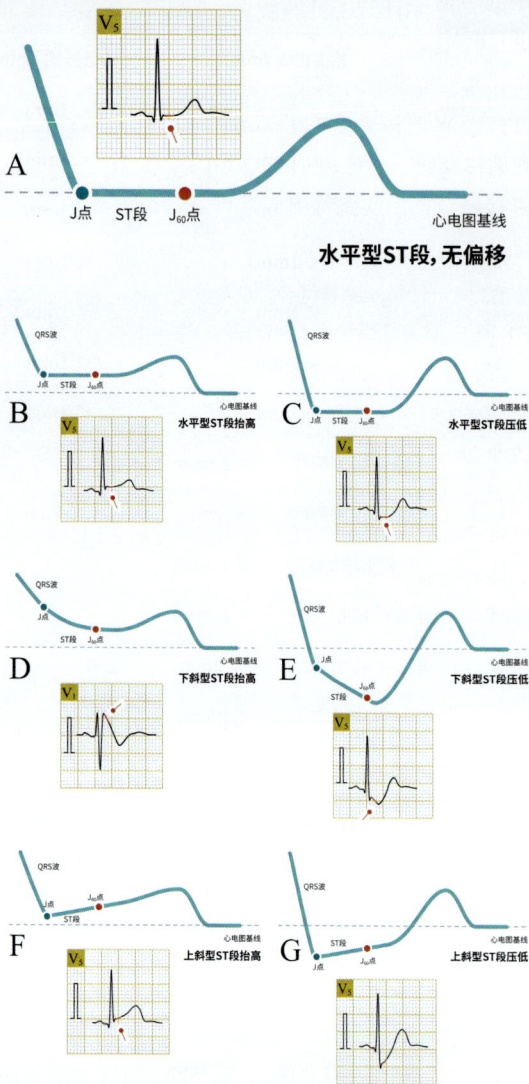

图 1-16　ST 段偏移的形态学

A. 水平型 ST 段且无偏移，见于正常心电图；B. 水平型 ST 段抬高；C. 水平型 ST 段压低；D. 下斜型 ST 段抬高；E. 下斜型 ST 段压低；F. 上斜型 ST 段抬高；G. 上斜型 ST 段压低。无论哪种形态的 ST 段偏移，既可以见于生理性变异，也可见于器质性疾病，包括缺血性心脏病和非缺血性心脏病，必须结合临床合理解释 ST 段偏移

80 ～ 120ms，占据 2 ～ 3 个小方格[3]。

正常情况下，ST 段既可以位于基线上，也可以轻微偏移基线。生理性 ST 段偏移阈值同 J 点偏移阈值，参见表 1-5。

在 J 点后 60ms 处判读 ST 段抬高振幅，即 J_{60} 点。当 J 点和 J_{60} 点位于相同水平时，ST 段为水平型，J_{60} 点低于 J 点为下斜型，J_{60} 点高于 J 点为上斜型，基础的三种 ST 段形态，结合抬高和压低，可以得到 7 种 ST 段形态学特征（图 1-16）。

判读 ST 段偏移振幅的方法是：首先选择基线参考点，当 PR 段无偏移时，PR 段和 TP 段都可以作为水平基线，当 PR 段呈下斜型压低时，选择 PR 段最低点或 QRS 波起点作为心电图基线水平的判读点，以此充分消除心房复极波对 ST 段偏移的影响；其次，选择 J_{60} 点作为 ST 段偏移振幅判读点，基线参考点和 ST 段偏移点的振

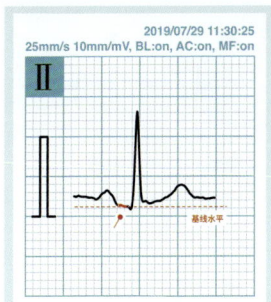

图 1-17　ST 段偏移基线选择

PR 段是指心电图 P 波终点至 QRS 波起点的心电图段，可以位于等电位线上，此时 PR 段和 TP 段位于相同水平，选择 PR 段和 TP 段都可以作为 ST 段偏移振幅的判读基线；当 PR 段偏移时，图示下斜型压低，此时选择 PR 段的终点或 QRS 波起点水平作为 ST 段偏移振幅的判读基线

幅差值就是 ST 段偏移振幅（图 1-17）。

■ T 波

T 波是心室的复极波，很容易受心脏因素和非心脏因素影响。

通常，T 波的极性与同导联 QRS 主波方向一致，如 V_5 导联 qR 波的 T 波直立，aVR 导联 Qr 波的 T 波倒置，例外的是 V_1 ～ V_3 右胸导联 rS 波的

I、II 和 III 导联为标准肢体导联，aVR、aVL 和 aVF 为加压肢体导联，V_1 ～ V_6 导联为胸导联，组成 12 导联心电图。

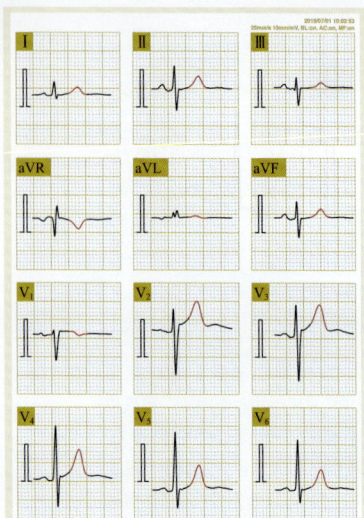

图 1-18　正常心电图

男，37 岁，健康。心电图诊断：①窦性心律；②正常心电图。各导联 T 波均用砖红色曲线标注，aVR、V_1 导联 T 波倒置，其余导联 T 波直立

T 波可以直立（图 1-18）。正常情况下，Ⅰ、Ⅱ、aVF、V_4 ~ V_6 导联的 T 波直立，aVR 导联 T 波倒置，V_1 ~ V_3 导联 T 波可以倒置或直立，Ⅲ、aVL 导联 T 波可以直立、低平、平坦、双相或倒置。值得注意的是，V_1 ~ V_3 导联可以全部直立、部分倒置或全部倒置，一旦某导联 T 波直立，其后的 T 波应直立，

若出现倒置，则是一种异常情况，如 V_1 导联 T 波倒置，V_2 导联 T 波直立，V_3 导联 T 波应直立，而 V_3 导联 T 波倒置属于异常现象。

正常 T 波的形态是不对称的，直立 T 波的升支形成缓慢，降支形成快速，而倒置 T 波的降支形成缓慢，升支形成快速，这与心室肌动作电位 3 相复极先快后慢的特征吻合（图 1-19）。T 波形态的不对称性存在个体化差异，并非生理性和病理性 T 波改变的判读标准。T 波形态的合理解释应紧密结合受

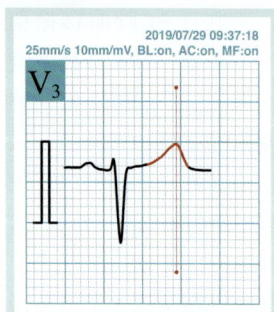

图 1-19　正常 T 波形态

T 波用砖红色曲线标注，T 波升支形成缓慢，降支快速，形态明显不对称。图 1-18 的胸导联 T 波形态相对对称

Note 正常情况下，Ⅰ、Ⅱ、V_4 ~ V_6 导联的 T 波应直立，一旦低平、平坦、双相或倒置，均属于异常情况，因为这些心电图导联的正常 T 波倒置非常罕见。

检者的临床情况。

正常 T 波的时限为 100 ～ 250ms，个体化差异很大[9]。

正常情况下，T 波振幅的高限值在肢体导联 < 5mm，胸导联 < 10mm，低限值不低于同导联 R 波振幅的 1/10[3, 10]。

T 波低平是 T 波的绝对振幅 ≥ 1mm，而相对振幅 < 同导联 R 波振幅的 1/8（图 1-20）[11]。生理性 T 波低平见于Ⅲ、aVL 和 V$_1$ 导联，病理性 T 波低平见于各种影响心室复极的情况，包括心脏疾病和非心源性疾病。

T 波平坦是指直立 T 波的振幅 < 1mm，倒置 T 波的振幅 < 1mm 或双相 T 波的振幅在 –1 ～ 1mm 之间以及等电位线 T 波（图 1-21）[11]。测量 T 波的直立部分或倒置部分振幅不足 1mm，是区分 T 波低平和 T 波平坦的关键。正常情况下，T 波平坦可见于Ⅲ、aVL、V$_1$ 导联。

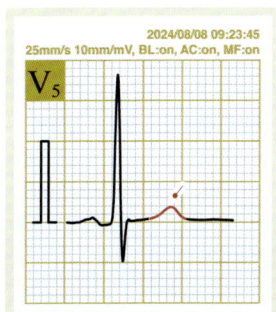

图 1-20　T 波低平

本例 R 波振幅为 18.3mm，T 波振幅至少应达到 1.8mm，实测为 1.6mm，判读为 T 波低平

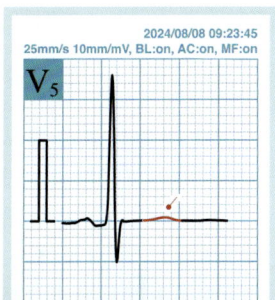

图 1-21　T 波平坦

本例 T 波振幅相比于图 1-20 进一步降低，不足 1mm，直接判读为 T 波平坦

T 波双相包括正负双相 T 波和负正双相 T 波，正常情况下，多见于Ⅲ、aVL、V$_1$ 导联，少数见于 V$_2$、V$_3$ 导联。

一般规律是，在 R 波或 S 波振幅较高的导联，T 波振幅相对较高，因为 T 波振幅与 QRS 波振幅相关。

Note

当T波位于心电图基线下方时，表现为负偏转心电波，称为T波倒置。当T波倒置振幅在 −1 ~ −5mm 之间时，为普通T波倒置；当T波倒置振幅在 −5 ~ −10mm 之间时，为深T波倒置，当T波倒置振幅 > 10mm时，为巨大T波倒置（图1-22）[11]。生理性情况下，T波倒置常见于Ⅲ、aVR、aVL、V_1导联，部分 V_2、V_3 导联，多数为普通倒置或深倒置。

QT 间期

QT间期代表心室从除极开始到复极结束的过程，单导联心电图的测量从QRS波起点至T波终点，多导联心电图的测量从最早QRS波起点至最晚T波终点。

成年男性的QT间期范围为 390 ~ 450ms，成年女性的QT间期范围为 390 ~ 460ms，小于390ms 为QT间期缩短，超过上限值为QT间期延长[11]。

QT间期受心率影响，

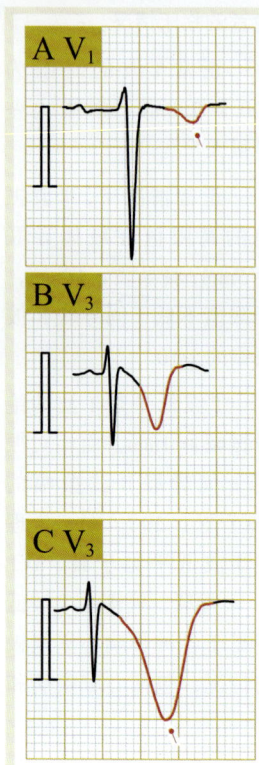

图1-22 T波倒置的诊断术语
T波倒置时，根据倒置T波的振幅，描述为图A的T波倒置，倒置振幅 1 ~ 5mm，图B的深T波倒置，倒置振幅 5 ~ 10mm，图C的巨大T波倒置，倒置振幅 ≥ 10mm

心率增快时，QT间期有缩短趋势，而心率减慢时，QT间期有延长趋势。为了消除心率对QT间期的影

Note 当T波倒置的振幅不足 1mm 时，归类为T波平坦。这些术语都是用于描述T波形态的，如听到深T波倒置，应马上联想到T波倒置振幅在 5 ~ 10mm 之间。

响，采用心率校正的 QT 间期，即 QTc（图 1-23）。目前临床心电图研究提出的 QTc 公式都存在方法学缺陷，常用 Bazett 公式在心率增快时校正过度，而

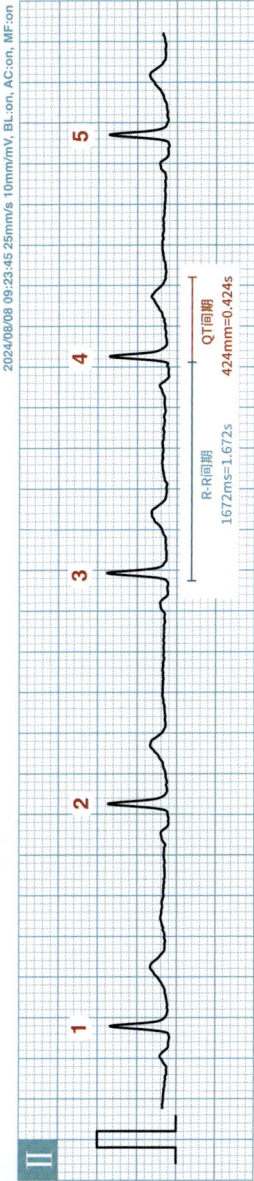

2024/08/08 09:23:45 25mm/s 10mm/mV, BL:on, AC:on, MF:on

R-R间期
1672ms=1.672s

QT间期
424mm=0.424s

Bazett公式

$$QT_C = \frac{QT}{\sqrt{RR}}$$

$$QT_C = \frac{QT}{\sqrt{RR}} = \frac{0.42}{\sqrt{1.67}} = \frac{0.42}{1.29} = 0.328s$$

图 1-23 Bazett 心率 QT 校正公式

1 例窦性心律，如果要计算第 4 个心搏的 QTc，先测量第 4 个心搏的 QT 值为 424ms，然后测量其前一个心动周期长度为 1.67s，QT 值（单位 s）与前一心动周期时间（单位 s）平方根相除，就得到 QTc。本例人工 QT 测值为 424ms，QTc 值为 328ms，心电图机自动 QT 测值为 41mms，自动 QTc 值为 393ms，人工计算对不足

表1-6	正常QTc值		单位：ms
项目	1～15岁	成年男性	成年女性
正常	<440	<430	<450
临界	440～460	430～450	450～470
延长	>460	>450	>470

在心率较慢时校正不足，实际该公式在任何心率范围下的QTc校正值都是不准确的[12]。

当QTc > 500ms或延长60ms时，受检者有发生尖端扭转型室性心动过速的风险（表1-6）[13]。

U波

U波是跟随在T波之后的低矮小波，其发生机制尚未阐明，目前认为是一种机电反馈波。

正常U波极性与同导联T波极性一致，即T波直立时，U波应直立，若U波倒置，是一种异常情况（图1-24）。

正常U波振幅为T波振幅的11%或0.33mm[11]。U波的发生与心率快慢有关，心率 < 65次/分时，

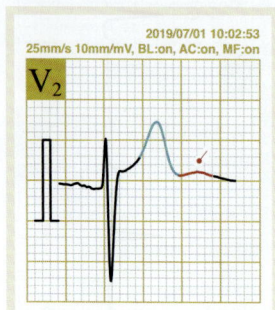

图1-24 U波

1例正常心电波，蓝色曲线为T波，砖红色曲线为U波，本例U波极性与T波极性一致

95%受检者心电图可见U波，而心率 > 95次/分时，U波基本消失。肢体导联通常缺失U波，而V_2和V_3导联的U波振幅最大[11]。

成年人的U波时限为140 ～ 200ms[14]。

U波倒置是常见的U波异常，主要见于高血压和冠心病患者。

当 U 波振幅的绝对值 > 1.5mm，或相对值达到同导联 T 波振幅的 50%，称为 U 波高大，常见于低钾血症、先天性长 QT 综合征等（图 1-25）[11]。

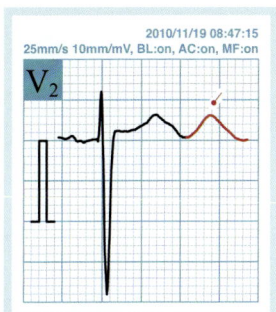

图 1-25 U 波

1 例低钾血症患者的 U 波高大（砖红色箭头所示），注意 U 波振幅与 T 波振幅一致

心房复极波

心房复极产生微弱的心电流，形成的心电图波称为心房复极波（Ta）。心电图上，Ta 波的方向与同导联 P 波方向相反，即直立 P 波的 Ta 波倒置，倒置 P 波的 Ta 波直立（图 1-26）。

Ta 波不是常规分析的

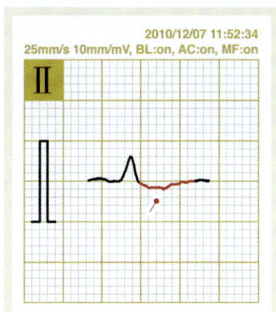

图 1-26 Ta 波

II 导联窦性 P 波直立，Ta 波倒置（砖红色曲线所示）。大部分 Ta 波被随后的 QRS 波（此处已移除）掩盖，但可以引起 PR 段和 ST 段轻微下移

心电波。Ta 波振幅极低，平均 0.1 ~ 0.2mm，时限 267 ~ 379ms（接近 P 波时限的四倍），从 PR 段延伸至 ST 段，故 Ta 波是 PR 段和 ST 段生理性偏移的常见原因之一[15]。

判读 ST 段偏移振幅选择 J_{60} 点作为测量点，主要是为了消除 Ta 波对 ST 段偏移振幅的影响。

参考文献

[1] Hancock EW, Deal BJ, Mirvis DM, et al. AHA/ACCF/HRS recommendations for the standardization and interpretation of the electrocardiogram: part V: electrocardiogram changes associated with cardiac chamber hypertrophy: a scientific statement from the American

通常，窦性 P 波的振幅越高，Ta 波振幅也越高，在 P 波直立的导联也越容易引起 PR 段和 ST 段压低。

Note

Heart Association Electrocardiography and Arrhythmias Committee, Council on Clinical Cardiology; the American College of Cardiology Foundation; and the Heart Rhythm Society: endorsed by the International Society for Computerized Electrocardiology. Circulation, 2009, 119(10):e251 261.

[2] Eranti A, Aro AL, Kerola T, et al. Prevalence and prognostic significance of abnormal P terminal force in lead V1 of the ECG in the general population. Circ Arrhythm Electrophysiol,2014,7(6):1116-1121.

[3] Sattar Y, Chhabra L. Electrocardiogram. 2023 Jun 5. In: StatPearls [Internet]. Treasure Island (FL): StatPearls Publishing; 2024 Jan–. PMID: 31747210.

[4] Delewi R, Ijff G, van de Hoef TP, et al. Pathological Q waves in myocardial infarction in patients treated by primary PCI. JACC Cardiovasc Imaging,2013,6(3):324-331.

[5] Meek S, Morris F. Introduction. II--basic terminology. BMJ,2002,324(7335):470-473.

[6] Wagner GS, Macfarlane P, Wellens H, et al. AHA/ACCF/HRS recommendations for the standardization and interpretation of the electrocardiogram: part VI: acute ischemia/infarction: a scientific statement from the American Heart Association Electrocardiography and Arrhythmias Committee, Council on Clinical Cardiology; the American College of Cardiology Foundation; and the Heart Rhythm Society: endorsed by the International Society for Computerized Electrocardiology. Circulation,2009 ,119(10):e262-270.

[7] Liu T, Zheng J, Yan GX. J Wave Syndromes: History and Current Controversies. Korean Circ J,2016,46(5):601-609.

[8] Macfarlane PW, Antzelevitch C, Haissaguerre M, et al. The Early Repolarization Pattern: A Consensus Paper. J Am Coll Cardiol,2015,66(4):470-477.

[9] https://www.nurseslearning.com/courses/nrp/nrp1619/Section%202/index.htm.

[10] Kenny BJ, Brown KN. ECG T Wave. 2022 Dec 22. In: StatPearls [Internet]. Treasure Island (FL): StatPearls Publishing; 2024 Jan–. PMID: 30855852.

[11] Rautaharju PM, Surawicz B, Gettes LS, et al. AHA/ACCF/HRS recommendations for the standardization and interpretation of the electrocardiogram: part IV: the ST segment, T and U waves, and the QT interval: a scientific statement from the American Heart Association Electrocardiography and Arrhythmias Committee, Council on Clinical Cardiology; the American College of Cardiology Foundation; and the Heart Rhythm Society: endorsed by the International Society for Computerized Electrocardiology. Circulation,2009,119(10):e241-250.

[12] Vandenberk B, Vandael E, Robyns T, et al. Which QT Correction Formulae to Use for QT Monitoring? J Am Heart Assoc. 2016 Jun 17;5(6):e003264. doi: 10.1161/JAHA.116.003264. Erratum in: J Am Heart Assoc,2018,7(16):e004252.

[13] https://www.medsafe.govt.nz/profs/puarticles/druginducedqtprolongation.htm.

[14] Pérez Riera AR, Ferreira C, Filho CF, et al. The enigmatic sixth wave of the electrocardiogram: the U wave. Cardiol J,2008,15(5):408-421.

[15] Manne JRR. Atrial Repolarization Waves (Ta) Mimicking Inferior Wall ST Segment Elevation Myocardial Infarction in a Patient with Ectopic Atrial Rhythm. Case Rep Med,2018,2018:1015730.

第 2 章

心电图导联系统

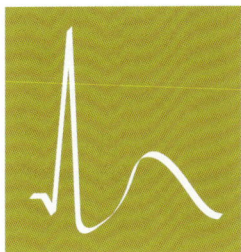

　　心电图导联系统包括安放于体表的探查电极和导联线，它们负责把体表的心电信号引入心电图机。心电图机的内置软件程序把物理性心电信号转化为可视化的图形，然后打印输出在心电图纸上，就得到了一份心电图。解读心电图的种种正常和异常改变，离不开心电图学的核心基石，即心电图机的发明者 Einthoven 在一百多年前建立的导联理论。

1

常规 12 导联

心电图的导联就是探查电极的连接方式，无论何种类型的导联系统，心电图导联在物理学上都是双极性质的，因为需要同时存在正极和负极才能组成完整的电学回路。

■ 电极

电极直接与人体体表接触，收集从胸腔传导至体表的心电信息。根据身体不同部位安放电极的位置需求，常用电极有导联夹（四肢末端）、吸附电极（胸导联）、贴附电极（运动试验和心电监护）以及其他特殊电极（如食管电极等）（图 2-1）。

电极和导联线都是可以分离的，电极负责心电信号的采集，导联线负责把心电信号输入心电图机。因此，医生可以根据临床需要，灵活地自定义电极安放，如采集特殊导联时，可以把左上肢的导联线与 1 个吸附电极相连，然后安放在胸部，记录特殊的胸导联心电图。

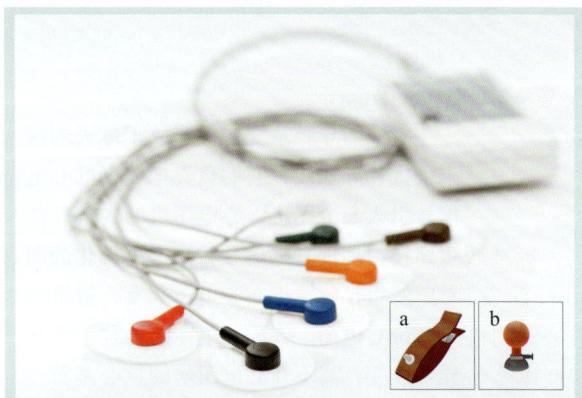

图 2-1　心电图的电极

1 台胸导联为贴附电极的心电图机。a 为导联夹，用于连接肢体导联的电极；b 为吸附电极，用于安放胸导联

Note　心电图机的电极和导联都是可以更换的部件，日常工作中应该做好维护，避免过度耗损。正确的电极安放是采集合格心电图的重要步骤。

心电图机生产厂商遵循国际标准，不同的电极涂有不同的颜色，以告诉心电图机这是体表哪个部位输入的心电信号，同时也告诉采集心电图的人员，可以利用电极的不同颜色正确安放电极，而无须专业的医学背景。

心电图机是根据导联线来识别和分配心电信号，最终生成并输出心电图。例如，对于一台心电图机，生产厂商把一根导联线分配给右上肢，凡是与该导联线连接的电极输入的心电信号，心电图机都认为是来自右上肢的心电信号，无论这个电极是安放于右上肢还是胸部。

■ 标准肢体导联

标准肢体导联是心电图机的发明者Einthoven在心电图机问世时采用的导联连接方式，沿用至今，该系列导联包括Ⅰ、Ⅱ和Ⅲ导联，每一个导联是由两个肢体末端的心电信号进行比较后形成的综合心电图。

Ⅰ导联

Ⅰ导联的正极安放于左上肢（黄色肢体导联夹），负极安放于右上肢（红色肢体导联夹），心电势的方向从右上肢朝向左上肢，朝向正左方（图2-2）。

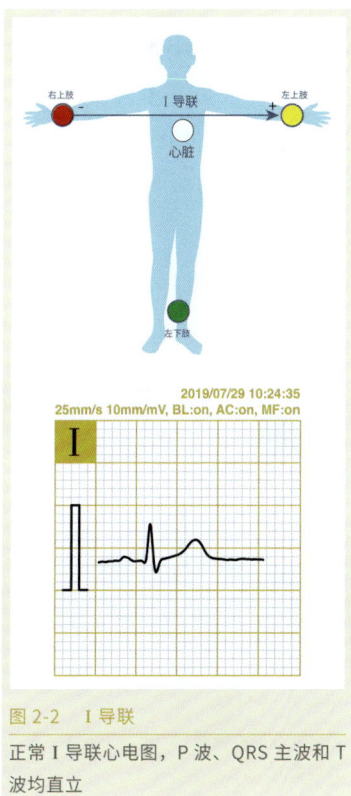

图2-2　Ⅰ导联

正常Ⅰ导联心电图，P波、QRS主波和T波均直立

电极安放部位错误、电极与肢体接触不良、电极意外脱落、导联线折断等都可以影响心电图的采集。

正常 I 导联心电图的特征如下。

窦性 P 波：直立，机制是窦性冲动从右心房传导至左心房，激动电势朝向左上肢。I 导联的窦性 P 波可以低矮，甚至为等电位线 P 波，但绝对不应倒置，否则为异位 P 波。

QRS 波：形态可以为 qRs、qR、R、Rs 等波形，QRS 主波正向，或 R/S 振幅比值 > 1，机制是整体心室激动时，综合激动电势为左心室优势型，偏向左、下和后方，I 导联位于正左方，记录的 QRS 波以正向为主。

T 波：直立，机制是心室复极波与 QRS 主波方向一致。

II 导联

II 导联的正极安放于左下肢(绿色肢体导联夹)，负极安放于右上肢（红色肢体导联夹），心电势的方向从右上肢朝向左下肢，朝向左下方（图 2-3）。正常 II 导联心电图的特征如下。

窦性 P 波：直立，机制是在上下方向上，整体心房激动遵循从上至下的激动顺序，朝向左下肢。II 导联的窦性 P 波可以低矮，甚至为等电位线 P 波、正负双相 P 波，但绝对不应倒置或出现负正双相 P

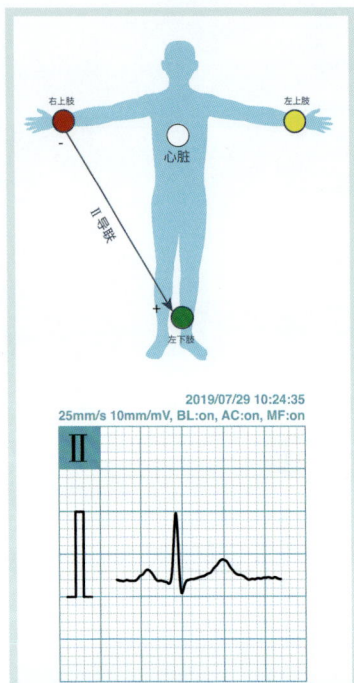

右上肢　心脏　左上肢

II 导联

左下肢

2019/07/29 10:24:35
25mm/s 10mm/mV, BL:on, AC:on, MF:on

II

图 2-3　II 导联

正常 II 导联心电图，P 波、QRS 主波和 T 波均直立

波，否则考虑为异位 P 波。

QRS 波：形态可以为 qRs、qR、R、Rs 等波形，QRS 主波正向，机制是整体心室激动时，综合激动电势为左心室优势型，偏向左、下和后方，Ⅱ 导联位于左下方，记录的 QRS 波以正向为主。

T 波：直立，机制是心室复极波与 QRS 主波方向一致。

Ⅲ导联

Ⅲ 导联的正极安放于左下肢（绿色肢体导联夹），负极安放于左上肢（黄色肢体导联夹），心电势的方向从左上肢朝向左下肢，朝向右下方（图 2-4）。正常 Ⅲ 导联心电图的特征如下。

窦性 P 波：直立、低平、等电位线或正负双相都可以，机制是窦性冲动从右至左、从上至下激动心房，整体激动电势朝向左下方。

QRS 波：主波可以正向、等电位线或负向，个

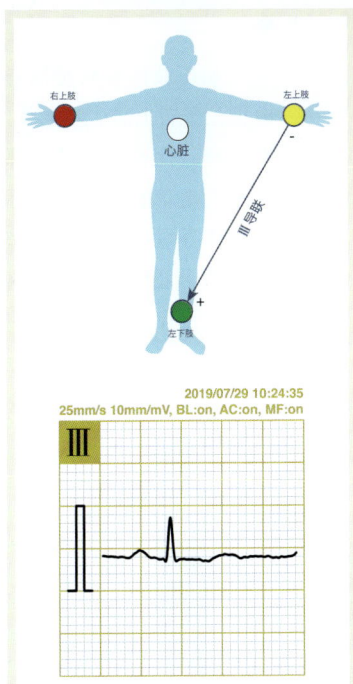

图 2-4　Ⅲ导联

正常Ⅲ导联心电图，P 波、QRS 主波和 T 波的形态多变，极性多变

体差异很大，机制是该导联的心电波受心脏解剖位置、呼吸运动影响较大。

T 波：直立、低平、平坦、正负双相或倒置均可，个体化差异很大，机制是心室复极波与 QRS 主波方向一致。

■ 加压肢体导联

加压肢体导联是探查电极位于右上肢、左上肢、左下肢，探查一个肢体部位的心电信息，而不像标准肢体导联那样，心电信息是两个肢体的综合，这样可以重点了解心脏在一个方位上的心电信息。

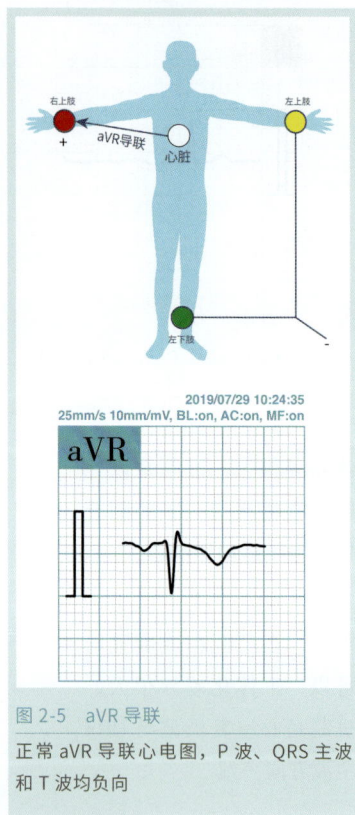

2019/07/29 10:24:35
25mm/s 10mm/mV, BL:on, AC:on, MF:on

aVR

图 2-5　aVR 导联

正常 aVR 导联心电图，P 波、QRS 主波和 T 波均负向

aVR 导联

aVR 导联的正极安放于右上肢（绿色肢体导联夹），负极是由左上肢和右下肢的导联线绞合形成的中心电端（心电图机自行处理），心电势方向朝向右上方（图 2-5）。正常 aVR 导联心电图的特征如下。

窦性 P 波：倒置，机制是窦性冲动从右至左、从上至下传导，产生的综合电势朝向左下方，背离 aVR 导联轴的方向。窦性 P 波还可以呈负正双相、等电位线，但绝对不出现正向 P 波或正负双相 P 波。

QRS 波：形态可以为 QS、rs、Qr、qr、rsr'、rSr' 等波形，机制是整体心室激动电势位于左下方，背离 aVR 导联轴方向，故 aVR 导联的 QRS 主波负向，

T 波：倒置，机制是心室复极波与 QRS 主波方向一致。

aVR 导联的心电波负向是其特征，一旦某部分

Note　加压肢体导联的导联连接规则是作为正极的探查电极不论位于左上肢、右上肢或左下肢哪个肢体，其余剩下两个导联线结合形成负极。

变为正向波或以正向波为主，则为异常情况。

aVL 导联

aVL 导联的正极安放于左上肢（黄色肢体导联夹），负极是由右上肢和左下肢的导联线绞合形成的中心电端（心电图机自行处理），心电势方向朝向左上方（图 2-6）。正常 aVL 导联心电图的特征如下。

窦性 P 波：可以直立、低平、等电位线、负正双相或倒置，机制是窦性冲动从右至左、从上至下传导，产生的综合电势朝向左下方，而 aVL 导联轴位于左上方，在上下方向上心电势很容易受解剖和呼吸的影响而变动。

QRS 波：主波可以正向、等电位线或负向，个体差异很大，机制是该导联的心电波受心脏解剖位置、呼吸运动的影响较大。

T 波：直立、低平、平坦、正负双相或倒置均可以，个体化差异很大，

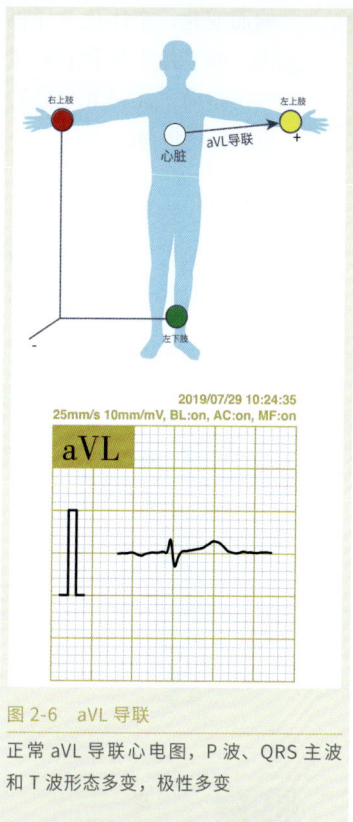

图 2-6 aVL 导联
正常 aVL 导联心电图，P 波、QRS 主波和 T 波形态多变，极性多变

机制是心室复极波与 QRS 主波方向一致。

aVL 导联和 Ⅲ 导联的心电波具有一些共性，这两个导联的导联轴在额面导联系统上，位于最边缘的位置，心电波的形态和极性容易受心脏在胸腔中的解剖位置和呼吸运动影

aVL 导联主要探查左上肢的心电信息，特别是探查左心室高侧壁，与 Ⅰ 导联组成高侧壁导联组。

Note

响而变化，个体化差异很大，而不像 Ⅰ 导联心电波恒定正向，或 aVR 导联心电波恒定负向。

aVF 导联

aVF 导联的正极安放于左下肢（绿色肢体导夹），负极是由右上肢和左上肢的导联线绞合形成的中心电端（心电图机自行处理），心电势方向朝向正下方（图 2-7）。正常 aVF 导联心电图的特征如下。

窦性 P 波：可以为直立、低平、等电位线 P 波，不应为双相或倒置，机制是窦性冲动从右至左、从上至下传导，产生的综合电势朝向左下方。

QRS 波：主波可以是正向、等电位线或负向，个体差异很大，机制是该导联的心电波受心脏解剖位置影响较大，横位心个体可以出现 rS、QS 等波形，正位心和垂位心个体可以出现 qR、R、qRs、Rs 等波形。

T 波：直立、低平、平坦或倒置，个体化差异很大，机制是心室复极波与 QRS 主波方向一致。

aVR、aVL 和 aVF 导联组成加压肢体导联系统，与标准肢体导联的 Ⅰ、Ⅱ 和 Ⅲ 导联共同组成肢体导

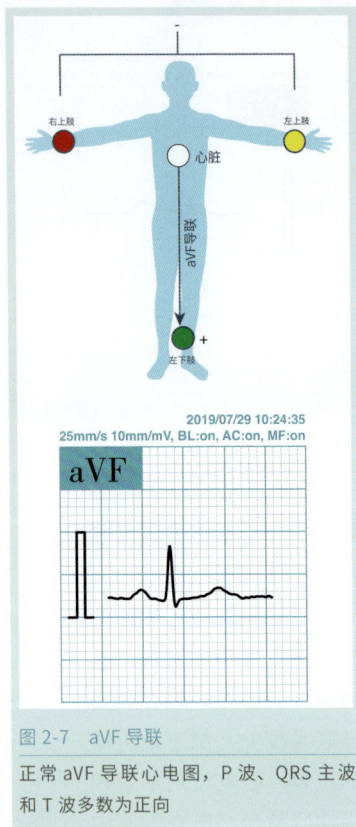

图 2-7　aVF 导联

正常 aVF 导联心电图，P 波、QRS 主波和 T 波多数为正向

联系统，探查心脏在额面的心电信息。

▇ 胸导联

胸导联的电极安放在胸部皮肤，安放位置遵循国际解剖标志标准，该标准 20 世纪中叶由美国心脏协会制定并沿用至今（图 2-8）。正确的胸导联电极安放是记录正确胸导联心电图的重要步骤。每个胸导联的电极均为正极，负极是中心电端。

V_1 导联

V_1 导联的电极（红色胸导联电极）安放在第四肋间隙的胸骨右缘处，记录室间隔及其右侧附近心室肌的电活动（图 2-9）。

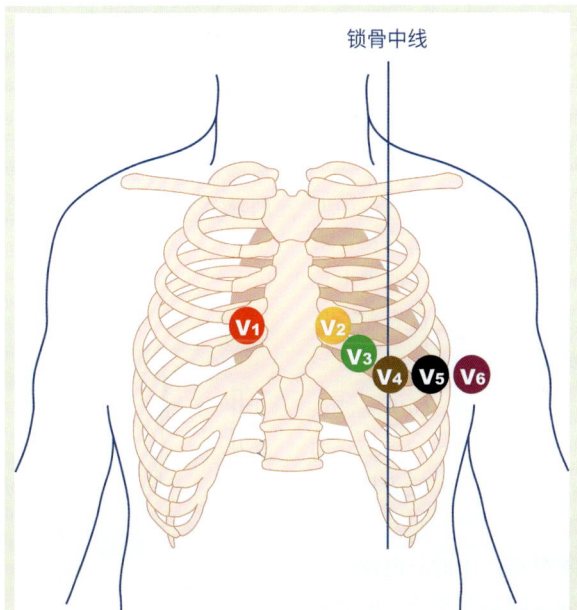

图 2-8　胸导联

常规 6 个胸导联电极的安放示意图，$V_1 \sim V_6$ 是 6 个胸导联的数字编码系统，由字母 V 和数字下标组成

胸导联的负极是由左上肢、右上肢和左下肢的导联线绞合在一起形成的中心电端，由心电图机自动完成。

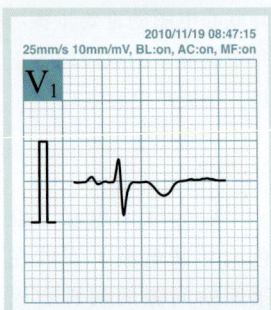

图 2-9　V₁ 导联

正常 V₁ 导联的心电图，P 波为正负双相或直立 - 等电位线，QRS 主波负向，T 波可以直立、平坦、双相或倒置

窦性 P 波：直立 - 等电位线 P 波或正负双相 P 波，机制是窦性冲动先从后至前激动右心房，然后从前至后激动左心房，窦性 P 波的后半部的等电位线或负向部分代表左心房激动。

QRS 波：QRS 主波负向，正常为 rS、QS 波，而出现 Qr 或 QR 波为异常情况，机制为 r 波为初始间隔激动产生的心电波，左侧室间隔先激动，电势从左后方朝向右前方，随后左心室和右心室同步激动，左心室质量比右心室质量大，整体心室激动电势朝向左心室，背离 V₁ 导联轴，形成深 S 波。正常情况下，r 波 /S 波振幅比值 < 1。

T 波：直立、低平、平坦、双相或倒置，个体化差异很大，T 波倒置提示 V₁ 导联探查的心肌较其余部分心室肌延迟复极。

V₂ 导联

V₂ 导联的电极（黄色胸导联电极）安放在第四肋间隙的胸骨左缘处，记录室间隔及其附近心肌（包括部分右心室以及间隔旁的部分左心室心肌）的电

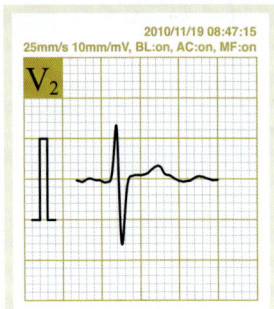

图 2-10　V₂ 导联

正常 V₂ 导联的心电图，P 波可以完全直立，QRS 主波负向，但 R 波振幅比 V₁ 导联高，T 波可以直立或倒置

Note　胸导联记录横面心电信息。横面由前、后方和右方组成，相当于平行于地面的平面把人体分为上、下两部分。

活动（图 2-10）。

窦性 P 波：直立 – 等电位线、正负双相或直立 P 波，机制同 V_1 导联，由于比 V_1 导联更位于左侧，直立 P 波部分占时更多或完全直立。

QRS 波：QRS 主波负向，正常为 rS、QS 波，机制为 r 波为初始间隔激动产生的心电波，S 波为整体心室的体部激动综合电势形成的心电波，为左心室优势型。有时（并非全部）V_2 导联的 S 波振幅是胸导联中最深的。

T 波：直立、低平、平坦、双相或倒置，个体化差异很大，T 波倒置时提示 V_2 导联探查的心肌较其余部分心室肌延迟复极。当 V_1 导联 T 波倒置时，V_2 导联 T 波可以倒置，而当 V_1 导联 T 波直立时，V_2 导联 T 波倒置则是一种异常情况。

V_3 导联

　　V_3 导联的电极（绿色胸导联电极）安放在 V_2 和

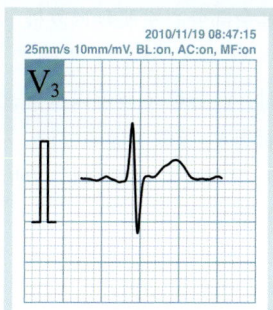

图 2-11　V_3 导联

正常 V_3 导联的心电图，P 波为直立、正负双相或直立 - 等电位线，常见 QRS 主波为等电位线，T 波可以直立、平坦、双相或倒置

V_4 导联电极连线的中点，记录左心室前壁的电活动（图 2-11）。

窦性 P 波：直立或低平，机制是右心房向前的激动电势和左心房向后的激动电势相互对抗。

QRS 波：常为 RS 波，R 波和 S 波振幅均较高大，QRS 主波负向、等电位线或正向，取决于心室激动前向电势和后向电势对抗的结果。

T 波：直立、低平、平坦、双相或倒置，个体化差异很大，T 波倒置时提示 V_3 导联探查的心肌较

胸导联电极的安放位置只需要熟记 V_1 和 V_4 导联，其余胸导联电极的安放可以根据它们的位置进行定位。

其余部分心室肌延迟复极。当 $V_1 \sim V_2$ 导联 T 波倒置时，V_3 导联 T 波可以倒置，而当 V_2 导联 T 波直立时，V_3 导联 T 波倒置则是一种异常情况。

V_4 导联

V_4 导联的电极（棕色胸导联电极）安放在第五肋间隙的左锁骨中线处，记录左心室前壁的电活动（图 2-12）。

窦性 P 波：直立、低平或等电位线形态，机制是右心房向前的激动电势和左心房向后的激动电势相互对抗。

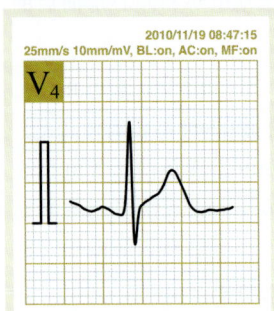

图 2-12　V_4 导联

正常 V_4 导联的心电图，P 波直立，QRS 主波正向，R/S 振幅比值＞1，T 波直立

QRS 波：常为 RS 波，R 波和 S 波振幅均较高大，QRS 主波负向、等电位线或正向，取决于心室激动前向电势和后向电势对抗的结果。

T 波：直立，机制是探查电极附近的左心室心肌先复极完毕。

V_5 导联

V_5 导联的电极（黑色胸导联电极）安放于平 V_4 导联水平的左腋前线处，记录左心室前壁的电活动（图 2-13）。

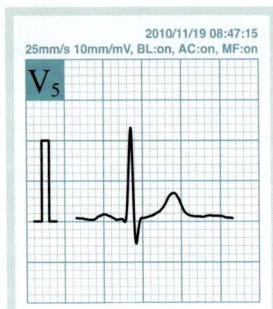

图 2-13　V_5 导联

正常 V_5 导联的心电图，P 波直立，QRS 主波正向，T 波直立

窦性 P 波：直立，机制是窦性冲动恒定地从右

Note　通常，在胸导联中，振幅最高的 R 波出现于 $V_4 \sim V_6$ 导联，具体出现于哪个导联，取决于综合心室激动电势方向与哪个导联轴最为平行。

心房向左心房扩布，激动电势朝向左方。

QRS 波：常为 qRs、qR、R、Rs 波，R/s 振幅比值 > 1，机制是综合左心室优势型电势朝向左胸导联，记录到高大的 R 波，s 波为终末心室基底部和流出道激动产生的心电波，朝向右、上和后方。

T 波：直立，机制是探查电极附近的左心室心肌先复极完毕，T 波方向与 QRS 主波方向一致。

V6 导联

V6 导联的电极（紫色胸导联电极）安放于平 V4 导联水平的左腋中线处，记录左心室侧壁的电活动（图 2-14）。

窦性 P 波：直立，机制是窦性冲动恒定地从右心房向左心房扩布，激动电势朝向左方。

QRS 波：常为 qRs、qR、R、Rs 波，R/s 振幅比值 > 1，机制是综合左心室优势型电势朝向左胸

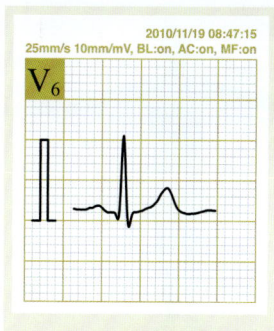

图 2-14　V6 导联

正常 V6 导联的心电图，P 波直立，QRS 主波正向，R/s 振幅比值 > 1，T 波直立

导联，记录到高大的 R 波，s 波为终末心室基底部和流出道激动产生的心电波，朝向右、上和后方。有时，个体的综合心室激动电势朝向后方，V6 导联的 R 波振幅会高于 V5 导联。

T 波：直立，机制是探查电极附近的左心室心肌先复极完毕，T 波方向与 QRS 主波方向一致。

3 个标准肢体导联、3 个加压肢体导联和 6 个胸导联组成了常规 12 导联心电图，这些心电图导联探查额面和横面的心脏电活动。

左心室相比于右心室，在解剖上，位于左、后和下方，因此，激动电势朝向左、后和下方。

Note

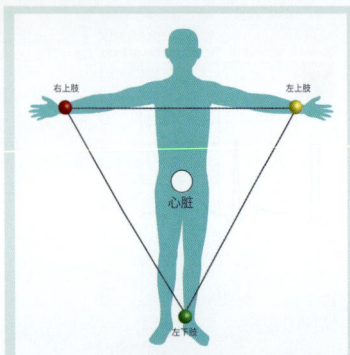

图 2-15 Einthoven 三角

左上肢、右上肢和左下肢组成人体的等边三角形，三个角的度数为 60°。在这个人体等边三角形中，三个顶角分别是左上肢、右上肢和左下肢，心脏位于等边三角形中心，因此，心脏到三边的距离是相等的

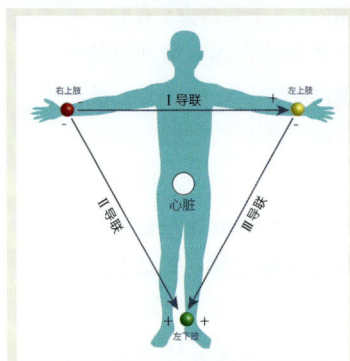

图 2-16 标准肢体导联的导联轴

左上肢、右上肢和左下肢组成人体的等边三角形，这个三角形的三边也是标准肢体导联的连接方式，当把三边赋予正极和负极后，三边就具有了方向性，从负极指向正极，就形成了标准肢体导联的导联轴，相邻两边的夹角为 60°

2
导联轴

导联轴是心电图导联的正极和负极之间的假想连线，用于解释心电信息如何在这些导联形成各自的心电波。不过，现代心电图机或基于计算机的心电图工作站能够自动生成和输出心电图，并不需要医生去推算波形，即使不了解这些原理，也不影响基础心电图的学习。

■ Einthoven 三角

心电图机的发明者，荷兰生理学家和医学家 Einthoven 在心电图创立之初，提出左上肢、右上肢和左下肢组成人体的等边三角形，心脏位于三角形的中心，这就是 Einthoven 三角学说（图 2-15）。

Einthoven 三角形的三边实际是标准肢体导联的连接方式，当赋予电极正极和负极，以及建立方向以后，就形成了标准肢体导联的导联轴（图 2-16）。

Note 显然，Einthoven 三角学说是有缺陷的，并不符合人体的真实情况，例如左上肢、右上肢和左下肢并不形成等边三角形，心脏也不位于人体的中心。

加压肢体导联的导联轴是顶角至对边的中垂线（图 2-17）。

3 条标准肢体导联的导联轴和 3 条加压肢体导联的导联轴一共形成 6 条肢体导联的导联轴，分别对应 6 个肢体导联。在 Einthoven 三角中，平面展示的方位是上下方和左右方，属于解剖平面的额面，肢体导联系统也因此被称为额面导联系统，两个术语是互通的。

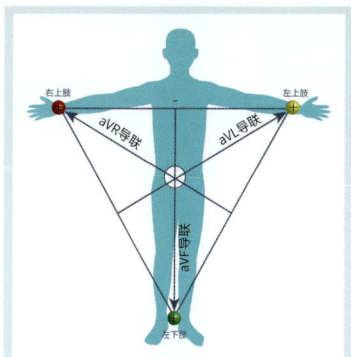

图 2-17　加压肢体导联的导联轴

从右上肢、左上肢、左下肢分别作对边的中垂线，即分别形成 aVR、aVL 和 aVF 导联轴，两条中垂线彼此的夹角为 120°

■ 额面六轴导联系统

在额面导联系统中，为了更好地理解导联轴之间的关系，将 3 条标准肢体导联的导联轴和 3 条加压肢体导联的导联轴平行移动到共同中心，这个共同中心代表心脏或原点（O），就形成额面六轴导联系统（图 2-18）。

在额面六轴导联系统中，规定 I 导联的正侧方（正左方）为 0°，正度数顺时针分配，直至 ±180°，而负度数逆时针分配，直至 ±180°。

I 导联轴和 aVF 导联轴相互垂直，把额面导联系统分为左上、左下、右下、右上象限（图 2-19）。此外，II 导联轴和 aVL 导联轴相互垂直，III 导联轴和 aVR 导联轴相互垂直，这是因为加压肢体导联轴是标准肢体导联轴的中垂线。

aVR 导联和 aVL 导联分别位于右上方和左上方，而 II、aVF 和 III 导联分别

不过，基于 Einthoven 三角学说进行的心电图学理论模型研究，得出的结果基本符合实际情况，故沿用至今。

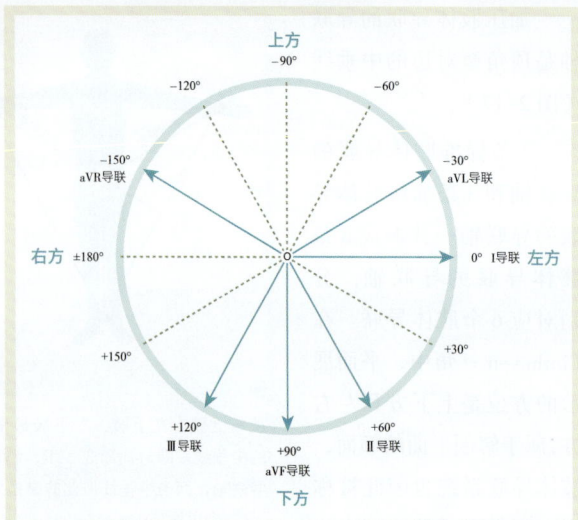

图 2-18　额面六轴导联系统

额面六轴导联系统由 3 条标准肢体导联的导联轴和 3 条加压肢体导联的导联轴组成，正侧方用蓝色实线箭头标注，负侧方用浅绿色虚线标注，6 条正侧方线和 6 条负侧方线共形成 12 条线段，均分圆周，相邻线段的夹角为 30°

位于左下方、正下方和右下方。

　　部分导联轴的正侧方位于左方、下方和右方，唯独 aVR 导联轴的正侧方位于右方和上方，aVR 导联轴正侧方几乎与 Ⅱ 导联轴的正侧方方向完全相反，因此，这 2 个导联的心电波极性通常相反。

　　在额面六轴导联系统中，以原点为界，位于正

极的导联轴部分称为导联轴的正侧，心脏激动电势只要朝向某个导联轴的正侧方，也意味着背离该导联轴的负侧方，就会记录到正向心电波。相反，位于负极的导联轴部分称为导联轴的负侧。心脏激动电势只要朝向某个导联轴的负侧方，也意味着背离该导联轴的正侧方，也就会记录到负向心电波。举

📖
Note　当 Ⅱ 导联 P 波直立、QRS 主波正向和 T 波直立时，aVR 导联心电波可以推导为 P 波倒置、QRS 主波负向和 T 波倒置。

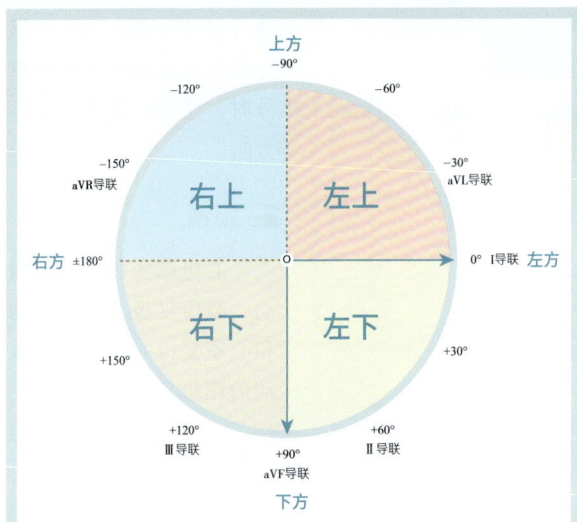

图 2-19　额面导联系统的象限

Ⅰ导联轴和 aVF 导联轴相互垂直，把额面导联系统分为左上、左下、右下和右上四个象限

一个很简单的例子，Ⅰ导联的导联轴正侧方位于左上肢或左方，在额面导联系统中，整体心室激动电势朝向左下方，Ⅰ导联分得朝向左方的电势，就会记录到正向 R 波。

■ 判读 QRS 主波极性

当 QRS 波为单相波时，QRS 主波极性为单相波极性，如 R 波极性为正向，QS 波极性为负向。

当 QRS 波为双相波时，QRS 主波极性为正向波和负向波振幅的代数和，代数和为正数时主波极性为正向，代数和为负数时主波极性为负向，代数和为零时主波极性为等电位线或不确定（图 2-20）。

当 QRS 波组分 ≥ 2 个时，主波极性判读原则同双相波，即为所有正向波振幅与所有负向波振幅的代数和。在临床实践中，很多情况下无须精细测量 QRS 波各组分的振幅，可

无论心房还是心室激动，都遵循从上至下的激动方式，因此，最大 P 电势和最大 QRS 电势均朝向下方。

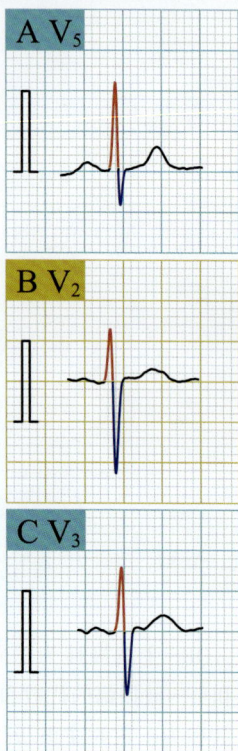

图 2-20　判读 QRS 主波极性

图 A～C 均为双相波。A.Rs 波，R 波振幅大于 s 波振幅，主波极性为正向；B.RS 波，S 波振幅大于 R 波振幅，主波极性为负向；C.RS 波，R 波振幅等于 S 波振幅，主波极性为等电位线或不确定。当正向波和负向波振幅相差悬殊时，可以目测判读 QRS 主波极性，而当正向波和负向波振幅接近时，目测容易判读错误，需要用分规测量正向波和负向波振幅

通过目测分析，当一个组分的振幅远远大于其他组分时，通常代表主波极性方向。

电轴

心电图实际是心房激动、心房复极、心室激动和心室复极四个心脏电活动的图形体现，即 P 波、Ta 波、QRS 波和 T 波。心房和心室各自具有两个心腔，因此，P 波和 Ta 波实际是左心房和右心房电活动的综合，QRS 波和 T 波实际是左心室和右心室电活动的综合。

在一次电活动中，例如心室激动，左心室和右心室各自遵循自身的激动序列，这是由心内膜表面分布的终末浦肯野纤维网决定的，在解剖上，个体化差异很大。在了解心室激动的模式时，医生不用去分析每一个细节，因为瞬时激动包含无数心肌的电学信息，无论基础研究还是临床实践，都是无法做到的。

Note　QRS 波振幅的测量包括绝对值振幅，即 R 波顶点至 S 波谷点的全程振幅和相对值振幅，即正向波振幅和负向波振幅的代数和。

然而，在一次心室激动中，左心室和右心室电激动在相互对抗后，会产生一个综合性的电势，代表心室激动的平均或最大方向，这就是 QRS 电轴。通过研究 QRS 电轴的方向，就可以大致了解心室激动是否遵循正常的激动模式（图 2-21）。

同理，心房激动会产生 P 电轴、心房复极会产生 Ta 电轴，心室复极会产生 T 电轴，应用最广泛的是 QRS 电轴。

目前，心电图机会自动分析 P 电轴、QRS 电轴和 T 电轴的度数并打印在心电图报告上，心电图阅读者应该留意这些自动测值，因为一些心电图诊断的建立是严格基于电轴度

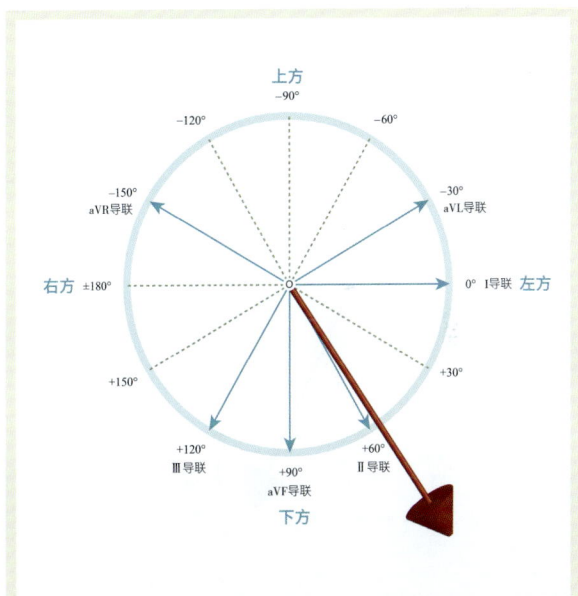

图 2-21 额面 QRS 电轴

当左心室和右心室共同激动时，左心室质量大于右心室，综合电势朝向左心室。在解剖上，左心室相比于右心室，位于左方、下方和后方，体现在额面上，主要是左下方，故正常心室综合激动电势朝向左下方

应根据具体的分析目的，选择合适的 QRS 波测量振幅，不能混淆，判读电轴时要选择 QRS 波振幅代数和。

数，一旦发现自动诊断错误，就需要人工校对。

■ 正常 QRS 电轴

正常成年人的 QRS 电轴分布为 -30° ~ +90°（图 2-22）[1]。

目测快速判读 QRS 电轴正常的依据是：Ⅰ 导联 QRS 主波正向，Ⅲ 导联 QRS 主波正向，Ⅱ 导联 QRS 主波正向。

Ⅱ 导联轴被 aVL 导联轴垂分，只要电轴左上偏移不超过 -30°，始终处于 Ⅱ 导联轴正侧方，Ⅱ 导联 QRS 主波正向。

在六轴导联系统中，成年人正常 QRS 电轴分布范围包括部分左上象限和全部左下象限。

■ 电轴左偏

成年人 QRS 电轴左偏分布在 -30° ~ -90° 范围（图 2-23）[1]。

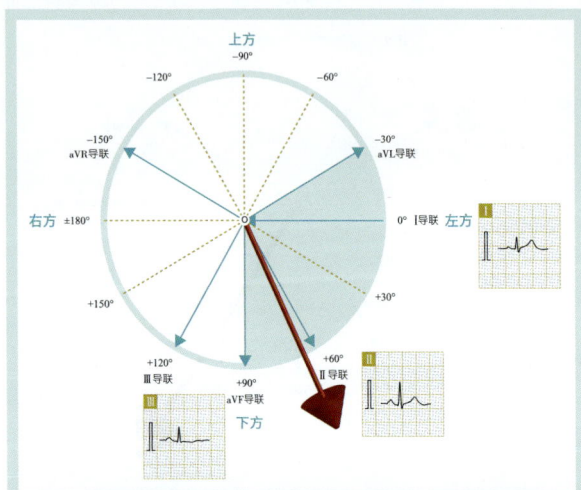

图 2-22 正常 QRS 电轴

额面六轴导联系统中，蓝色阴影部分是正常成年人电轴分布范围，砖红色箭头为图示心电图电轴方向为 +66°，Ⅰ、Ⅱ 和 Ⅲ 导联 QRS 主波均正向。快速判读：左手代表 Ⅰ 导联，右手代表 Ⅲ 导联，主波正向下垂，主波正向上举，同时举起左手和右手，电轴不偏

Note 通常，若无特殊说明，心电图学教科书中的电轴特指额面 QRS 电轴。在 COPD 患者中，P 电轴会发生改变；在冠心病患者中，T 电轴会发生改变。

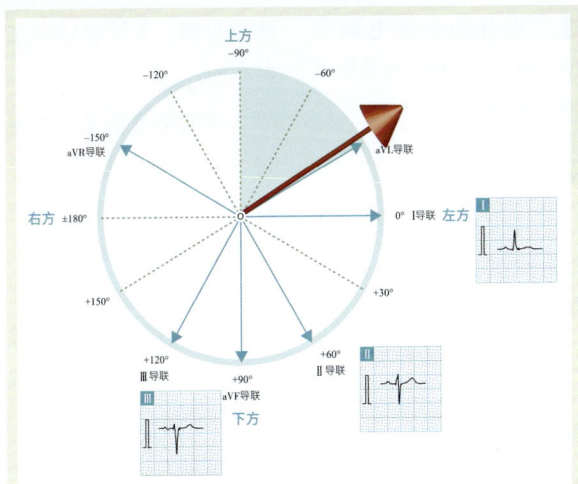

图 2-23　电轴左偏

额面六轴导联系统中，蓝色阴影部分是成年人电轴左偏分布范围，砖红色箭头为图示心电图电轴方向为−34°，Ⅰ导联 QRS 主波正向，Ⅱ和Ⅲ导联 QRS 主波均负向

目测快速判读 QRS 电轴左偏的依据是：Ⅰ导联 QRS 主波正向，Ⅲ导联 QRS 主波负向，Ⅱ导联 QRS 主波负向。

Ⅱ导联轴被 aVL 导联轴垂分，只要电轴左上偏移超过 −30°，始终处于Ⅱ导联轴负侧方，Ⅱ导联 QRS 主波负向。因此，当心电图机自动测值显示电轴左偏，而Ⅱ导联 QRS 主波正向时，心电图机自动测值有误，需要人工校正电轴度数。

电轴左偏见于正常偏移（妊娠、无器质性心脏病或老年性电轴左偏）、左心室肥厚、传导缺陷（左前分支阻滞和完全性左束支阻滞）、下壁心肌梗死、心室预激、先天性心脏病、机械性偏移（右侧气胸、大量腹水、腹部肿瘤）等[2]。

在 2009 年 AHA/ACC/HRS 颁布的《心电图标准化和解析建议》中推荐成年人电轴左偏

进一步分为中度电轴左偏 -30° ~ -45° 和重度电轴左偏 -45° ~ -90° [1]。

■ 电轴右偏

成年人 QRS 电轴右偏的分布在 +90° ~ ±180° 范围（图 2-24）[1]。

目测快速判读 QRS 电轴右偏的依据是：Ⅰ导联 QRS 主波负向，Ⅲ导联 QRS 主波正向。在额面六轴导联系统中，电轴右偏位于右下象限，位于Ⅰ导联轴负侧，Ⅰ导联 QRS 主波负向。

当右心室激动电势超过左心室激动电势时，综合心室激动电势将偏向右心室，电轴位于右下象限。造成这样的结局不外乎三个原因：右心室激动电势增大、左心室激动电势减弱或两种情况同时存在。

电轴右偏见于正常变异偏移（新生儿、年幼儿和直背综合征）、肢体导

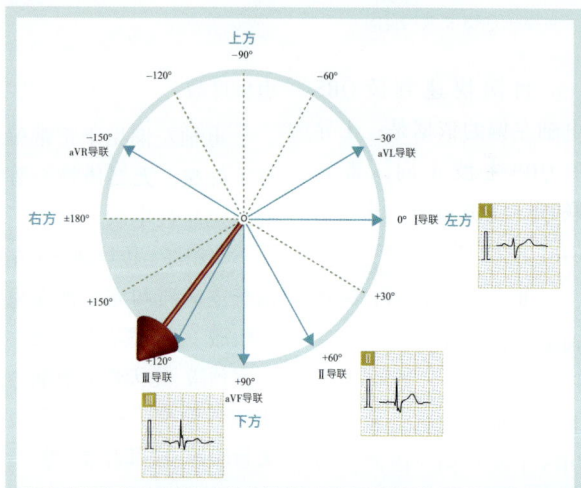

图 2-24　电轴右偏

额面六轴导联系统中，蓝色阴影部分是成年人电轴右偏分布范围，砖红色箭头为图示心电图电轴方向为 +128°，Ⅰ导联 QRS 主波负向，Ⅲ导联 QRS 主波正向

Note　电轴右偏的快速判读：Ⅰ导联 QRS 主波负向垂左手，Ⅲ导联 QRS 主波正向举右手，电轴右偏。

线反接、右心室超负荷综合征（急性或慢性）、右心室肥厚、传导缺陷（左后分支阻滞、右束支阻滞）、侧壁心肌梗死、心室预激、先天性心脏病、右位心、左侧气胸、肺气肿、原发性肺动脉高压等[2]。

在 2009 年 AHA/ACC/HRS 颁布的《心电图标准化和解析建议》中推荐成年人电轴右偏进一步分为中度电轴右偏 +90°～+120° 和重度电轴右偏 +120°～±180°[1]。

极度电轴偏移

成年人 QRS 轴分布在 -90°～±180° 范围时，称为极度电轴偏移（图2-25）[1]。

在额面六轴导联系统中，极度电轴偏移位于右上象限，又称为西北电轴（属于西北方位）或无人区电轴（只有极少数健康个体的心室激动电势朝向右上方）。

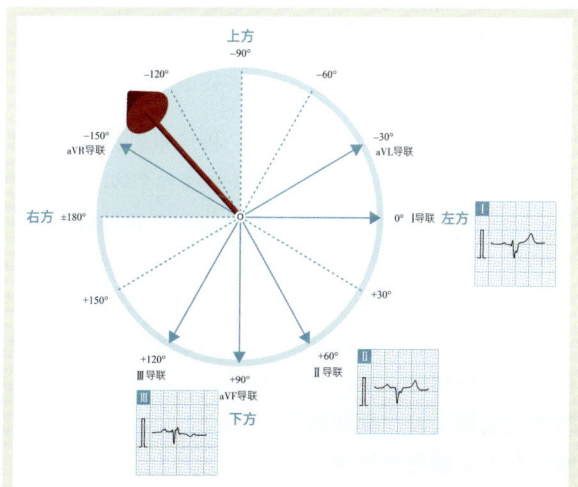

图 2-25　极度电轴偏移

额面六轴导联系统中，蓝色阴影部分是成年人电轴极度偏移分布范围，砖红色箭头为图示心电图电轴方向（为 +226°），Ⅰ 和 Ⅱ 导联 QRS 主波负向，Ⅲ导联可以正向、等电位线或负向

电轴极度偏移的快速判读：Ⅰ 导联 QRS 主波负向垂左手，Ⅲ导联 QRS 主波负向垂右手，电轴极度偏移。

Note

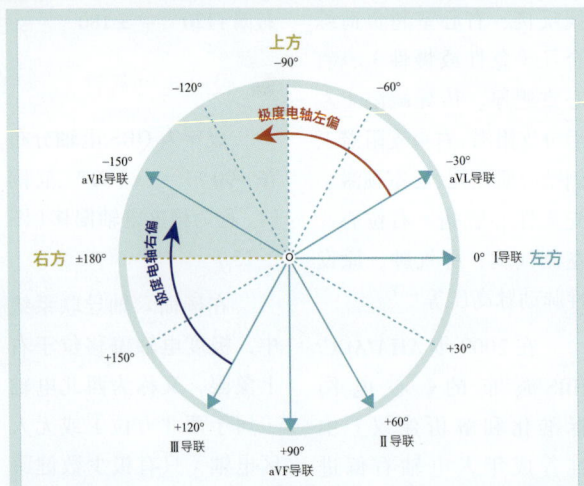

图 2-26　极度电轴偏移的形成

额面六轴导联系统中，蓝色阴影部分是成年人极度电轴偏移分布范围，极度电轴左偏逆时针进入右上象限，极度电轴右偏顺时针进入右上象限

目测快速判读 QRS 极度电轴偏移的依据是：Ⅰ和Ⅱ导联 QRS 主波均负向。只要额面电轴位于右上象限，位于Ⅱ导联轴负侧，Ⅱ导联 QRS 主波负向。

实际上，极度电轴偏移包括两种情况，第一种是极度电轴左偏，额面电轴从左上象限逆时针进入右上象限，第二种是极度电轴右偏，额面电轴从右下象限顺时针进入右上象限（图 2-26）。

极度电轴偏移见于少数正常变异个体（新生儿、年幼儿和直背综合征）、严重左心室病变、重度右心室肥厚、先天性心脏病、器质性心脏病终末期等[2]。

▉ 电轴不确定

有时候，Ⅰ、Ⅱ和Ⅲ导联的 QRS 主波均为等电位线，心室激动在额面六

Note　极度电轴偏移时，结合其他异常心电图改变，例如左心房异常和左心室肥厚，可以推测是左心系统疾病，为极度电轴左偏的结果。

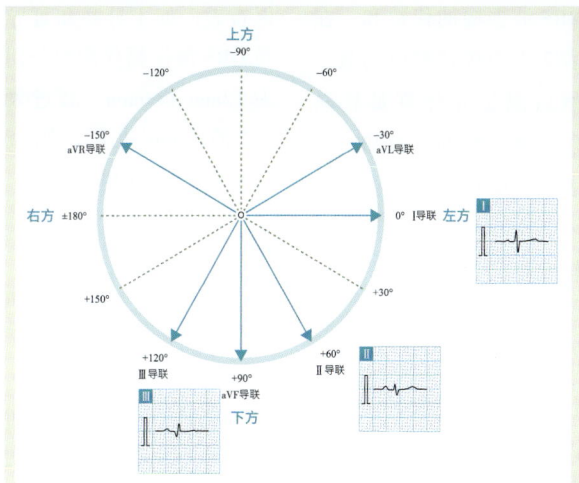

图 2-27　电轴不确定

额面六轴导联系统中，当Ⅰ、Ⅱ和Ⅲ导联的 QRS 主波均为等电位线时，电轴无法确定

轴导联系统产生非常对称的电势分布，缺乏优势电势（图 2-27）。

电轴不确定既可以见于少数个体的正常变异，也可以见于器质性心脏病，如高血压、肺动脉高压、肺源性心脏病、恶病质等。

当患者同时罹患严重的左心系统疾病和右心系统疾病，或疾病同时对左心系统和右心系统造成严重影响时，无法判读极度电轴偏移究竟是极度电轴左偏或极度电轴右偏时，这种情况既可以笼统判读为极度电轴偏移，也代表电轴不确定的另一种临床形式。

■ 人工计算电轴

当怀疑心电图机自动判读的电轴存在错误、需要精细判读电轴度数等情况时，心电图阅读者需要人工计算电轴，常用方法是查表法。

测量并计算Ⅰ导联

观察肢体导联的 QRS 波振幅，通常 QRS 波振幅最大的导联，也是电轴最靠近的导联，可以快速估算电轴。

QRS 波振幅的代数和，在表 2-1 中找到相应列数，然后测量并计算 Ⅲ 导联 QRS 波振幅的代数和，在表 2-1 中找到相应行数，两者交叉就得到计算的电轴度数。

使用查表法需要注意的事项有：当 QRS 振幅代数和不为整数时，遵循四舍五入的方法转化为整数。如果代数和超过 +10 或 -10，Ⅰ 和 Ⅲ 导联的 QRS 波振幅代数和折半后再查表，如 Ⅰ 导联和 Ⅲ 导联 QRS 波振幅代数和分别为 12mm 和 6mm，超过表 2-1 的 10mm 上限，则查表数值为 6mm 和 3mm。

■ 胸导联轴

胸导联系统属于横面导联系统，探查心脏在左右方和前后方的电活动。胸导联轴是从心脏中心朝向电极（图 2-28）。在胸导联系统中，心脏电活动产生的电势只要朝向体表电极就产生正向心电波，

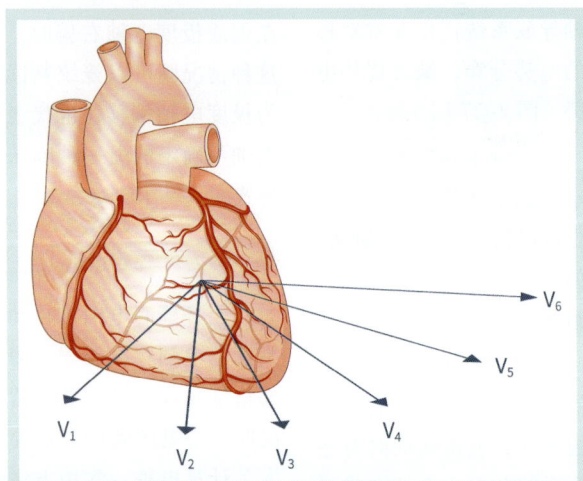

图 2-28　胸导联轴

胸导联轴是从心脏中心朝向体表探查电极，探查电极所在部位为正极，因此，胸导联轴从胸腔朝向体表

Note　胸导联轴的具体度数不是临床心电图的常规分析项目，一般多用于心电图研究或详细解释胸导联的心电图现象时使用。

背离体表电极就产生负向心电波。

常规 12 导联心电图中，胸导联 R 波振幅最高的导联可以出现于 V_4 ~ V_6 导联，取决于横面最大心室激动电势是靠近前方（V_4 导联）或后方（V_6 导联）或两者之间（V_5 导联）。

横面导联系统也可以分为四个象限，用于描述横面心电波的特征（图 2-29）。

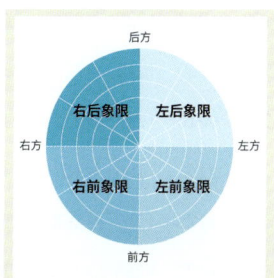

图 2-29 横面导联系统

横面导联系统可以分为左后、左前、右前和右后四个象限

■ 胸导联 QRS 波演变

从 V_1 ~ V_6 导联，胸导联电极的安放位置从右前胸部逐渐过渡到左侧胸部，探查电极逐渐从探查

右心室过渡到左心室。传统上认为 V_1 和 V_2 导联属于右胸导联，探查部分右心室、室间隔及其周围心肌的电活动，V_3 和 V_4 导联属于过渡导联，探查左心室前壁心肌的电活动，V_5 和 V_6 导联属于左胸导联，探查左心室前侧壁的电活动。

从 V_1 ~ V_6 导联，QRS 波的 R 波振幅逐渐递增，S 波振幅逐渐递减，直至从 V_1 和 V_2 导联的 rS 波过渡到 V_5 和 V_6 导联的 qR、qRs、R 或 Rs 波。这种 QRS 波演变也是 QRS 波从右心室模式（主波负向，r/S 振幅比值 < 1）向左心室模式（主波正向，R/s 振幅比值 > 1）的过渡，代表胸导联的正常 R 波递增。通常，R 波和 S 波振幅相等的导联称为移行导联，常见于 V_3 和（或）V_4 导联（图 2-30）。

当左胸导联 QRS 波模式（R/S 振幅比值 > 1）出现于 V_3 以及 V_3 以前的导联时，称为逆钟向转位

表 2-1	心电轴表（利用 I 和 III 导联 QRS 波振幅代数和查表）								
I	−10	−9	−8	−7	−6	−5	−4	−3	−2
III	说明：当 I 或 III 导联 QRS 波振幅代数和 >10 时，同比例缩小再查表。例								
−10	+240	+242	+244	+246	+248	+251	+254	+257	+261
−9	+238	+240	+242	+244	+247	+249	+252	+256	+260
−8	+236	+238	+240	+242	+245	+247	+251	+255	+259
−7	+234	+236	+238	+240	+243	+245	+249	+253	+257
−6	+232	+234	+235	+237	+240	+243	+246	+251	+256
−5	+229	+231	+233	+235	+237	+240	+244	+248	+254
−4	+226	+228	+230	+231	+234	+236	+240	+244	+251
−3	+223	+225	+226	+228	+230	+232	+235	+240	+246
−2	+220	+221	+222	+223	+224	+227	+230	+234	+240
−1	+215	+216	+217	+218	+219	+220	+222	+225	+230
0	+210	+210	+210	+210	+210	+210	+210	+210	+210
+1	+206	+204	+203	+202	+200	+198	+194	+187	+178
+2	+199	+197	+195	+193	+190	+185	+179	+168	+150
+3	+192	+190	+188	+184	+180	+173	+163	+150	+132
+4	+186	+184	+179	+175	+169	+161	+150	+137	+120
+5	+180	+176	+172	+166	+159	+150	+139	+127	+114
+6	+173	+169	+164	+158	+150	+141	+130	+120	+110
+7	+167	+162	+157	+150	+143	+134	+125	+116	+107
+8	+161	+156	+150	+144	+136	+129	+120	+112	+105
+9	+155	+150	+145	+138	+131	+125	+116	+110	+103
+10	+150	+145	+140	+135	+127	+120	+114	+108	+101

Note 通常，只要不是精细的 QRS 电轴分析，例如诊断左前分支阻滞必须要求电轴左偏超过 -45°，一般自动测值和目测判读能满足日常诊断需求。

…联为 +16，III 导联为 –18，分别折为 I 导联 +8，III 导联 –9，查心电轴表为 –36°

	+1	+2	+3	+4	+5	+6	+7	+8	+9	+10
	–84	–78	–72	–66	–60	–53	–47	–42	–35	–30
	–83	–77	–70	–63	–56	–49	–42	–36	–30	–25
	–82	–75	–68	–59	–51	–43	–37	–30	–24	–19
	–81	–73	–64	–55	–45	–37	–30	–23	–17	–13
	–80	–70	–60	–49	–39	–30	–22	–16	–11	–7
	–77	–65	–53	–41	–30	–19	–14	–9	–4	0
	–74	–58	–43	–30	–19	–11	–5	–1	3	6
	–68	–50	–30	–15	–7	–1	4	8	11	13
	–54	–30	–10	–1	6	11	13	16	18	19
	–30	–2	8	14	18	20	21	22	23	24
	30	30	30	30	30	30	30	30	30	30
	60	50	44	42	40	39	38	37	36	35
	70	60	52	50	47	45	43	42	41	40
	75	66	60	56	52	50	48	46	44	43
	78	70	65	60	56	54	52	50	48	47
	80	74	68	64	60	57	55	53	51	49
	82	76	71	67	63	60	58	56	54	52
	83	77	74	69	66	63	60	58	56	54
	83	79	75	71	68	65	62	60	58	56
	84	80	76	73	70	67	64	62	60	58
	85	81	77	74	71	68	66	64	62	60

在一些心电图诊断中，如果出现显著的电轴异常，诊断的可靠性将会增加，例如右心室肥厚伴随的电轴右偏。

Note

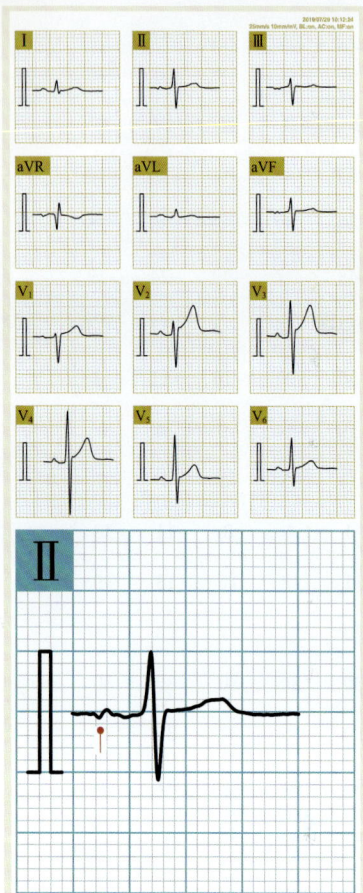

图 2-30 正常胸导联 QRS 波递增

男，52 岁，临床诊断为腰椎间盘突出症。心电图诊断：①加速性房性自主心律；②电轴左偏。V_1 和 V_2 导联的 r/S 振幅比值＜1，V_3 和 V_4 导联的 R/S 振幅比值 =1，为移行导联，V_5 和 V_6 导联的 R/S 振幅比值＞1。Ⅱ导联 P 波负正双相，aVR 导联正负双相，P 波频率为 66 次/分，判读为加速性房性自主心律

（图 2-31A）。这种模式是左胸导联心电图向右胸导联移位，V_1 ~ V_3 导联的 QRS 波为 qR、R、qRs、Rs 等波形，R/S 振幅比值＞1，从心尖部观察好像左心室沿心脏长轴逆钟向旋转至右心室位置。

当右胸导联 QRS 波模式（R/S 振幅比值＜1）出现于 V_4 以及 V_4 之后的导联时，称为顺钟向转位（图 2-31B）。这种模式是右胸导联心电图向左胸导联移位，V_4 ~ V_6 导联的 QRS 波为 RS 图形且 R/S 振幅比值＜1，从心尖部观察，好像右心室沿心脏长轴顺钟向旋转至左心室位置。

需要指出的是，胸导联的钟向转位只代表心电图的电学转位，与真实解剖转位的关联性很差，很多情况下，只是作为一种心电图现象看待。例如，1 例受检者的心电图表现为逆钟向转位，只能认为胸导联 QRS 波演变如此，并不能认为受检者的心脏在

Note 如果胸导联并无 R/S 振幅比值 =1 的导联，那么移行导联位于 R/S 振幅比值＜1 的导联和 R/S 振幅比值＞1 的导联之间。

图 2-31 钟向转位

A. 心电图诊断：① 窦性心律，② T 波改变，③ 逆钟向转位。R/S 振幅比值 =1 的移行导联于 V₂ 导联，V₃ 导联为 Rs 波，R/s 振幅比值 > 1，为轻度逆钟向转位，V₂～V₃ 导联的 R/S 振幅比值 > 1 为中度逆钟向转位，V₁～V₆ 导联的 R/S 振幅比值 > 1 为重度逆钟向转位。B. 心电图诊断：胸导联无 R/S 振幅比值 =1 的移行导联，V₆ 导联为 rS 波，R/S 振幅比值 < 1，重度逆钟向转位；若 V₅ 导联 R/S 振幅比值 < 1，V₆ 导联 R/S 振幅比值 > 1 为中度逆钟向转位；若 V₄ 导联 R/S 振幅比值 < 1，V₅ 导联 R/S 振幅比值 > 1 为轻度逆钟向转位

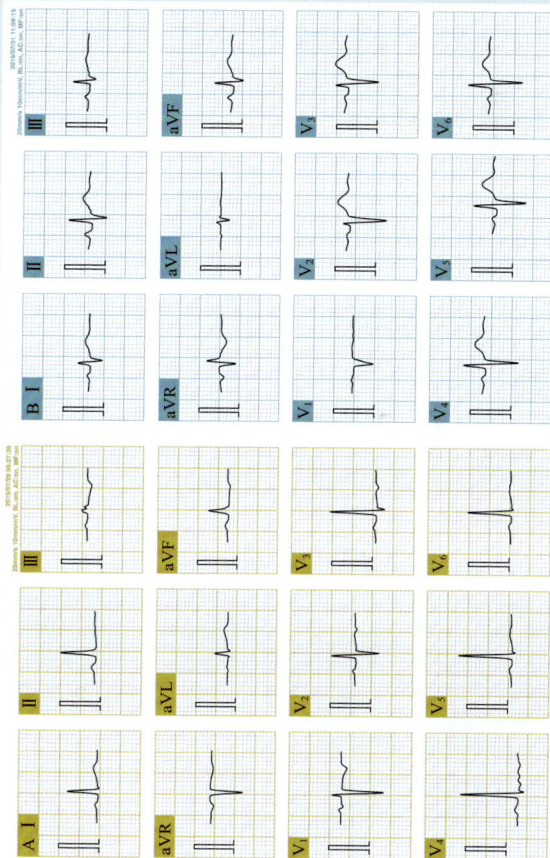

钟向转位包含单纯的电学转位、单纯的解剖性转位以及两者兼而有之，单纯的电学转位无临床意义。

Note

胸腔中发生了显著的解剖性旋转。在普通人群中，胸导联 QRS 波演变模式以逆钟向转位最为多见，其次为正常 R 波递增，最少见的是顺钟向转位。

当然，如果受检者罹患能够引起左心室或右心室肥厚的疾病，肥厚心室在胸腔中发生了显著的解剖性转位，此时的钟向转位包含病理性解剖性转位。需要注意的是，顺钟向转位是 V₅ 和（或）V₆ 导联的 QRS 波为 rS、RS、rS 等模式，R/S 振幅比值 < 1，不要与右心室肥厚的 V₅ 和（或）V₆ 导联的 QRS 波模式混淆，后者可以表现为 S 波振幅增加，但 R/S 振幅比值 > 1（图 2-32）。

参考文献

[1] Surawicz B, Childers R, Deal BJ, et al. AHA/ACCF/HRS recommendations for the standardization and interpretation of the electrocardiogram: part III: intraventricular conduction disturbances: a scientific statement from the American Heart Association Electrocardiography and Arrhythmias Committee, Council on Clinical Cardiology; the American College of Cardiology Foundation; and the Heart Rhythm Society: endorsed by the International Society for Computerized Electrocardiology. Circulation,2009, 119(10):e235-240.

[2] Kashou AH, Shams P, Chhabra L. Electrical Right and Left Axis Deviation. 2024 Jan 8. In: StatPearls [Internet]. Treasure Island (FL): StatPearls Publishing; 2024 Jan–. PMID: 29262101.

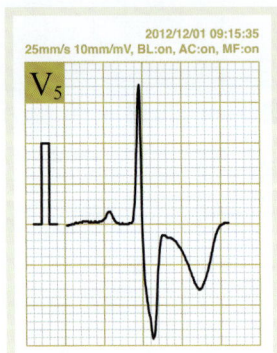

图 2-32　右心室肥厚

1 例右心室肥厚合并完全性右束支阻滞，V₅ 导联 QRS 波为 RS 模式，S 振幅增深，R/S 振幅比值 > 1，不能判读为顺钟向转位图形

雷　森
重庆医科大学附属第一医院

第 3 章

常用心电图术语

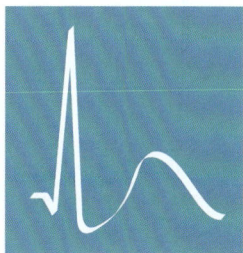

　　简单而言，用于心电图的术语可以分为两大类：第一类是描述性术语，如钟向转位、电轴左偏、低电压、U波倒置等，这些术语提示心电图异常，但缺乏疾病特异性，医生必须结合临床才能给予合理解释；第二类是诊断性术语，如左心房异常、前壁心肌梗死、左心室肥厚、心房颤动等，这些术语能够直接建立临床诊断，特别是心律失常几乎都可以依靠心电图建立临床诊断。一些术语得到国际学会推荐，一些术语尚未纳入指南或专家共识，只是作为经验使用至今。

1

切迹和钝挫

正常 QRS 波的波形形成快速、光滑锐利，是心室肌解剖正常以及电激动顺序正常的心电图体现。

■ 升支和降支

心电波只有三种最基本的极性，分别为正向波、负向波和等电位波。描述心电波的走行轨迹，正向波可以用升支和降支，负向波则用降支和升支，或笼统采用前支和后支描述（图 3-1）。

通常，心室激动产生的 QRS 波是振幅最大、形成最为快速的心电波，这是因为心室质量最大，激动依赖于心内膜的终末浦肯野纤维网快速扩布，左心室和右心室同步激动，而心室复极不依赖于传导系统，缓慢推进，T 波振幅低于 QRS 波，时限也明显长于 QRS 波时限。

除了窦性冲动依赖于

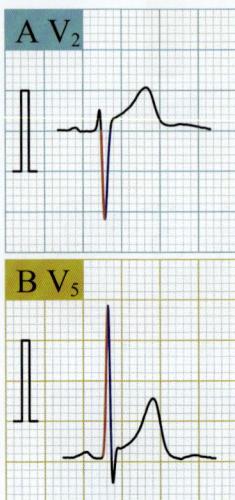

图 3-1 升支和降支

A.rS 波，S 波为负向波，由降支（砖红色曲线）和升支（蓝色曲线）组成；B.Rs 波，R 波为正向波，由升支（砖红色曲线）和降支（蓝色曲线）组成。从图中可以看出，负向波和正向波的降支走行方向是相同的，体现在波形上为从上至下的发生轨迹；同理，负向波和正向波的升支走行方向是相同的，体现在波形上为从下至上的发生轨迹。两例 QRS 波的波形光滑锐利，形成快速。如果采用前支和后支描述心电波，则无法了解心电波的走行轨迹

Bachmann 束传导至左心房以外，激动在左心房和右心房内的扩布不依赖于特

Note 如何定义一个心电波？心电图描记轨迹从基线开始偏移处为起点，抵达最大振幅以后逐渐返回基线并与基线相交形成终点，两点之间为一个心电波。

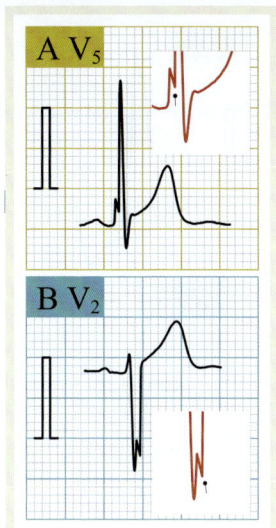

图 3-2　QRS 波切迹

A. 在 R 波起始部向上走行的升支中，轨迹方向突然改变，从下至上的除极轨迹被中断，并产生了一个负向小波，振幅 1.6mm，为 R 波升支切迹；B. 在 S 波向上走行的升支中，轨迹方向突然改变，从下至上的除极轨迹被中断，并产生一个与轨迹方向相反的小波，振幅 2mm，为 S 波升支切迹。切迹是 QRS 波轨迹走行方向突然改变，形成与轨迹走行方向相反的小振幅波，如轨迹向上走行，形成的小波极性向下（负向），见于 R 波升支和 S 波升支，轨迹向下走行则形成的小波极性向上（正向），见于 R 波降支和 S 波降支。Q 波、R 波和 S 波组分均可以出现切迹

定传导系统，心房质量尽管远远低于心室质量，但正常窦性 P 波时限略长于 QRS 波时限。

QRS 波切迹

在 QRS 波形成轨迹中，如果方向突然发生改变，偏转明显并引起极性一过性改变，偏转振幅达到 1 ~ 2mm 时，称为 QRS 波切迹（图 3-2）[1]。

心室肌的组织学改变、电学改变或两者兼而有之，引起心室肌激动的顺序和（或）速度发生改变，就可以导致 QRS 波切迹的出现。健康人单个导联出现的 QRS 波切迹多数是正常心电图现象，可能与局部心肌传导速度改变有关，若多个导联出现 QRS 波切迹或受检者有器质性疾病，则要考虑病理性切迹。

QRS 波的各组分，如 Q 波、R 波和 S 波均可以出现切迹，切迹既可以出现于波形升支，也可以出现于波形降支，还可以出现于波峰或波谷，后者常

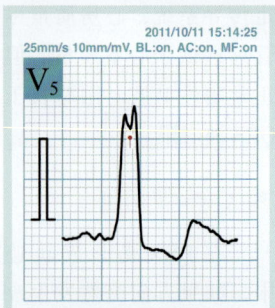

图 3-3 QRS 波切迹

1 例完全性左束支阻滞的 V₅ 导联，QRS 波为 R 形态，R 波波峰出现切迹，注意 R 波波峰极性正向，切迹导致出现一个负向小波（砖红色箭头）

见于完全性左束支阻滞（图 3-3）。

■ QRS 波钝挫

在 QRS 波形成轨迹中，如果方向突然发生改变，偏转轻微且未引起极性的改变，称为 QRS 波钝挫（图 3-4）[1]。

QRS 波切迹和钝挫分享相同的电生理机制，钝挫本质上是程度轻微的切迹，在同一份心电图中，有时会在一个导联发现 QRS 波切迹和钝挫相互演变，有时甚至无法截然区

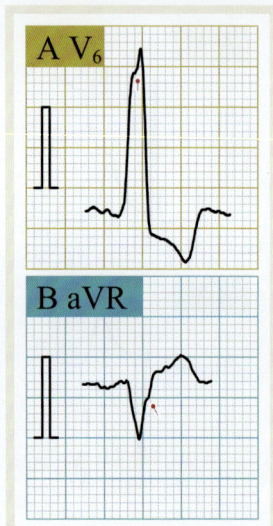

图 3-4 QRS 波钝挫

A.1 例完全性左束支阻滞，本图与图 3-3 为同一例患者，只选取 V₆ 导联。R 波升支邻近波峰的轨迹方向突然改变，但并无负向小波形成，为 R 波钝挫；B. 另 1 例完全性左束支阻滞的 aVR 导联，QRS 波为 QS 形态，S 波升支突然出现轨迹方向改变（砖红色箭头），但并无负向波形成，为 S 波钝挫

分两种情况（图 3-5）。QRS 波切迹和钝挫既可以是一种正常的心电图现象，见于健康受检者，也常见于器质性疾病，必须结合临床合理解释，不能一味考虑为病理性原因。

Note 从临床心电图的实用角度看，当 QRS 波切迹或钝挫无法区分时，也无需进一步明确，它们只是心电图现象，并非标准心电图诊断术语。

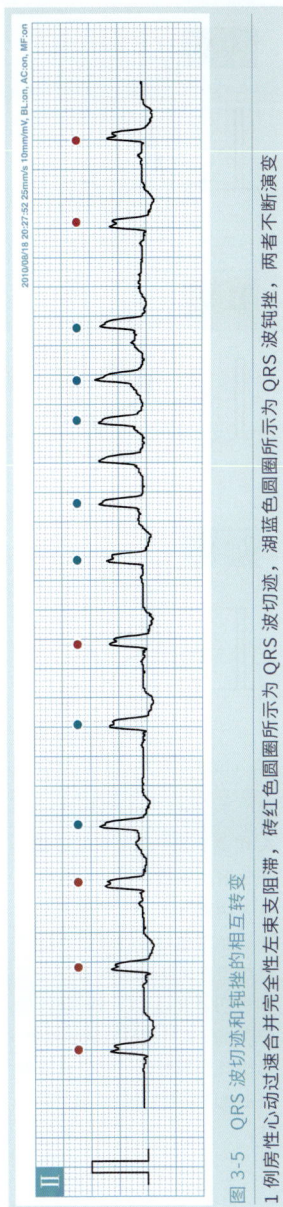

图 3-5　QRS 波切迹和钝挫的相互转变

1 例房性心动过速合并完全性左束支阻滞，砖红色圆圈所示为 QRS 波切迹，湖蓝色圆圈所示为 QRS 波钝挫，两者不断演变

鉴别诊断

真性 QRS 波切迹或钝挫应该是局部心室肌激动改变引起的，但有时一些切迹或钝挫的发生与局部心室肌激动改变无关，而是呼吸、心脏解剖位置等生理性变动所致激动电势方向改变，这种情况产生的 QRS 波切迹或钝挫称为假性 QRS 波切迹或假性 QRS 波钝挫。

在肢体导联中，假性 QRS 波切迹或假性 QRS 波钝挫常见于 Ⅱ、Ⅲ、aVF 导联，偶尔见于 aVL 导联，罕见于 Ⅰ 导联，而胸导联常见于移行区，特别是 V_3 导联（图 3-6）。

显著的 QRS 波切迹会把波形分为两个部分或形成两个波峰，只要切迹底点没有抵达基线，只能判读为 1 个心电波或切迹波，如切迹 R 波、切迹 S 波；一旦切迹底点回到并跨越基线进入对侧，根据定义，将形成 2 个心电波（图 3-7）。

很多心电图现象，特别是临床心电图研究提出的术语，并非标准诊断术语，此类术语仅供分析心电图时选用。

Note

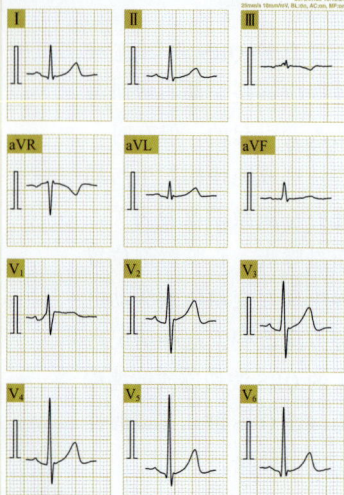

图 3-6　正常心电图

男，38 岁，健康体检。心电图诊断：①窦性心律；②正常心电图。Ⅲ导联 QRS 波切迹，其余导联 QRS 波形态、时限和振幅均正常，考虑为假性 QRS 波切迹。Ⅲ导联 QRS 波振幅极低，一方面Ⅲ导联位于额面导联系统的边缘，心电图容易受呼吸影响而出现波动，另一方面额面电轴 +35°近乎垂直于Ⅲ导联轴，也容易出现 QRS 波切迹

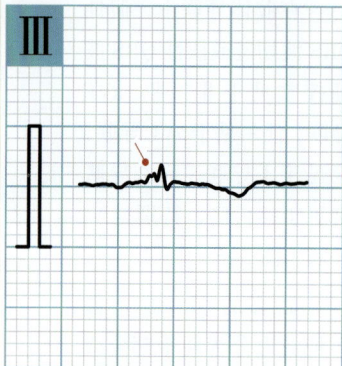

图 3-7　QRS 波切迹的鉴别诊断

A. 切迹 R 波，切迹非常显著，切迹底点未抵达基线，容易判读为切迹 R 波；B. 切迹 R 波，切迹非常显著，切迹底点抵达基线但并未跨越到对侧，仍判读为切迹 R 波；C. rSR'波，切迹底点抵达并跨越到基线对侧，形成负向的 S 波，然后再次穿越基线形成第 2 个正向波，即 R'波。

Note　在 QRS 波群中，S 波之后再次出现正向波，命名为 r'或 R'波，r'或 R'波之后再次出现负向波，命名为 s'或 S'波。

■ 解剖相邻导联

在常规 12 导联心电图中，每一个导联从不同的角度和方位探查心脏的电活动。一些导联探查的心肌范围在解剖上比较邻近，符合冠状动脉供血范围，对病变具有定位指示性。因此，这些导联便组合成导联组，便于医生根据异常心电图分布的导联快速推导心肌损害范围和病变冠状动脉（表 3-1）。例如 1 位 14 岁的男孩，既往无任何病史，体检发现 I、aVL、V$_5$ 和 V$_6$ 导联出现病理性 Q 波，提示侧壁心肌坏死，需要进一步完善心脏超声检查，明确心肌病诊断。

表 3-1 列举的导联组可以两个或多个进行组合，组成更大面积的心肌探查范围，下壁和后壁导联组

表 3-1	心电图的导联组		
导联	导联组名称	探查心肌范围	供血冠状动脉
I、aVL	高侧壁导联组	左心室高侧壁	□左前降支 □对角支 □左旋支
II、III 和 aVF	下壁导联组	下壁心肌或膈面心肌	□左前降支 □右冠状动脉 □左旋支
V$_1$、V$_2$	前间隔导联组	前间隔及其周围心肌	□左前降支
V$_3$、V$_4$	前壁导联组	左心室前壁	□左前降支 □左旋支
V$_5$、V$_6$	前后侧壁导联组	左心室前侧壁	□左前降支 □右冠状动脉 □左旋支
V$_7$ ～ V$_9$	后壁导联组	左心室后壁	□右冠状动脉 □左旋支
V$_{4R}$ ～ V$_{5R}$	右心室导联组	右心室	□右冠状动脉

s′ 或 S′ 波之后再次出现的正向波，称为 r″ 或 R″ 波，其后的负向波，称为 s″ 或 S″ 波，以此类推。

Note

能够进一步组合成为下后壁导联组，高侧壁和前侧壁导联组可以组合成为侧壁导联组，右冠状动脉近段闭塞可以引起右心室、下壁和后壁心肌梗死等。

解剖相邻导联是指≥2个探查邻近心肌的心电图导联。在胸导联中，数值毗邻的导联就是解剖相邻导联，如V_3和V_4导联，V_5和V_6导联，而在肢体导联中，解剖相邻导联分属于两个导联组，即高侧壁导联组（Ⅰ和aVL）和下壁导联组（Ⅱ、Ⅲ和aVF）。

在心脏成像系统中，左心室沿长轴划分为心尖段、中段心腔和基底段，然后环左心室心腔一周，根据间隔部和游离壁的位置，进一步划分为前段、前间隔段、下间隔段、下段、下侧壁段和前侧壁段，最终心尖段有5个节段，中段心腔6个节段，基底段有6个节段，最终得到左心室的17节段（图3-8）[2]。

解剖相邻导联概念的

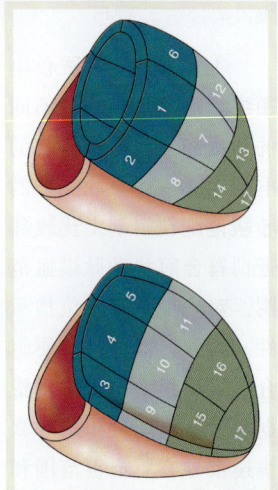

图 3-8　左心室 17 节段

先把左心室分为心尖段、中段心腔段和基底段，然后根据各部分与室间隔和游离壁的关系细分：1为基底前段，2为基底前间隔段，3为基底下间隔段，4为基底下段，5为基底下侧段，6为基底前侧段，7为中部前段，8为中部前间隔段，9为中部下间隔段，10为中部下段，11为中部下侧段，12为中部前侧段，13为心尖前段，14为心尖间隔段，15为心尖下段，16为心尖侧段，17为心尖段。左心室高侧壁相当于5、6节段，前侧壁相当于11、12、13、16节段，正后壁相当于4、10节段，下壁相当于9、15、17节段，前间隔相当于2、3节段，前壁相当于1、7、8、14节段。该节段图与心电图导联结合起来，可以推导病变心肌部位和范围

Note　R波之后出现的任何负向波，都只能命名为S波、S'波、S''波等，而不能命名为Q波，因为Q波只能是第1个正向波（R波）之前的负向波。

应用需注意以下要点。

①解剖相邻导联和导联组是两个不同的概念，解剖相邻导联可以分属于不同导联组，如 V_2 和 V_3 导联为解剖相邻导联，但分别属于前间隔导联组和前壁导联组。

②心电图导联组是心脏的电学解剖，与真实解剖存在一定联系，但不完全吻合，如前壁和高侧壁心肌分别由前壁和高侧壁导联组探查，貌似无关，但在解剖上这些心肌是延续的。

③一些异常心电图如果只出现于单个导联，通常无临床意义，如果出现于 ≥2 个相邻解剖导联，通常有临床意义，如 ST 段抬高、T 波倒置、病理性 Q 波等（图 3-9）。

碎裂 QRS 波

碎裂 QRS 波是指在无束支阻滞情况下，≥2 个相邻解剖导联的 QRS 波出现额外的 R 波（R' 波）、或 R 波、S 波的底点出现

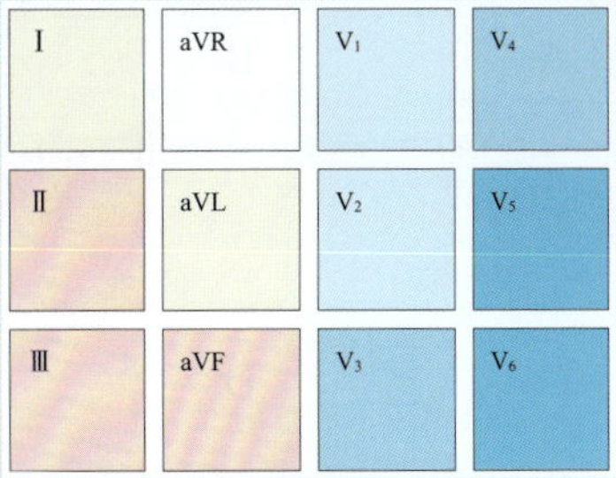

图 3-9　心电图报告的 3×4 导联矩阵

常规 12 导联心电图中，当以三行四列矩阵布局心电图报告时，每一列包含三个导联，不同颜色的方块表示不同的导联组，结合表 3-1 的冠状动脉分布和图 3-8 的左心室节段，一旦 ≥2 个相邻解剖导联出现异常，可以定位病变左心室心肌以及定位冠状动脉

切迹，对应于主要冠状动脉分布区域（图 3-10）[3]。

碎裂 QRS 波的病理生理机制是 QRS 波的一些轻微异常，如切迹或钝挫，可能代表局部心肌传导障碍和心肌瘢痕。

需要指出的是，1 个导联的 QRS 波切迹或额外 R 波，不能看作碎裂 QRS 波，≥2 个解剖相邻导联出现切迹或多组分的 QRS 波才能认为是碎裂 QRS 波（图 3-11）。此外，碎裂 QRS 波的形态学目前尚无

碎裂 QRS 波目前尚未列入标准心电图诊断，只是作为一种心电图现象看待，多数情况下无需诊断。

Note

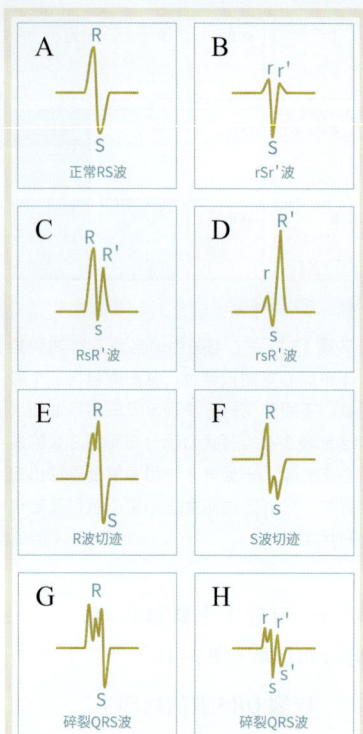

图 3-10 形形色色的碎裂 QRS 波

A. 正常 RS 波，各组分波形光滑锐利，形成快速；B、C、D. 各种形式的附加 R 波；E、F. 切迹 R 波和 S 波，切迹可以出现于波形的升支、波峰（波谷）和降支；G、H.QRS 波组分和切迹更多的波形，一般不见于正常心电图

共识性建议，临床心电图研究发现，一些碎裂 QRS 波与心肌特定的瘢痕区域有关，但另一些则无关，目前尚不能从心电图可靠

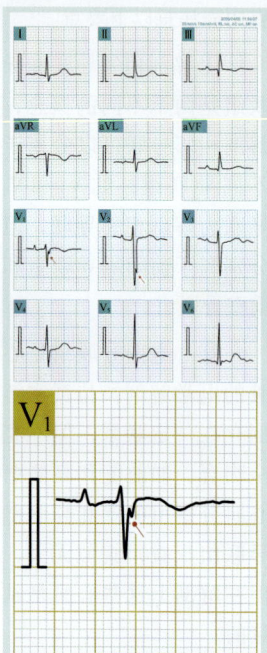

图 3-11 正常心电图

男，90 岁，健康体检。心电图诊断：①窦性心律，②大致正常心电图。V_1 和 V_2 导联 QRS 波为 rS 形态，S 波升支切迹，判读为碎裂 QRS 波。V_1 和 V_2 导联的 R 波振幅递增正常，但 V_2 导联 R 波振幅＞ V_3 导联为反向递增，这是一种异常情况。高龄患者，在没有对心肌进行详细的形态和功能检查以前，尚不能推论心电图胸导联出现的碎裂 QRS 波和 R 波反向递增是生理性老龄性改变，还是病理性间隔心肌纤维化（长期慢性心肌缺血所致）

地区分病理性和生理性碎裂 QRS 波[4]。因此，即使是疾病心电图，只要 QRS 波时限正常，碎裂 QRS 波可以作为一种心电图现象看待，无须诊断。

2 QRS 波振幅

QRS 波振幅是指 QRS 波上下高度，根据应用目的的不同，QRS 波振幅包括正负双相的绝对值振幅、代数和振幅和各组分波形的单独振幅等。

■ 低电压

无论 P 波、QRS 波、T 波或 U 波均可以出现低振幅波形，临床广泛使用的是低 QRS 电压，若无特殊说明，一般提及的低电压特指低 QRS 波振幅。

低电压的判读标准是全部肢体导联 QRS 波振幅 < 5mm 或全部胸导联 QRS 波振幅 < 10mm[5]。低电压的判读标准为从 QRS 波

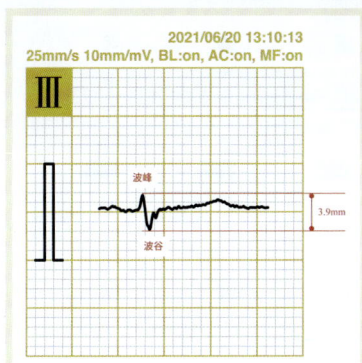

图 3-12　低电压

Ⅲ导联 QRS 波从波峰测量至波谷，振幅绝对值为 3.9mm，为低 QRS 电压

的顶点（最高点）测量至谷点（最低点）（图 3-12）。

12 导联心电图中，若只有肢体导联出现低电压，胸导联 QRS 波振幅正常，诊断为肢体导联低电压（图 3-14）；而若只有胸导联出现低电压，肢体导联 QRS 波振幅正常，诊断为胸导联低电压，而若肢体导联和胸导联均为低电压，直接诊断为低电压（无特殊说明或修饰语时表明 12 导联均为低 QRS 电压，见图 3-13）。

低电压发生于肢体导联而胸导联 QRS 波振幅

当把低通滤波的设置修改为 150Hz 时，会提高心电图机对碎裂 QRS 波的采集率，检出额外的 QRS 波切迹和组合。

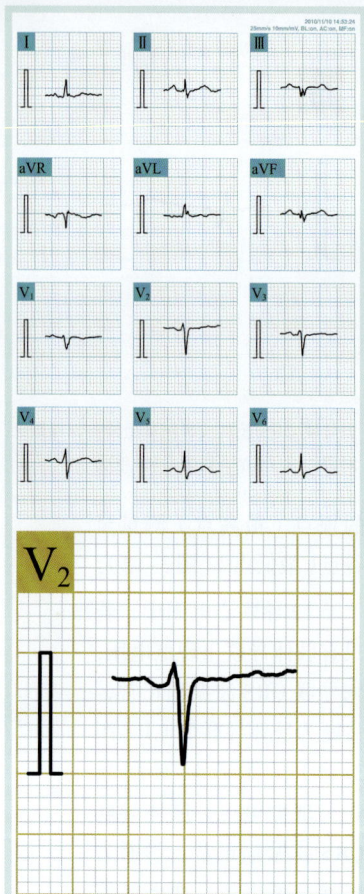

图 3-13　低电压

女，39 岁，临床诊断为结核性心包炎，大量心包积液。心电图诊断：①窦性心律，②低电压，③T 波改变。局部放大的 V₂ 导联 QRS 波振幅为 8.3mm。此外，Ⅲ、aVL 和 aVF 导联可见碎裂 QRS 波

正常时，称为电压失配。电压失配的诊断标准为所

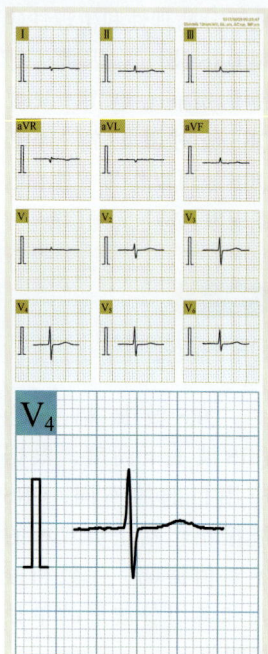

图 3-14　肢体导联低电压

女，76 岁，临床诊断为冠心病。心电图诊断：①心房颤动，②肢体导联低电压。当肢体导联 QRS 波振幅 < 5mm，胸导联 QRS 波振幅 < 10mm，根据 T 波对 QRS 波的相对振幅，肢体导联的 T 波振幅可以 < 0.5mm，胸导联的 T 波振幅可以 < 1mm，T 波表现为 T 波低平、平坦或等电位线，这些都是伴随的心电图现象，无须另行诊断

有肢体导联的 QRS 波振幅 < 5mm，而胸导联存在

Note　如果 QRS 波振幅在短期内急剧变化，应该寻找 QRS 波改变的原因，包括心包积液、气胸、心肌梗死、胸腔积液等。

≥ 2 个相邻导联的 QRS 波振幅 > 10mm[6, 7]。

1.4% 的健康个体会出现低电压心电图，病理性原因可以概括为"水、电、气"，水代表心包积液和胸腔积液，电代表心室激动电势丢失如心肌梗死、急性心肌炎等，气代表气胸或心包积气[8, 9]。

■ 右心室高电压

成年人正常的 V_1 导联 QRS 波为 rS 或 QS 形态，主波负向，若有初始 r 波，r 波振幅应 < 6mm[10]。

一些健康成年人的 V_1 导联 r 波振幅 > 6mm，临床无器质性心脏病或引起右心系统改变的其他系统疾病，心电图也无其他异常心电图改变，特别是不伴右胸导联 ST-T 改变时，称为右心室高电压（图 3-15）。

此外，右心室高电压也是右心室肥厚心电图诊断的一个指标，受检者有器质性疾病，心电图有其他右心系统受累的改变，

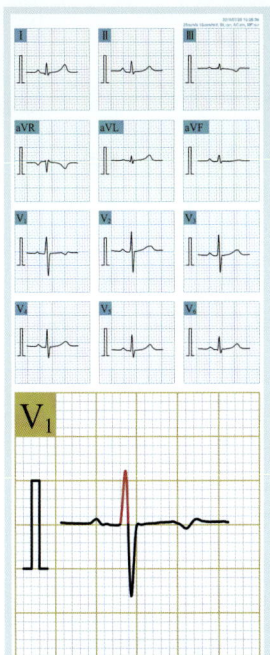

图 3-15　右心室高电压

女，63 岁，临床诊断为腰椎间盘突出症。心电图诊断：①窦性心律，②肢体导联低电压，③右心室高电压。老年女性，无器质性心肺疾病，V_1 导联 R 波振幅 6.2mm，稍微超标，V_2 和 V_3 导联 R 波振幅正常，无 ST-T 改变，考虑为生理性右心室高电压。

如电轴右偏、右心房异常、ST-T 改变、病理性 Q 波等。

通常，健康成年人的 V_1 导联 R 波振幅 > 6mm，

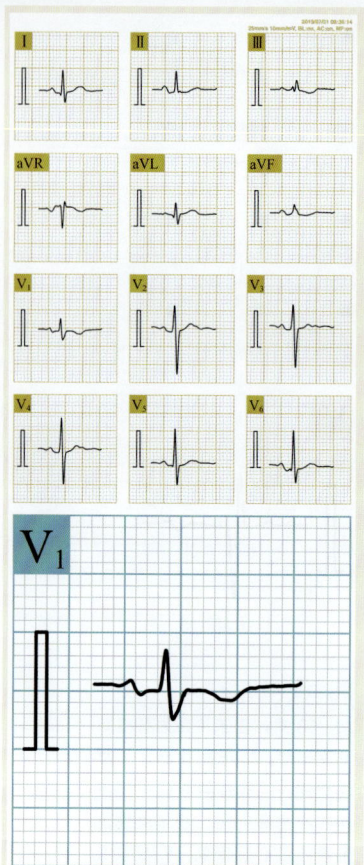

图 3-16　相对右心室高电压

女，30 岁，健康体检。心电图诊断：①窦性心律，②T 波改变。V_1 导联 QRS 波为 rs 形态，r 波振幅 < 6mm 但 r/s 振幅比值 > 1，r 波振幅相对比值增加。通常，V_1 导联的 QRS 波主波负向，r/s 振幅比值 < 1，若 r/s 振幅比值 ≥ 1，提示向右的心室激动电势增大。受检者年轻，无器质性疾病，无其他心电图异常改变，相对右心室高电压考虑正常变异，不需进一步诊断

代表绝对振幅增高，R/S 振幅比值仍 < 1，表明右心室和左心室的除极电势关系仍然正常，若 R/S 振幅比值 ≥ 1，说明右心室激动电势超过左心室电势，是心电图诊断右心室肥厚的线索。

此外，一些健康受检者还会出现相对右心室高电压，即 V_1 导联 R 波振幅 < 6mm，但 R/S 振幅比值 ≥ 1，既可以见于正常受检者，也见于右心室肥厚或左心室电势降低的患者，如广泛前壁心肌梗死（图 3-16）。

左心室高电压

成年人正常的 V_5 和 V_6 导联 QRS 波为 qRs、qR、R、Rs 等形态，主波正向，R/s 振幅比值 > 1。V_5 和 V_6 导联的 R 波振幅上限尚无共识性建议，2009 年 AHA 推荐的标准有 V_5 导联 > 33mm，V_6 导联 > 26mm 或任何导联 R 波振幅 > 26mm[10]。

一些健康成年人的

Note 通常，健康男性青年的左心室高电压可以选择 V_5 导联 R 波振幅 > 33mm 或 V_6 导联 R 波振幅 > 26mm，选择高值可以避免过度诊断。

V_5 或 V_6 导联 R 波振幅 > 25mm，临床无器质性心脏病或引起左心系统改变的其他系统疾病，心电图也无其他异常心电图改变，特别是不伴左胸导联 ST-T 改变时，称为左心室高电压（图 3-17）。

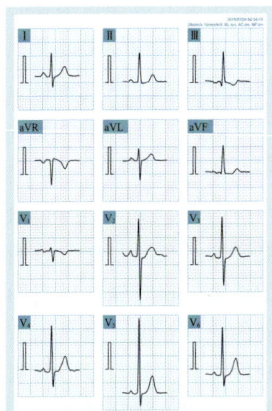

图 3-17　左心室高电压

女，26 岁，健康体检。心电图：①窦性心律，②左心室高电压。V_5 导联 R 波振幅 28mm，P 波时限正常，电轴正常，QRS 波时限正常，其他导联 QRS 波振幅正常，无 ST-T 改变

左心室高电压常见于青年男性和体型消瘦者。有时，胸导联 V_4 导联的 R 波振幅最高 > 26mm，而 V_5 和 V_6 导联的 R 波振幅 < 25mm，也属于左心室高电压的一种心电图表现。换言之，V_4 ~ V_6 导联都可以诊断左心室高电压。

左心室高电压的产生机制与生理性心室激动产生的电势较大或胸部脂肪较薄，电势传导至体表较大或左心室舒张末期容积较大等因素有关。

■ R 波递增不良

正常情况下，V_1 ~ V_3 导联的 R 波振幅逐渐递增，R 波振幅递增顺序为 R_{V_1} < R_{V_2} < R_{V_3}，V_3 导联的 R 波振幅应达到 3mm[11]。无论 V_1 或 V_2 导联 R 波振幅如何微小，甚至为 QS 波，只要 V_3 导联的 R 波振幅 ≥ 3mm，都属于正常 R 波递增。健康个体的 V_1 和 V_2 导联的初始 R 波是否缺失，取决于心室初始激动电势是否朝向右方和前方，当室间隔位置变动或心室初始激动电势朝向后方时，V_1 和 V_2 导联的 R 波丢失。

提示左心系统病变的心电图改变有左心房异常、电轴左偏、QRS 波时限增宽、左胸导联 ST-T 改变等。

Note

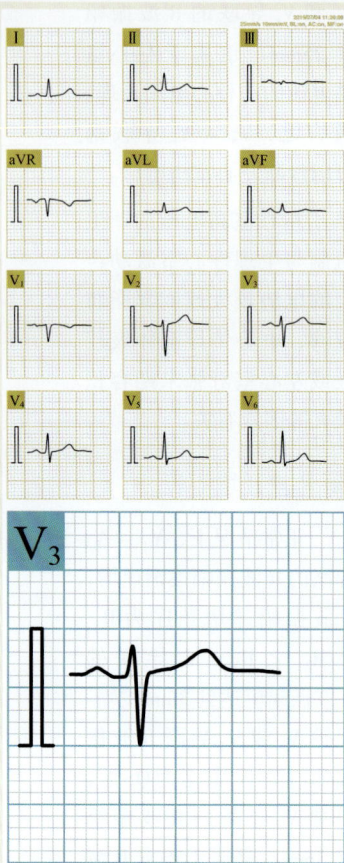

图 3-18　R 波递增不良

女，44 岁，健康体检。心电图诊断：①窦性心律，②正常心电图。V₁ ～ V₃ 导联的 QRS 波均为 rS 形态，r/S 振幅比值 < 1，虽然 V₁ ～ V₃ 导联的 r 波振幅逐渐递增，但 V₃ 导联的 r 波振幅 < 3mm，判读为 R 波递增不良。受检者无器质性心脏病，除 R 波递增不良之外，无其他异常心电图改变，考虑 R 波递增不良为正常变异，无须另行诊断

当 V₃ 导联的 R 波振幅 < 3mm 时，称为 R 波递增不良[11]。R 波递增不良的常见原因是正常变异、前间隔心肌梗死、左心室肥厚和右心室肥厚。正常变异受检者心电图应无其他异常改变，相反，疾病相关 R 波递增不良心电图常伴其他异常改变，如心房异常、电轴偏移、心室肥厚、ST-T 改变和心律失常（图 3-18）。

对于疾病心电图，R 波递增不良只是作为诊断的线索，很难据此做出明确的病因诊断，这是因为缺血性和非缺血性心脏病都会引起 R 波递增不良。在一些高龄受检者中，R 波递增不良可能是左侧室间隔增龄性纤维化的结果，若无明确的冠心病或心肌梗死病史，不能据此诊断为"陈旧性前间隔心肌梗死"。超声心动图发现心脏结构和功能异常的受检者的 R 波递增不良应考虑病理性（图 3-19）。

V₁ ～ V₃ 导联的 R 波

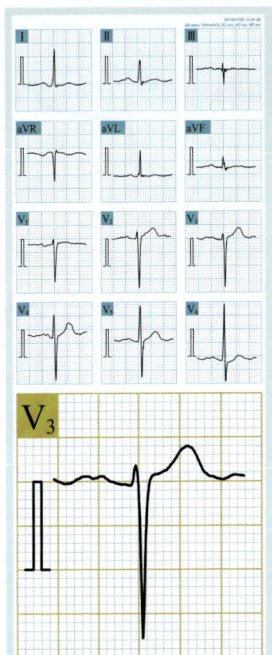

图 3-19　R 波递增不良

女, 39 岁, 临床诊断为扩张型心肌病。心电图诊断: ①窦性心律, ②R 波递增不良, ③T 波改变。受检者有明确的器质性心脏病病史, V_3 导联不仅 R 波振幅 < 3mm 且 V_2 导联 R 波振幅 > V_3 导联, R 波递增不良考虑为左侧间隔心肌纤维化

振幅递增异常除了 R 波递增不良之外, 还有逆向 R 波递增, 即 V_3 导联 R 波振幅 < V_2 导联或 V_4 导联 R 波振幅 < V_3 导联[11]。

逆向 R 波递增多见于器质性心脏病。需要指出的是, 不同疾病所致的 R 波递增不良, 病理生理不同, 如陈旧性前间隔心肌梗死系前间隔心肌坏死, 心室激动电势丢失, 而慢性肺源性心脏病则是肺部气体增多, 膈肌下移, 心脏顺钟向转位, 心室初始激动电势朝向第五肋间隙以下, 常规右胸导联记录不到初始 R 波。

3 QRS 波终末部

QRS 波终末部是指 QRS 波终点, 也是 J 点或 ST 段起点, 代表心室激动结束等待心室复极开始的时刻。

QRS 波终末部最简单的情况是 QRS 波与 J 点或 ST 段截然交界, 交界点明确, 位于等电位线上 (图 3-20)。然而, 很多个体的 QRS 波和 J 点或 ST 段的交界处具有一定的形态学特征, 是

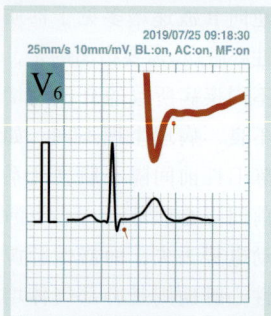

图 3-20 QRS 波终点

QRS 波与 ST 段截然交界，形成 J 点。J 点清晰，能够非常明确地分辨 QRS 波终点或 ST 段起点。J 点既可以位于等电位线上，也可以生理性压低或抬高，生理性抬高时振幅不应 > 1mm

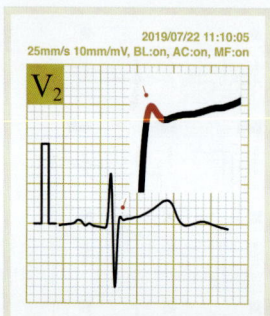

图 3-21 QRS 波终末部切迹

QRS 波与 ST 段交界处存在一个低频曲折（砖红色箭头）所示，左上方小方块是放大 400% 的局部心电图，QRS 波切迹用砖红色曲线区分。QRS 波终末部切迹既可以位于等电位线上，也可偏移等电位线

临床心电图关注的重点之一。

QRS 波终末部切迹是指 QRS 波终末部的低频曲折，表现为 QRS 波终点与 ST 波起点之间的小突起（图 3-21）。现代心脏细胞电生理研究证实，QRS 波终末部切迹是心外膜心室肌细胞与心内膜心室肌细胞的复极 1 相膜电位不一致产生的跨室壁电势差，即跨室壁复极梯度。

QRS 波终末部模糊是指 QRS 波终末部的心电图描记曲线的轨迹方向突然改变，然后缓慢与心电图基线相交，形成 ST 段起点（图 3-22）。

QRS 波终末部切迹和 QRS 波终末部模糊既可以位于等电位线上，也可以抬高，当它们的抬高振幅 < 1mm 时，不作过多分析，笼统看作 J 点，而抬高振幅 ≥ 1mm 时，是早期复极心电图

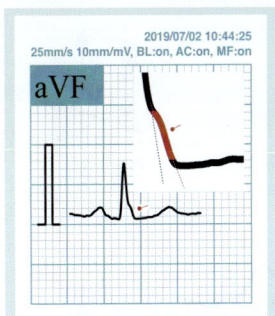

图 3-22　QRS 波终末部切迹

QRS 波降支后半部心电图描记轨迹突然发生方向改变（砖红色箭头），缓慢回落到基线并与基线相交。左上方小方块是放大 400% 的局部心电图，QRS 波终末部模糊用砖红色曲线区分，其与 QRS 波降支的心电图描记轨迹方向不同，砖红色虚线为模糊延长线，黑色虚线为 QRS 波降支延长线，两者并不平行，而是以一定角度相交

的诊断指标[12]。

需要指出的是，诊断早期复极的心电图指标是 QRS 波终末部切迹，不要与 QRS 波切迹混淆。然而，在临床心电图中，一些 QRS 波终末部切迹和 QRS 波降支切迹很难区分，目前的鉴别方法为：若 QRS 波降支的心电图描记轨迹方向转变

点位置 > 50% 的降支振幅判读为 QRS 波降支切迹，< 50% 的降支振幅判读为 QRS 波终末部模糊（图 3-23）[13]。这种鉴别方法是人为制定的，而且有一定局限性，如在一个导联组中，有些导联的轨迹方向偏转判读为 QRS 波降支切迹，而有些导联判读为 QRS 波终末部模糊，这种情况下可以笼统判读为 QRS 波切迹，因为根据定义，QRS 波终末部模糊的振幅应 < R 波降支振幅的 50%。

■ 早期复极

J 点、QRS 波终末部切迹和 QRS 波终末部模糊可以位于等电位线上，笼统看作 J 点，不作进一步分析。

当 J 点、QRS 波终末部切迹和 QRS 波终末部模糊抬高，只要抬高振幅 < 1mm，就笼统作为 J 点，不作进一步分析。

当 ≥ 2 个解剖相邻导

QRS 波终末部模糊的振幅是模糊顶点至心电图基线的高度，模糊顶点也就是模糊的起点。

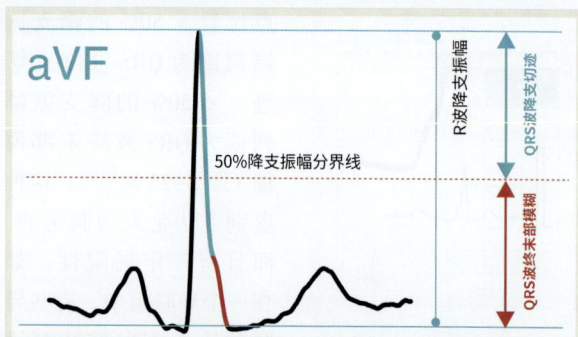

图 3-23　QRS 波终末部切迹和 QRS 波降支切迹的鉴别

测量 QRS 波降支振幅，选择 50% 降支振幅处作为判读点：高于 50% 振幅的心电图描记轨迹改变为 QRS 波降支切迹，低于 50% 振幅的心电图描记轨迹改变为 QRS 波终末部模糊（砖红色曲线）

联的 J 点抬高 ≥ 1mm，无 QRS 波终末部切迹和 QRS 波终末部模糊时，看作非特异性 ST 段抬高，不作进一步分析（图 3-24）[14]。当 J 点抬高振幅 ≥ 1mm 时，心电图学上又称为 J 波，因此，J 波根据形态学可以分为切迹型 J 波（对应于 QRS 波终末部切迹）和模糊型 J 波（对应于 QRS 波终末部模糊）。

当 ≥ 2 个解剖相邻导联的 J 点抬高 ≥ 1mm，伴 QRS 波终末部切迹和（或）QRS 波终末部模糊时，QRS 波时限 < 120ms，心

电图诊断为早期复极（图 3-25）[13]。根据目前的早期复极心电图专家共识性建议，诊断需要注意以下事项。

①导联个数，至少需要 ≥ 2 个解剖相邻导联出现 QRS 波终末部切迹或 QRS 波终末部模糊，若只有单个导联出现 QRS 波终末部切迹或 QRS 波终末部模糊，不作进一步分析。

②J 波振幅必须 ≥ 1mm，当 QRS 波终末部切迹或模糊振幅 < 1mm，笼统作为 J 点看待，不作进一步分析。

Note　需要指出的是，目前的早期复极心电图诊断标准已经和 20 世纪的诊断标准不同，给出了详细的形态学诊断标准，限定了诊断导联。

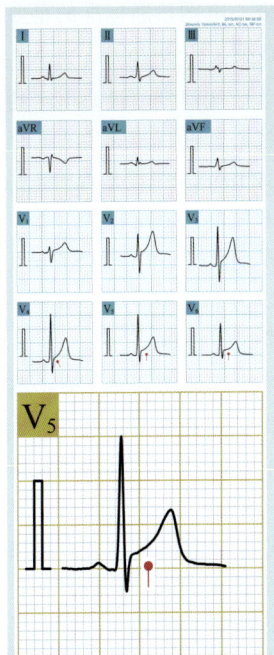

图 3-24　正常心电图

男，51 岁，临床诊断为颈椎病。心电图诊断：①窦性心律，②正常心电图。本例 $V_4 \sim V_6$ 导联 ST 段抬高 1 ～ 1.5mm，仔细观察 $V_4 \sim V_6$ 导联的 QRS 波终末部无切迹和模糊，不能诊断为早期复极，只能看作非特异性 ST 段抬高，是一种正常变异心电图

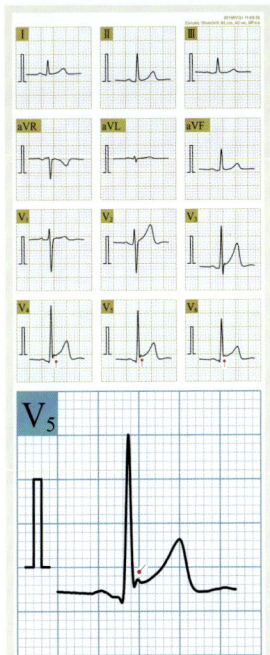

图 3-25　早期复极

男，45 岁，门诊体检心电图。心电图诊断：①窦性心律，②早期复极。本例 $V_4 \sim V_6$ 导联 QRS 波终末部切迹，切迹振幅 1.5mm，3 个解剖相邻导联出现 QRS 波终末波切迹且切迹振幅 1.5mm，判读为早期复极

③发生导联，早期复极可以发生于高侧壁（Ⅰ、aVL）导联组、下壁（Ⅱ、Ⅲ和 aVF）导联组、前壁（V_4）导联和前侧壁（$V_5 \sim V_6$）导联组，而 $V_1 \sim V_3$ 导联的 J 波不作为早期复极诊断，而是列为 Brugada 综合征的鉴别诊断，这是目前早期复

J 点和 J 波的电生理机制是相同的，振幅不同时心电图的描述术语不同，不要混淆。

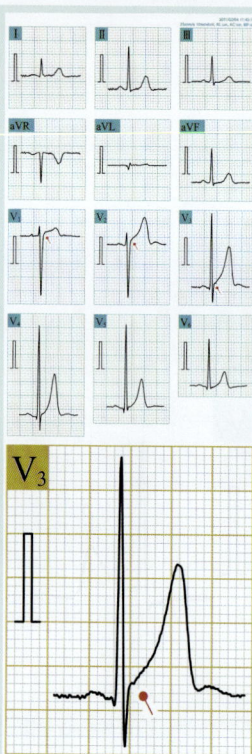

图 3-26　正常心电图

男，36 岁，临床诊断肝癌。心电图诊断：①窦性心律，②左心室高电压，③逆钟向转位。本例 $V_1 \sim V_3$ 导联的 J 点分别抬高 1.5mm、2.1mm 和 1.8mm，尽管存在 J 点抬高，不能诊断为早期复极，理由是第一，无 QRS 波切迹和 QRS 波模糊，只能判读为非特异性抬高；第二，除 V_1 导联 J 点抬高振幅略超上限阈值（1mm），结合年龄，V_2 和 V_3 导联在阈值范围内，实际为正常 J 点抬高，是一种正常心电图改变；第三，$V_1 \sim V_3$ 导联的 J 点抬高不是早期复极的诊断导联

极心电图诊断标准的重要改变（图 3-26）。

④早期复极心电图的核心诊断标准是 J 波振幅 ≥ 1mm，ST 段是否抬高并非核心诊断标准，因此，早期复极心电图的 ST 段可以为上斜型、水平型和下斜型等形态[13]。

早期复极的 J 波抬高振幅随心率变化而变动，心率减慢时，早期复极模式明显，心率增快时，早期复极模式可以变得不典型甚至消失。年轻男性、训练有素的运动员常见早期复极。

在临床上，早期复极是一种常见的心电图现象，多数个体是良性的，无需过度解读。然而，人群中有 0.03% 个体的早期复极是恶性的，患者有猝死家族史，有黑矇、晕厥，甚至心脏骤停经历（主要是多形性室性心动过速和心室颤动），心电图 J 波振幅 ≥ 2mm，ST 段呈下斜型或水平型抬高，早期复极模式在多个导联组出现

QRS 波终末部切迹和 QRS 波终末部模糊有相同的电生理机制，两者可以相互转变，也可以在同一位受检者的不同导联出现。

（下壁和侧壁导联）[15-18]。

恶性早期复极属于 J 波综合征的一种，病因是心脏离子通道基因突变，目前已发现钾通道、钠通道和钙通道均牵涉其中，需要 ICD 治疗。最后再次强调，恶性早期复极具有临床意义，也可以称为早期复极综合征或 J 波综合征，而良性早期复极只是一种正常变异心电图现象，无临床治疗意义，不影响受检者预后，心电图只能诊断为早期复极，不能过度诊断为早期复极综合征。

4

其他正常变异心电图

正常变异心电图是指心电图存在不典型改变或测值超过正常范围，这些改变与疾病无关，可以见于完全健康的个体，如前面介绍的心室高电压和良性早期复极等。然而，另一些正常变异心电图容易与疾病心电图混淆，是初学者应注意的内容。

室上嵴图形

在正常心室激动时，右心室流出道、左心室基底部和部分后壁是最后激动的部分，产生的电势向右、向前，朝向右胸 V₁ 导联，QRS 波记录到终末 r' 波，表现为 rSr' 三相波形态（图 3-27）。

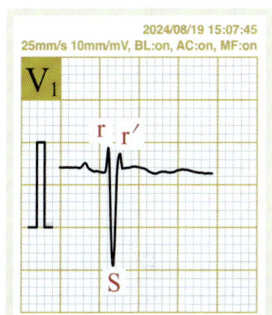

图 3-27　室上嵴图形

1 例健康女性的 V₁ 导联，QRS 波为 rSr' 形态，r 波振幅 > r' 波振幅，QRS 时限正常为 92ms

室上嵴图形最重要的鉴别诊断是不完全性右束支阻滞，核心鉴别

一些正常变异心电图只适用于健康个体，不适用于罹患疾病的受检者，如心室高电压。

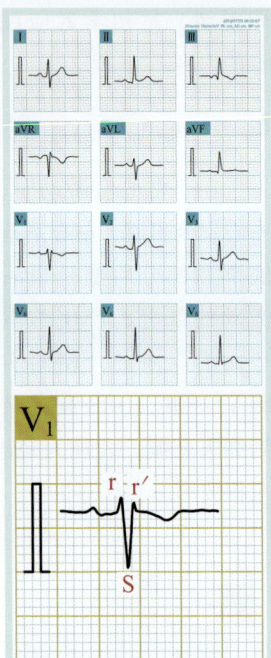

图 3-28　室上嵴心电图

男，27岁，健康体检心电图。心电图诊断：①窦性心律，②正常心电图。V$_1$ 导联 QRS 波为 rSr' 形态，QRS 波时限 89ms，r 波振幅＞r'波振幅，I 和 V$_6$ 导联的 S 波时限正常，判读为室上嵴图形

指标如下。

① 成年人心电图诊断不完全性右束支阻滞，QRS 波时限必须为 110 ~ 120ms，＜ 110ms

时看作正常变异，不作进一步分析（图 3-28 和表 3-2）[19]。

② 室上嵴图形的 V$_1$ 导联 QRS 波常为 rsr'、rSr' 等形态，r 波振幅＞r' 波振幅，r' 波形态和振幅存在变化，甚至消失，而不完全性右束支阻滞的 V$_1$ 导联 QRS 波常为 rSr'、rSr'、rSR' 等形态，r' 或 R' 波振幅＞r 波振幅，r' 或 R' 波的形态和振幅相对稳定。

③ 室上嵴心电图的 I 和 V$_6$ 导联的 QRS 波可无 S 波，或 S 波时限＜ 40ms，而不完全性右束支阻滞的 I 和 V$_6$ 导联的 QRS 波有宽而不深的 S 波，或 S 波时限≥ 40ms[19]。

当发现 V$_1$ 导联 QRS 波为 rSr' 等三相波形态时，首先要精细测量 QRS 波时限，为避免心电图机判读错误，建议人工测量，一旦 QRS 波时限＜ 110ms，判读为正

表 3-2	心电图鉴别诊断室上嵴图形和不完全性右束支阻滞	
项目	室上嵴心电图	不完全性右束支阻滞
机制	右心室流出道生理性终末激动	右束支内激动传导延缓
QRS 时限	< 110ms	110 ~ 120ms
r/r' 振幅比值	> 1	< 1
r' 形态	多变	较为稳定
r' 振幅	多变	较为稳定
r' 时限	< 20ms	≥ 40ms
I 和 V₆ 导联 S 波	正常	时限≥ 40ms

常变异，不作过多分析；QRS 波时限 110 ~ 120ms 是不完全性束支阻滞的诊断范围；QRS 波时限 ≥ 120ms 是完全性束支阻滞的诊断标准。

■ 持续性幼年型 T 波模式

通常，右心室比左心室的复极时间长，探查电极与心室复极完毕的时间关系决定 T 波极性：当探查电极面对的心肌比远端心肌的复极提前结束时，记录到直立 T 波，而当探查电极面对的心肌比远端心肌的复极延后结束时，记录到倒置 T 波。这是因为复极最先结束的心肌，心肌细胞膜外表面最早出现正电荷，与尚未复极的、细胞膜外表面携带的负电荷之间形成电势差，朝向正电荷的探查电极记录到正向波，朝向负电荷的探查电极记录到负相波。

正常情况下，V₁ 导联的 T 波既可以直立，也可以平坦、双相，还可以倒置。在儿童心电图中，特别是新生儿和年幼儿童，常见 V₁ ~ V₃ 导联 T 波倒置，这是因为出生后早年，心脏以右心室为优势，右心室复极结束时间比左心室晚，右胸导联常见 T 波倒置（图 3-29）。

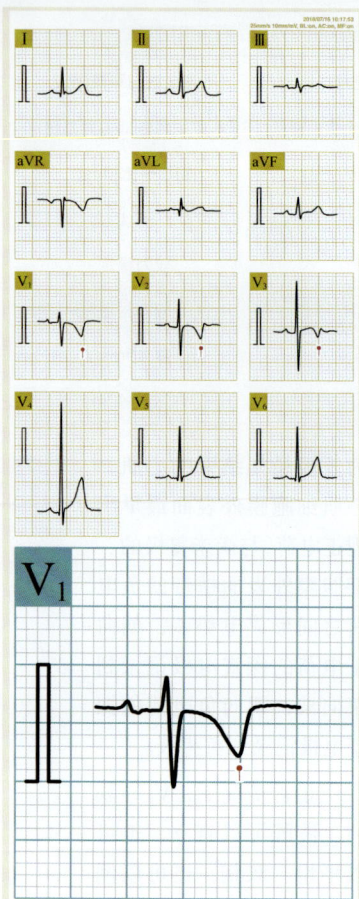

图 3-29　儿童心电图

男，3 岁，健康体检。心电图诊断：①窦性心律，②左心室高电压，③正常心电图。该儿童心电图存在两个正常变异改变：第一个是右胸导联 T 波倒置，无 QRS 波异常和 ST 段抬高，倒置的 T 波形态不对称；第二个是 V_4 导联高电压，R 波振幅 30.5mm，对于 3 岁儿童胸导联的 R 波振幅已经超标，左胸导联 T 波直立，形态正常，为左心室高电压

新生儿 V_1 导联的 T 波可以直立，然后出现倒置，在 8 岁左右再次直立，同时 $V_2 \sim V_3$ 导联的 T 波应直立[20]。然而，一些儿童在生长发育阶段，可以一直残留 V_1 导联 T 波倒置，伴 V_2 或 $V_2 \sim V_3$ 导联 T 波倒置，这一现象可以延续到 16 岁。

16 岁时，儿童期间 $V_1 \sim V_3$ 导联 T 波倒置的个体，有 98%T 波极性恢复正常[21]。小部分青少年的右胸导联 T 波倒置可以持续到成年期，称为持续性幼年型 T 波模式。

在年龄 < 11 岁的儿童中，持续性幼年 T 波模式的发生率为 20%，倒置的 T 波甚至可以延续到 V_4 导联[22]。在成年人群中，持续性幼年型 T 波模式的发生率为 2.3% ~ 11%，女性比男性多见，运动员比非运动员多见，黑人比白人多见[23, 24]。

持续性幼年型 T 波模式的 T 波倒置多数见于 $V_1 \sim V_3$ 导联，还可以见

于 V_1 ~ V_2 或 V_1 ~ V_4 导联，可以持续到老年阶段，倒置的 T 波形态不对称，倒置振幅可达深 T 波倒置（5 ~ 10mm），罕见巨大 T 波倒置（图 3-30）[25]。

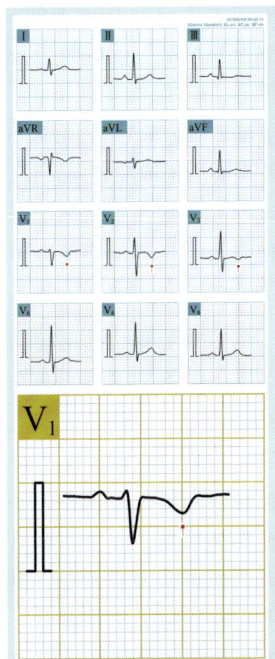

图 3-30 持续性幼年型 T 波倒置

女，30 岁，健康体检。心电图诊断：①窦性心律，②正常心电图。V_1 ~ V_3 导联 T 波倒置，倒置振幅 0.83 ~ 2.3mm，倒置的 T 波形态不对称，无 QRS 波改变和 ST 段改变，考虑为良性 T 波倒置

持续性幼年型 T 波模式是一种良性心电图改变，但 V_1 ~ V_3 导联 T 波倒置也是一些疾病心电图的异常 T 波倒置，常见于致心律失常右室心肌病、急性肺栓塞、右心室肥厚和前壁心肌缺血，通常结合病史、临床症状和超声心动图检查，不难鉴别。

持续性幼年型 T 波模式见于健康个体，或罹患疾病不影响心脏电活动，如桡骨骨折、胃溃疡等，不伴 QRS 波和 ST 段的异常，无传导紊乱。右胸导联 T 波倒置一旦伴随其他病理性心电图改变，要高度警惕异常 T 波倒置，需要排查相关心脏疾病。

■ I 导联 S 波

健康成年人整体心室激动电势朝向左下方，在 I 导联形成的 QRS 波主波正向，通常为 qR、R、qRs、Rs 等形态，R/S 振幅比值 > 1。这种情况不仅是心室激动顺序的体现，也是心脏在胸腔中

需要指出的是，一些持续性幼年型 T 波模式的心电图可以呈动态改变，时隐时现，不要误诊为疾病心电图。

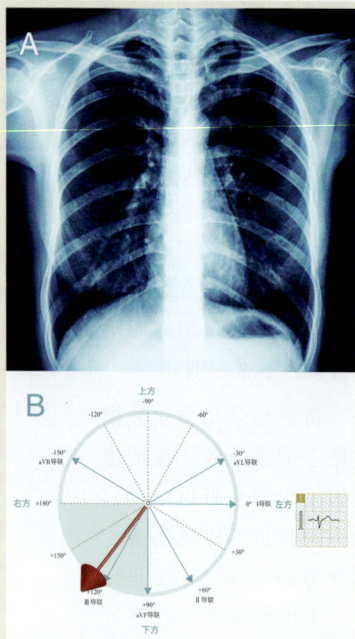

的解剖空间正常的体现，即人群中正位心影多见，左心室相对于右心室位于左方、下方和后方。

一些健康个体的心脏在胸腔中的解剖位置较为垂位，即使心室激动顺序正常，但整体心室激动电势会偏向右下方，Ⅰ导联 QRS 主波负向，QRS 波为 rS 形态，r/S 振幅比值＜1（图 3-31）。

健康个体的心影属于垂位心时，心电图的常见模式为Ⅰ导联 QRS 波的 S 波振幅增加，QRS 波为 rS 形态，r/S 振幅比值＜1，电轴右偏，$V_5 \sim V_6$ 导联 S 波振幅增加或顺钟向转位，这种心电图改变多见于身材高大和体型消瘦的个体（图 3-32）[26]。

一部分垂位心的健康个体还伴随 V_6 导联出现深 S 波[27]。Ⅰ和（或）V_6 导联出现深 S 波，见于少数健康个体，受检者无心肺疾病病史，心电图可以有其他正常变异改变，但不应有异常心电图改变，如右心房异常、ST 段压低、QRS 波时限延长等；此外，Ⅰ和（或）V_6 导联出现深 S 波多数见于罹患心肺疾病的个体，是心电图筛查心肺疾病的一个线索。

Ⅰ导联的 S 波振幅究竟达到何种程度才能称为

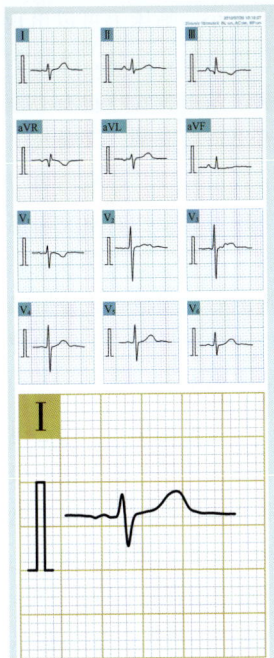

图 3-32 Ⅰ导联 rS 波

女，31 岁，健康体检。心电图诊断：①窦性心律，②电轴右偏，③顺钟向转位。Ⅰ导联 QRS 波为 rs 图形，r/s 振幅比值 < 1，心电图机自动测量电轴为 +101°，V_5 导联 QRS 波为 RS 模式，R/S 振幅比值 < 1，V_6 导联 QRS 波为 rs 模式，r/s 振幅比值 > 1。受检者无器质性疾病，心电图改变考虑为正常变异

深 S 波，目前尚无诊断标准，一些临床心电图研究提出的诊断标准为Ⅰ导联

S 波振幅 ≥ 1.5mm 为Ⅰ导联深 S 波[28]。

垂位心的另一种心电图模式是Ⅰ、Ⅱ和Ⅲ导联均出现 S 波，且至少一个导联的 R/S 振幅比值 < 1，称为 $S_ⅠS_ⅡS_Ⅲ$ 心电图模式或 $S_ⅠS_ⅡS_Ⅲ$ 综合征[28]。在普通人群中，$S_ⅠS_ⅡS_Ⅲ$ 心电图模式的发生率为 36.9%，是一种常见的临床心电图现象[28]。值得注意的是，这种笼统诊断的 $S_ⅠS_ⅡS_Ⅲ$ 心电图模式包括电轴正常（Ⅰ导联和Ⅲ导联的 R/S 振幅比值 > 1，Ⅱ导联 R/S 振幅比值 < 1）、电轴右偏（Ⅰ导联 R/S 振幅比值 > 1，Ⅲ导联 R/S 振幅比值 < 1）和极度电轴偏移（Ⅰ和Ⅲ导联的 R/S 振幅比值均 < 1）三种情况。

直背综合征是一种"假性心脏病"，可以出现类似先天性心脏异常的表现，尤其是房间隔缺损。它通常发生于年轻、体型消瘦的个体，由于没有正常的胸椎后凸，胸廓纵

$S_ⅠS_ⅡS_Ⅲ$ 心电图模式的主要鉴别是各种器质性心肺疾病，包括肺气肿、高血压、心力衰竭等。

Note

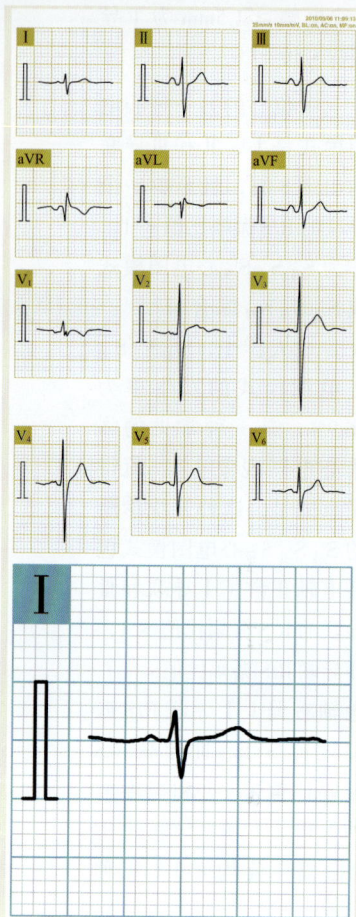

图 3-33　直背综合征

男，36 岁，临床诊断为急性阑尾炎，直背综合征。心电图诊断：①窦性心律，②极度电轴偏移，③顺钟向转位。Ⅰ和Ⅲ导联的 QRS 主波均负向，判读为极度电轴偏移或西北电轴，顺钟向转位，QRS 波时限正常，R 波振幅正常，无 ST 段改变，无右心房异常，心脏超声正常

经减小。临床上可以出现心脏杂音，通常，突出的杂音是由胸骨压迫右心室流出道引起的，深吸气时杂音会减少。心电图可以出现不完全性右束支阻滞和 $S_ⅠS_ⅡS_Ⅲ$ 心电图模式，超声心动图检查无心脏结构和功能异常，无需治疗（图 3-33）[29]。

生理性 $S_ⅠS_ⅡS_Ⅲ$ 心电图模式常伴电轴右偏或极度电轴偏移、右心室高电压、顺钟向转位等改变，这些改变都是非特异性的，无其他病理性心电图改变，如无传导障碍、QRS 波时限延长、ST-T 改变等。病理性 $S_ⅠS_ⅡS_Ⅲ$ 心电图模式既可以见于左心系统疾病，也可以见于右心系统疾病，还可以见于双侧心脏病变的患者，应结合患者的心脏影像学检查结果和临床，合理解释心电图改变。

生理性大 Q 波

经典病理性 Q 波的诊断标准是 Q 波时限 ≥ 40ms，Q 波振幅 ≥ 同

Note　健康个体出现的 $S_ⅠS_ⅡS_Ⅲ$ 图形既可以是心脏在胸腔中的解剖位置发生改变，也可以是室内传导生理性变异，或是室内激动顺序改变的结果。

导联 R 波振幅的 1/4[30]。

正常情况下，Ⅲ、aVR 和 aVL 导联的 Q 波可以达到或超出病理性 Q 波的诊断标准，但不能称为病理性 Q 波，因为判读病理性 Q 波需要 ≥ 2 个解剖相邻导联同时出现，Ⅲ、aVR 和 aVL 等导联出现的 Q 波实际是生理性大 Q 波，主要原因是初始激动和最大心室激动电势背离这些导联轴的正侧。

健康个体的Ⅲ导联可以出现生理性大 Q 波，主要是Ⅲ导联轴被 aVR 导联轴垂分，QRS 电轴在 +30° ～ -30° 范围内时，朝向Ⅲ导联轴的负侧，形成生理性大 Q 波。单独的Ⅲ导联出现生理性大 Q 波，一般无需过度解读。

此外，身材矮小和肥胖的个体，心脏位置较为横位，最大心室激动电势偏向左上方，当位于 0° ～ -30° 时，朝向 aVF 导联轴负侧，

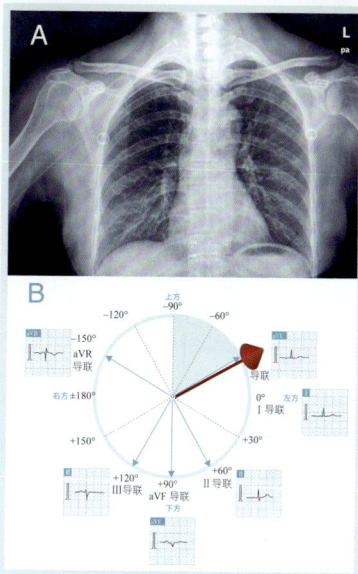

图 3-34　横位心

A.1 例横位心个体的前后位胸片，相比于正位心个体，横位心，左心室在胸腔中的解剖位置更加朝向左上方；B. 横位心的个体，额面 QRS 电轴位于 +30° ～ -30° 时，若初始心室激动电势和最大心室激动电势均朝向左上方时，Ⅲ和 aVF 导联可以同时出现生理性大 Q 波

如果初始心室激动也位于左上方，aVF 导联也会出现生理性大 Q 波（图 3-34）[26]。

当健康个体的Ⅲ和 aVF 导联同时出现大 Q 波时，如何判断为生理性大 Q 波还是病理性 Q

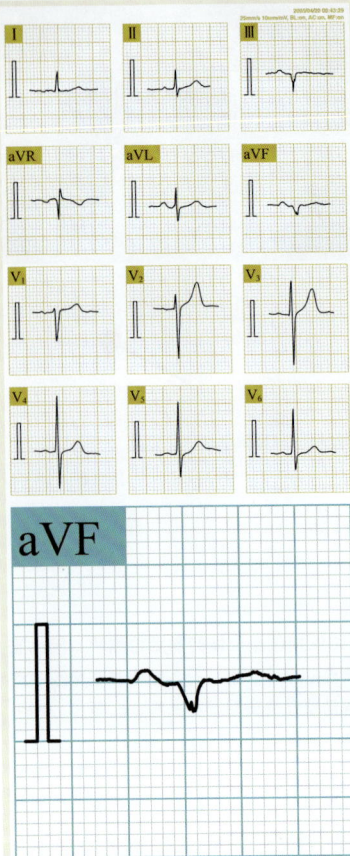

图 3-35　生理性大 Q 波

男，47 岁，健康体检。有吸烟史 20 年，无心肌梗死病史。心电图诊断：①窦性心律，②正常心电图。本例心电图除Ⅲ和 aVF 导联出现 Q 波外，尽管是中年男性，有吸烟史，但临床无心肌梗死病史，心电图无其他异常改变，考虑为正常变异，额面 QRS 电轴 −28°，可以在Ⅲ和 aVF 导联形成生理性 Q 波。当然，鉴于受检者的年龄和吸烟史，有必要进一步检查

波是判读难点，主要鉴别思路如下。

①若受检者年轻，无器质性心脏病和心血管病危险因素，心电图除了Ⅲ和 aVF 导联出现大 Q 波外，Ⅱ导联 QRS 波绝对正常，无其他异常心电图改变，多考虑为生理性大 Q 波。

②若受检者属于中老年人群，有明确的心肌梗死病史，直接诊断为陈旧性下壁心肌梗死。

③若受检者属于中老年人群，有心血管病危险因素，但无心肌梗死病史，Ⅲ和 aVF 导联出现大 Q 波，而Ⅱ导联 QRS 波绝对正常，无其他异常心电图改变，特别是心房异常、心室肥厚和 ST-T 改变，心脏超声无异常发现，可以考虑为生理性大 Q 波；若Ⅱ导联 Q 波介于正常 Q 波和病理性 Q 波之间（判读模棱两可）、ST-T 改变、心房异常，超声心动图发现节段性心肌动度

Note 一些老龄受检者，常见Ⅲ和 aVF 导联生理性大 Q 波，无心肌梗死病史，可能与老龄性下壁心肌纤维化等有关，如果诊断模棱两可，可以做描述性诊断。

异常，心电图可以诊断为病理性 Q 波（图 3-35）。

一些经典的心电图学教科书介绍用屏气试验鉴别下壁导联的生理性和病理性 Q 波，临床心电图研究已经证实不可靠，结合受检者的临床，鉴别诊断更为可靠。此外，aVF 导联生理性大 Q 波多见于 QS 波形，病理性 Q 波多见于 QR 或 Qr 波形（图 3-36）。

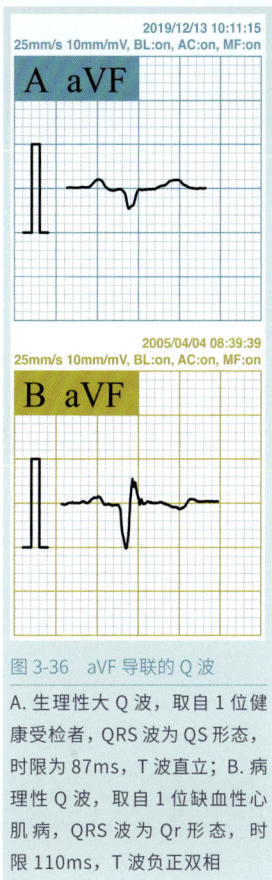

图 3-36　aVF 导联的 Q 波

A. 生理性大 Q 波，取自 1 位健康受检者，QRS 波为 QS 形态，时限为 87ms，T 波直立；B. 病理性 Q 波，取自 1 位缺血性心肌病，QRS 波为 Qr 形态，时限 110ms，T 波负正双相

参考文献

[1] Gertsch M.The ECG: A Two-Step Approach to Diagnosis. Springer-Verlag Berlin Heidelberg, Inc,2004:19-44.

[2] Cerqueira MD, Weissman NJ, Dilsizian V, et al. Standardized myocardial segmentation and nomenclature for tomographic imaging of the heart. A statement for healthcare professionals from the Cardiac Imaging Committee of the Council on Clinical Cardiology of the American Heart Association. Circulation,2002,105(4):539-542.

[3] Take Y, Morita H. Fragmented QRS: What Is The Meaning? Indian Pacing Electrophysiol J,2012,12(5):213-225.

[4] Haukilahti MA, Eranti A, Kenttä T, et al. QRS Fragmentation Patterns Representing Myocardial Scar Need to Be Separated from Benign Normal Variants: Hypotheses and Proposal for Morphology based Classification. Front Physiol,2016,7:653.

[5] Kadish AH, Buxton AE, Kennedy HL, et al. A report of the ACC/AHA/ACP-ASIM Task Force on Clinical Competence (ACC/AHA Committee to Develop a Clinical Competence Statement on Electrocardiography and Ambulatory Electrocardiography). J Am Coll Cardiol,2001,38(7):2091-2100.

[6] Chinitz JS, Cooper JM, Verdino RJ. Electrocardiogram voltage discordance: interpretation of low QRS voltage only in the limb leads. J Electrocardiol,2008,41(4):281-286.

[7] Hannibal GB. Interpretation of the low-voltage ECG. AACN Adv Crit Care,2014,25(1):64-68.

[8] Usoro AO, Bradford N, Shah AJ, et al. Risk of mortality in individuals with low QRS voltage and free of cardiovascular disease. Am J Cardiol,2014,113(9):1514-1517.

[9] Dzikowicz DJ. Low voltage on the 12-lead ECG: A warning sign. Nurse Pract,2020,45(9):33-40.

对于初学者，如果鉴别诊断困难，心电图可以笼统描述为：病理性 Q 波，见于Ⅲ和 aVF 导联，请结合临床。

Note

[10] Hancock EW, Deal BJ, Mirvis DM, et al. AHA/ACCF/HRS recommendations for the standardization and interpretation of the electrocardiogram: part V: electrocardiogram changes associated with cardiac chamber hypertrophy: a scientific statement from the American Heart Association Electrocardiography and Arrhythmias Committee, Council on Clinical Cardiology; the American College of Cardiology Foundation; and the Heart Rhythm Society: endorsed by the l,119(10):e251-261.

[11] Zema MJ, Kligfield P. ECG poor R-wave progression: review and synthesis. Arch Intern Med,1982,142(6):1145-1148.

[12] Patton KK, Ellinor PT, Ezekowitz M, et al. Electrocardiographic Early Repolarization: A Scientific Statement From the American Heart Association. Circulation,2016 ,133(15):1520-1529.

[13] Macfarlane PW, Antzelevitch C, Haissaguerre M, et al. The Early Repolarization Pattern: A Consensus Paper. J Am Coll Cardiol,2015,66(4):470-477.

[14] Eyuboglu M, Ozkurt Y. End-QRS Notching and Slurring in the Definition of Early Repolarization. Acta Cardiol Sin,2017,33(4):453.

[15] Adler A, Rosso R, Viskin D, et al. What do we know about the "malignant form" of early repolarization? J Am Coll Cardiol,2013,62(10):863-868.

[16] Pérez-Riera AR, Abreu LC, Yanowitz F, et al. "Benign" early repolarization versus malignant early abnormalities: clinical-electrocardiographic distinction and genetic basis. Cardiol J,2012,19(4):337-346.

[17] Tam WC, Hsieh MH, Lin YK, et al. Silent and Malignant Early Repolarization Syndrome Mimicking Hyper-Acute ST Elevation Myocardial Infarction. Acta Cardiol Sin,2016 ,32(4):506-510.

[18] Rosso R, Glikson E, Belhassen B, et al. Distinguishing "benign" from "malignant early repolarization": the value of the ST-segment morphology. Heart Rhythm, 2012 ,9(2):225-229.

[19] Surawicz B, Childers R, Deal BJ, et al. AHA/ACCF/HRS recommendations for the standardization and interpretation of the electrocardiogram: part III: intraventricular conduction disturbances: a scientific statement from the American Heart Association Electrocardiography and Arrhythmias Committee, Council on Clinical Cardiology; the American College of Cardiology Foundation; and the Heart Rhythm Society: endorsed by the International Society for Computerized Electrocardiology. Circulation,2009,119(10):e235-240.

[20] Lambrechts L, Fourie B. How to interpret an electrocardiogram in children. BJA Educ,2020,20(8):266-277.

[21] Basu J, Malhotra A, Styliandis V, et al. Prevalence and progression of the juvenile pattern in the electrocardiogram of adolescents. Heart,2020,104(Suppl 6):A63.

[22] Goldberger E. Significance of downward T waves in precordial leads of normal children. Am J Dis Child ,1946,71(6):618-621.

[23] Malhotra A, Dhutia H, Gati S, et al. Anterior T-Wave Inversion in Young White Athletes and Nonathletes: Prevalence and Significance. J Am Coll Cardiol,2017,69(1):1-9.

[24] Walsh BM, Smith SW. "Persistent Juvenile" T-Wave Pattern May Not Be Persistent: Case Series and Literature Review. J Emerg Med,2015,49(6):e165-172.

[25] Takahara M. Significance of persistent juvenile T wave patterns.Okayama Igakkai Zasshi,1979,91(9-10):1235-1248.

[26] Rehman I, Rehman A. Anatomy, Thorax, Heart. 2023 Aug 28. In: StatPearls [Internet]. Treasure Island (FL): StatPearls Publishing; 2024 Jan–. PMID: 29262022.

[27] Raunio H, Rissanen V, Lampainen E. Significance of a prominent S wave in leads I and V6 in the electrocardiograms of middle-aged and elderly hospital patients. Ann Clin Res,976 ,8(6):347-358.

[28] Nurminen J, Pérez-Riera AR, de Luna AB, et al. The S1S2S3 electrocardiographic pattern - Prevalence and relation to cardiovascular and pulmonary diseases in the general population. J Electrocardiol,2022,73:113-119.

[29] Esser SM, Monroe MH, Littmann L. Straight back syndrome. Eur Heart J,2009 ,30(14):1752.

[30] Delewi R, Ijff G, van de Hoef TP, et al. Pathological Q waves in myocardial infarction in patients treated by primary PCI. JACC Cardiovasc Imaging,2013,6(3):324-331.

王国强
重庆海吉亚医院

第 4 章

常用心电图技能

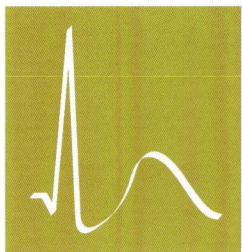

在临床心电图诊断工作中，初学者除了要掌握好必需的基本测值和诊断标准以外，还要学习一些心电图分析技能。这些技能不仅是确保医护人员采集合格心电图的重要步骤，也是正确分析心电图以及提高阅读效率的必要技能。当然，学习应该从易到难，应该先掌握一些常规心电图分析的必备技能，因为这是满足日常心电图诊断工作所必需的。

1

附加心电图导联

常规 12 导联心电图包括三个肢体导联的电极（右下肢导联的电极接入地线，不参与心电图形成）和六个胸导联，探查右心室前壁至左心室侧壁的心肌范围的电活动。

■ 后壁导联

左心室后壁不在常规 12 导联心电图的探查范围内。后壁导联的电极安放位置是：V_7 导联是平 $V_4 \sim V_6$ 导联水平的腋后线处，V_8 导联是平 $V_4 \sim V_6$ 导联水平的左肩胛下角线处，V_9 导联是平 $V_4 \sim V_6$ 导联水平的脊柱旁线处（图 4-1）。

正常后壁导联心电图的特点是窦性 P 波直立，QRS 波为 qRs、R、Rs 形（主波正向），Q 波时限可以

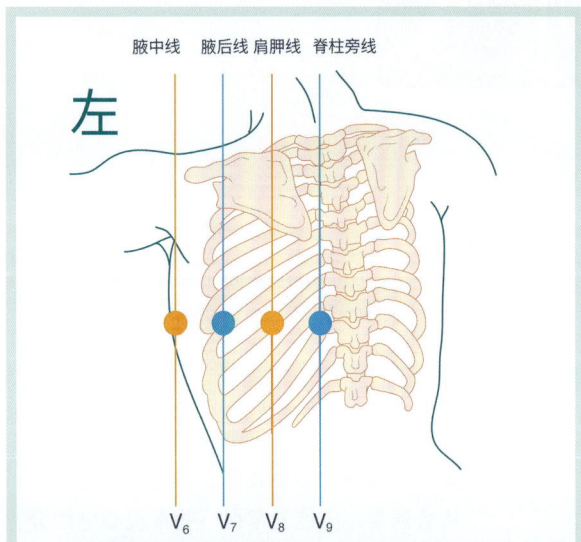

图 4-1　后壁导联电极的安放位置

$V_7 \sim V_9$ 后壁导联电极安放位置的垂直位置是左腋后线、左肩胛下角线和左脊柱旁线三处，水平位置是平 $V_4 \sim V_6$ 导联电极安放水平

Note　在解剖上，左心室后壁心肌的血液供应主要来自右冠状动脉，其次为左旋支，左前降支一般不为后壁心肌供血。

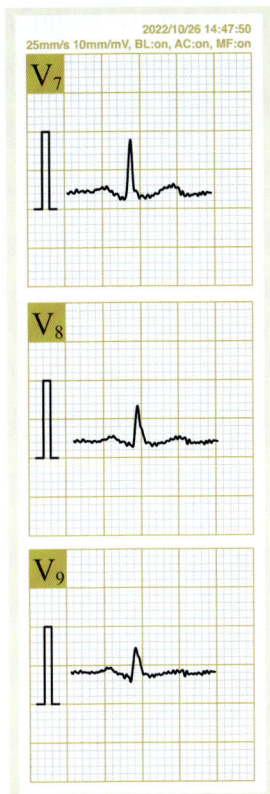

图 4-2　正常后壁导联心电图
正常后壁导联心电图，本例 $V_7 \sim V_9$ 导联的窦性 P 波直立；Q 波时限正常，但 Q 波逐渐增深，V_7 导联为 R 波，V_9 导联为 qR 波，三个导联均无 S 波，R 波振幅逐渐降低；T 波直立，从 $V_7 \sim V_9$ 导联的 T 波振幅逐渐降低，V_8 和 V_9 导联的 T 波绝对振幅很低，不足 1mm，符合 T 波平坦，但 R 波振幅也较低，相对振幅仍然是正常的

> 40ms，从 $V_7 \sim V_9$ 导联，Q 波振幅逐渐增加（平均从 0.7mm 增加至 1mm），R 波（平均从 7.5mm 降低至 4.8mm）和 S 波（平均从 0.4mm 降低至 0.1mm）振幅逐渐降低，ST 段抬高 < 1mm，T 波多数直立，少数等电位线（图 4-2）[1]。因此，健康成人后壁导联的 Q 波也属于生理性 Q 波，不要误诊为陈旧性后壁心肌梗死。

左心室是一个充满血液的 3D 腔室，无论常规胸导联和后壁导联，心电图探查电极所记录的实际是前壁和后壁相反的电势对抗后，剩余的优势电势，由于前壁心肌质量大，整体心室激动电势朝向前胸，$V_4 \sim V_6$ 导联记录到振幅高大的 R 波，而后壁 $V_7 \sim V_9$ 导联记录振幅低矮的 R 波。

后壁导联不是常规 12 导联探查部位，健康个体也无须采集后壁导联心电图，但在一些特殊情况下，例如诊断完全性左束支阻滞和后壁心肌梗死等情况时，需要采集后壁导联心电图。

在右胸导联中，常用的为 $V_{3R} \sim V_{5R}$ 导联，最重要的是 V_{4R} 导联。

■ 右心室导联

当把常规 6 个胸导联镜像性安放在右前胸部时，称为右心室导联，命名为 V_{XR}，其中 X 为导联数字，R 为 right（右侧）的大写字母缩写（图 4-3）。

由于右心室导联安放在右前胸，背离综合心室激动电势，心电图波形类似 V_1 导联，窦性 P 波直立或正负双相，QRS 波最常为 rS 图形，其次为 rs 图形和 rsr′ 图形，最少见

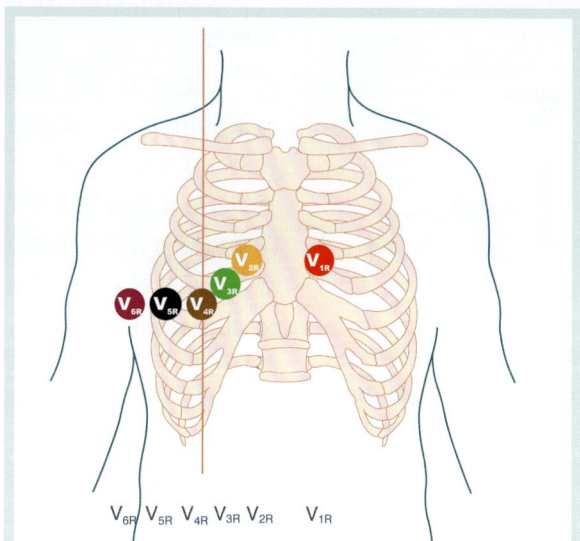

图 4-3　右心室导联电极的安放位置

右心室的 V_{1R} 导联电极安放在第四肋间的左胸骨边缘，V_{2R} 导联电极安放在第四肋间的右胸骨边缘，V_{3R} 导联电极安放在 V_{2R} 和 V_{4R} 导联电极连线的中点，V_{4R} 导联电极安放在第五肋间的右锁骨中线处，V_{5R} 导联电极安放在平 V_{4R} 导联电极的右腋前线处，V_{6R} 导联电极安放在平 V_{4R} 导联电极的右腋中线处

Note　由于常规胸导联的 V_1 和 V_2 导联临床常被称为右胸导联，这里系统安放在右前胸的 6 个导联称为右心室导联，两者不要混淆。

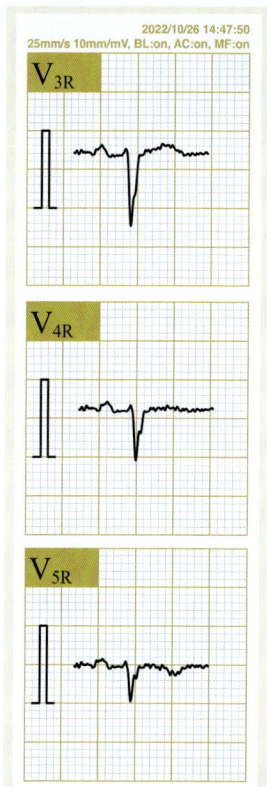

图 4-4　正常右心室导联心电图

正常右心室导联心电图，本例 V_{3R} ～ V_{5R} 导联的窦性 P 波直立；QRS 波均为 rS 图形，V_1 导联 rS 图形，V_{3R} ～ V_{5R} 导联的 QRS 波绝对值振幅和 S 波振幅逐渐递减；V_{3R} 导联 ST 段抬高 0.5mm；V_{3R} 导联 T 波直立，V_{5R} 导联 T 波倒置，V_{4R} 导联 T 波形态为过渡图形，T 波平坦。从 V_{3R} 导联到 V_{6R} 导联，探查右心室前壁至侧壁

的是 qr 图形和 QS 图形，从 V_{3R} 导联至 V_{6R} 导联 q 波发生率逐渐增加，但 q 波振幅逐渐降低（V_{4R} 导联平均 1.4mm，V_{5R} 导联平均 0.9mm，V_{6R} 导联平均 0.8mm），r 波和 s 波振幅逐渐降低，ST 段抬高 0.5 ～ 1mm，T 波多数倒置（图 4-4）[2-4]。

临床上，右心室导联用于探查右心室梗死。常规 12 导联心电图加上后壁导联或右心室导联，称为 15 导联心电图；常规 12 导联心电图加上后壁和右心室导联，称为 18 导联心电图。

■ 18 导联心电图

如何采集 18 导联心电图呢？对于 12 导联心电图机，首先，安放 V_1 ～ V_6 导联的电极采集常规 12 导联心电图；其次，把 V_1 ～ V_3 导联电极安放在 V_{3R} ～ V_{5R} 导联电极的位置，V_4 ～ V_6 导联电极安放在 V_7 ～ V_9 导联电极的位置，再采集一次心电

右心室导联的 V_{1R} 和 V_{2R} 正好是常规胸导联的 V_2 和 V_1 导联，波形重复，因此一般不用。

图（注意标注好附加导联符号），这样两份心电图就拥有了 18 导联。目前，一些心电图机厂商配置了 12 个导联胸电极，可以一次性采集 18 导联心电图。

尽管目前欧洲心脏病学会、美国心脏协会和国际无创心电学会颁布的各类急性冠脉综合征指南并未推荐 18 导联心电图的应用，但我们推荐接诊胸痛患者后应首次完成 18 导联心电图的采集，全面评估患者的心肌缺血范围，理由如下。

① 常规 12 导联心电图不能探查左心室后壁和右心室心肌缺血和（或）梗死。

② 尽管后壁心肌缺血和（或）梗死的心电图可以借助 $V_1 \sim V_3$ 导联的对应性心电图改变推导，但这种推导不适合初学者，更适合有经验的心电图分析者（图 4-5）。这是因为：一方面只有部分后壁心肌缺血和（或）梗死的患者在前胸导联出现对应图

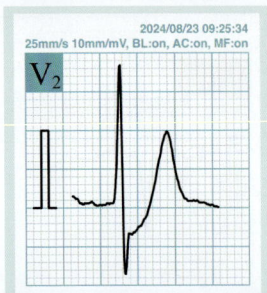

图 4-5　后壁心肌梗死的前壁导联对应性图形

当 $V_7 \sim V_9$ 导联发生后壁心肌梗死，出现病理性 Q 波、ST 段抬高和 T 波倒置时，$V_2 \sim V_3$ 导联会出现 R 波振幅增高（R/S 振幅比值 > 1）、ST 段压低和 T 波高耸等对应性改变。常规 12 导联心电图中，可以通过 $V_2 \sim V_3$ 导联心电图推导后壁心肌缺血和（或）梗死，但这种对应关系并非完全，一些后壁心肌缺血和（或）梗死患者无前胸导联的对应性心电图改变，常规 12 导联心电图容易漏诊

形，而另一部分患者后壁心肌缺血和（或）梗死的患者并不会引起前胸导联对应性改变；另一方面，直接心电图证据比间接心电图证据更可靠。

③ 胸痛患者一般属于临床危急人群，患者入院后需要接受紧急医学监护

Note　很多欧美国家颁布的临床医学指南是全球通行的，但这些指南的一些建议并不规范，还有一些是矛盾和错误的，需要医生进行甄别。

和治疗，一些患者循环不稳，合并器官衰竭，一次性采集 18 导联快速评估患者心肌缺血和风险后，避免采集 12 导联心电图以后发现疑问又重新采集 18 导联对患者或其他医疗操作的扰动。

■ 高肋间胸导联

有时，需要在常规胸导联电极安放位置的上一肋间安放胸导联，$V_1 \sim V_6$ 导联电极的安放位置比常规胸导联高一个肋间，即 V_1 导联电极安放在第三肋间的胸骨右缘，V_2 导联电极安放在第三肋间的胸骨左缘，依此类推，称为高一肋间胸导联（图 4-6）。

高一肋间胸导联的记录符号为 V'_X，如果是高两个肋间则标记为 V''_X，其中 X 为导联电极数值，"'"符号个数表示高几个肋间，如 V''_5 表示在高两个肋

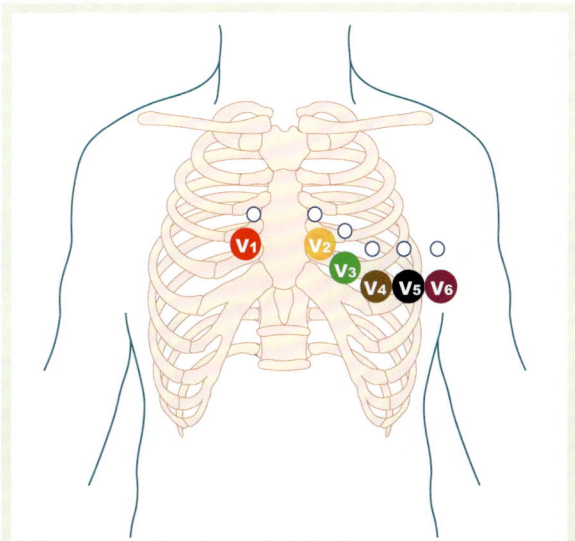

图 4-6　高一个肋间胸导联
$V_1 \sim V_6$ 导联为常规胸导联电极的安放解剖示意图，如果把各导联电极安放在上一个肋间即为高肋间胸导联（蓝色圆圈所示）

2009 年 AHA/ACC/HRS《心电图标准化和解析建议》存在争议的内容很多，还有一些结论是错误的。

Note

间安放的 V_5 导联。

高肋间胸导联主要用于探查不典型的右心室肥厚、右束支阻滞、Brugada综合征和心肌缺血。

■ 低肋间胸导联

有时，需要在常规胸导联电极安放位置的下一肋间安放胸导联，V_1 ~ V_6 导联电极的安放位置比常规胸导联低一个肋间，即 V_1 导联电极安放在第五肋间的胸骨右缘，V_2 导联电极安放在第五肋间的胸骨左缘，依此类推，称为低一肋间胸导联（图 4-7）。

低一肋间胸导联的记录符号为 V'_X，如果是低两个肋间则标记为 V''_X，其中 X 为导联电极数值，"'" 符号个数表示低几个肋间，如 V''_5 表示在低两个肋间安放的 V_5 导联。

低肋间胸导联主要用于探查一些消瘦、肺气肿、不典型部位的心肌梗死等特殊情况的心电图。如果

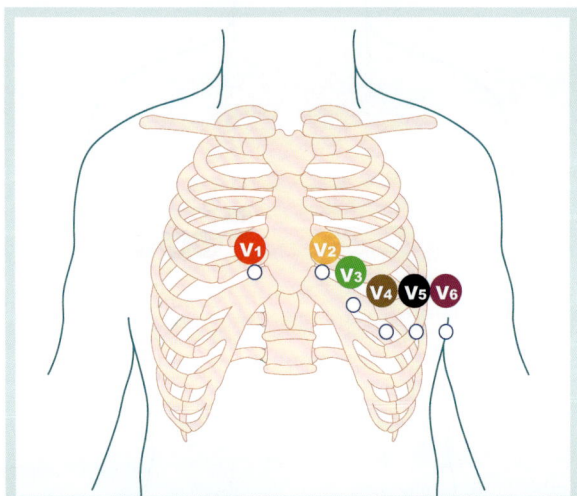

图 4-7　低一个肋间胸导联

V_1 ~ V_6 导联为常规胸导联电极的安放解剖示意图，如果把各导联电极安放在下一个肋间即为低肋间胸导联（蓝色圆圈所示）

Note　高肋间胸导联和低肋间胸导联的应用较 18 导联心电图少，在一些特殊情况下，如果心电图不典型，可以选择这些导联采集典型心电图。

健康个体的 $V_1 \sim V_2$ 导联 QRS 波为 QS 形态，低一肋间安放 V_1 和 V_2 导联有望记录到 rS 波形，这是个体心脏的解剖差异，初始心室激动偏下方的缘故。

2
心电图报告

现代基于计算机芯片的心电图机，可以在采集心电图时，设置采集的时间和输出格式，后者有 12 导联同步记录、6×2 导联矩阵、4×3 导联矩阵（图 4-8）。

一般心电图机设置采集时间为 10s，这样 6×2 心电图矩阵每列为 5s，可以显示多个心电波；当选择 4×3 心电图矩阵时，

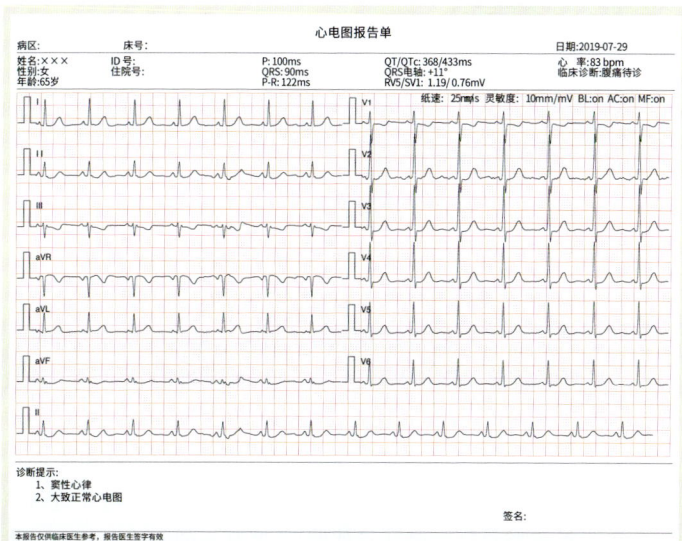

图 4-8 6×2 心电图报告单

心电图报告通常分为四部分：第一部分是信息栏，包括医院、科室、患者、临床诊断等信息；第二部分是心电图自动分析参数和诊断；第三部分是心电图，本例显示为 2 列 6 行，每列为 6 个肢体导联和 6 个胸导联，下方是一个 Ⅱ 导联节律条图，可以在心电图机上设置需要的节律条图显示导联；第四部分是人工诊断、医师审核、心电图采集和打印时间

初学者一定要阅读心电图机提供的自动测值，如果发现有异常测值，一般都是诊断时需要注意的部分。

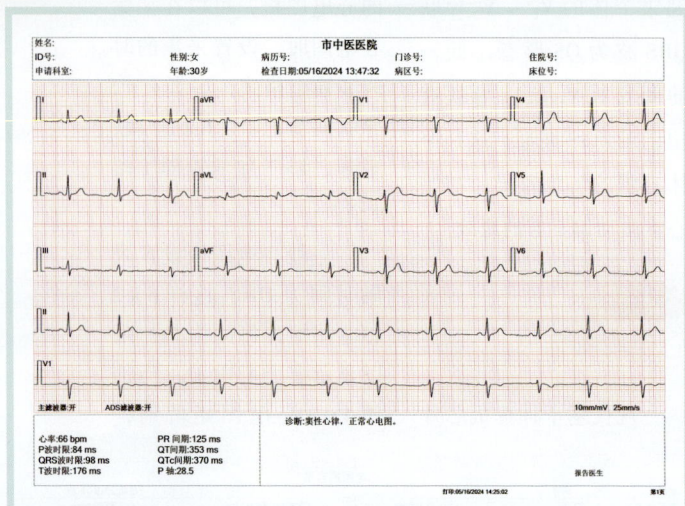

图 4-9   4×3 心电图报告单

4×3 心电图报告，12 导联心电图显示为 4 列，每列 3 个导联，2.5s 记录时间，下方为两个同步导联的节律条图

每列 4 个导联，只能分配 2.5s，若心率偏慢，每列只能采集到 1 ~ 3 个心电波，有时不能满足波形分析的需要（图 4-9）。

■ 采集时间和时机

对于胸痛患者，特别是疑诊急性冠脉综合征的患者，目前指南建议在接诊后 10 分钟内完成心电图采集，这也是一些胸痛中心的考核指标[5]。

对于任何心律失常心电图，采集的时间应保证能够诊断心律失常，一些简单的心律失常能够在 10s 采集时间里完成诊断，例如窦性心动过缓、阵发性室上性心动过速、心室预激等，但一些复杂心律失常或者表现需要进行深度鉴别的心律失常，通常需要采集 10s 以上甚至 30s 的心电图才能完成诊断，例如鉴别高度房室阻滞和三度房室阻滞、粗大型心房颤动和心房扑动、窦性

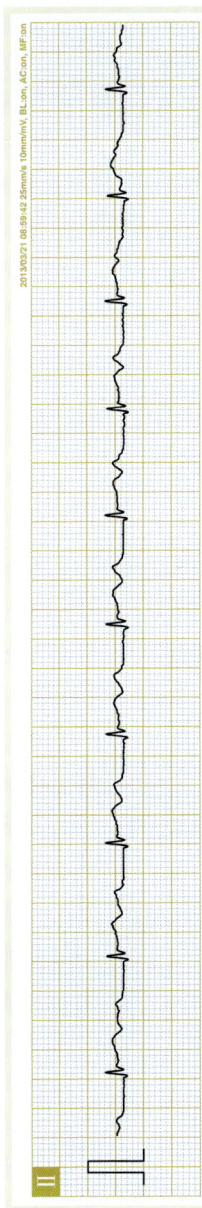

图 4-10　二度 I 型房室阻滞

1 例急性下壁心肌梗死合并二度 I 型房室阻滞。患者的二度 I 型不典型，一些 PR 间期的增量很小，另一些保持稳定，总体趋势是 PR 间期逐渐延长并伴窦性 P 波被阻滞，如果心电图只采集到 PR 间期延长且保持稳定的部分，很容易误诊为一度房室阻滞或文氏传导现象

心律不齐和二度 I 型窦房阻滞、心房颤动伴长 R-R 间期的鉴别等[6]。

采集心律失常心电图时，一定要注意心律失常的完整性，如期前收缩应采集到前后的基础心搏，判读代偿间歇是否完全，尽管多数情况下不影响诊断，但一些期前收缩也需要进行鉴别，二度 I 型房室传导阻滞一定要采集到 QRS 波脱落，因为无 QRS 波脱落只能考虑为文氏传导现象，因此，一些心律失常需要多次心律失常协助诊断，单靠一次心律失常容易出现诊断错误（图 4-10）。

一些危重症患者，如急性呼吸衰竭、急性心力衰竭等，呼吸急促，烦躁不安，胸部皮肤菲薄等，心电图基线不稳，心电波漂移，很难具体测量 ST 段偏移振幅，此时只要观察 QRS 波无显著异常、ST 段无明显抬高或压低（利用基线稳定的节段分析），满足临床诊断需求即可，避免因采集合格心电图而延误患者的救治（图4-11）。

此外，哭闹的婴儿、脑瘫、帕金森病、甲状腺功能亢进症等特殊受检者，四肢存在不自主的抽搐或抖动，根本无法采集合格的心电图，只能分析大体心电波的形态和一些粗略测值，一些精确测值很难完成，此类心电图可以笼统诊断为"窦性心律，数据质量差"，交由临床处理。

突然晕厥或跌倒的受检者，若周围没有心电图机，可以立即电除颤，立即启动心肺复苏；若有心电图机，要完成心电图检查，立即把四个肢体导联夹安放在肢体末端，快速了解心脏节律情况，避免因皮肤准备、安放胸导联等步骤而贻误抢救时机。

图 4-11 基线漂移

一些心电图的基线漂移只要能够识别 QRS 波及漂移，无显著 ST 段偏移等关键判读，仍能满足判读临床诊断需求。此外，还可以利用解剖相邻相邻导联分析基线漂移，只要邻近导联通心电波正常，基线漂移导联通常也正常。

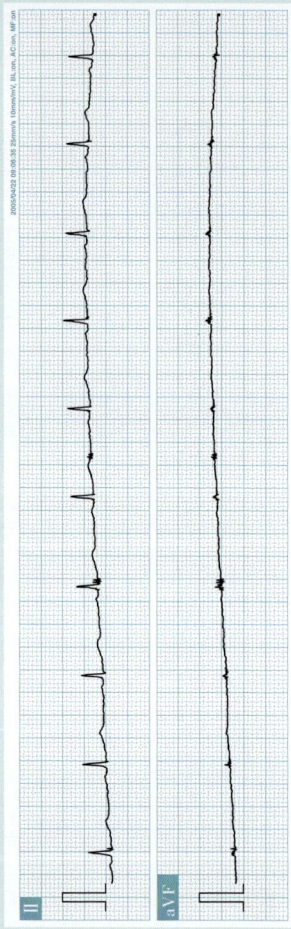

通常，Ⅱ 和 V₁ 导联的 P 波振幅最高，节律条图应选择这两个导联。清晰的 P 波有助于心律失常的分析。若最高 P 波振幅出现于其他导联，则灵活选择相应导联进行分析，以提高分析的准确率。

序号	HR	78bpm
心电图号	P/QRS	60ms/70ms
门诊号	P-R	130ms
住院号	QT/QTc	370ms/417ms
病区	P	−9°
床位	QRS	3°
姓名	T	−1°
性别	RV5:	1.467mV
年龄	SV1:	0.993mV

图 4-12　心电图机自动测值

心电图机提供的自动测量参数值，根据不同生产厂家的打印模版和个性化设置，可以位于心电图报告的左上方、左下方、右上方和右下方，初学者应该熟悉本单位心电图机报告的自动测值位置。本例取自 1 份 12 导联同步心电图，心电图机的自动测值位于报告的左上方（红色方框所示）

自动测值

很多初学者在接触心电图时，不知道如何分析心电图，此时可以先阅读心电图机提供的自动测值（图 4-12）。

心电图机自动测值一般包括心率、心电波的时限、PR 间期、QT 间期和 QTc 间期、电轴和振幅。通过浏览心电图机自动测值，可以快速了解心率状态，如果心率 > 120 次 / 分，就要考虑心动过速，若心率 < 60 次 / 分，则要考虑心动过缓。

如果心电波的时限或间期超出诊断标准，要考虑一些严格依据时间测值诊断的异常情况，如左心房异常、不完全性束支阻滞、非特异性室内传导障碍、完全性束支阻滞、一度房室阻滞、长 QT 综合征、短 QT 综合征等。

电轴度数能够帮助医生快速判读电轴正常、电轴左偏、电轴右偏和极度电轴偏移。一些心电图诊断严格基于电轴度数，如左前分支阻滞、完全性右束支阻滞合并左前分支阻滞等，当电轴度数位于临界值时，应进行人工测量，提高诊断正确率。

心电图机自动测值提供的振幅测值主要是 V₁ 导

如果心电图机提供的自动测值明显错误，需要人工修改参数，避免后期的诊断错误。

Note

联的 S 波振幅和 V₅ 导联的 R 波振幅，用于诊断心室高电压和心室肥厚。这些测值的导联都是可以设置的，应选择常用心电图诊断标准采用的导联，以提高实用价值。

■ **抗干扰功能**

心电图机是灵敏的医学仪器，不仅能够记录体表的心电信号，还能够采集一些非心电信息，这些信息成为心电图干扰信号的来源。因此，心电图机必须开启抗干扰功能，尽量消除干扰信号对心电波的影响。

肌肉震颤（或紧张）产生的肌电信号在心电图上表现为高频、低振幅的毛刺状波，轻者不影响心电波的判读和测量，重者干扰心电波形态和影响测量（图4-13）。

利用肌电干扰在标准肢体导联出现的位置，可以推导肌肉震颤

图 4-13 肌电干扰

Ⅱ 导联明显的肌电干扰，无法观察到心房除极波，排除心房颤动的可能性。同步 V₁ 导联也存在肌电干扰，程度较轻，一些 QRS 波前的固定时间点可见正负双相 P 波（蓝红色箭头），窦性心律诊断明确

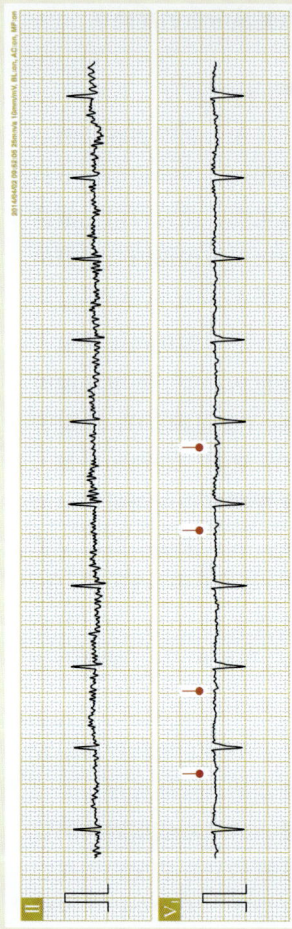

的发生导联，重新进行电极护理，可以减少肌电干扰的发生率。常用推导原则如下。

①观察 Ⅰ、Ⅱ 和 Ⅲ 导联，若全部标准肢体导联均出现明显的肌电干扰，说明受检者的干扰来自左上肢、右上肢和左下肢，嘱受检者放松肢体或重新护理电极，可以减轻肌电干扰（图 4-14）。

②观察 Ⅰ、Ⅱ 和 Ⅲ 导联，若只有两个导联出现肌电干扰，则说明参与这两个导联组成的共同电极需要重新护理。相应的，由该电极参与的加压肢体导联也会出现肌电干扰（图 4-15）。

一些心电图机有抗肌电干扰按键（EMG），按下即开启抗肌电干扰功能；现代基于计算机程序的心电图机可以在仪器设置里开启功能，一些高档仪器还可以选择抗肌电干扰的频率。肌电干扰信号的频率范围为 10 ～ 500Hz，一般为 20 ～ 150Hz[7]。在

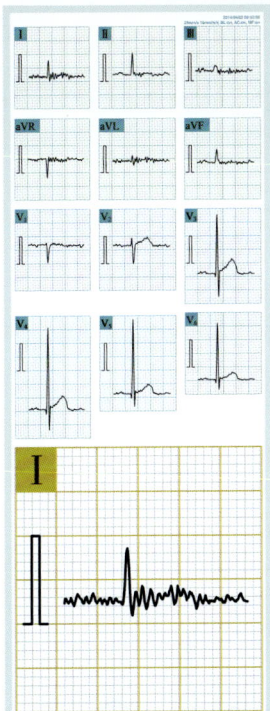

图 4-14 判读肌电干扰来源

男，46 岁，临床诊断为急性阑尾炎。心电图诊断：①窦性心律，②左心室高电压，③逆钟向转位。三个标准肢体导联均有肌电干扰，其中 Ⅰ 和 Ⅲ 导联的最严重，因此，凡是由右上肢和左上肢电极参与的导联均有显著干扰，如 aVR 和 aVL 导联；相反，Ⅱ 和 aVF 导联的肌电干扰程度较轻，提示左下肢导联的电极受干扰程度小。嘱患者放松左上肢、右上肢和左下肢，重新安放肢体导联夹后，肌电干扰消失

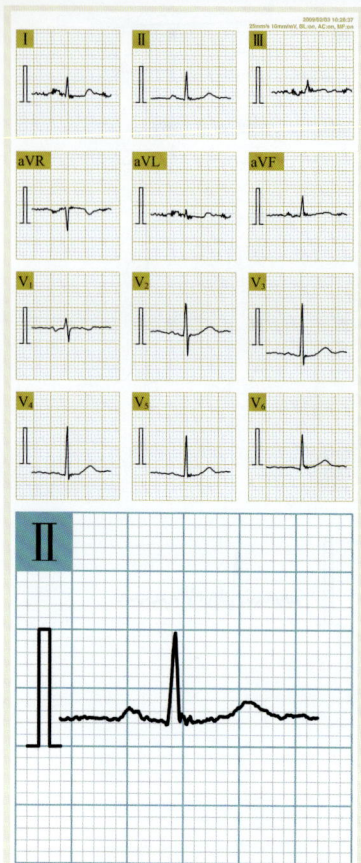

图 4-15　判读肌电干扰来源

女，55岁，临床诊断为冠心病。心电图诊断：①窦性心律，②左心房异常。Ⅰ、Ⅱ和Ⅲ导联中，Ⅰ和Ⅲ导联均有肌电干扰，而Ⅱ导联无肌电干扰，说明肌电干扰只发生于两个肢体。Ⅰ导联由左上肢和右下肢电极组成，Ⅲ导联由左上肢和左下肢电极组成，共同电极是左上肢，说明左上肢电极需要重新护理；此外，Ⅱ导联由右上肢和左下肢电极组成，无肌电干扰，则右上肢和下肢参与的加压肢体导联（aVR和aVF导联）的肌电干扰程度也最轻

心电图报告上，抗肌电干扰功能描述为 MF：on 或 MF：35Hz，其中 MF 为肌肉颤动的英文缩写，on 为开启，Hz 为选择的过滤频率，心电图机会抑制 35Hz 的肌电干扰输入，高于和低于 35Hz 的电信号不受影响（图 4-8）。

心电图机的第二个抗干扰功能是抗基线漂移，避免基线随呼吸运动和患者身体活动而偏移。身体运动一般属于低频运动，心电图报告上描述为 BL：on，其中 BL 为基线的英文缩写（图 4-8）。

心电图机的第三个抗干扰功能是抗交流电干扰，交流电属于高频信号来源，各个国家的交流电频率不同，我国为 50Hz，因此抗交流电功能选择为 50Hz，心电图报告上描述为 AC：on 或 AC：50Hz，AC 为交流电的英文缩写（图 4-8）。

心电图报告上除了打印心电图的抗干扰参数外，同时还有工作参数，即走纸速度和定标电压。心电

Note　初学者应该熟悉日常工作的心电图报告的组成，这样可以快速获得一些关键的采集信息和自动测值信息，提高工作效率。

图阅读者应养成在阅读心电图时，首先快速扫描每个导联的定准电位是否为标准的 10mm/mV 的习惯，避免错误判读 QRS 波振幅；特殊受检者修改定标电压后，应及时恢复日常工作参数，避免后面的医生不了解情况而出现错误判读。

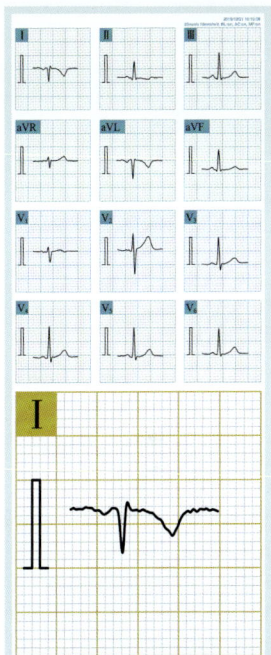

3

Ⅰ 导联心电波倒置

Ⅰ 导联心电波倒置是常见的临床心电现象，包括 P 波、QRS 波和 T 波倒置，本节主要介绍窦性 P 波、QRS 波和 T 波全部倒置的情况。

■ 左右手电极反接

对于多数个体而言，Ⅰ 导联的 P 波、QRS 波和 T 波均应直立。若发现 Ⅰ 导联的 P 波、QRS 波和 T 波倒置，而胸导联心电图正常时，要判读为左右手电极反接，即左上肢电极安放在右上肢，右上肢电极安放在左上肢

图 4-16　左右手电极反接

女，40 岁，健康体检。心电图诊断：①窦性心律，②左右手反接。Ⅰ 导联 P 波、QRS 波和 T 波均倒置，胸导联 QRS 波形态和递增正常，为 1 例左右手反接

（图 4-16）。

左右手电极反接以后，凡是左上肢电极和右上肢电极参与组成的肢体导联描记的心电图图形互换，如 Ⅱ 和 Ⅲ 导联的心电

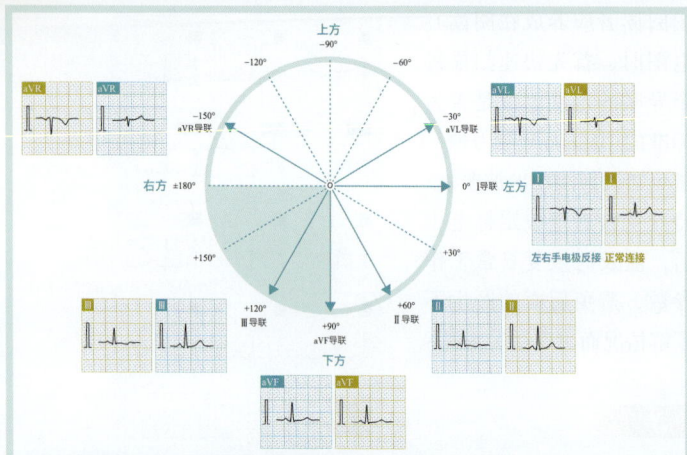

图 4-17　左右手电极反接

图示额面六轴导联系统，蓝色心电图网格是图 4-16 的肢体导联，为左右手电极反接，黄色心电图网格是正常连接，可见左右手电极反接后，Ⅰ导联是正常Ⅰ导联心电图的水平镜像，Ⅱ导联是正常Ⅲ导联心电图，Ⅲ导联是正常Ⅱ导联心电图，aVR 导联是正常 aVL 导联心电图，aVL 导联心电图是正常 aVR 导联心电图，aVF 导联心电图和正常连接一样

图图形互换，aVR 和 aVL 导联的心电图图形互换，aVF 导联的电极安放在左下肢，心电图波形不受影响（图 4-17）。

左右手电极反接的心电图不影响各种时限和时间间期的测量，也不影响胸导联振幅，可以正确诊断束支阻滞和心室肥厚，而肢体导联的波形会给初学者带来一些诊断困惑，如判读为房性节律、电轴判读错误等。

现代心电图软件程序可以在不需要重新采集心电图的情况下，利用分析软件系统自动校正左右手电极反接心电图的图形，然后打印正确的心电图报告单。如果心电图分析软件不能自动校正左右手电极反接，就需要重新采集心电图，然后打印正确的心电图报告。如果受检者已经离开医院，不愿重新

Note　通常，左右手电极反接不会影响急性下壁心肌梗死的诊断，但因Ⅰ和 aVL 导联（实际为 aVR 导联）T 波倒置，可能会被误判为高侧壁心肌缺血。

采集时，可以人工翻转心电图进行诊断，心电图诊断应有"左右手电极反接"一项。

■ 右位心心电图

右位心是一种罕见的先天性心脏位置异常，患者的心脏位于胸腔右侧，而不是左侧（图4-18）。右位心主要有两种类型，一种是胚胎停滞性右位心，又称为孤立性右位心，另一种是内脏反位右位心，除了右位心之外，还伴有内脏转位，如胃位于右侧。右位心本身无需治疗，一些右位心合并其他先天性心脏畸形，需要临床干预。

右位心心电图的诊断要点如下。

①电轴右偏。

② aVR 导联正向 P 波、QRS 波和 T 波。

③ I 导联 P 波、QRS 波和 T 波完全倒置。

④胸导联 V_1 ~ V_6 导联的 QRS 波主波负向，呈 RS、rS、rs 等波形，R/S 振

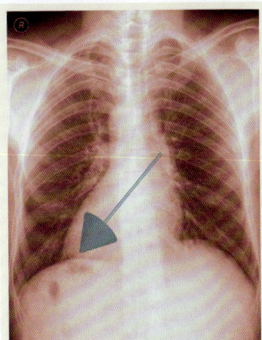

图 4-18　右位心前后位胸片

1例右位心的前后位胸片，心尖朝向右方，蓝色 3D 箭头所示为综合心室激动电势，也朝向右下方，与左位心个体的综合心室激动电势朝向左下方相反，形成肢体导联系统的镜像

幅比值 < 1，R 波振幅逐渐递减（图4-19）。

临床上，右位心心电图和左右手电极反接是一组重要的鉴别诊断心电图，核心鉴别是：①胸导联 QRS 波形态，若无其他合并心脏疾病，左右手电极反接的胸导联 QRS 波形态和振幅递增正常，而右位心 QRS 波均以 S 波为主，R/S 振幅比值 < 1，且 V_1 ~ V_6 导联 R 波振幅逐渐降低；②右位心胸片即可发现心尖位于右侧

一些右位心个体合并右心室双出口、心内膜垫缺损和肺动脉狭窄等先天性心脏病，以及先天性食管和气管疾病。

Note

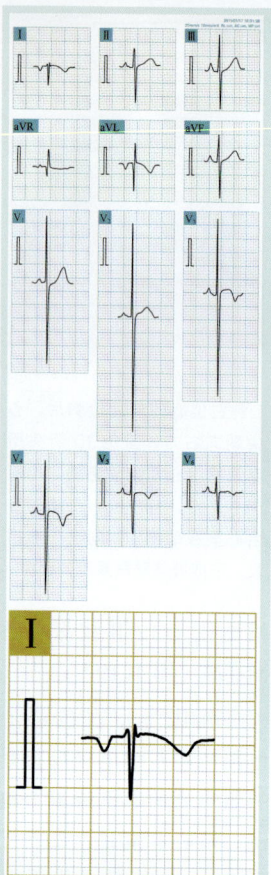

图 4-19　右位心心电图

女，11 岁，临床诊断为右位心。心电图诊断：①窦性心律，②右位心心电图。Ⅰ 导联 P 波和 T 波倒置，QRS 波为 rSr' 波，主波负向，相当于 P-QRS-T 波均倒置；V₁～V₆ 导联的 QRS 主波均负向，为 RS 形态，R 波振幅逐渐递减

胸腔。

此外，V₁～V₆ 导联的 QRS 波均为 RS、rS 波形或主波负向时，还要注意鉴别右位心和顺钟向转位，核心鉴别是：右位心心电图的 R 波振幅，从 V₁～V₆ 导联是逐渐递减的，而顺钟向转位是逐渐递增的。

左右手电极反接时，对于正常左位心个体，心尖朝向左下方，综合心室激动电势朝向左下方，左上肢和右上肢电极的错接引起正负电势的左右反转，肢体导联心电图发生左、右图形反转；而右位心时，左上肢和右上肢的电极安放正确，心尖朝向右下方，综合心室激动电势朝向右下方，肢体导联心电图发生左、右图形反转（图 4-20）。实际上，左右手电极反接相当于技术性右位心，心脏位置正常，电极位置不正常（左右反转），而右位心是真正的解剖性右位心，心脏位置不正常（左右反转），

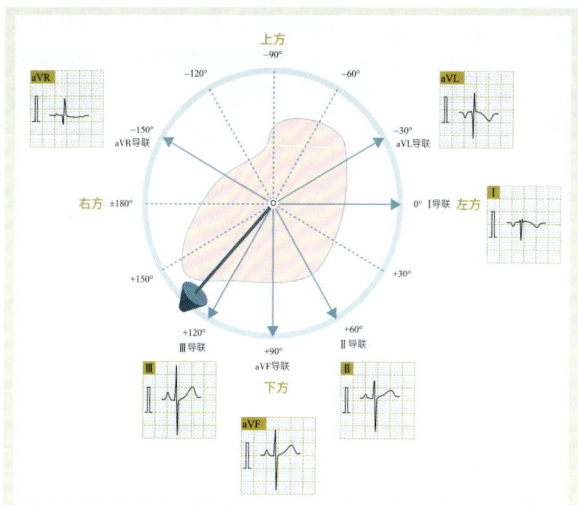

图 4-20　右位心的肢体导联心电图发生机制

右位心时，心脏位于右侧胸腔，心尖位于右侧，综合心室激动电势位于右下方，肢体导联的电极安放正常，由于解剖性左右镜像，与正常心电图形成左右反转心电图

电极位置正常。

对于右位心个体而言，由于心脏位于右侧，常规胸导联相当于右心室导联，$V_1 \sim V_6$ 导联的电极距离左心室越远，R 波振幅逐渐降低。对于顺钟向转位个体而言，$V_1 \sim V_6$ 导联的电极距离左心室越近，即 V_5 和 V_6 导联的 QRS 波为 rS 或 RS 图形，R/S 振幅比值 < 1，R 波振幅逐渐增加。

右位心的常规 12 导联心电图不能诊断心室肥厚，为了获得正常左位心心电图，需要进行导联校正，分 2 次进行。

①采集完常规 12 导联心电图以后，把右上肢电极（红色）连接在左上肢，把左上肢电极（黄色）连接在右上肢，通过人为的左右手电极反接，可以获得正常的肢体导联心电图（图 4-21）。

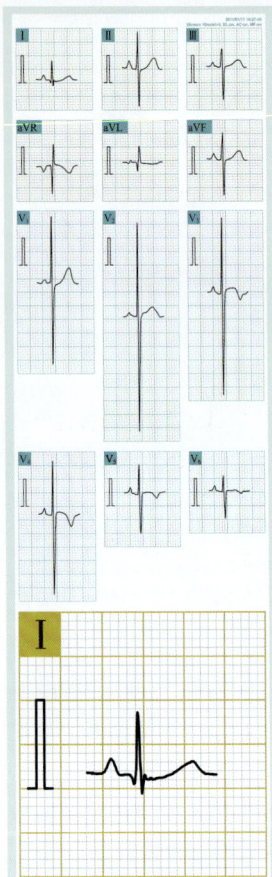

图 4-21　右位心心电图——校正肢体导联

本例与图 4-19 为同一患者。人为左右手电极反接后，Ⅰ导联心电波均为正向，窦性 P 波直立，QRS 波为 qRs 形态，主波正向，T 波直立。对比图 4-19，可以发现校正前和校正后的Ⅱ和Ⅲ导联互换，aVR 和 aVL 导联互换，aVF 导联不变

右位心心电图在校正肢体导联以后，可以进行电轴分析、心房异常的诊断，测量时限和间期。

②然后，把 $V_1 \sim V_6$ 导联的电极分别安放在 $V_{1R} \sim V_{6R}$ 导联，采集右心室导联心电图，对右位心心电图进行胸导联校正。值得注意的是，对于右位心个体而言，右心室导联实际是左心室导联（图 4-22）。

当然，实际工作中右位心患者并不需要按照上述步骤采集三次心电图，上述步骤只是为了让初学者了解右位心心电图是如何校正的。在临床工作中，如果发现右位心心电图，采集两份心电图即能满足临床需要：一份为常规 12 导联心电图，一份为左右手电极反接和右心室导联心电图，校正心电图可以一次性完成采集。

最后，需要指出的是，正常情况下，Ⅰ导联的窦性 P 波直立，可以低平或等电位线，但绝对不会倒

Note　大多数右位心患者并无任何症状，能够正常生活。右位心心电图的诊断应在完成肢体导联和胸导联校正后进行。

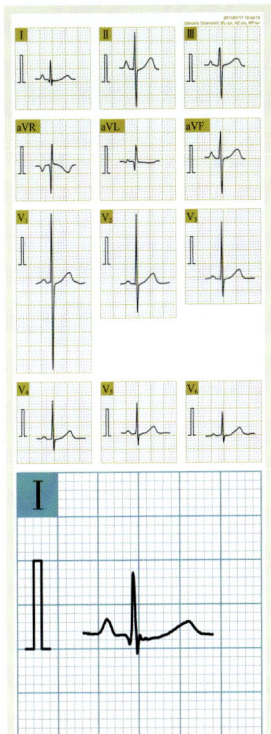

图 4-22　右位心心电图——校正肢体导联和胸导联

本例与图 4-19 为同一患者。人为左右手电极反接校正肢体导联，右心室导联校正胸导联。心电图诊断：①窦性心律，②电轴左偏，③双心室肥厚，建议完善心脏超声检查。患者心电图校正后，电轴左偏 -40°，Ⅱ 导联 P 波振幅 > 2.5mm，V_1 导联 R 波和 S 波的振幅均超过正常上限，RS 波振幅为 57mm，提示患者应合并有其他心脏畸形

置。Ⅰ 导联的 P 波倒置是左右手电极反接、右位心心电图和异位房性心律的诊断线索。

4

宽 QRS 波

窦房结发生冲动以后，冲动引起心房兴奋，产生心电图上的窦性 P 波；随后，冲动沿房室传导系统传递至心室，心室肌兴奋产生心电图的 QRS 波。窦性冲动是遵循从上至下的顺序把冲动从心房传递至心室，因此，正常心电图一定是窦性 P 波（心房兴奋）位于 QRS 波（心室兴奋）之前。

■ 传导系统

在生理功能上，心肌分为两大部分：一类心肌称为普通工作肌，是心房和心室的主要肌肉群，负责舒缩，完成泵血功能；另一类心肌由特化心肌细胞组成，主要负责心脏的电冲动产生和传导，

一些右位心患者合并先天性房室阻滞，在置入永久性心脏起搏器时，导线方向也和左位心个体相反。

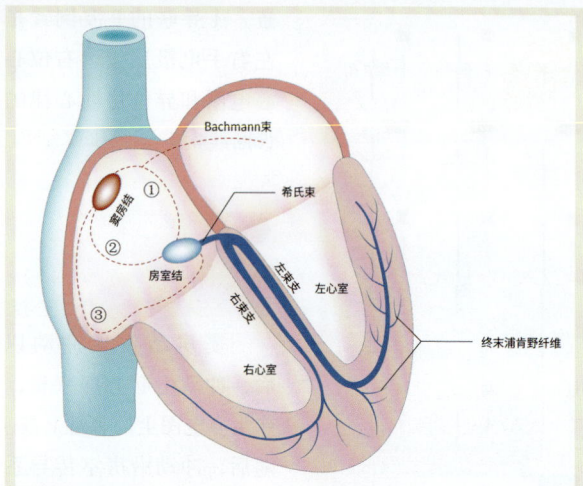

图 4-23　心脏的传导系统

心脏的传导系统，图示①为前结间通路，②为中结间通路，③为后结间通路，其余说明见正文

组成心脏的传导系统（图4-23）。

　　窦房结能够自发产生电冲动，每分钟产生冲动的频率高于其他部位的起搏细胞，成为多数个体主导心律的来源。

　　前结间通路、中结间通路和后结间通路负责把窦性冲动传导至房室结，Bachmann束负责把抵达右心房的窦性冲动传递至左心房，Bachmann束病变引起房间阻滞。前结间通路、中结间通路、后结间通路和Bachmann束组成心房间和心房内的传导系统，它们都属于快传导组织。

　　房室结负责把抵达心房下部的冲动继续向下传导至心室。房室结是慢传导组织，冲动在房室结内缓慢传导，产生房室延搁，形成PR间期。房室结细胞有自律性，是重要的次级起搏点。

　　房室结的下端连接希氏束，冲动传导速度再次

Note 普通工作肌细胞的主要生理特性是收缩性、传导性、兴奋性，而组成心脏传导系统的心肌细胞的主要生理特性是自律性、传导性和兴奋性。

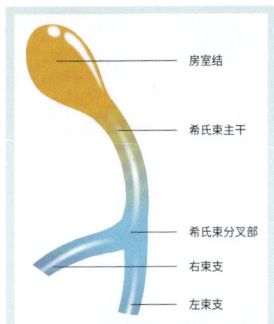

图 4-24　希氏束的解剖

希氏束分为主干和分叉部，主干上端连接房室结末端，分叉部是左束支和右束支的起始部

加快。希氏束的上段是一条共同传导束，因此，又称为共同束。在希氏束的下段，传导组织要分成左束支和右束支，分叉处称为分叉部（图 4-24）。希氏束细胞也有自律性，其自律性低于房室结细胞。

房室结和希氏束主干组成房室交界区，这些部位来源的异位搏动称为交界性心搏或交界性节律。希氏束分叉部以上部位来源的冲动，包括窦房结、心房、房室结和希氏束主干，统称为室上性冲动。值得注意的是，普通工作

心房肌没有起搏功能，但人类心房散在分布有一些胚胎发育期间残留的起搏细胞，或普通工作肌细胞病变而具有了异常自律性，成为房性心律的来源。

希氏束分叉部向左心室发出左束支，激动左心室，向右心室发出右束支，激动右心室。左束支和右束支组成双束支系统。在左心室内，左束支继续分为左前分支和左后分支，前者支配前乳头肌和左心室前壁心肌，后者支配后乳头肌和左心室后壁心肌，这是因为左心室远比右心室厚，左束支进一步分支可以确保不同部位的左心室心肌同步激动，进一步确保左心室和右心室激动的同步性。

组成束支的浦肯野纤维也属于快传导纤维，具有自律性，自律性低于希氏束。左前分支、左后分支和右束支又称为三分支系统。这些分支沿心内膜表面分布，发出终末浦肯野纤维。终末浦肯野纤维

把冲动传递给普通工作心室肌，心室兴奋，然后触发电－机械耦联，进而收缩，完成泵血功能。

■ 宽 QRS 波

希氏束分叉部以下起源的冲动称为室性心搏，包括来自左束支、右束支、左前分支、左后分支、终末浦肯野纤维和病变心室肌的冲动。

心电图学上，当 QRS 波时限 ≤ 120ms 时，称为窄 QRS 波，而当 QRS 波时限 > 120ms 时，称为宽 QRS 波（图 4-25）[8]。

室上性冲动通过左束支和右束支近乎同步激动左心室和右心室，整个心室完成激动时间短，产生窄 QRS 波，而室性心搏来自心室，激动不经由正常传导系统（传导速度快），而是依靠心室肌与心室肌之间的缓慢传导，整个心室完成激动耗时长，形成宽 QRS 波。室性心搏是最常见的宽 QRS 波产生原因，占宽 QRS 波心动过速

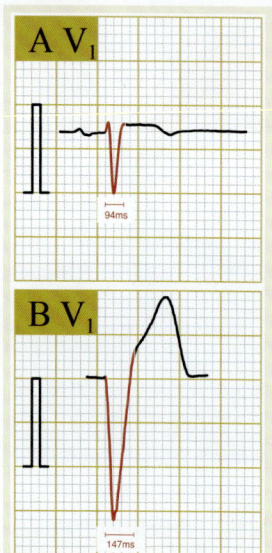

A V1

94ms

B V1

147ms

图 4-25 窄 QRS 波和宽 QRS 波

A.1 例正常窦性心搏的 QRS波，QRS 波为 rS 形态，时限94ms，为窄 QRS 波；B.1 例室性逸搏，QRS 波为 QS 形态，时限147ms，为宽 QRS 波

的 80%[8]。

当左束支或右束支病变时，一侧束支内的传导速度减慢，导致左心室和右心室不同步激动，不同步时间超过 40 ~ 50ms，心室发生穿间隔激动，心电图就会出现完全性束支阻滞图形，是宽 QRS 波心动过速产生的第二大原因，占 15%（图 4-26A）[8]。

Note 心室起搏相当于人工电刺激产生的异位室性冲动，产生宽 QRS 波，通常 QRS 波前可见起搏脉冲信号，有起搏器置入史，可以明确诊断。

心室预激是室上性冲动通过房室旁道和正常传导系统（正道）引起的融合 QRS 波：旁道传导快速，但缓慢激动心室，产生心室预激波，形成 QRS 波起始部的模糊部分，正道传导缓慢（主要是房室结产生的房室延搁），但激动快速心室，产生 QRS 波，占宽 QRS 波原因的 5%（图 4-26B）[8]。

在分析心电图时，一定要留意 QRS 波时限，这也是心电图阅读的重点内容，判读 QRS 波为窄 QRS 波或宽 QRS 波。窄 QRS 波多数为室上性心搏，少数为室性心搏，来自高位室间隔、希氏束分叉部正中、左分支区域等特殊部位的室性心搏，会产生窄 QRS 波；相反，宽 QRS 波多数为室性心搏，但室上性心搏合并束支阻滞、心室预激、弥漫性室内阻滞等，也会产生宽 QRS 波。

因此，对于窄 QRS 波，只能认为它们多数属于室上性的，不能说"一定是室上性的"，而对于宽 QRS 波，只能认为它们多数属于室性的，不能说"一定是室性的"。

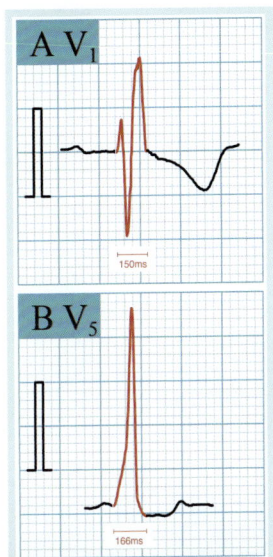

图 4-26　常见宽 QRS 波

A.1 例完全性右束支阻滞，V₁ 导联的 QRS 波为 rSR' 形态，QRS 波时限 150ms；B.1 例心室预激，QRS 波起始部模糊，时限 160ms

■ 心动过速

正常窦性心律的频率范围为 60 ～ 100 次 / 分，当频率 > 100 次 / 分称为窦性心动过速，当频率

< 60 次 / 分称为窦性心动过缓[9]。

当宽 QRS 波节律的频率 > 100次 / 分时，称为宽 QRS 波心动过速，最多见的类型是室性心动过速，其次为室上性心动过速伴室内阻滞，最少见的是逆向型房室折返性心动过速（图 4-27A）[8]。

当窄 QRS 波节律的频率 > 100次 / 分时，称为窄 QRS 波心动过速，见于各种类型的室上性心动过速，如窦性心动过速、房性心动过速和交界性心动过速（图 4-27B）。

对于初学者，由于心动过速心电图的鉴别诊断知识储备少，遇到心动过速不知如何分析。这种情况下，对于宽 QRS 波心动过速，笼统诊断为"宽 QRS 波心动过速，室性心动过速可能性大，或宽 QRS 波心动过速，室性心动过速可能性大，不除外室

图 4-27 心动过速

A. 测量 R-R 间期为 468ms，心率 128 次 / 分，QRS 波时限为 127ms，为宽 QRS 波心动过速；B. 测量 R-R 间期为 285ms，心率 210 次 / 分，QRS 波时限为 73ms，为窄 QRS 波心动过速

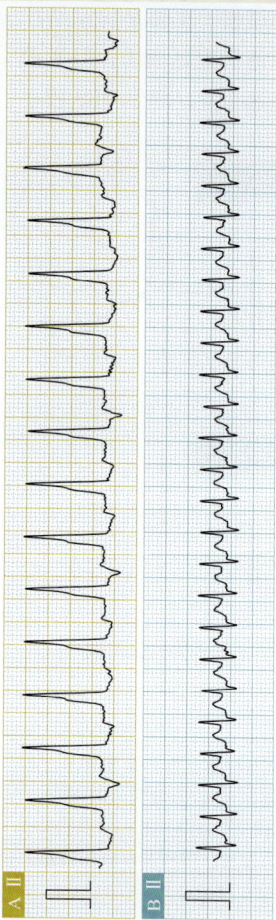

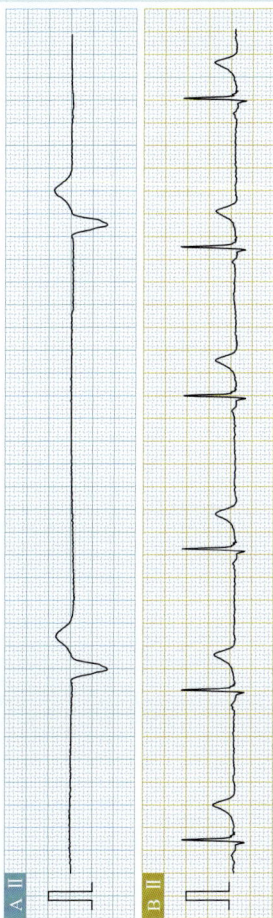

图 4-28　心动过缓

A. 测量 R-R 间期为 3924ms，心率 15 次 / 分，QRS 波时限为 209ms，为宽 QRS 波心动过缓，诊断为电 - 机械分离；B. 测量 R-R 间期为 1323ms，心率 45 次 / 分，QRS 波时限为 80ms，为窄 QRS 波心动过缓，诊断为窦性心动过缓

上性心动过速伴室内阻滞"，这种描述性诊断语句中"宽 QRS 波心动过速"表明基础节律诊断正常，后面提出的心律失常可能性表明心电图分析者进行了思考。相反，对于窄 QRS 波心动过速，也可以进行描述性诊断，即"窄 QRS 波心动过速，室上性心动过速可能性大"。

■ 心动过缓

当心率 < 60 次 / 分时，为心动过缓，心电图诊断主要考虑各种缓慢性心律失常，如窦性心动过缓、窦房阻滞、窦性停搏、房室阻滞、逸搏心律等。

各种缓慢性心律失常也可以分为窄 QRS 波心动过缓和宽 QRS 波心动过缓（图 4-28）。不过，大多数心动过缓的节律能够明确，一般不能笼统诊断，而是要给出心律失常的详细诊断，如

"窦性心律，三度房室阻滞，室性逸搏心律"，其中室性逸搏心律强调心室节律缓慢。

当心房和心室保持 1：1 激动模式时，心房率和心室率是一致的，此时，评估心率是否为正常、心动过速或心动过缓，只需要测量 P–P 间期或 R–R 间期，计算心房率或心室率一项即可。

当心房和心室非 1：1 激动模式时，心房率和心室率可以相等，也可以不等，需要分别测量 P–P 间期和 R–R 间期，分别计算心房率和心室率，然后评估心房节律、心室节律以及房室比例，分析心律失常，如窦性心动过速合并三度房室传导阻滞时，心房层面快速性心律失常为窦性心动过速，心室层面为缓慢性逸搏节律（图 4–29）。

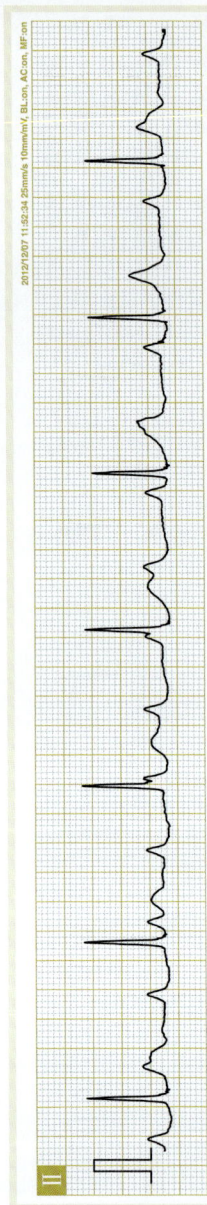

图 4-29 三度房室阻滞

测量 P-P 间期为 485ms，心房率为 123 次 / 分，为窦性心动过速；R-R 间期为 1073ms，心室率为 56 次 / 分，QRS 波时限正常，为交界性逸搏心律。心房率与心室率比值为 2.2，心房节律和心室节律无关

2012/12/07 11:52:34 25mm/s 10mm/mV, BL:on, AC:on, MF:on

■ 冲动传导的方向性

　　当心房冲动向心室传导时，遵循从上至下的传导模式，心房激动产生的 P 波位于心室激动产生的 QRS 波之前，这种传导模式称为前向传导或顺向传导，简称前传或顺传。

　　当心室冲动向心房传导时，遵循从下至上的传导模式，心室激动产生的 QRS 波位于心房激动产生的 P 波之前，这种传导模式称为逆向传导，简称逆传（图 4-30）。逆向传导时，从心室或房室交界区发出的冲动抵达心房下部，从下至上激动心房，产生逆行 P 波，在 Ⅱ、Ⅲ 和 aVF 导联倒置，aVR 导联<u>直立</u>。

　　在分析心脏节律时，第一，判读节律属于心动过速、心动过缓还是正常心率；第二，测量 QRS 波时限，判读为宽 QRS 波节律，还是窄 QRS 波节律；第三，分析房室关系，是前向传导还是逆向传导，是 1∶1 传导关系还是非

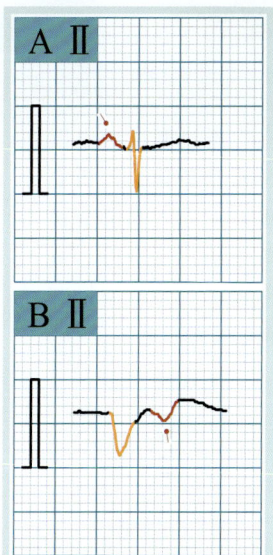

图 4-30　常见宽 QRS 波

A.1 例窦性心搏，窦性 P 波（砖红色箭头）位于 QRS 波（橙色曲线）之前，提示心房激动先于心室激动，是一种前向传导模式；B.1 例室性心搏，室性 QRS 波（橙色曲线）位于逆行 P 波（砖红色箭头）之前，是一种逆向传导模式

1∶1 传导关系；第四，结合 P 波、QRS 波性质和传导关系，判读节律性质。当然，在熟悉常规心电图诊断以后，心电图医生还可以归纳总结，找到适合自己的分析思路。

正常窦性心律时，窦性冲动自上而下激动心房，在下壁导联产生直立 P 波，aVR 导联产生倒置 P 波。

Note

5

心电图诊断

通过阅读心电图机自动测值、分析心电波形态、判读节律等以后，要进行心电图诊断。心电图诊断的主要项目如下。

①基础节律。

②电轴。

③房室肥厚。

④节律诊断。

⑤ST-T诊断。

⑥QT间期诊断。

◼ 诊断术语

2009 年 AHA 推荐的心电图诊断术语见表 4-1 和表 4-2[10]。建议初学者首先集中学习国际推荐的心电图诊断术语，因为这是国际通行的术语，你的心电图报告应该让不同国家的医生都能读懂。

尽量少用或不用一些临床心电图研究

表 4-1	一级诊断术语
A. 整体解读	
1	正常心电图
2	余正常心电图
3	异常心电图
4	无法解释的心电图
B. 技术条件	
10	肢体电极反接
11	胸导联电极安放错误
12	导联缺失
13	右心室导联
14	伪差
15	数据质量差
16	后壁导联
C. 窦性心律和心律失常	
20	窦性心律
21	窦性心动过速
22	窦性心动过缓
23	窦性心律不齐
24	Ⅰ型窦房阻滞
25	Ⅱ型窦房阻滞
26	窦性暂停或窦性停搏
27	难以解释的室上性节律
D. 室上性心律失常	
30	房性早搏
31	未下传的房性早搏

Note 电轴只能用于室上性节律的诊断，如果为室性节律，无须诊断电轴，因为室性冲动来自心室，心室内的传导不同于正常房室传导。

续表

32	逆行心房激动	64	加速性自主性室性节律
33	游走性心房起搏点	65	分支性心律
34	异位房性节律	66	并行心律
35	多源性异位房性节律	**G. 室性快速性心律失常**	
36	交界性期前收缩	70	室性心动过速
37	交界性逸搏	71	非持续性室性心动过速
38	交界性节律	72	多形性室性心动过速
39	加速性交界性节律	73	尖端扭转型室性心动过速
40	室上性节律	74	心室颤动
41	室上性心搏	75	分支型室性心动过速
42	非窦性心动过缓	76	宽 QRS 波心动过速
E. 室上性快速性心律失常		**H. 房室传导**	
50	心房颤动	80	短 PR 间期
51	心房扑动	81	房室传导比 N：D
52	单源性异位房性心动过速	82	长 PR 间期
53	多源性异位房性心动过速	83	莫氏 I 型二度房室阻滞
54	交界性心动过速	84	莫氏 II 型二度房室阻滞
55	室上性心动过速	85	2：1 房室阻滞
56	窄 QRS 波心动过速	86	传导变化的房室阻滞
F. 室性心律失常		87	高度房室阻滞
60	室性期前收缩	88	完全性房室阻滞
61	融合波	89	房室分离
62	室性逸搏	**I. 室内和房内传导**	
63	自主性室性节律	100	室上性心搏的差异性传导

"余正常心电图"用于描述存在正常变异心电图或一些无临床意义的异常心电图，如非特异性 ST-T 改变。

Note

续表

101	左前分支阻滞	142	左心室肥厚
102	左后分支阻滞	143	右心室肥厚
104	左束支阻滞	144	双心室肥厚
105	不完全性右束支阻滞	L.ST 段、T 波和 U 波	
106	右束支阻滞	145	ST 段偏移
107	室内传导延迟	146	ST 段偏移伴 T 波改变
108	心室预激	147	T 波改变
109	右心房传导异常	148	QT 间期延长
110	左心房传导异常	149	短 QT 间期
111	epsilon 波	150	U 波增大
J. 电轴和振幅		151	U 波倒置
120	电轴右偏	152	T-U 波融合
121	电轴左偏	153	左心室肥厚伴 ST-T 改变
122	右上电轴	154	Osborn 波
123	电轴不确定	155	早期复极
124	电交替	M. 心肌梗死	
125	低电压	160	前壁心肌梗死
128	胸导联 R 波异常递增	161	下壁心肌梗死
131	异常 P 电轴	162	后壁心肌梗死
K. 腔室肥厚或扩大		163	侧壁心肌梗死
140	左心房异常	165	前间隔心肌梗死
141	右心房异常	166	广泛前壁心肌梗死

Note 2009 年 AHA/ACC/HRS 颁布的《心电图标准化和解析建议》的一些内容争议较大，我们详细研读了全文的内容，对一级诊断术语做了少许修改。

续表

| 167 | 完全性左束支阻滞合并急性心肌梗死 |
| 174 | 右心室心肌梗死 |

N. 起搏器

180	心房起搏波或节律
181	心室起搏波或节律
182	非右心室心尖部的心室起搏
183	心房感知心室起搏波或节律
184	房室双腔起搏波或节律
185	心房失夺获
186	心室失夺获
187	心房失抑制
188	心室失抑制
189	心房起搏不良
190	心室起搏不良

表 4-2	二级诊断术语

提示

200	急性心包炎
201	急性肺栓塞
202	Brugada 异常
203	慢性肺病
204	中枢神经系统疾病
205	洋地黄效应
206	洋地黄中毒
207	高钙血症
208	高钾血症
209	肥厚型心肌病
210	低钙血症
211	低钾血症或药物效应
212	低体温
213	原发孔型房间隔缺损
214	心脏压塞
215	窦房疾病

提出的心电图诊断术语，如碎裂 QRS 波、λ 波、肌袖性心房扑动等，这些术语来自基础和临床研究中发现的心电图现象，在研究设计上还存在缺陷，机制不明确，甚至一些解释是错误的，尚未得到国际学术界的认同，不能作为诊断术语。典型的例子是肌袖性心房扑动，本质是位于静脉里面的心房肌细胞的紊乱电活动。

此外，不用俚语或俗语，如尼亚加拉瀑布样 T 波、喜马拉雅 P 波、二尖瓣型 P 波等，这些术语不仅未被列入正式诊断术语，而且一些术语还被现

初学者首先应重点学习表 4-1 和表 4-2 列举的心电图诊断术语，掌握每一个诊断术语的诊断原则。

Note

有心电图指南淘汰。AHA 在 20 世纪中叶建立心电图标准术语时，已经强调医学术语必须建立在严格论证的基础上，而不是凭个人意见或主观经验。

需要指出的是，心电图诊断术语并非一成不变，随着基础和临床研究的进展，新的研究结果会为已有术语带来新的解释，赋予新的内涵，甚至修订原有诊断标准，这是科学研究带来的必然发展，典型的例子就是二尖瓣型 P 波、肺型 P 波等心电图诊断术语，在 20 世纪中叶盛行，但 20 世纪末期逐渐被临床淘汰。

如何正确使用这些诊断术语呢？一级诊断术语都是非描述性的，在没有额外陈述的情况下传达临床意义，如心电图诊断为"窦性心律，下壁心肌梗死"，即使临床医生不看心电图，只阅读诊断报告，也能了解这位患者罹患的疾病。

续表

考虑	
220	急性缺血
221	房室结折返
222	房室折返
223	遗传性复极异常
224	高肋间胸导联
225	甲状腺功能减退症
226	缺血
227	左心室室壁瘤
228	正常变异
229	肺部疾病
230	右位心
231	心脏右移

二级诊断术语提供了额外的陈述，用于扩展描述性和一级诊断术语的特异性和临床相关性。这些二级诊断术语分为两组：一组为"考虑"，旨在提出 1 种或超过 1 种潜在相关的疾病，另一组为"提示"，跟随在"考虑"之后，根据心电图改变，提示患者可能存在的临床诊断，为临床医生提供疾病诊断的线索。例如，1 例

Note 随着科学的发展，不断涌现的新信息会给我们带来新知识，但并非信息量越多越好，过多的信息反而会干扰医生的诊断。

受检者心电图诊断为"窦性心动过速，T波改变"，当有经验的医生进一步分析后，诊断可以完善为"窦性心律，T波改变，考虑心肌缺血，请结合临床"。

一级诊断术语和二级诊断术语构成心电图诊断术语的"核心语句词典"内容。

◼ 修饰术语

修饰术语是位于一级诊断术语和二级诊断术语之前的形容词，它们用来完善核心诊断术语的含义，而不会改变核心诊断术语的含义。修饰术语包含可与许多核心语句一起使用的通用修饰术语，以及分配给特定类别语句的特定修饰术语（表4-3）。

修饰术语是供心电图分析医生选用的，适当的修饰术语能够更完善地描述心电图，如一份心电图诊断为"窦性心律，室性期前收缩"，只能告诉临床医生该患者有室性期前收缩这种心律失常发生，

表 4-3	修饰术语
通用	
301	临界
303	增加的
304	间歇性
305	显著的
306	中度的
307	多发的
308	偶发的
309	一次
310	频发的
312	潜在的
313	术后的
314	主导的，优势的
315	很可能的
316	突出的
317	（特殊的）导联
318	（特殊的）电极
321	非特异的
通用：连词	
302	考虑
310	或
320	和
329	伴
322	对，与……比较
心肌梗死	
330	急性
331	新近的

而心电图诊断为"窦性心律，频发性室性期前收缩"，不仅能告诉医生该患者有室性期前收缩这种心律失常，而且发生次数较多，需要进一步评估患者心脏情况以及室性期前收缩是否需要治疗。

灵活掌握和应用修饰术语对于初学者有一定难度，建议先集中学习一级和二级诊断术语，在熟悉诊断术语的基础上，逐渐选用修饰性术语。例如心电图诊断"窦性心律，室性期前收缩"已经诊断正确，如果心电图阅读者不熟悉"偶发的""频发的""成对的"等修饰语，误把"成对的室性期前收缩"诊断为"频发的期前收缩"，则属于诊断不正确的心电图。

因此，初学者可以优先利用诊断术语完成心电图诊断，再对心电图进行系统学习，对心电图的基本概念有了全面了解以后，再深入使用修饰术语。

续表

心肌梗死	
332	陈旧性
333	年龄不确定的
334	进展的

心律失常和快速性心律失常	
340	成对的
341	呈二联律模式
342	呈三联律模式
343	单形性
344	多源性
345	单源性
346	伴快速心室反应
347	伴缓慢心室反应
348	夺获波
349	伴差异性传导
350	多形性

复极异常	
360	≥1mm
361	≥2mm
362	最大指向某导联
363	最大背离某导联
364	低振幅
365	倒置
366	起搏后（记忆的）

Note 错误把"成对的室性期前收缩"描述为"频发的室性期前收缩"，尽管核心诊断室性期前收缩仍然正确，但对室性期前收缩的性质判断错误。

比较性陈述

比较性陈述是把心电图改变分为六类，并定义了识别这六类心电图改变的标准（表 4-4）。当患者有多份心电图记录或进行心电图随访时，比较不同心电图之间的差异时使用，比较性陈述可能会影响主治医师对患者的临床

表 4-4	比较性陈述	
编码	陈述	标准
400	无显著改变	□间期（PR、QRS、QTc）保持正常或在先前异常值的 10% 以内 □除正常变异诊断外，没有新增的或删除的诊断
401	节律显著改变	□新增或删除的节律诊断 □心率变化 20 ～ 50 次 / 分或＞ 100 次 / 分 □新的或删除的起搏器诊断
402	新发缺血或缺血恶化 新发梗死或梗死恶化	□梗死增加 □新增或删除的缺血性 ST 段改变 □新增或删除的缺血性 T 波改变 □ ST 段偏移恶化 □ T 波改变恶化
403	新发传导异常	□新增房室阻滞诊断 □新增室内阻滞诊断
404	显著的复极改变	□新增或删除的 QT 诊断 □新增或删除的 U 波诊断 □新增或删除的非缺血性 ST 或 T 波改变 □ QTc 改变＞ 60ms
405	临床状态改变	□新增或删除的电轴诊断 □新增或删除的振幅诊断 □新增或删除的腔室肥厚或扩大诊断 □新增或删除一级诊断术语 □新增或删除二级诊断术语的"提示"内容
406	解释发生变化，但波形没有明显变化	在心电图没有实际变化，添加或删除一级诊断术语或二级诊断术语时使用，如第一位阅读者和第二位阅读者就同一份心电图存在解释上的分歧

需要指出的是，在 AHA 颁布的一级和二级诊断术语中，有一些术语迄今尚无统一的诊断标准，如左后分支阻滞。

诊疗决策（表4-5）。

表4-5	一般使用原则
□二级诊断术语必须跟随一级诊断术语	
□修饰术语必须跟随一级诊断术语	
□一级诊断术语可以没有任何内容，只有1个修饰语，或只有1个二级诊断术语或两者兼而有之	
□每个二级诊断术语只能伴随某些一级诊断术语	
□每个通用修饰术语只能伴随某些一级诊断术语	
□每个特定的修饰术语只能与其类别下的一级诊断术语使用	

参考文献

[1] Chia BL, Tan HC, Yip JW, et al. Electrocardiographic patterns in posterior chest leads (V7, V8, V9) in normal subjects. Am J Cardiol,2000,85(7):911-912,

[2] Kim WY, Park JS, Kim W. Normal ST Segment Elevation and Electrocardiographic Patterns in the Right-Sided Precordial Leads (V3R and V4R) in Healthy Young Adult Koreans. Korean Circ J,2010,40(5):219-223.

[3] Saito K, Suga Y, Nakanishi K, et al. The right chest electrocardiogram in normal subjects. Kokyu To Junkan,1993,41(6):565-569.

[4] Tan CC, Hiew TM, Chia BL. Right chest electrocardiographic patterns in normal subjects. Chest,1990,97(3):572-575.

[5] Ibanez B, James S, Agewall S, et al. 2017 ESC Guidelines for the management of acute myocardial infarction in patients presenting with ST-segment elevation: The Task Force for the management of acute myocardial infarction in patients presenting with ST-segment elevation of the European Society of Cardiology (ESC). Eur Heart J,2018,39(2):119-177.

[6] European Heart Rhythm Association; European Association for Cardio-Thoracic Surgery; Camm AJ, et al. Guidelines for the management of atrial fibrillation: the Task Force for the Management of Atrial Fibrillation of the European Society of Cardiology (ESC). Eur Heart J,2010,31(19):2369-2429.

[7] Abbaspour S, Fallah A. A combination method for electrocardiogram rejection from surface electromyogram. Open Biomed Eng J,2014,8:13-19.

[8] Brugada J, Katritsis DG, Arbelo E, et al. 2019 ESC Guidelines for the management of patients with supraventricular tachycardiaThe Task Force for the management of patients with supraventricular tachycardia of the European Society of Cardiology (ESC). Eur Heart J,2020,41(5):655-720.

[9] Sattar Y, Chhabra L. Electrocardiogram. 2023 Jun 5. In: StatPearls [Internet]. Treasure Island (FL): StatPearls Publishing; 2024 Jan–. PMID: 31747210.

[10] Mason JW, Hancock EW, Gettes LS, ey al. Recommendations for the standardization and interpretation of the electrocardiogram: part II: Electrocardiography diagnostic statement list: a scientific statement from the American Heart Association Electrocardiography and Arrhythmias Committee, Council on Clinical Cardiology; the American College of Cardiology Foundation; and the Heart Rhythm Society: endorsed by the International Society for Computerized Electrocardiology. Circulation,2007,13;115(10):1325-1332.

王 靖

重庆医科大学附属大学城医院

第 5 章

房室肥厚

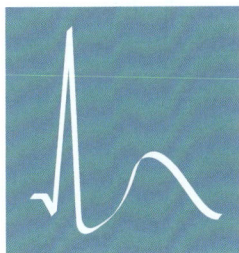

很多心脏疾病会引起血流动力学异常，导致腔室负荷增加，包括后负荷增加和前负荷增加。前负荷增加可以导致腔室扩张，后负荷增加可以导致腔室肥厚。在心脏疾病的中晚期，通常可以见到腔室肥厚和腔室扩张同时存在。腔室扩张和腔室肥厚能够引起心电图改变，是心电图诊断腔室扩张或腔室肥厚的病理生理机制。不同疾病所致的腔室扩张或腔室肥厚产生的心电图既有一些共性特征，也有不少个性特征，个性特征是初学者需要重视的内容。

1 左心房异常

左心房容量负荷增加、压力负荷增加、电传导障碍、心肌坏死、心肌纤维化等可以引起左心房扩张或肥厚、房间阻滞等，导致窦性P波时限改变。2009年，AHA推荐用"左心房异常"这一诊断术语替代既往的"左心房扩大"，因为从心电图上无法区分究竟是解剖性原因还是电学原因。

■ 诊断标准

在12导联心电图上，只要任何一个导联的窦性P波出现以下任意一项（多数情况下是同时存在多项）心电图改变，就可以诊断左心房异常（图5-1）。

①窦性P波时限增宽≥120ms。

②双峰P波，峰–峰间距≥40ms。

③V$_1$导联P波终末电势增大，绝对值≥0.04mm·s。

④P波电轴 -30° ~ -90°[1]。

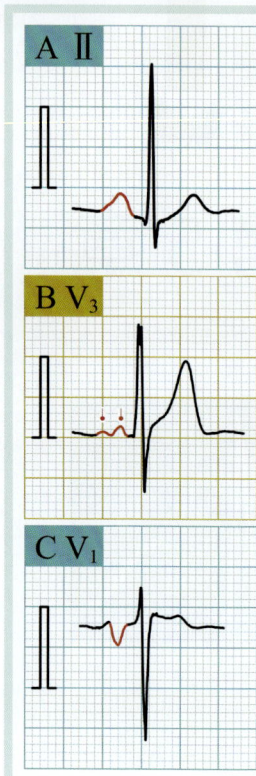

图5-1　左心房异常

A.P波时限174ms，左心房异常，P波升支切迹，双峰特征不明显；B.P波时限164ms，P波双峰（砖红色箭头所示）特征明显，峰-峰间距93ms；C.V$_1$导联P波终末电势增大，绝对值为0.2mm·s

Note　单纯左心房内电传导紊乱和单纯左心房容量负荷引起的扩张，能产生相似的P波改变，心电图无法区分电学和解剖学原因，笼统诊断为左心房异常。

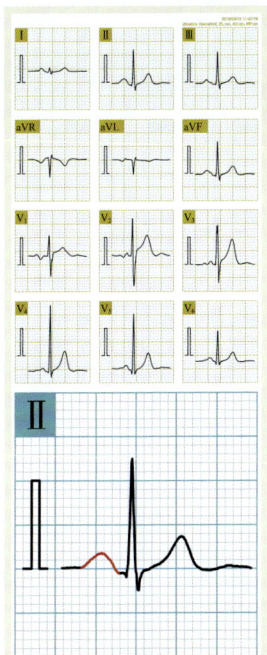

图 5-2 左心房异常

男，42 岁，临床诊断为二尖瓣狭窄。心电图诊断：①窦性心律；②左心房异常；③右心室肥厚，建议完善心脏超声检查。Ⅱ导联 P 波增宽、圆钝，时限 180ms，诊断为左心房异常；此外，$V_2 \sim V_3$ 导联可见 P 波切迹，呈双峰形态，峰-峰间距 98ms；V_1 导联 P 波终末电势增大，绝对值 0.11mm·s，故本例心电图可在 12 导联上观察到不同模式的左心房异常，它们分属不同的导联；V_1 导联 R 波振幅 7.6mm，提示右心室电压增高，考虑存在右心室肥厚

临床指引

左心房异常的心电图改变可以出现于相同导联，也可以出现于不同导联，只要有一个导联达标即可诊断，这是因为有些导联的 P 波测值可能不满足诊断标准（图 5-2）。

通常，窦性 P 波时限 ≥ 120ms 时，P 波表现为宽阔、圆钝形态或切迹双峰形态，峰-峰间距 ≥ 40ms，这是常见的左心房异常心电图模式组合，而峰-峰间距 ≥ 40ms 伴正常 P 波时限不常见。

窦性 P 波时限增宽伴双峰切迹 P 波和 V_1 导联 P 波终末电势增大可以同时出现，也可以单独出现。当 P 波时限正常，单独出现 V_1 导联 P 波终末电势增大时，这种孤立的 V_1 导联 P 波终末电势增大很容易被忽视，因为心电图机自动测值提供的 P 波时限正常时，心电图分析者可能会忽略进一步分析 P 波形态和 V_1 导联 P 波终末电势，

就会漏诊左心房异常（图5-3）。

2 右心房异常

右心房容量负荷增加、压力负荷增加、电传导障碍、心肌坏死、心肌纤维化等可以引起右心房扩张或肥厚、右心房内传导阻滞等，导致窦性P波改变。2009年，AHA推荐用"右心房异常"这一诊断术语替代既往的"右心房扩大"，因为从心电图上无法区分究竟是解剖性原因，还是电学原因。

■ 诊断标准

在12导联心电图上，只要任何一个导联的窦性P波出现以下任意一项或两项心电图改变，就可以诊断右心房异常（图5-4）。

①肢体导联，特别是Ⅱ导联的窦性P波振幅 > 2.5mm。

②胸导联，特别是V₁

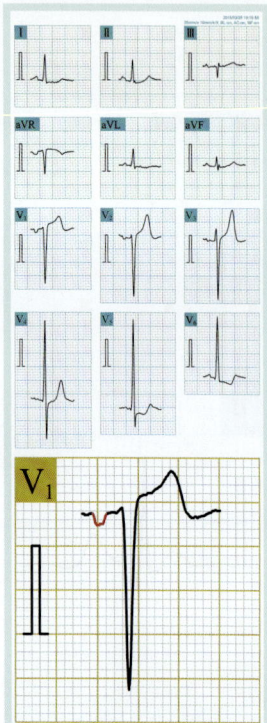

图5-3 左心房异常

男，69岁，临床诊断为主动脉瓣狭窄。心电图诊断：①窦性心律；②左心房异常；③左心室肥厚；④ ST-T 改变。本例窦性P波最长时限为 102ms（V₅ 导联测量），P波时限正常，但 V₁ 导联 P 波终末电势增大，绝对值为 0.06mm·s，V₅ 导联 P 波双峰，峰－峰间距 51ms，这些心电图改变说明在 P 波时限正常的基础上，存在双峰P波和 V₁ 导联 P 波终末电势增大等左心房异常改变。

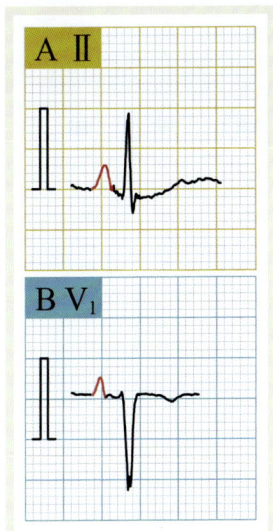

图 5-4　右心房异常

A. Ⅱ 导联 P 波直立，振幅 3mm，为右心房异常；B.V₁ 导联 P 波直立部分振幅 2.1mm，为右心房异常

和 V₂ 导联的窦性 P 波直立部分振幅 ≥ 1.5mm[1]。

■ 临床指引

在 12 导联心电图上，仔细观察肢体导联和胸导联，任何一个导联的 P 波振幅达到诊断标准，即可诊断右心房异常。

通常，Ⅱ 导联是代表肢体导联系统 P 波振幅最高的导联，而 V₁ 或 V₂ 导联是代表胸导联系统 P 波振幅最高的导联。不过，P 波振幅最高的导联受个体解剖差异和疾病等影响，可以出现于任何导联，因此，诊断右心房异常需要观察 12 导联心电图，寻找 P 波振幅最高的导联。

不同疾病引起的右心房异常产生的异常电势方向和大小不同，可以同时出现于肢体导联和胸导联，也可以只出现于肢体导联或只出现于胸导联，特别是后者，若只出现于 V₁ 导联时，很容易被初学者忽视（图 5-5）。

多数情况下，P 波振幅未列入心电图机自动分析测值，很多普通的心电图机是无法修改自动测值参数的，而一些心电图机工作站提供的软件程序可以选择心电图报告需要打印的自动分析项目。分析右心房的方法是首先观察肢体导联和胸导联中最高 P 波振幅出现的导联，目测一般即能判读；其次，用分规测量肢体导联和胸导联最高 P 波的振幅，即可判读是否存在右心房异常。

3

双心房异常

当左心房和右心房同时或先后出现病变时，心电图将出现双心房异常改变。在 12 导联心电图上，只要任何一个导联或 ≥ 2 个导联的窦性 P 波出现以下改变，即可诊断双心房异常（图 5-5）。

①诊断左心房异常：窦性 P 波时限 ≥ 120ms，P 波双峰且峰 – 峰间距 ≥ 40ms，V_1 导联 P 波终末电势绝对值增大。

②诊断右心房异常：肢体导联的 P 波振幅 > 2.5mm，胸导联的 P 波振幅 ≥ 1.5mm[1]。

双心房异常心电图主要见于一些晚期心脏病患者，受检者有严重的心肺疾病。临床上，双心房异常可以见于同时罹患左心系统疾病和右心系统疾病的患者，如扩张型心肌病合并慢性肺源性心脏病、二尖瓣狭窄合并主动脉瓣狭窄等，也可以是一侧心脏疾病波及另一侧心脏，如室间隔缺损合并继发性肺动脉高压和右心室肥厚等。

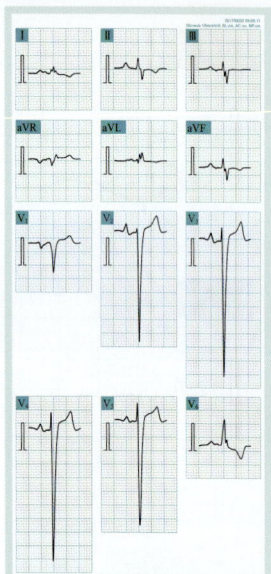

图 5-5 双心房异常

男，54 岁，临床诊断为冠心病，心力衰竭。心电图诊断：①窦性心律；②电轴左偏；③双心房异常；④完全性左束支阻滞；⑤ ST-T 改变。V_2 导联窦性 P 波时限为 153ms，P 波形态为正负双相，直立部分振幅为 2.8mm，诊断为双心房异常。这份心电图可以在一个导联上完成双心房异常的诊断

4

左心室肥厚

心室肥厚是指心室质量增加，其原因是室壁增厚、心腔扩张或两者兼而有之[2]。心室肥厚可以分为两种类型，

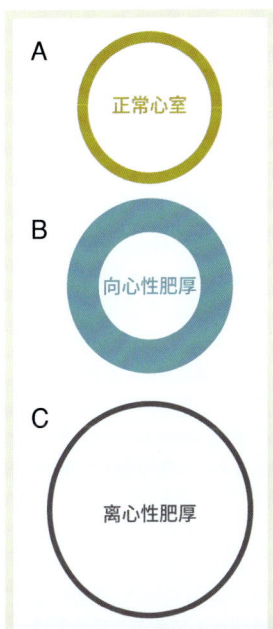

图 5-6　心室肥厚的类型

A. 正常心室，室壁厚度正常，腔室大小正常；B. 向心性肥厚，室壁厚度增加，心腔缩小；C. 离心性肥厚，室壁厚度变薄，心腔扩大

第一种类型是向心性肥厚，室壁增厚，心腔变小，第二种类型是离心性肥厚，室壁变薄，心腔扩大（图 5-6）。此外，室壁增厚的原因可能是心肌细胞肥大，也可能是间质增生，还可能是其他异常生化物质蓄积，如淀粉样物质、糖原积累等，这些不同类型的发病机制决定了心室肥厚的心电图具有多种表型。

■ 主要诊断标准

左胸导联的 R 波振幅增加是诊断左心室肥厚的核心标准。目前，常用的心电图指标如下。

① Sokolow-Lyon 标准：V_1 导联的 S 波振幅与 V_5 导联的 R 波振幅之和 > 35mm，即 $S_{V_1}+R_{V_5}$ > 35mm；aVL 导联 R 波振幅 > 11mm，即 R_{aVL} > 11mm（图 5-7）。

② Cornell 标准：V_3 导联 S 波振幅与 aVL 导联 R 波振幅之和，即 $S_{V_3}+R_{aVL}$

男性 > 28mm，女性 > 20mm（图 5-8）[1]。

③ Wilson 标准：V_1 导联 S 波振幅（S_{V_1}）> 23mm，V_5 导联 R 波振幅（R_{V_5}）> 33mm，V_6 导联 R 波振幅（R_{V_6}）> 25mm[1]。

心电图诊断左心室肥厚，左心室电极探查的导联中，R 波振幅一定要达到诊断标准，这是判读的基石[3]。只有在 R 波振幅达标的基础上，才能进一步分析左心室肥厚的其他次要心电图改变。

次要心电图改变

左心室肥厚伴正常电轴时，依据额面电轴度数，肢体导联的最高 R 波振幅可以出现于 I（-30° ~ +45°）、II（+45° ~ +75°）或 aVF 导联（+75° ~ +90°），伴电轴左偏时，aVL 导联的 R 波振幅最高，而胸导联最高振幅 R 波常见于 V_4 ~ V_6 导联，胸导联常见逆钟向转位模式。

当引起左心室肥厚的

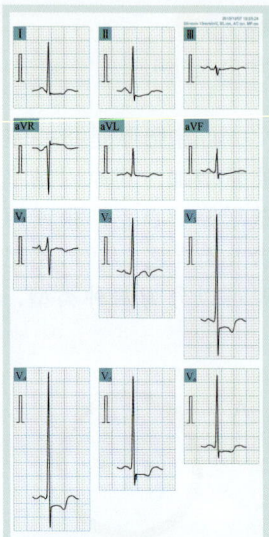

图 5-7　左心室肥厚

女，58 岁，临床诊断为原发性高血压 3 级，很高危，高血压性心脏病，左心衰竭。心电图诊断：①窦性心律；②左心房异常；③左心室肥厚；④逆钟向转位；⑤ ST-T 改变。本例左心室肥厚满足 Sokolow-Lyon 指标，$S_{V_1}+R_{V_5}=9.3+34=43.3$mm，尚不满足 Cornell 指标（不过测值接近诊断临界值），$S_{V_3}+R_{aVL}=9.8+10=19.8$mm。I、II、aVF、$V_2$ ~ V_6 导联 ST 段压低伴 T 波负正双相或平坦，V_5 导联 ST 段呈水平型压低，压低振幅 2.1mm。本例图为 1 例典型的左心室肥厚伴 ST-T 改变心电图，注意肢体导联中 I 导联的 R 波振幅最高，胸导联中 V_4 导联的 R 波振幅最高

Note 左心室肥厚的次要心电图改变，不会在一位左心室肥厚患者心电图上全部出现，一般而言，次要心电图改变出现的越多，越支持心电图诊断左心室肥厚。

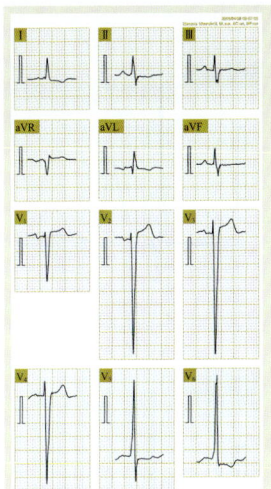

图 5-8　左心室肥厚

男，67 岁，临床诊断为主动脉瓣狭窄。心电图诊断：①窦性心律；②左心房异常；③左心室肥厚；④ ST-T 改变。本例左心室肥厚同时满足 Sokolow-Lyon 指标和 Cornell 指标，$S_{V_1}+R_{V_5}=17+28.1=45.1$mm，$S_{V_3}+R_{aVL}=44.5+5.7=50.2$mm。$V_5$ 导联 ST 段水平型压低 1mm，V_6 导联 ST 段水平型压低 1.9mm，伴 T 波倒置和 U 波倒置

疾病波及左心房时，心电图出现左心房异常的心电图改变。因此，左心房异常心电图应注意分析有无左心室肥厚，左心室肥厚心电图应注意分析有无左

心房异常，这种关联性分析方法能有助于更好地系统分析心电图。

心室肥厚时，心肌细胞的数量不会增加，而是心肌细胞肥大，肥厚的心室肌激动缓慢，整体心室激动时间延长，心电图 QRS 波增宽，QRS 波起始部有时缓慢形成，酷似心室预激，但 PR 间期正常，应考虑到肥厚心肌的异常心室初始激动的可能。

在透壁方向上，心室激动从心内膜向心外膜扩布。在左胸导联上，V_5 和 V_6 导联的 QRS 波从起点至 R 波波峰的时间称为 R 峰时间，代表探查电极面对的左心室心肌激动从心内膜抵达心外膜。正常 V_5 和 V_6 导联的 R 峰时间 < 50ms，左心室肥厚常见 R 波峰时间 ≥ 50ms（图 5-9）[4]。

左心室肥厚常伴 ST-T 改变，包括左胸导联 ST 段压低，右胸导联 ST 段抬高，T 波低平、平坦、负正双相和倒置等。右胸导联的 ST 段抬高不要误诊为急性

冠状动脉综合征心电图，特别是患者出现不典型胸痛症状时。R 波振幅伴复极改变是区分单纯左心室高电压和左心室肥厚的重要心电图指标。

左心室肥厚时，$V_3 \sim V_4$ 导联可出现 U 波倒置、负正双相 U 波等 U 波改变（图 5-10）。

临床指引

左心室肥厚心电图最重要的鉴别诊断是单纯的左心室高电压，后者见于健康受检者，无器质性心脏病病史，心电图除左胸导联高振幅 R 波以及其他正常变异心电图改变外，应无病理性心电图改变，如左心房异常、ST-T 改变、电轴左偏、U 波倒置等。

左心室肥厚心电图临床应用的一个重大进展是心电图诊断的左心室肥厚无须与心脏超声诊断的左心室肥厚吻合。这是因为一部分左心室肥厚心电图的确是解剖性左心室肥厚，受检者存在病理学能够证

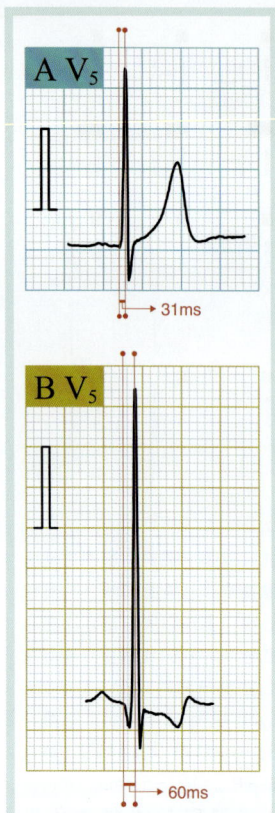

A V_5

→ 31ms

B V_5

→ 60ms

图 5-9　左心室的室壁激动时间

A.1 例健康个体的 V_5 导联，V_5 导联的 R 峰时间为 31ms；B.1 例左心室肥厚，V_5 导联的 R 峰时间为 60ms，显著延长。R 峰时间是指 QRS 波起点至 R 波波峰的时间，代表跨壁激动抵达心外膜。12 导联心电图上，每个导联均有各自的 R 峰时间，左心室肥厚通常测量 V_5 和 V_6 导联的 R 峰时间

Note 心电图如何诊断左心室肥厚呢？首先，要观察肢体导联和左胸导联的 R 波振幅是否增高，如果增高超出标准，就需要考虑左心室肥厚的可能。

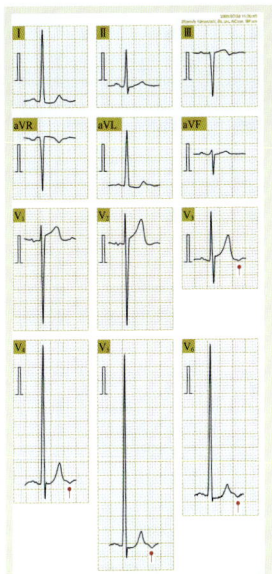

图 5-10　左心室肥厚

女，54 岁，临床诊断为嗜铬细胞瘤，继发性高血压。心电图诊断：①窦性心律；②左心房异常；③左心室肥厚；④逆钟向转位；⑤ ST-T 改变；⑥ U 波改变。本例左心室肥厚满足 Sokolow-Lyon 指标和 Cornell 指标，$S_{V_1}+R_{V_5}=30.7+70.3=101mm$，$S_{V_3}+R_{aVL}=8.4+20.2=28.6mm$。本例 $V_5 \sim V_6$ 导联 ST 段压低 0.9mm 伴 T 波直立，$V_1 \sim V_3$ 导联 ST 段抬高 $2.2 \sim 2.9mm$ 伴 T 波直立。$V_3 \sim V_6$ 导联 U 波倒置（砖红色箭头所示）。U 波振幅较低，容易被初学者忽视，在诊断疾病心电图时，一定要留意 U 波分析

实的左心室肥厚改变，这部分左心室肥厚心电图能够与心脏影像学检查发现的左心室肥厚相对应。然而，另一部分左心室肥厚心电图并不存在解剖性左心室肥厚，产生左心室肥厚心电图的原因是病变心肌所致的电传导障碍，心脏影像学检查无左心室肥厚的阳性改变。

2023 年，国际无创心电图学会在重新审核左心室肥厚有关基础、临床、电生理和心电图等研究进展的基础上，确认不同疾病可以产生不同病理类型的左心室肥厚，心电图表型多样，大体分为电学性肥厚（无心脏影像学证实的肥厚）和解剖性肥厚（有心脏影像学证实的肥厚）或两者兼而有之[5]。因此，临床医生无须用超声心动图验证心电图诊断的左心室肥厚，心电图提供的病变心肌的电学信息是其他辅助检查无法替代的。

室间隔缺损、动脉导管未闭、二尖瓣关闭不全、

主动脉瓣关闭不全等左心室容量负荷过重的疾病，左胸导联的高振幅 R 波常伴 T 波振幅增加(图5–11)。

左心室肥厚伴 ST 段压低不要误诊为非 ST 段抬高型心肌梗死，后者受检者有胸痛症状、肌钙蛋白阳性、心电图 ST-T 改变呈动态变化，病变系心外膜冠状动脉粥样硬化，而左心室肥厚的 ST-T 改变通常保持稳定，不会在数天内发生显著改变（除非合并其他原因），无胸痛症状，肌钙蛋白阴性，系肥厚的心室肌微循环代谢障碍,心内膜下心肌缺血，心外膜冠状动脉无病变。

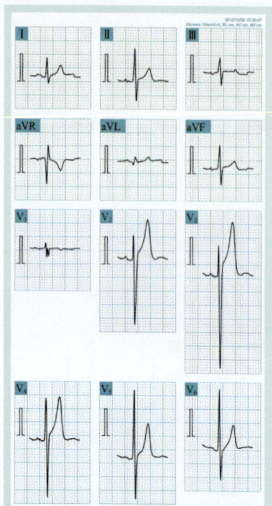

图 5-11 左心室肥厚

男，18 岁，临床诊断为动脉导管未闭。心电图诊断：①窦性心律；②左心室肥厚；③ T 波改变。本例左心室肥厚不满足 Sokolow-Lyon 指标，$S_{V_1}+R_{V_5}=3.3+24.9=28.2mm$，但满足 Cornell 指标，$S_{V_3}+R_{aVL}=33.9+1.8=35.7mm$。本例心电图与图 5-7、图 5-8 相比，左胸导联无 ST 段压低，相反伴高耸 T 波，这是左心室舒张期负荷过重的心电图改变

5 右心室肥厚

正常情况下，左心室的质量远远超过右心室，整体心室激动电势朝向左心室，形成电学上以左心室为优势的心电图模式。

当疾病引起右心室肥厚，右心室质量增加，心电图将出现右心室肥厚。然而，在轻度右心室肥厚时，右心室的质量仍然可以低于左心室，心电图除

Note 实际上，不同疾病所致的左心室肥厚，Sokolow-Lyon 指标和 Cornell 指标的敏感度不同，这也就能解释为什么很多左心室肥厚只满足一项指标。

V_1 导联 R/S 波振幅比值改变外，尚无其他异常情况，因此，心电图无法诊断轻度右心室肥厚（图 5-12）。

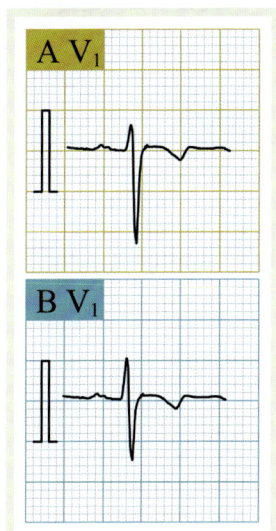

图 5-12　轻度右心室肥厚

A. 正常 V_1 导联，QRS 波为 rS 图形，r/S 振幅比值 < 1，S 波是左心室优势激动在右胸导联的体现；B. 轻度右心室肥厚，右心室质量开始增加，但仍小于左心室质量，整体心室激动仍表现为左心室优势型，QRS 波可以仍为 rS 图形，r/S 振幅比值仍 < 1。相比于图 A，轻度右心室肥厚的初始 r 波振幅可以增加，S 波振幅降低，r/S 振幅比值增大，但由于测值仍在正常范围内，心电图无法诊断轻度右心室肥厚

当右心室肥厚继续进展时，右心室质量显著增加，逼近或甚至超过左心室质量，整体心室激动电势朝向右心室，额面电轴右偏，V_1 导联 R 波振幅增加，R/S 振幅比值 > 1，S 波仍存在，提示肥厚的右心室尚不足以完全掩盖左心室电势（图 5-13）。

当右心室肥厚继续进展时，肥厚的右心室质量终将远远超过左心室，此时整体心室激动转为右心室优势型，V_1 导联的 QRS 波为 R、qR 波形，无 S 波，提示右心室激动电势掩盖左心室（图 5-14）。

额面电轴、I 导联的 S 波、III 导联的 R 波、aVR 导联的 R 波、$V_1 \sim V_2$ 导联的 R 波和 S 波振幅，$V_5 \sim V_6$ 导联 S 波振幅等心电图指标能直接或间接反映右心室激动电势，在右心室肥厚的病程过程中，这些导联的 QRS 波形态会逐渐发生变化，这是一个长期的过程（表 5-1）。医生采集到的心电图只能

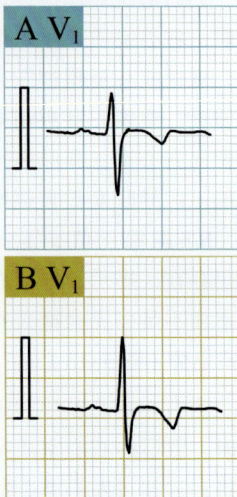

图 5-13　中度右心室肥厚

A. 轻度右心室肥厚，右心室质量开始增加，但仍小于左心室质量，整体心室激动仍表现为左心室优势型，QRS 波可以仍为 rS 图形，r/S 振幅比值仍＜1；图 B. 中度右心室肥厚，右心室质量显著增加，接近左心室质量或甚至轻微超过左心室质量，V_1 导联 QRS 波的初始 R 波振幅增加，达到右心室肥厚诊断标准，同时 S 波振幅进一步减少，R/S 振幅比值明显增大，甚至 ≥1，提示右心室电势显著增加。右胸导联的 R 波振幅超过正常上限，是心电图排查右心室肥厚的线索。在右心室肥厚的进展过程中，右胸导联可以出现复极改变，表现为 ST 段压低、T 波倒置或原有倒置 T 波振幅增加

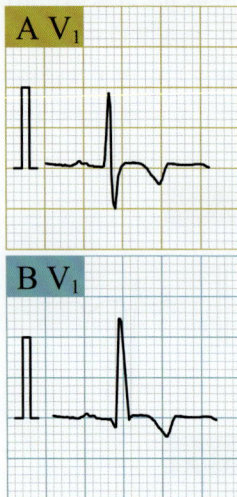

图 5-14　重度右心室肥厚

A. 中度右心室肥厚，QRS 波为 RS 波，R 波振幅增加，S 波振幅降低，R/S 振幅比值＞1；B. 重度右心室肥厚，QRS 主波正向，为 qR、R 波

是病程发展中的若干瞬间，除非患者在同一家医疗单位长期就诊或长期保存就诊心电图报告，通过比较分析多份心电图，才能够发现这些演变规律。

右心室肥厚的病理过程也是整体心室激动电势从左优势型向右优势型转变的过程，因此，心电图探查右心室肥厚的敏感度

Note　从右心室肥厚的病理生理过程看，心电图很难诊断轻度右心室肥厚，因为右心室激动电势仍被左心室激动电势掩盖，心电图无改变或仅有非特异改变。

表 5-1	右心室肥厚的进展与心电图演变		
心电图	轻度	中度	重度
电轴	正常，但可以出现右偏移，如从基础的+65°转变为+80°	右偏	右偏或右上电轴
Ⅰ 导联	R 波振幅降低，可以出现 S 波，R/S 振幅仍保持＞1	R 波振幅降低，S 振幅增加，R/S 振幅≤1	R 波振幅降低，S 波振幅增加，R/S 振幅＜1
Ⅱ 和 Ⅲ 导联 R 波振幅比	Ⅱ＞Ⅲ	Ⅱ≤Ⅲ	Ⅱ＜Ⅲ
aVR 导联 R 波	R 波振幅正常	R 波振幅增加	R 波振幅增加
$V_1 \sim V_2$	QRS 波为 rS 形态，主波负向，r 波振幅不变或轻微增加，振幅仍保持在正常范围，S 波振幅降低，r/S 振幅比值＜1	QRS 波为 RS 形态，主波正向或等电位线，R 波振幅增加且超出正常值范围，S 波振幅显著降低，R/S 振幅比值≥1	QRS 波为 qR、R 形态，主波正向，R 波振幅增加
$V_5 \sim V_6$	QRS 主波正向，S 波振幅增加，R/S 振幅比值＞1	QRS 主波正向或等电位线或负向，S 波振幅增加，R/S 振幅比值＜1、=1 或＞1	QRS 主波负向，S 波振幅显著增加，R/S 振幅比值＜1
复极改变	无	右胸导联 ST 段压低和 T 波倒置	右胸导联 ST 段压低和 T 波倒置

不及左心室肥厚。然而，心电图一旦诊断为右心室肥厚，则诊断的特异度较高，往往提示患者的右心室肥厚已发展到中至重度水平。

此外，当肥厚的右心室和正常左心室的激动电势完全对抗时，心电图的 QRS 波振幅可以保持在正常范围内，心电图可以正常或仅有一些非特异性改变（如 QRS 波时限增宽、轻微的 ST-T 改变），心电图很难或无法诊断右心室肥厚。因此，对于罹患器质性心肺疾病的受检者，心电图更适合诊断中至重

对于轻度右心室肥厚的受检者，心电图无诊断价值，即使超声心动图诊断的敏感度也很有限。

Note

度右心室肥厚。

主要诊断标准

2009 年 AHA/ACC/HRS《心电图标准化和解析建议》诊断右心室肥厚的核心标准是代表右心室激动的心电波振幅增加，单个指标的可靠性不足，如果同时满足多个指标，则诊断的可靠性会提高，常用诊断右心室肥厚的振幅标准如下。

① V_1 导联 R 波振幅 > 6mm。

② V_5 导联 S 波振幅 > 10mm，V_6 导联 S 波振幅 > 3mm。

③ aVR 导联 R 波振幅 > 4mm。

④ V_5 和 V_6 导联的 R 波振幅 < 3mm。

⑤ V_1 导联 R 波振幅与 V_5 导联 S 波振幅之和（$R_{V_1}+S_{V_5}$）> 10.5mm。

⑥ V_1 导联 R 峰时间 > 35ms。

⑦ V_1 导联 QRS 波为 qR 波形（图 5-15 和图 5-16）[1]。

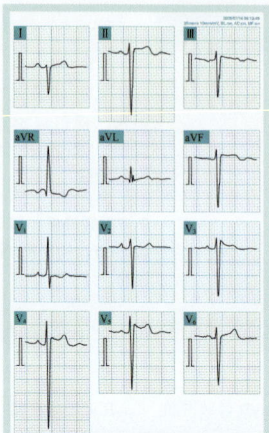

图 5-15 右心室肥厚

男，19 岁，临床诊断为法洛四联症。心电图诊断：① 窦性心律；② 右上电轴；③ 右心房异常；④ 右心室肥厚；⑤ ST 改变。本例右心室肥厚满足多个振幅指标，如 aVR 导联 R 波振幅 15.8mm，V_1 导联 R 波振幅 14.4mm，V_5 导联 S 波振幅 20.9mm，V_6 导联 S 波振幅 17.5mm，$R_{V_1}+S_{V_5}$=14.4+20.9=35.3mm，心电图诊断右心室肥厚可靠性很大。Ⅰ、Ⅱ和Ⅲ导联均为 rS 波，即 $S_Ⅰ S_Ⅱ S_Ⅲ$ 图形，r/S 振幅比值 < 1，额面电轴位于右上象限，Ⅱ导联 S 波振幅 > Ⅲ 导联，提示最大心室激动电势更倾向于平行Ⅱ导联轴负侧；$V_2 \sim V_6$ 导联 QRS 波为 rS 波，V_5 和 V_6 导联的 r/S 振幅比值 < 1，这是肥厚右心室的激动电势朝向右后方的缘故

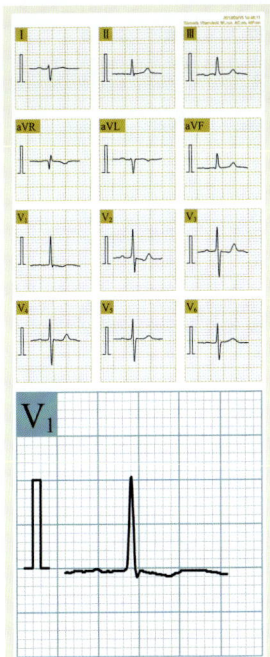

图 5-16　右心室肥厚

女，25 岁，临床诊断为房间隔缺损。心电图诊断：①窦性心律；②电轴右偏；③右心室肥厚；④ T 波改变。本例右心室肥厚相比于图 5-15，达标指标少，主要有 V_1 导联 R 波振幅 10.7mm，V_5 导联 S 波振幅 8.3mm，$R_{V_1}+S_{V_5}=10.7+8.3=19mm$

12 导联心电图上，V_1 导联的 R 波振幅和 V_5、V_6 导联的 S 波振幅增加是诊断右心室肥厚的线索，

其余线索有 I 导联的 S 波和 aVR 导联的 R 波振幅增加。

利用 V_1 导联诊断右心室肥厚时，需要注意的事项如下。

①当 QRS 主波负向为 rS、Rs、RS 等形态时，诊断右心室肥厚需要测量 R 波振幅是否达标。

②当 QRS 主波正向为 R、Rs 等形态时，诊断右心室肥厚需要测量 R 波振幅是否达标。

③当 QRS 主波正向为 qR、qRs 等形态时，只要出现 Q 波，可以根据波形直接诊断右心室肥厚，此种情况下无须测量 R 波振幅；另一种情况是 V_1 导联 R 波振幅未达标准，但 $R_{V_1}+S_{V_5}$ 的联合指标达到振幅标准（图 5-17）。

肥厚右心室在 V_1 导联出现 q 波的机制尚未阐明，目前提出的理论有肥厚右心室引起心脏转位，右心室占据左心室的空间，左心室被挤向后方和右方，

室间隔位置改变，心室初始激动从右向左，背离 V_1 导联轴正侧，记录到 q 波，换言之，q 波是重度右心室肥厚的心电图标志。

当 V_1 和 V_2 导联的 QRS 主波正向，为 qR、R、qRs、Rs 波形时，从 QRS 波起点测量至 R 波波峰的时间为 R 峰时间，代表右胸导联的探查电极下方，右心室的激动从心内膜抵达心外膜。正常右胸导联的 R 峰时间 < 35ms[4]。

次要诊断标准

一些心电图改变不能直接诊断右心室肥厚（多数是非振幅指标），但在主要诊断指标较少时，若存在多个次要指标，能间接提示右心室肥厚，这些次要诊断指标如下。

①右心房异常，Ⅱ 导联 P 波振幅 > 2.5mm。

② V_1 ~ V_3 导联 T 波倒置。

③ V_1 导联的 R/S 振幅比值 > V_3 或 V_4 导联。

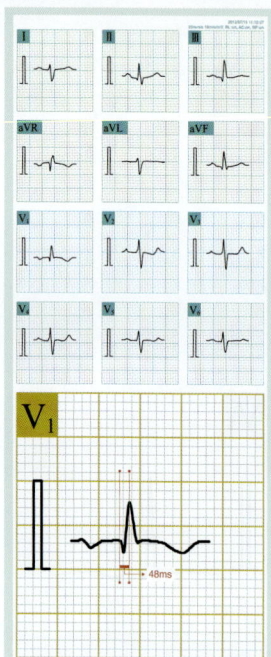

图 5-17　右心室肥厚

女，21 岁，临床诊断为二尖瓣狭窄。心电图诊断：①窦性心律；②电轴右偏；③右心室肥厚；④T 波改变。本例心电图只有 V_6 导联 S 波振幅 3.8mm 满足右心室肥厚的振幅标准，$R_{V_1}+S_{V_5}$ 只有 9mm。不过，V_1 导联 QRS 波为 qr 波形，据此可以直接诊断为右心室肥厚。下图 V_1 导联的放大图示 R 峰时间为 48ms，明显延长，也支持右心室肥厚的诊断。V_5 和 V_6 导联的 R 波振幅较低，并非左心室心肌丢失，而是左心室电势被右心室电势对抗的结果

Note　通常，左心室电势明显优势时，左胸导联会产生显著的 R 波，右心室电势明显优势时，左胸导联会产生显著的 S 波（图 5-16）。

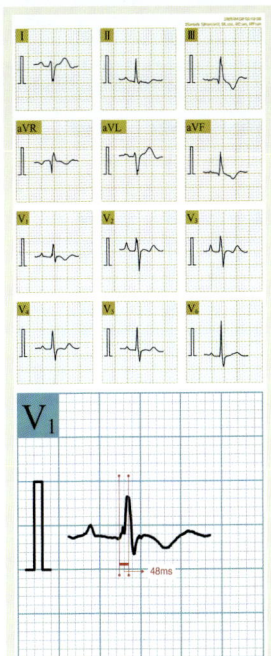

图 5-18　右心室肥厚

女，19 岁，临床诊断为二尖瓣狭窄。心电图诊断：①窦性心律；②电轴右偏；③右心房异常；④右心室肥厚；⑤T 波改变。本例诊断右心室肥厚的振幅指标很少，仅有 V_6 导联 S 波振幅 3.8mm 达标，其余 V_1 导联 R 波振幅、V_5 导联 S 波振幅以及两者联合振幅指标均未达标。不过，V_1 导联 QRS 波为 rs 波形，r/s 振幅比值＞1，R 峰时间 48ms，满足主要诊断指标；其余右心房异常、V_1 导联 R/S 振幅比值＞V_3 导联、右胸导联 T 波改变等次要诊断指标支持。

④Ⅰ导联出现 S 波，Ⅲ导联出现 Q 波。

⑤Ⅰ、Ⅱ、Ⅲ导联的 S 波振幅＞R 波振幅。

⑥V_1 导联 QRS 波为 rSR' 波形，QRS 波时限＞120ms（图 5-18）[1]。

电轴右偏和右心房异常是主要诊断标准缺乏时诊断右心室肥厚的心电图线索，这是因为电轴右偏提示右心室激动电势超过左心室，这种情况有可能是生理性的，也有可能是病理性的；然而，右心房异常的存在提示右心房病变，间接提示右心系统疾病，推导出电轴右偏更可能是病理性的。

房间隔缺损

房间隔缺损是一种先天性心脏病，心房平面存在从左至右的分流，右心房扩大，右心室容量负荷过重，这种情况的右心室肥厚实际为右心室扩张，心电图表现为特殊模式，V_1 导联出现 rsR's' 等多组分 QRS 波（图 5-19）。

这种心电图模式的主要鉴别是不完全性右束支阻滞，QRS 波一定为 rsr'、rsR'、rSr'、rSR' 等三相波，时限一定要在 110 ~ 120ms。

小型房间隔缺损对血流动力学的影响小，患者可以终身无症状、无心脏结构改变。然而，中型到大型的房间隔缺损，左心房流入右心房的分流血液量大，长期引起右心房扩大和右心室容量负荷过重。高容量的右心室血液被泵入肺循环，长期持续，可以导致继发性肺动脉高压，右心室的后负荷增加，心电图右心室肥厚的表型改变，V_1 导联 R 波振幅增加、S 波振幅降低，R/S 振幅比值增大等（图 5-18）。

当右心系统的负荷继续增加，右心房的压力超过左心房时，将出现从右至左的反向分流，病程进展到艾森曼格综合征阶段（图5-20），患者出现发绀，失去手术治疗的机会。

先天性心脏病在病程进展过程中，心脏腔室面

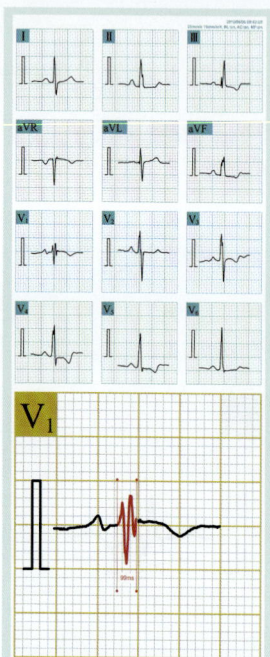

图 5-19　右心室肥厚

女，41 岁，临床诊断为房间隔缺损。心电图诊断：① 窦性心律；② 右心室肥厚；③ ST-T 改变。本例心电图无任何指标满足右心室肥厚的振幅标准，V_1 导联 QRS 波为 rSr's' 形态，典型的四相波，QRS 波时限 99ms，未达 110m，也不能诊断为不完全性右束支阻滞。这是右心室扩张的一种特例

临的负荷处于动态演变之中，不同时期的心电图模式不同。对于一些需要长期门诊随访的心血管疾病

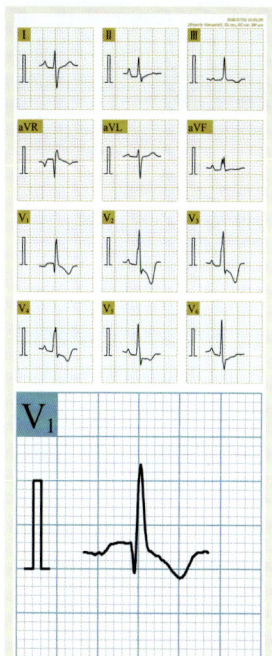

图 5-20 右心室肥厚

女，40 岁，临床诊断为房间隔缺损、艾森曼格综合征。心电图诊断：①窦性心律；②电轴右偏；③右心室肥厚；④ ST-T 改变。本例是病程晚期的房间隔缺损，严重的肺动脉高压引起右心室后负荷过重，右心室肥厚，V₁ 导联 QRS 波为 qR 形态，右心室从容量负荷过重型转变为压力负荷过重型

果、心脏事件风险和评估预后。

不同疾病类型，心电图诊断右心室肥厚的价值不同，诊断正确度最高的是先天性心脏病，其次为获得性心脏病和原发性肺动脉高压，最低的是慢性肺部疾病[1]。

慢性高原性心脏病

高海拔地区是指海拔高度 2500m 以上的地区，当机体处于高海拔地区时最大摄氧量和动脉氧分压开始下降，从而降低动脉血氧饱和度，导致低压缺氧性疾病[6]。

慢性高原性心脏病患者由于处于高原缺氧环境，肺血管收缩，肺循环压力增高，长期得不到缓解，将进展为肺动脉高压，右心室后负荷增加，出现右心室肥厚（图 5-21）。

健康高原居民，右心室处于长期缺氧的代偿状态，心电图有电轴右偏、右心室肥厚和右胸导联 R 波倒置等改变。一旦患者

患者，比较现有和既往的心电图改变，有助于更好地了解病情进展、治疗效

右心室肥厚时，心室解剖转位和心腔几何形态改变，会产生多种模式的胸导联 R 波演变。

Note

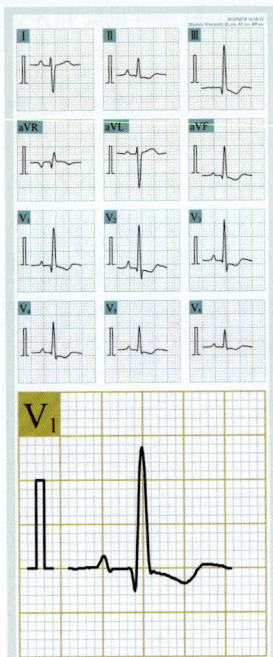

图 5-21　右心室肥厚

女，48 岁，临床诊断为高原性心脏病。心电图诊断：①窦性心律；②电轴右偏；③右心房异常；④右心室肥厚；⑤ ST-T 改变。胸导联广泛性 T 波倒置，加上下壁导联 T 波倒置，共计 9 个导联 T 波倒置，这种弥漫性 T 波倒置（多数导联伴 ST 段压低）提示心肌存在广泛性缺氧性损害，这与心外膜冠状动脉病变引起的心肌缺血不同；$V_1 \sim V_6$ 导联的 QRS 主波均正向，不要判读为逆钟向转位，实际是肥厚的右心室占据整个心前区的缘故

出现右心衰竭的症状，提示右心室失代偿，需要接受医学治疗。

一些显著右心室肥厚的患者，整个心前区均被肥厚的右心室占据，左心室被挤向后方，$V_1 \sim V_6$ 导联的 QRS 波群主波正向，不要误判为逆钟向转位。这种心电图模式与逆钟向转位的鉴别如下：右心室肥厚常伴电轴右偏，生理性逆钟向转位应无异常心电图改变，病理性逆钟向转位是左心室肥厚的心电图征象之一，额面电轴正常或电轴左偏，不会出现电轴右偏。

右心室肥厚常伴右胸导联 ST-T 改变，一旦左胸导联和肢体导联出现 ST-T 改变，提示广泛性心肌损害。

在右心室肥厚的进展中，Ⅰ导联 QRS 波形逐渐从 R/S 振幅比值 > 1 过渡到 R/S 振幅比值 < 1，Ⅲ导联 R 波振幅增高，电轴右偏；病情进一步进展时，肢体导联出现 $S_ⅠS_ⅡS_Ⅲ$ 图形，电轴位于右上象限，

Note 右心室肥厚一旦出现电轴右偏，额面最大电势位于右下象限，与Ⅲ导联轴正侧最为平行，故Ⅲ导联 R 波振幅≥Ⅱ导联。

Ⅰ、Ⅱ和Ⅲ导联的 R/S 振幅比值均 < 1。

慢性肺源性心脏病

慢性肺源性心脏病是一种波及右心系统的疾病，长期缺氧引起肺动脉收缩，肺循环高压，产生继发性肺动脉高压，右心室后负荷增加，心电图出现右心系统受累的改变，如电轴右偏或右上电轴、右心房异常、$S_ⅠS_ⅡS_Ⅲ$图形、右心室肥厚、窦性心动过速、期前收缩、房性快速性心律失常等改变（图 5-22）。

右心室肥厚时，右胸导联可以记录到主波正向的 QRS 波，如 qRs、qR、R 和 Rs 波，左胸导联可以记录到振幅很深的 S 波，甚至 R/S 比值 < 1，这是右心室肥厚引起的胸导联 R 波递增模式，病理生理机制涉及肥厚的右心室导致心脏在胸腔中的解剖空间改变、肺气肿引起膈肌下移等。

慢性肺源性心脏病常伴各种类型心律失常，

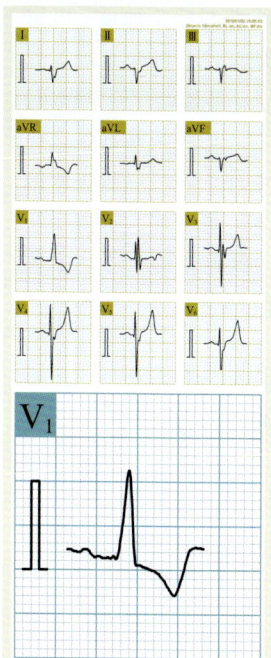

图 5-22　右心室肥厚

女，81 岁，临床诊断为慢性阻塞性肺疾病、慢性阻塞性肺气肿和慢性肺源性心脏病。心电图诊断：①窦性心律；②右上电轴；③右心室肥厚。本例 aVR 导联 R 波、V_1 导联 R 波、V_5 和 V_6 导联 S 波振幅等满足右心室肥厚的振幅标准。V_1 导联 QRS 波为 R 波，主波直立，V_5 导联为 R/S 波，R/S 比值＜1，主波负向，不要将右心室肥厚这种右胸导联主波正向和左胸导联主波负向的胸导联演变模式判读为顺钟向转位，顺钟向转位从 V_1 ～ V_5/V_6 导联均应为 rS 波

一些与感染加重、电解质紊乱、呼吸衰竭等有关，积极治疗原发疾病，纠正内环境紊乱，这些心律失常可以减少或消失，抗心律失常治疗并非重点（图 5-23）。慢性阻塞性肺疾病患者常见于中老年人群，心电图除分析形态外，还要留意有无心律失常。

一些慢性阻塞性肺气肿患者的心电图常见右心房异常和顺钟向转位，既往曾长期认为是一种右心室肥厚心电图模式，2009 年 AHA/ACC/HRS《心电图标准化和解析建议》认为只有在 V_1 导联的 R 波振幅达标或出现 qR 波时，才能诊断为右心室肥厚，否则只能属于肺气肿心电图改变（图 5-24）[1]。

当心电图 I 导联的 P 波为等电位线形态、QRS 波振幅 < 1.5mm，T 波振幅 < 0.5mm 时，称为 I 导联征，常见于肺气肿患者（图 5-25）[7]。

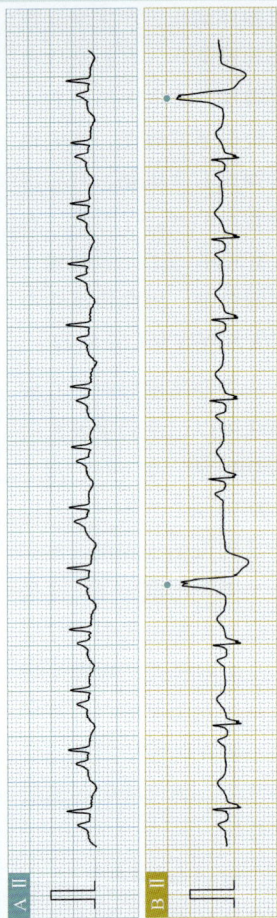

图 5-23 慢性阻塞性肺疾病患者的心律失常

A. 窦性 P 波，节律规整，频率 113 次 / 分，为窦性心动过速；B. 在规律的窦性节律中，出现 2 个宽大畸形的 QRS 波，T 波与 QRS 主波方向相反，代偿间歇完全，为室性期前收缩（蓝色圆圈）

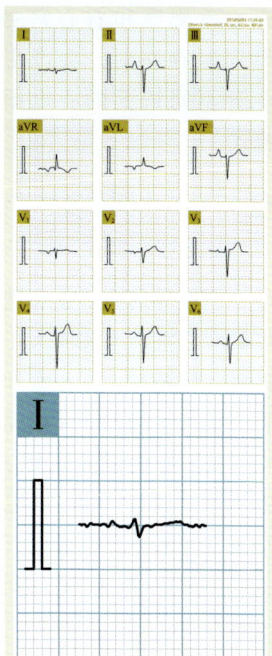

图 5-24　肺气肿心电图

男，58 岁，临床诊断慢性肺部疾病。心电图诊断：①窦性心律；②右上电轴；③右心房异常；④顺钟向转位。本例心电图最典型的特征是 V_1 ～ V_6 导联的 QRS 波均为 rs 或 rS 波形，主波负向，r 波振幅逐渐递增，为顺钟向转位模式。本例 V_1 导联 QRS 波为 rsr' 形态，r 波振幅正常，不能诊断为右心室肥厚。Ⅰ导联符合肺气肿心电图的Ⅰ导联征

临床上，低电压、电轴右偏或右上电轴、右心房异

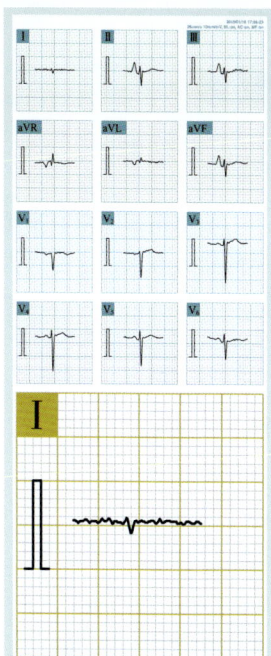

图 5-25　肺气肿心电图

男，71 岁，临床诊断为慢性肺部疾病。心电图诊断：①窦性心律；②右上电轴；③右心房异常；④肢体导联低电压；⑤顺钟向转位；⑥T 波改变。本例心电图胸导联为顺钟向转位图形，V_1 导联 QRS 波形态和振幅不支持右心室肥厚诊断。放大Ⅰ导联心电图波，可见窦性 P 波为等电位线形态、QRS 波振幅 < 1.5mm，T 波振幅 < 0.5mm，为典型的Ⅰ导联征

常、顺钟向转位等异常心电图组合常见于肺气肿

肺气肿患者，整体心房激动电势，即 P 电势靠近 +70°，与Ⅰ导联轴近乎垂直，产生的窦性 P 波振幅极低。

Note

患者。

6

双心室肥厚

心电图诊断双心室肥厚的能力有限，这是因为

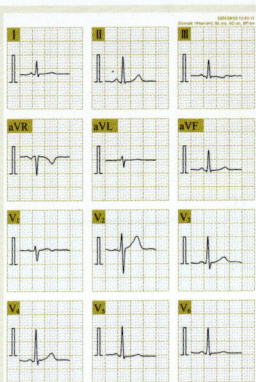

图 5-26 双心室肥厚心电图

女，58 岁，临床诊断为二尖瓣狭窄和主动脉瓣狭窄。心电图诊断：①窦性心律；②T 波改变。二尖瓣狭窄引起右心室肥厚，主动脉瓣狭窄引起左心室肥厚，受检者同时罹患双侧心脏疾病，心电图仅有左胸导联 T 波平坦改变，要警惕双心室肥厚的可能。心脏超声证实左心室和右心室肥厚，左心房扩大。本例心电图是双侧心室同等肥厚的模式，表现为非特异性心电图改变，这些非特异性心电图改变不仅无诊断价值，甚至不能提供进一步诊断的线索

左心室肥厚和右心室肥厚同时存在时，会产生三种不同情况的心电图模式。

■ 正常心电图或非特异性心电图改变

当肥厚的左心室和肥厚的右心室产生相同大小的激动电势时，左心室和右心室产生的电势可以完全对抗，心电图可以无心室肥厚的改变，QRS 波电压正常、电轴正常或仅有一些非特异性 ST-T 改变（图 5-26）。

临床上，双心室肥厚的出现只有两种情况：第一种是患者只罹患单侧心脏疾病，早期病情的血流动力学异常只影响患侧心脏，中晚期由于其他病理生理机制的建立，开始波及另一侧心脏，出现双心室肥厚，这种模式的双心室肥厚是根据病情发展先后出现的；第二种是患者同时罹患双侧心脏疾病，双心室肥厚是同步发展的。因此，对于器质性心肺疾

Note 心电图正常不能排除受检者无器质性疾病，即使一些受检者罹患严重的心肺疾病，心电图也可能正常，因此，正常心电图不能等同于无疾病。

病的患者,若心电图正常,
要想到双心室肥厚的可能。
这种情况的双心室肥厚,
心电图诊断价值很低,需
要超声心动图明确诊断。

■ 单侧心室肥厚

当肥厚的左心室和肥
厚的右心室产生的激动电
势不等时,可以表现为一
侧心室优势型,最常见的
类型是左心室优势型,因
为生理情况下,左心室质
量也是远远超过右心室质
量的。

双心室肥厚表现为一
侧心室优势时,多见左心
室优势型,心电图表现为
左心室肥厚,如果注意到
同时存在一些右心系统疾
病的心电图改变时,要警
惕双心室肥厚(图 5-27 和
表 5-2)。

同样的道理,当右心
室肥厚超过左心室肥厚程
度时,心电图表现为右心
室肥厚,如果注意到同时
存在一些左心系统疾病的
心电图改变时,要警惕双
心室肥厚(图 5-28)。

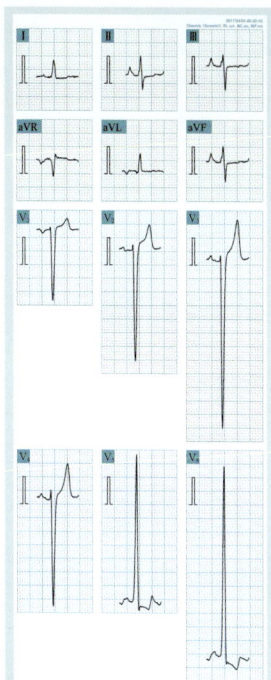

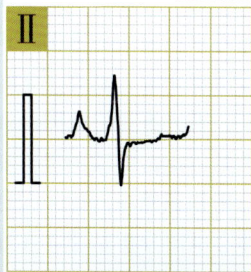

图 5-27 扩张型心肌病

男,73 岁,临床诊断为扩张型
心肌病。心电图诊断:①窦性
心律;②双心房异常;③左心
室肥厚,不除外双心室肥厚可
能,建议完善心脏超声检查;
④ ST-T 改变。患者左胸导联 R
波振幅显著高于正常,诊断为
左心室肥厚;扩张型心肌病病
变主要在左心室,但一部分患
者可以累及双心室

双心房异常是一个提示双心室肥厚的
心电图线索,双侧心房电学紊乱提示病
变波及两侧心脏。

Note

表 5-2	双心室心电图诊断线索
右心室肥厚心电图怀疑左心室肥厚的线索	
□电轴左偏	
□ V_5 导联 R 波振幅＞33mm	
□左心房异常	
□ $S_{V_1}+R_{V_5}$ ＞35mm	
□左胸导联 R 峰时间＞50ms	
左心室肥厚心电图怀疑右心室肥厚的线索	
□电轴右偏	
□ V_1 导联 R/S 振幅比值＞1	
□ V_5 导联 R/S 振幅比值＜1	
□ aVR 导联 R 波振幅＞4mm	
□右心房异常	
□右胸导联 R 峰时间＞35ms	

双心室肥厚表现为单侧心室肥厚的心电图对于初学者来说，具有一定难度，因为需要心电图阅读者具备丰富的读图经验和临床知识储备。此外，这种心电图分析是建立在推导的情况下，双心室肥厚只是"怀疑"，而不是肯定结论，心电图诊断建议进行描述，而不是直接诊断双心室肥厚。例如，对于左心室优势型双心室肥厚心电图，结论可以描述为"左心室肥厚，不除外双心室肥厚可能，请完善超声心动图检查"。

■ 双心室肥厚

当肥厚的左心室和肥厚的右心室均产生显著的电势，由于病变心腔几何形态和解剖空间改变，相互对抗较小时，心电图可以出现双心室肥厚，即右胸导联和左胸导联的 QRS 波振幅同时增加。

Note 初学者在进行心电图诊断时，一定要注意哪些诊断是肯定的，哪些结论是推导的，对于推导的结论可以采用"建议""考虑"等修饰语。

心电图诊断双心室肥厚最直接的线索是 $V_2 \sim V_4$ 导联出现高振幅双相 RS 波，RS 波振幅 > 60mm，这种心电图改变称为 Katz-Wachtel 征（图 5-29），常见于室间隔缺损、动脉导管未闭等先天

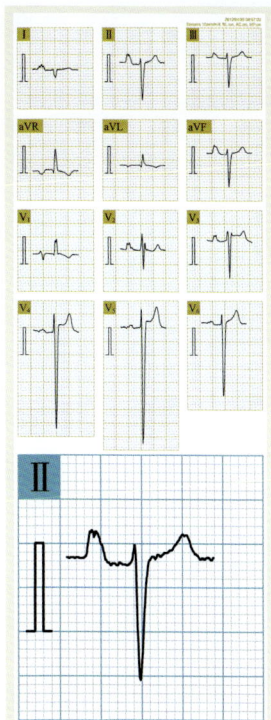

图 5-28　房间隔缺损

男，26 岁，临床诊断为房间隔缺损，主动脉缩窄。心电图诊断：①窦性心律；②右上电轴；③双心房异常；④右心室肥厚，不除外双心室肥厚可能，建议完善心脏超声检查；⑤T 波改变。本例心电图能够直接诊断右心室肥厚，如 aVR 导联的 R 波振幅、V_5 导联的 S 波振幅以及 $R_{V_1} + S_{V_5}$ 联合指标。Ⅱ 导联窦性 P 波振幅 3.2mm，时限 120ms，诊断为双心房异常，提示可能存在左心室肥厚

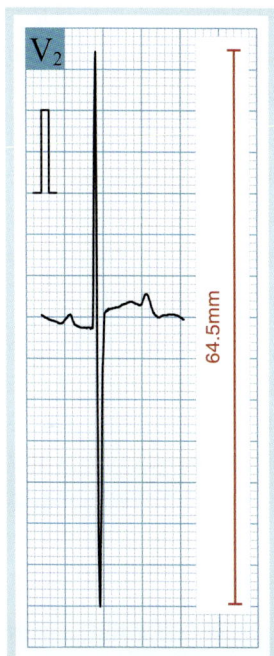

图 5-29　Katz-Wachtel 征

1 例室间隔缺损患者的 V_2 导联，QRS 波为 RS 图形，振幅 64.5mm，R 波和 S 波均为高振幅，是双心室肥厚的心电图线索

双心室肥厚表现为单侧心室肥厚心电图时，初学者若不进行推导性诊断，直接诊断为单侧心室肥厚也是正确的。Note

性心脏病[1]。需要指出的是，Katz-Wachtal 征的 RS 波不仅振幅绝对值高，R 波和 S 波也均为高振幅组分，不能是 rS 或 Rs 双相波，这是单侧心室肥厚的心电图征象。

动脉导管未闭在病程早期的病理生理机制是左心室容量负荷过重，心电图表现为左心室肥厚伴 T 波高耸；病情中晚期随着肺动脉高压的形成，右心系统受累，开始出现右心室肥厚，直至双心室肥厚的出现（图 5-30）。

双心室肥厚心电图也可以是右心室肥厚和左心室肥厚的组合，右胸导联和左胸导联均为高振幅 R 波，过渡导联为高振幅 rS 波或高振幅 Rs 波（图 5-31）。

双心室肥厚时，额面电轴有助于判读哪侧心室肥厚更为显著。当电轴左偏时，提示左心室肥厚更显著；当电轴右偏或位于右上象限时，提示右心室肥厚更显著；当电轴正常

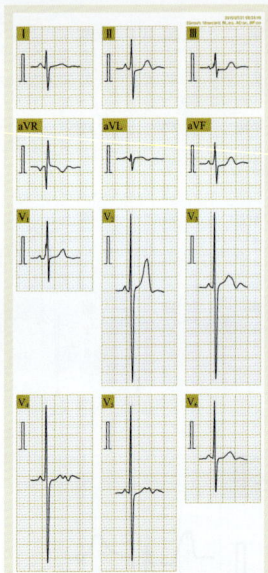

图 5-30 双心室肥厚

女，11 岁，临床诊断为动脉导管未闭。心电图诊断：①窦性心律；②右上电轴；③右心房异常；④双心室肥厚；⑤ T 波改变。患儿在 $V_2 \sim V_5$ 导联出现高振幅 RS 波，R 波和 S 波振幅均高大，RS 振幅 > 60mm，典型的 Katz-Wachtel 征，支持心电图诊断双心室肥厚

时，提示双侧心室的肥厚程度相当，或略微左心室优势，额面最大心室激动电势的方向无改变。

双心室肥厚往往见于中晚期心血管疾病，心电

Note 无论先天性或后天性心脏疾病，若引起继发肺动脉高压的形成，将导致右心室后负荷增加，出现右心室肥厚心电图。

动力学紊乱。

心室肥厚常伴 QRS 波增宽，不仅见于单侧心室肥厚，也见于双侧心室肥厚，甚至肥厚的 QRS 波时限 > 120ms，勿诊断为完全性束支阻滞或非特异性

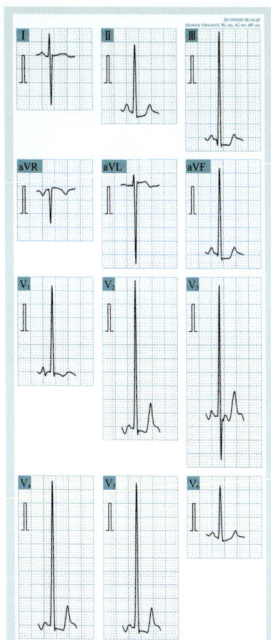

图 5-31 双心室肥厚

男，42 岁，临床诊断为主动脉瓣狭窄，肺动脉瓣狭窄。心电图诊断：①窦性心律；②电轴右偏；③右心房异常；④双心室肥厚；⑤ ST-T 改变。本例双心室肥厚有以下特点：额面电轴右偏，提示右心室肥厚程度比左心室显著；V_1 和 V_5 导联均为高振幅 R 波，V_3 导联为 RS 波，R 波振幅远远超过 S 波振幅，为过渡导联

图常合并心房异常，包括单独的左心房异常、单独的右心房异常和双心房异常，患者存在严重的血流

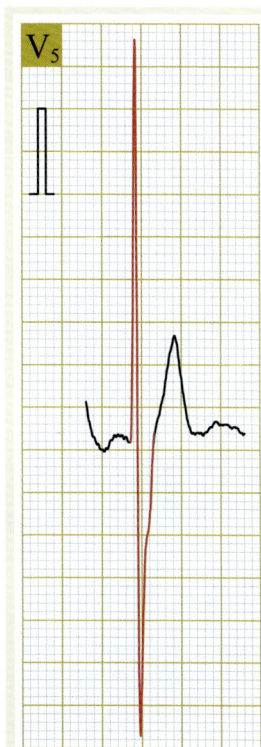

图 5-32 双心室肥厚

1 例双心室肥厚心电图，QRS 波时限 124ms，为宽 QRS 波

室内传导障碍，这种现象是由肥厚的心室肌激动时间延长所致（图 5-32）。患者若发生室上性心动过速，容易被误诊为室性心动过速。

Cardiovasc Med,2023 ,33(5):309-315.

[7] Gupta P, Jain H, Gill M, et al. Electrocardiographic changes in Emphysema. World J Cardiol,2021,13(10):533-545.

参考文献

[1] Hancock EW, Deal BJ, Mirvis DM, et al. AHA/ACCF/HRS recommendations for the standardization and interpretation of the electrocardiogram: part V: electrocardiogram changes associated with cardiac chamber hypertrophy: a scientific statement from the American Heart Association Electrocardiography and Arrhythmias Committee, Council on Clinical Cardiology; the American College of Cardiology Foundation; and the Heart Rhythm Society: endorsed by the I,119(10):e251-261.

[2] Bornstein AB, Rao SS, Marwaha K. Left Ventricular Hypertrophy. 2023 Aug 8. In: StatPearls [Internet]. Treasure Island (FL): StatPearls Publishing; 2024 Jan-. PMID: 32491466.

[3] Kadish AH, Buxton AE, Kennedy HL, et al. A report of the ACC/AHA/ACP-ASIM Task Force on Clinical Competence (ACC/AHA Committee to Develop a Clinical Competence Statement on Electrocardiography and Ambulatory Electrocardiography). J Am Coll Cardiol,2001,38(7):2091-2100.

[4] Pérez-Riera AR, de Abreu LC, Barbosa-Barros R, et al. R-Peak Time: An Electrocardiographic Parameter with Multiple Clinical Applications. Ann Noninvasive Electrocardiol,2016,21(1):10-19.

[5] Bacharova L, Chevalier P, Gorenek B, et al. ISE/ISHNE Expert Consensus Statement on ECG Diagnosis of Left Ventricular Hypertrophy: The Change of the Paradigm. The joint paper of the International Society of Electrocardiology and the International Society for Holter Monitoring and Noninvasive Electrocardiology. J Electrocardiol,2023,81:85-93.

[6] Parodi JB, Ramchandani R, Zhou Z, et al. A systematic review of electrocardiographic changes in healthy high-altitude populations. Trends

涂诗琴

重庆理工大学附属中心医院（重庆市第七人民医院）

第 6 章

常见器质性心脏病

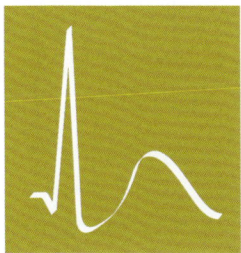

　　很多器质性心脏病患者的心电图正常，特别是在疾病早期，故心电图正常与受检者是否罹患器质性心脏病不能等同。然而，当器质性心脏病引起心脏的解剖和电学明显改变时，患者的心电图会发生明显的异常，一些异常是非特异性的，不能指导临床诊断，然而，一些异常或异常组合具有一定的特异性，当它们联合多个指标出现时，可以提示患者罹患某种疾病，是临床诊断的心电图线索。

1

高血压性心脏病

高血压引起左心室向心性肥厚，心室肥厚是重要的心血管事件风险因素，因此，心电图不仅是筛查左心室肥厚的重要检查之一，还能评估患者的预后。

高血压性心脏病常见的改变如下（图6-1）。

①左心房异常。

②电轴正常或左偏。

③左心室肥厚。

④复极改变：ST段压低、T波双相或倒置。

⑤U波倒置。

⑥心律失常。

不同患者这些心电图异常的组合不同，或改变的强弱不等，如有些左心室肥厚不伴ST-T改变，有些伴轻微ST-T改变，有些则伴显著ST-T改变。

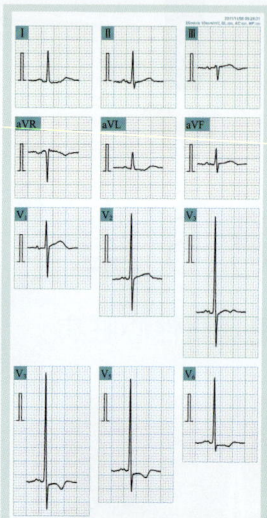

图6-1 高血压性心脏病

女，76岁，临床诊断为冠心病、高脂血症、原发性高血压。心电图诊断：① 窦性心律；② 左心室肥厚；③ ST-T改变。本例心电图满足 Sokolow-Lyon 振幅诊断指标，$S_{V_1}+R_{V_5}=44.5mm$，但不满足 Cornell 诊断指标，$S_{V_3}+R_{aVL}=18.4mm$。I、aVL、$V_4 \sim V_6$ 导联 ST 段压低伴 T 波正负双相或倒置。V_1 导联 R 波振幅 10mm，勿诊断为双心室肥厚，实际是逆钟向转位，左胸导联 R 波图形右移，移行导联位于 V_1 导联

2

扩张型心肌病

扩张型心肌病是一种

以左心室或双心室扩张，进行性心脏增大，伴随收缩功能受损为特征的心肌

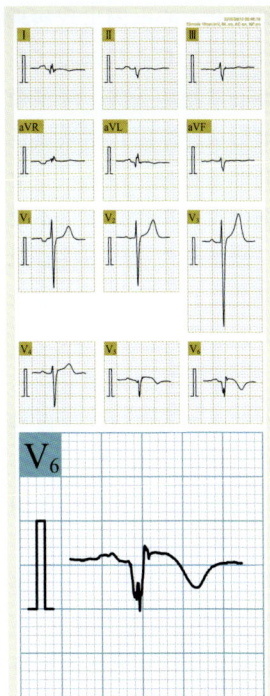

图 6-2　双心室肥厚

男，36 岁，临床诊断为扩张型心肌病。心电图诊断：①窦性心律；②右上电轴；③病理性 Q 波，见于 I、aVL、V_5 和 V_6 导联，请结合临床；④双心室肥厚；⑤ ST-T 改变。本例心电图有两个特点：左心室肥厚满足 Cornell 指标，V_1 导联 R 波振幅 > 6mm，诊断为双心室肥厚；I、aVL、V_5 和 V_6 导联出现病理性 Q 波，V_6 导联 QRS 为 Qr 波，Q 波切迹，Q 波时限 69ms，Q 波振幅 > 同导联 r 波振幅 1/4，提示侧壁心肌存在大面积瘢痕

通过扩张型心肌病的实例，说明心电图的病理性 Q 波只是心肌坏死的标志，而不是心肌梗死的标志。

病。扩张型心肌病与病毒感染、自身免疫疾病、遗传、药物中毒、代谢异常相关，病情发展常致心力衰竭与心律失常。

扩张型心肌病的常见心电图改变如下（图 6-2、图 6-3 和图 6-4）。

①心房异常：右心房异常、左心房异常和双心房异常。

②电轴正常、右偏、左偏或右上电轴。

③ QRS 改变：包括病理性 Q 波、R 波递增不良、低电压、碎裂 QRS 波等。

④心室肥厚：左心室肥厚或双心室肥厚。

⑤心律失常：包括心房颤动、期前收缩、室性心动过速、房室阻滞、室内阻滞等。

⑥ U 波改变。

⑦ ST-T 改变。

■ 病理性 Q 波

病理性 Q 波是扩张型心肌病常见的心电图改变，提示病变心肌存在大面积

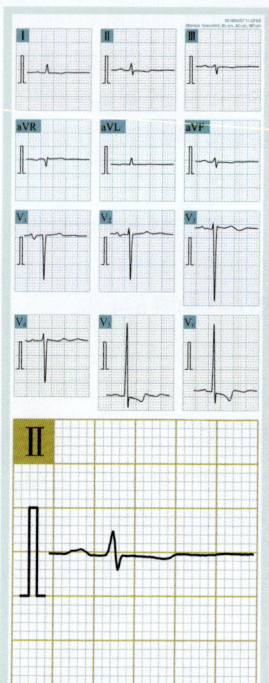

图 6-3 扩张型心肌病

女，30 岁，临床诊断为扩张型心肌病。心电图诊断：①窦性心律；②左心房异常；③肢体导联低电压；④R 波递增不良；⑤左心室肥厚；⑥ST-T 改变；⑦U 波倒置。本例心电图的典型特征是电压失配，肢体导联低电压，而胸导联的振幅达到左心室肥厚的诊断标准，$S_{V_1}+R_{V_5}=16.4+26.6=43mm$，满足 Sokolow-Lyon 指标以及 $S_{V_3}+R_{aVL}=26.9+2.48=29.38mm$，满足 Cornell 指标，这种心电图模式高度提示心肌病

纤维化。心电图出现病理性 Q 波的核心机制是实质性心肌细胞丢失，纤维瘢痕形成，原因包括缺血性和非缺血性。因此，心电图出现病理性 Q 波，不要一味诊断为"陈旧性心肌梗死"，而是要结合临床合理解释。

单纯从心电图鉴别诊断扩张型心肌病和缺血性心肌病意义不大，因为一些扩张型心肌病的心电图可以酷似缺血性心肌病，包括动态 ST-T 改变。鉴别诊断主要依靠临床病史、超声心动图和冠状动脉造影。

心电图发现病理性 Q 波，但患者的临床病史含糊、影像学检查结果模棱两可时，可以进行描述性诊断，如"病理性 Q 波：见于 Ⅱ、Ⅲ 和 aVF 导联，请结合临床"，这种心电图诊断需要临床医生去继续寻找病理性 Q 波的发生原因，是疾病诊断的心电图线索。

当然，如果患者有明

Note 当患者第一次在医院就诊，心电图记录到病理性 Q 波时，病史不明，也可以采用描述性诊断病理性 Q 波，而不要反复询问患者是否罹患心肌梗死。

确的心肌梗死病史，心电图可以根据病理性 Q 波发生的导联，直接诊断陈旧性心肌梗死，如"陈旧性下壁心肌梗死""陈旧性前间隔心肌梗死"等。

■ 振幅异常

扩张型心肌病患者的心电图既可以出现低电压，也可以出现心室肥厚，甚至在一份心电图上同时出现这两种异常（电压失配）。扩张型心肌病尽管主要是一种波及左心室的疾病，但一些患者可以出现双侧心室受累，还可以出现双心室肥厚心电图改变。

在心脏扩大和心力衰竭中，若心电图同时具有以下三个异常改变，则高度提示病因为心肌病。

① 胸导联高电压，$S_{V_1}/S_{V_2}+R_{V_5}/R_{V_6} \geqslant 35mm$。

② 肢体导联相对低电压，每个肢体导联的 QRS 波振幅和 $\leqslant 8mm$。

③ R 波递增不良，V_4 导联 R/S 振幅比值 < 1[11]。

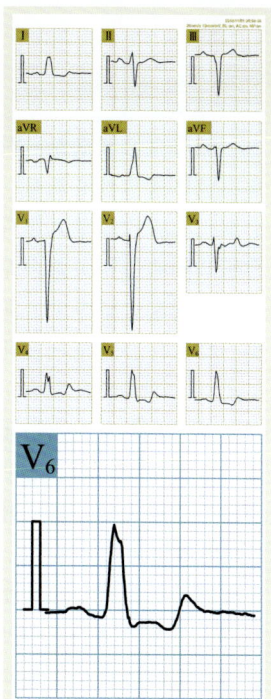

图 6-4 双心室肥厚

男，68 岁，临床诊断为扩张型心肌病。心电图诊断：① 窦性心律；② 电轴左偏；③ 左心房异常；④ 完全性左束支阻滞；⑤ ST-T 改变。本例扩张型心肌病的心电图特征是完全性左束支阻滞，这是扩张型心肌病常见的室内阻滞，如果合并非特异性室内传导障碍，预后将会更差

这就是 Goldberger 三联征，是心电图筛查心肌病的线索之一。

这是因为一些患者，特别是老年患者在追溯病史时，由于时间久远，其提供的信息模棱两可。

Note

3

肥厚型心肌病

肥厚型心肌病是一种常染色体遗传性心肌病，由编码心脏收缩单元组件的肌节和肌节相关蛋白基因突变引起。肥厚型心肌病的特征性心脏结构变化包括左心室壁增厚(肥大)，导致动态左心室流出道阻塞、舒张功能障碍、心肌缺血、心律失常、自主神经功能障碍和二尖瓣反流。在美国，肥厚型心肌病是35岁以下健康人群（包括训练有素的运动员）最常

见的心源性猝死原因[2]。

肥厚型心肌病的病理学改变是左心室不对称性肥厚，超声心动图测量室间隔/左心室后壁厚度比值 > 1.5，诊断为肥厚型心肌病（图6-5）[3]。这与高血压引起的左心室对称性肥厚(向心性肥厚)不同。然而，高血压患者出现左心室不对称性肥厚且室间隔/左心室后壁厚度比值 > 1.5，则要考虑合并肥厚型心肌病。

肥厚型心肌病的常见心电图改变如下（图6-6、图6-7）。

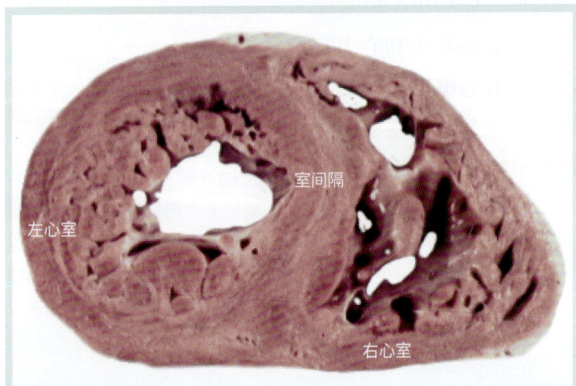

图 6-5 肥厚型心肌病

1例肥厚型心肌病的大体病理解剖，左心室不对称性肥厚，室间隔显著增厚，厚度远远超过左心室其他部位心肌。图片引自：Peter Anderson【https://peir.path.uab.edu/library/picture.php?/787/search/2232】

Note 顾名思义，肥厚型心肌病的病理特征是心肌肥厚，心电图常见心室肥厚征象，包括左心室肥厚和双心室肥厚。

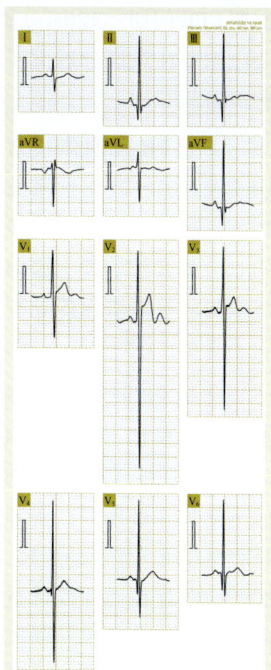

图 6-6　双心室肥厚

男，26 岁，临床诊断为肥厚型心肌病。心电图诊断：①窦性心律；②双心室肥厚；③T 波改变；④U 波改变。本例心电图的 V_1 导联 R 波振幅 17.3mm，$R_{V_5}+S_{V_1}$=14.8+29.2=44.6mm，能够诊断双心室肥厚；V_2 导联 U 波振幅 3.6mm，U 波振幅显著增大

①心房异常：左心房、右心房异常和双心房异常。

②电轴正常或左偏。

③QRS 改变：包括异常 Q 波、R 波递增不良、QRS 波时限增宽等。

④心室肥厚：左心室肥厚或双心室肥厚。

⑤心律失常：包括心房颤动、期前收缩、室性心动过速、房室阻滞等。

⑥U 波改变。

⑦ST-T 改变。

肥厚型心肌病的 Q 波异常与扩张型心肌病不同，前者特征是深而窄，时限可以正常（< 40ms），后者是时限和振幅均异常，（图 6-7）。肥厚型心肌病的深而窄的 Q 波，称为异常 Q 波，不属于病理性 Q 波范畴，发生机制是心室初始激动仍正常开始于左侧室间隔，由于室间隔增厚，Q 波振幅增加。

肥厚型心肌病的异常 Q 波主要见于下壁（Ⅱ、Ⅲ 和 aVF 导联）和侧壁导联（Ⅰ、aVL、V_5 和 V_6 导联）。肥厚型心肌病患者也可以出现典型的病理性 Q 波，可能是肥厚的心肌全程纤维化或室间隔前上

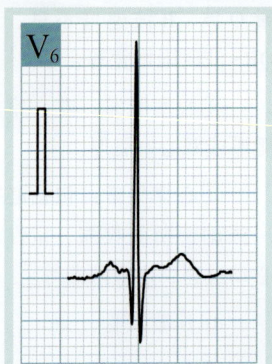

图 6-7　肥厚型心肌病的 Q 波

图 6-6 的 V_6 导联细节图，QRS 波为 QRS 形态，Q 波振幅 6.7mm，时限 28ms，R 波振幅 27mm，Q 波振幅接近 R 波振幅的 1/4，时限正常，未超过 40ms，呈深而窄特征，QRS 波时限 106ms

部不成比例肥厚，导致初始激动电势异常[3, 4]。不同患者可能病理性 Q 波的发生机制不同，因为临床心电图研究发现，一部分病理性 Q 波的肥厚型心肌病患者，心脏磁共振并未发现心肌纤维化，这部分患者的病理性 Q 波用肥厚室间隔异常初始激动解释比较好。

一些肥厚型心肌病患者的心电图表现为短 PR间期（PR 间期 < 120ms），心电图要注意区分以下三种情况。

①短 PR 间期伴正常QRS 波，QRS 波无预激波特征，起始部为快速除极的 Q 波或 R 波，发生原因可能与房室结增强传导有关（图 6-8）。

②短 PR 间期伴 QRS波起始部模糊，QRS 波均匀增宽，QRS 波起始部和后半部均除极缓慢，实际是肥厚心肌缓慢激动所致，肥厚心肌存在局部或严重的纤维化，在某些导联或全部导联非常酷似心室预激，电生理检查无心室预激证据。

③短 PR 间期伴 QRS波起始部模糊，QRS 波起始部除极缓慢，QRS 波后半部除极正常，为肥厚型心肌病合并心室预激，心电图有典型的心室预激表现（图 6-9）。

肥厚型心肌病的高振幅 QRS 波是心电图诊断肥厚型心肌病的一个线索，

但这个心电图指标缺乏特异性，不能依靠心电图直接诊断为肥厚型心肌病，因为心室肥厚也可以见于先天性心脏病和瓣膜性心脏病。肥厚型心肌病的确诊有赖于心脏超声和其他心脏影像学检查。

当一例肥厚型心肌病患者出现低电压时，往往提示患者已经处于疾病晚期，此时肥厚的心肌大面积纤维化，预后不佳[4]。

肥厚型心肌病的肥厚心肌，不仅导致除极异常、QRS 波起始部模糊、异常 Q 波、时限延长、高振幅、QRS 波切迹或碎裂 QRS 波等，还会引起显著的复极异常，包括 T 波直立高耸、ST 段压低、T 波倒置以及巨大 T 波倒置等。

左心室肥厚伴巨大 T 波倒置是提示心尖肥厚型心肌病的心电图线索（图 6-9）。这是因为肥厚的心肌存在复极异常，正常心室复极从心尖部向心底部推进，在胸导联（或 QRS

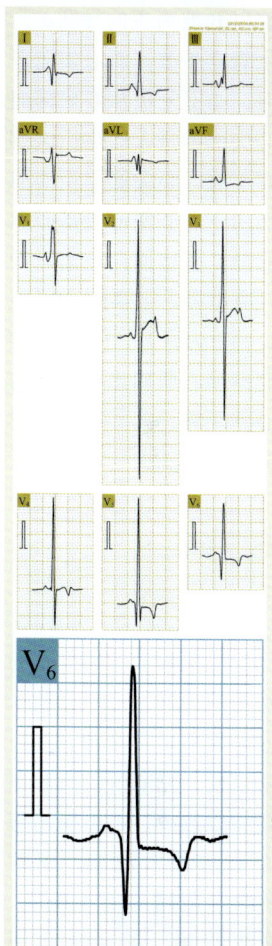

图 6-8 肥厚型心肌病

男，16 岁，临床诊断为肥厚型心肌病。心电图诊断：① 窦性心律；② 异常 Q 波，见于Ⅰ、Ⅱ、aVL、V₅和 V₆导联，请结合临床；③ 双心房异常；④ 双心室肥厚；⑤ ST-T 改变；⑥ 短 PR 间期。患者的 PR 间期短至 98ms，其后紧随快速除极的 Q 波或 R 波，无心室预激特征，笼统诊断短PR 间期即可

容易理解的是，当肥厚型心肌病主要为左心室基底部肥厚时，心电图表现为左心室肥厚伴 T 波高耸直立。

Note

波以 R 波为主的导联）产生直立 T 波，而心尖肥厚时，心室复极从心底部向心尖部推进，产生巨大倒置 T 波。心尖肥厚型心肌病由于左心室心尖部心肌肥厚，直接面向胸前区的探查电极，记录的 QRS 波振幅更为高大。1/3 的心尖肥厚型心肌病患者合并右心室肥厚，其心电图表现为双心室肥厚[5]。

4

二尖瓣狭窄

二尖瓣狭窄时，左心房血液流向左心室受阻，左心房后负荷增加，左心房病变，左心房扩大和电学特性改变，心电图出现左心房异常改变，窦性 P 波时限增宽 ≥ 120ms，P 波双峰，峰-峰间距 ≥ 40ms，V_1 导联 P 波终末电势增大（图6-10）[2]。

在心电图学发展早期，二尖瓣狭窄患者的这种双峰 P 波被称为二尖瓣型 P 波，随着临床心电图

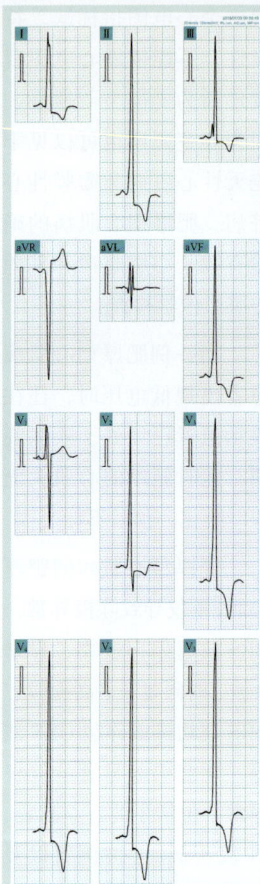

图 6-9　心尖肥厚型心肌病

女，20 岁，临床诊断为心尖肥厚型心肌病。心电图诊断：①窦性心律；②短 PR 间期；③双心室肥厚；④ ST-T 改变。患者的心电图特征是高振幅 QRS 波和巨大 T 波倒置，胸导联 RV_5 振幅高达 69mm，T 波倒置振幅为 15.6mm，V_1 导联 R 波振幅 12.5mm，判读为双心室肥厚。Ⅱ导联 R 波振幅＞Ⅲ导联，提示左心室心尖部的心肌比右心室肥厚程度更重

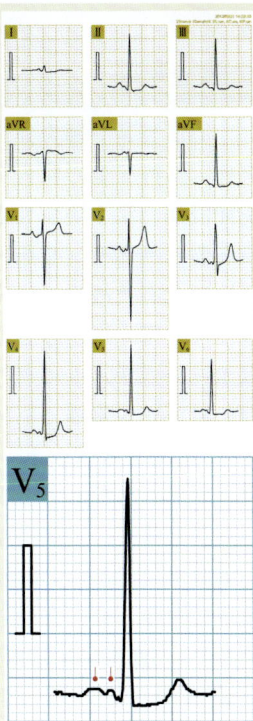

图 6-10 双心室肥厚

女，54 岁，临床诊断为风湿性心瓣膜病，二尖瓣狭窄。心电图诊断：①窦性心律；②左心房异常；③左心室肥厚；④ ST-T 改变。本例患者心电图最典型的特点是左心房异常，窦性 P 波时限 158ms，P 波双峰。本例心电图不要误诊为短 PR 间期，测量 V5 导联 PR 间期为 181ms，PR 段缩短为 23ms，PR 段缩短原因是左心房异常，增宽的 P 波终末部向 QRS 波起始部延展，掩盖了部分 PR 段，仿似 PR 段消失。

一些单纯的二尖瓣狭窄患者也会出现左心室肥厚的心电图改变，目前对其发生的原因尚不清楚。

研究的进展，逐渐发现高血压、冠心病等疾病也可以导致这种双峰 P 波，并非二尖瓣狭窄患者所特有，因此，2009 年 AHA/ACC/HRS《心电图标准化和解析建议》弃用"二尖瓣型 P 波"这一术语，改为"左心房异常"。

二尖瓣中度至重度狭窄的患者，若不接受瓣膜外科治疗，随着病情的进展，左心房持续高压，继发肺动脉高压形成，右心室后负荷增加，右心室肥厚，肥厚的右心室舒张功能下降，右心房后负荷增加，将出现右心室肥厚、右心房异常、双心房异常等心电图改变（图 6-11）。

二尖瓣狭窄患者的病变若继续进展，左心房严重扩大，电学紊乱，患者将出现各种房性心律失常，如房性期前收缩、房性心动过速、阵发性心房扑动，最终进展为心房颤动。因此，二尖瓣狭窄患者是心房颤动的高发人群之一，与他们的左心房病变有关。

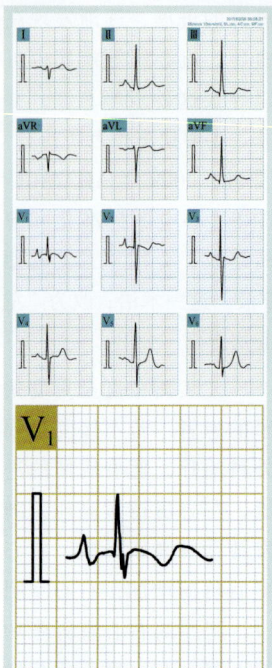

图 6-11　二尖瓣狭窄

女，45 岁，临床诊断为风湿性心瓣膜病，二尖瓣狭窄。心电图诊断为：① 窦性心律；② 电轴右偏；③ 双心房异常；④ 右心室肥厚；⑤ T 波改变。本例二尖瓣狭窄患者的病变已经波及右心系统，V_1 导联 P 波直立部分振幅 2.7mm，为右心房异常，Ⅱ 导联 P 波时限 136ms，为左心房异常，最后诊断为双心房异常；V_1 导联 QRS 波为 qRs 形态，R 波振幅为 6.5mm，诊断为右心室肥厚；V_1 导联 T 波倒置，V_2 和 V_3 导联 T 波负正双相

5

急性心肌炎

　　心肌炎是一种炎症性疾病，其特征是心肌内有炎症浸润，伴非缺血性心肌细胞变性坏死。心肌炎的诊断具有挑战性，临床表现没有特异性，患者可以无任何症状，也可有类似心肌梗死的胸痛，临床经过类似急性冠脉综合征，也可发展到出现心力衰竭的症状和体征，主要是左心室收缩功能不全，以及出现心源性休克、恶性心律失常（三度房室阻滞和恶性室性心律失常）等危及生命安全的暴发性心肌炎[6]。

　　急性心肌炎的心电图改变有心房异常、房室阻滞、束支阻滞、QRS 波改变（低电压、病理性 Q 波等）、非特异性 ST-T 改变，此类心电图改变不能为临床提供诊疗线索，只有充分排除其他器质性心脏病后，结合临床其他检查结果，才能认为是急性心肌炎心电图（图 6-12）。

Note　对一些非特异性的心电图改变，一定要结合临床合理解释，如下壁导联出现病理性 Q 波，究竟是心肌病，还是急性心肌炎，还是急性心肌梗死？

急性冠脉综合征样心肌炎

一部分急性心肌炎患者有胸痛症状，心电图 ST 段抬高，肌钙蛋白阳性，临床经过酷似急性心肌梗死，称为急性冠脉综合征样心肌炎。

急性心肌炎的 ST 段抬高有两种模式：第一种模式表现为急性心包炎，特点是 J 点抬高和 ST 段凹面向上型抬高，这种模式在急性心包心肌炎患者中多见；第二种模式表现为典型 ST 段抬高型心肌梗死，ST 段呈斜直型或凹面向下型抬高（图 6-13 和图 6-14）。急性心肌炎的 ST 段抬高是炎症波及心外膜产生的损伤电流。

急性心肌炎的 ST 段抬高常在 24～48 小时内消失，无对应性 ST 段压低，一些患者的 ST 段抬高分布不满足冠状动脉供血范围，这些特点有助于与急性心肌梗死鉴别，然而对于初学者有一定难度，因为有

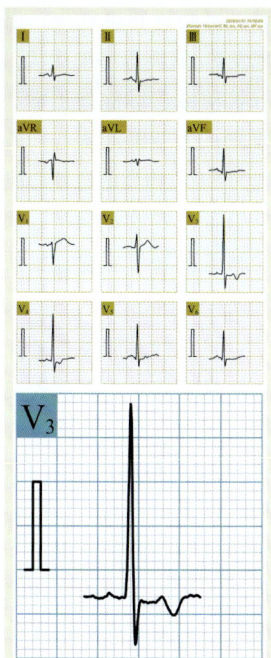

图 6-12　急性心肌炎

女，24 岁，临床诊断为急性心肌炎。心电图诊断：①窦性心律；② T 波改变。本例心电图最典型的特征是多导联 T 波平坦，P 波和 QRS 波形态、振幅和时限正常。心电图不能为急性心肌炎诊断的建立提供任何线索

时很难界定 ST 段抬高分布的导联是否满足冠状动脉分布范围。实际上，急性心肌炎心电图的鉴别诊断主要依靠临床，如受检者胸痛症状出现以前有呼吸

值得注意的是，一些急性心肌炎的心电图也有对应性 ST 段压低，此类心电图更难与急性心肌梗死鉴别。

Note

道、胃肠道感染病史，出现发热、腹泻等感染症状，冠状动脉造影检查正常。即使在大型医疗中心，表现为 ST 段抬高的急性心肌炎患者，多数要依靠冠状动脉造影来与急性心肌梗死进行鉴别。

当急性心肌炎患者无前期感染病史，表现为突然起病时，突发胸痛，心电图 ST 段抬高，心肌酶谱和肌钙蛋白升高时，更容易和急性心肌梗死混淆。若患者在入院时的临床表现和心电图改变难以区分两种疾病时，心电图诊断可以采用描述性结论，如"ST 段改变：Ⅰ、aVL、V_2 ~ V_4 导联 ST 段上斜型抬高，提示急性高侧壁和前壁心肌梗死，不除外急性心肌炎，请结合临床"。一旦患者接受了确诊性冠状动脉造影或冠状动脉 CT 检查，最后临床诊断并不难获得。

需要指出的是，由于心电图导联和心脏解剖并无严格的对应关系，急性

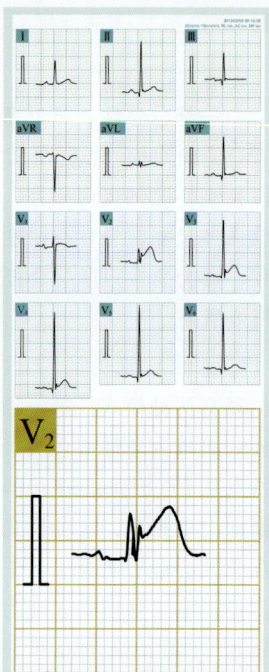

图 6-13 急性心肌炎

男，38 岁，胸痛 6 小时入院。心电图诊断：① 窦性心律；② ST 改变：Ⅱ、V_2 ~ V_4 导联 ST 段抬高，请结合临床。患者入院后肌钙蛋白测值升高，初步诊断为 ST 段抬高型急性前壁和下壁心肌梗死。冠状动脉造影发现冠状动脉无病变，修改诊断为急性心肌炎。患者 ST 段在 V_2 导联表现为 J 点抬高，ST 段呈凹面向上型抬高，QRS 波为切迹 R 波，R 波振幅丢失，酷似超急性 T 波，但 ST 段抬高导联不符合冠状动脉分布特征，特别是下壁导联只有 Ⅱ 导联 ST 段轻微抬高

Note 急性心肌炎波及心外膜，或急性心包炎波及心外膜下层心肌，产生急性心肌心包炎，ST 段抬高模式有时介于典型急性心包炎和急性心肌梗死之间。

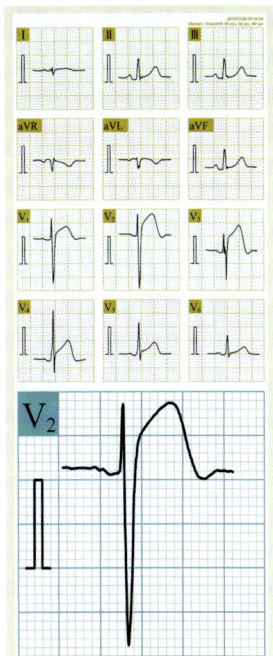

图 6-14　急性心肌炎

男，28 岁，入院前 2 周有急性腹泻病史，此次因胸痛 4 小时入院。心电图诊断：①窦性心律；② ST 段抬高：$V_1 \sim V_5$ 导联 ST 段抬高，考虑急性广泛前壁心肌梗死，不除外急性心肌炎。入院后肌钙蛋白阳性。冠状动脉造影正常，临床诊断为急性心肌炎。$V_1 \sim V_5$ 导联 ST 段呈斜直型抬高和略微凹面向上型抬高，酷似 ST 段抬高型心肌梗死，肢体导联无对应性 ST 段压低。本例患者单从临床症状、肌钙蛋白和心电图很难与急性心肌梗死鉴别，冠状动脉造影提供了确诊依据

有经验的心电图阅读者会注意到受检者年龄较轻，无冠心病危险因素，疑诊时首先考虑急性心肌炎。

心肌炎的 ST 段抬高导联数与急性心肌炎的病情轻重有时并不平行。

■ 暴发性心肌炎

暴发性心肌炎是一种罕见的综合征，其特征是严重的弥漫性心脏炎症，常导致心源性休克、室性心律失常或多器官衰竭而死亡。

暴发性心肌炎的患者心肌遭受严重的炎性细胞浸润，心肌大面积坏死和间质水肿，左心室功能急剧下降，并发恶性室性心动过速（包括顽固性室性心动过速、双向性室性心动过速和多形性室性心动过速等）、心室颤动和三度房室阻滞，严重威胁患者的生命安全。

近些年来，尽管大型医疗中心采用了体外膜肺氧合（ECMO）和人工心脏等先进的治疗技术，暴发性心肌炎患者的院内存活率得到极大的提高，但仍保持 28% 的高死亡率[7]。即使存活出院的患者，需

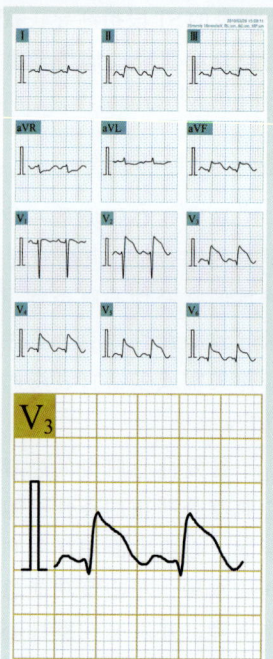

图 6-15　暴发性心肌炎

女，36 岁，临床诊断为暴发性心肌炎。心电图诊断：①窦性心动过速；②病理性 Q 波：见于 Ⅱ、Ⅲ、aVF、V_3 导联；③广泛性 ST-T 改变，见于 Ⅰ、Ⅱ、Ⅲ、aVF、V_1～V_6 导联，请结合临床。患者入院后，心肌酶谱均升高，肌钙蛋白阳性，冠状动脉造影检查正常。超声心动图提示左心室扩大，射血分数 15%，患者持续低血压，依靠升压药和正性肌力药物维持血压和心功能。临床诊断为暴发性心肌炎。经积极治疗后，患者病情好转出院，嘱其定期门诊随访

要接受长期随访，一部分患者仍然进展为左心衰竭，需要接受心脏移植治疗。

急性心肌炎患者的心电图出现 aVR 导联 ST 段抬高、QRS 波时限增宽和 V_5 导联 R 波振幅降低时，要警惕暴发性心肌炎[8]。临床心电图研究总结的指标存在一些局限性，由于所选病例有限，并不能代表人群中疾病的全貌，有时研究的结果甚至与多数临床研究矛盾，因此，需要谨慎使用这些指标，如一些暴发性心肌炎患者，aVR 导联表现为 ST 段显著压低。

再次强调的是，ST 段抬高的导联数并非暴发性心肌炎的心电图判读指标，甚至暴发性心肌炎的 ST 段抬高导联数少于非暴发性急性心肌炎。

此外，急性心肌炎患者的心电图若 QRS 波 –ST 段 –T 波呈三角形特征，即 QRS 波后支、ST 段和 T 波高度融合，呈三角形的单相曲线，难以区分三者

Note　暴发性心肌炎的低电压是心肌大面积坏死、充血水肿、膜电位受损、除极能力低下的结果，也是病情较重的心电图标志。

的分界点，高度提示暴发性心肌炎（图 6-15）。

三角形 QRS-ST-T 波不仅见于暴发性心肌炎，还见于其他原因所致的严重心肌损伤，如急性心肌缺血、急性中毒、严重的电解质紊乱等。这种模式的心电图提示心电高度不稳，患者在近期面临恶性室性心动过速、心室颤动以及心搏骤停的风险[9]。

6

急性心包炎

急性心包炎是各种原因引起的以急性渗出为主的心包脏层和壁层的急性炎症。通常，急性是持续时间不超过 4 ~ 6 周。由于心包脏层即为心外膜，所以也称为急性心外膜炎。心外膜的炎症时常波及其下的心肌，如果其下的心肌明显受累，则称急性心肌心包炎。

急性心包炎的心电图特征是肢体导联（Ⅰ、Ⅱ、Ⅲ、aVL 和 aVF）和胸导

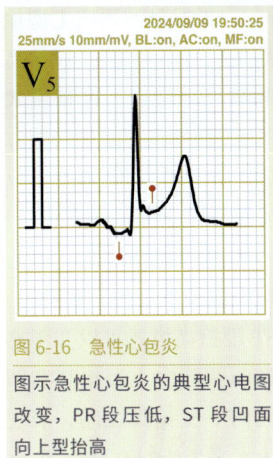

图 6-16　急性心包炎

图示急性心包炎的典型心电图改变，PR 段压低，ST 段凹面向上型抬高

联（V_2 ~ V_6）出现广泛性 ST 段抬高伴 PR 段压低，ST 段抬高呈凹面向上型抬高，aVR 导联出现 ST 段压低（图 6-16 和图 6-17）。

相比于多数急性心肌梗死和急性心肌炎，急性心包炎的 ST 段抬高特点是广泛性 ST 段抬高，除 aVR 和 V_1 导联以外，ST 段抬高可以波及其余所有导联，这是因为急性心包炎可以沿心包腔波及至整个心外膜，而不像大多数急性心肌梗死和急性心肌炎只波及有限的心肌节段，ST 段抬高只出现于病变心肌相关的有限导联。

请读者比较图 6-12、图 6-13、图 6-14 和图 6-15 的 QRS 波振幅、ST 段抬高形态和 aVR 导联 ST 段偏移情况。

Note

ST 段呈凹面向上型抬高是急性心包炎 ST 段抬高的第二个特点。这种模式的 ST 段抬高提示在跨壁方向上，动作电位的改变只发生于心外膜，为局限于心外膜的损伤电流。当心包炎波及下层的心室肌时，ST 段抬高模式可以介于典型的凹面向上型抬高和凹面向下型抬高之间，表现为水平型或斜直型抬高。

急性心包炎的 PR 段压低是由炎症波及心房肌产生的心房损伤电流引起的。在急性心包炎时，判读 PR 段和 ST 段偏移振幅，最好选择 TP 段作为参考基线。

临床上，早期复极、急性心包炎和急性心肌梗死的 ST 段抬高是重要的鉴别诊断（表 6-1）。不像表现为急性冠脉综合征的急性心肌炎，多数患者需要接受冠状动脉造影检查才能与急性心肌梗死鉴别，急性心包炎典型的心电图特点结合患者的症状和体征、肌钙蛋白检查以及心脏超声，对于大多数患者

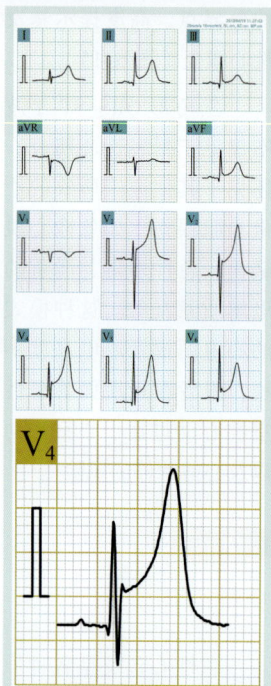

图 6-17　急性心包炎

女，38 岁，心外科手术后突发胸痛。心电图诊断：①窦性心律；② ST-T 改变，提示急性心包炎可能。Ⅰ、Ⅱ、Ⅲ、aVF、$V_2 \sim V_6$ 导联广泛性 J 点抬高，ST 段抬高呈凹面向上型抬高，T 波高耸，高度提示急性心包炎心电图。本例无 PR 段压低

即可做出临床诊断。

早期复极的 ST 段抬高既可以是局限的，发生于高侧壁、下壁或前侧壁，

表 6-1　临床常见 ST 段抬高的鉴别诊断

心电图	急性心包炎	急性心肌梗死	早期复极
PR 段	压低，常见	压低、罕见	无
QRS 波			
□病理性 Q 波	无	常见	无
□ R 波振幅丢失	无	常见	无
ST 抬高			
□导联数	广泛	有限或广泛	有限或广泛
□形态	凹面向上型	凹面向上型 凹面向下型 斜直型	凹面向上型
□对应性压低	无	常见	无
T 波倒置	发生在 ST 段恢复到基线以后	ST 段抬高期间即可出现 T 波倒置	无
V₆ 导联 ST 段抬高振幅 / T 波振幅比值	> 0.25	无研究	< 0.25

除非患者的基础心电图存在 QRS 波异常，急性心包炎本身一般不影响 QRS 波形态，因为波及的心肌非常有限。

Note

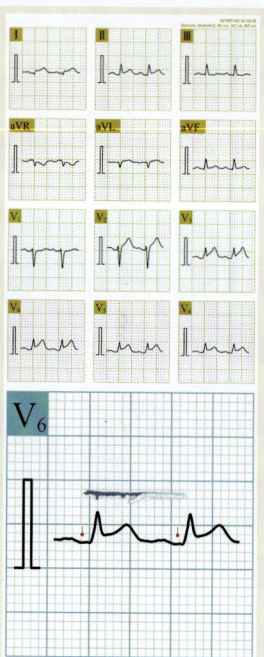

图 6-18 急性心肌炎

女，32岁，因胸痛伴呼吸困难3小时入院。心电图诊断：①窦性心动过速；②电轴右偏；③低电压；④广泛性 ST 段抬高，提示急性心包炎可能。患者心电图有 I、II、aVL、$V_2 \sim V_6$ 导联 ST 段抬高，多数导联为凹面向上型抬高；V_6 导联 ST 段抬高振幅 0.94mm，T 波振幅 1.93mm，两者比值为 0.48；同时，可以观察到 V_6 导联 PR 段压低

也可以是广泛的，发生于整个侧壁和下壁。通常，

早期复极的受检者无胸痛等症状，多数个体很容易与急性心包炎鉴别，然而，一些受检者可能有不典型的胸痛或呼吸困难等症状，需要与急性心包炎进行仔细鉴别。

早期复极和急性心包炎的 ST 段抬高模式相似，ST 段抬高振幅有时难以区分两种情况，因为急性心包炎的 ST 段抬高也可能很轻微。不过，若观察到 V_6 导联的 ST 段抬高振幅与 T 波振幅比值 > 0.25 时，可以提示为急性心包炎（图 6-18）[10]。

急性心包炎合并大量心包积液时，心电图尚有窦性心动过速、低电压、电交替等心电图表现。

7 急性肺栓塞

当静脉血栓形成、脱落并堵塞肺动脉时，就会发生肺栓塞。最常见的是下肢深静脉血栓脱落引起的急性肺栓塞。

Note 急性心肌梗死合并心房梗死时，也会出现 PR 段压低的心电图改变，不过通常被其他心电图征象掩盖，并非常规分析项目。

急性肺栓塞是常见的心血管内科急症，大面积肺栓塞患者可瞬间发生心源性休克和心搏骤停，威胁患者的生命安全。

10% ~ 25% 的急性肺栓塞患者心电图正常，多数急性肺栓塞患者的心电图异常，该病波及右心系统，心电图改变以右心系统负荷过重为主，常见心电图改变如下。

①$S_I S_{II} S_{III}$征。

②$S_I Q_{III} T_{III}$征。

③电轴右偏。

④右心房异常。

⑤右心室肥厚。

⑥顺钟向转位。

⑦新发右束支阻滞。

⑧$V_1 ~ V_4$导联T波倒置。

⑨$V_1 ~ V_4$导联ST段抬高或压低。

⑩心律失常：常见窦性心动过速、期前收缩、心房颤动等[11]。

$S_I Q_{III} T_{III}$征是指I导联的QRS波新发S波或原

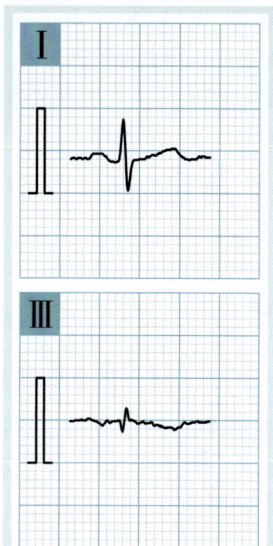

图6-19　$S_I Q_{III} T_{III}$征

1例急性肺栓塞患者的 I 导联出现 S 波，III 导联 Q 波和 T 波倒置

有 S 波振幅增深，III 导联新发 Q 波和 T 波倒置（图6-19）。$S_I Q_{III} T_{III}$征是一个反映右心室负荷过重的心电图指标，可见于先天性心脏病、瓣膜性心脏病和急性肺栓塞。

$V_1 ~ V_4$导联 T 波倒置是急性肺栓塞常见的心电图改变，倒置的 T 波可以局限于 $V_1 ~ V_3$ 导联，也可以波及左胸 $V_4 ~ V_6$

导联和肢体导联（图6-20）。急性肺栓塞患者，心电图T波倒置的导联数越多，提示病情越重。

急性肺栓塞的心电图诊断思路是：现有单个心电图指标都是非特异性的，如电轴右偏、$S_IQ_{III}T_{III}$征、右心房异常等，都可以见于其他器质性心脏病，不能根据这些指标直接诊断为急性肺栓塞；若这些非特异性心电图改变同时出现多个，特别是右胸导联T波倒置伴肢体导联右心室负荷过重心电图改变（$S_IS_{II}S_{III}$征、$S_IQ_{III}T_{III}$征和$Q_{III}T_{III}$征），则高度提示急性肺栓塞心电图（图6-21）。

目前，尚不能从心电图可靠的预测哪些急性肺栓塞患者会出现血流动力学不稳，临床心电图研究发现急性肺栓塞患者有以下几项心电图改变时，发生血流动力学不稳定的概率会增加，这些心电图指标有：①心率 > 100 次/分；②$S_IQ_{III}T_{III}$图形；

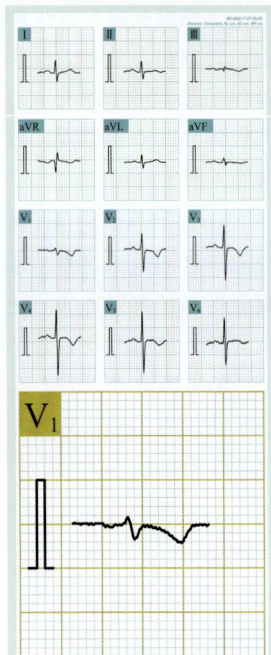

图 6-20　急性肺栓塞

男，65 岁，因胸痛伴呼吸困难3 小时入院。心电图诊断：①窦性心律；②右心室肥厚；③顺钟向转位；④T 波改变，III、V_1 ~ V_5 导联 T 波倒置，提示急性肺栓塞心电图。患者心电图有右心室肥厚、顺钟向转位、胸导联 T 波倒置以及 $S_IQ_{III}T_{III}$图形，这些心电图改变的单个指标并无诊断意义，属于非特异性改变，但联合出现，高度提示急性肺栓塞

③完全性右束支阻滞；
④V_1 ~ V_4 导联 T 波倒置；

Note　急性肺栓塞的心电图改变多数是肺动脉阻塞后，右心室后负荷增加，心室内压力增加和室壁张力增加，心脏几何学改变的结果。

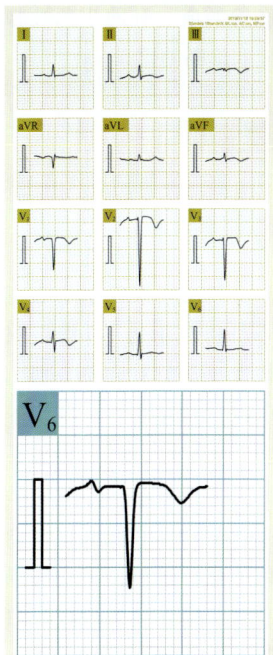

图 6-21　急性肺栓塞

男，53 岁，因胸痛伴呼吸困难 2 小时入院。心电图诊断：①窦性心律；②R 波递增不良；③T 波改变：Ⅲ、V_1 ～ V_4 导联 T 波倒置，提示急性肺栓塞心电图。本例心电图除 V_1 ～ V_4 导联 T 波倒置外，提示右心室负荷增加的心电图改变较少，Ⅲ导联出现 Q 波和 T 波，高度提示急性肺栓塞

⑤ aVR 导联 ST 段抬高；⑥心房颤动[12]。

V_1 ～ V_3/V_4 导联 T 波倒置常见于持续性幼年型 T 波倒置，这是一种正常变异心电图，受检者无临床症状，心电图除其他正常变异外，应无其他异常。

V_1 ～ V_3/V_4 导联 T 波倒置也是前间壁心肌缺血的心电图改变，患者有冠心病危险因素，有心绞痛发作病史，心绞痛发作时可以记录到 ST 段压低或 ST 段压低振幅加重，冠状动脉造影检查可以明确诊断。需要注意的是，一些急性肺栓塞患者可以出现 V_1 ～ V_4 导联 ST 段抬高和肌钙蛋白升高，加上胸痛症状，临床经过酷似急性前间壁心肌梗死，此类患者需要冠状动脉影像学明确诊断。相反，另一些症状轻微或不典型的急性肺栓塞患者，病情较轻，心电图除 V_1 ～ V_4 导联 T 波倒置外，特别是无其他右心室负荷过重的改变，很容易误诊为Ⅱ型 Wellens 综合征，这类患者也需要冠状动脉造影明确诊断。

在一些有条件的医疗

单位，接诊胸痛患者采用大血管CT造影检查，一次性检查主动脉、冠状动脉和肺动脉，能做到首诊鉴别急性主动脉夹层、急性冠脉综合征和急性肺栓塞。如果缺乏这些检查条件，应注意检查胸痛患者的双下肢有无肿胀和压痛，下肢血管超声发现深静脉血栓形成，有助于急性肺栓塞诊断的建立。

8 致心律失常型右心室心肌病

致心律失常型右心室心肌病是脂肪/纤维组织替代正常的右心室心肌，可以波及左心室，好发于20～40岁人群[13]。致心律失常型右心室心肌病是一种遗传性心肌病，常染色体显性遗传，负责编码心肌细胞连接的桥粒蛋白基因突变，影响闰盘功能，心肌营养不良、逐渐退化消失并被脂肪组织和纤维组织取代。

■ epsilon 波

致心律失常型右心室心肌病的特征性心电图是在QRS波终末部出现可重复的低振幅小波，这是病变的右心室心肌延迟激动的心电图表现，常见于V₁和V₂导联，有时波及V₃和V₄导联（图6-22）。

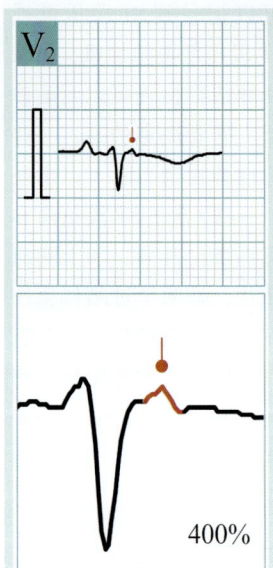

图 6-22　epsilon 波（一）

1 例致心律失常型右心室心肌病的 V₂ 导联，QRS 波终末部与 T 波前支交界的 ST 段上可见一凸起的小波，下图为放大 400% 后的细节

Note 致心律失常型右心室心肌病的心肌细胞被脂肪组织和纤维组织替代后，右心室扩大，临床出现顽固性右心衰竭和起源于右心室的室性心律失常。

epsilon 波应在 QRS 波终末部和 T 波前支的 ST 段部分观察，不同患者的 epsilon 波出现时间有所差异，有些紧随 QRS 波终末部，有些出现在 ST 段中部，由于振幅较低，有时会被误判为 QRS 波切迹或心电图伪差。

可重复性是 epsilon 波的重要特点，对于同一位受检者，如果能在每个 QRS 波终末部的固定时间里观察到小波，且小波形态一致，高度提示 epsilon 波（图 6-23）。心电图伪差的出现具有不确定性，重新安放胸导联电极后，伪差可能消失。

分析 epsilon 波另一个值得注意的细节是，最好同步 V_1 ～ V_3 导联分析，明确 P 波、QRS 波、ST 段和 T 波的组分，这是因为致心律失常型右心室心肌病患者的右心室心肌丢失，V_1 导联的 QRS 波振幅可以很低，有时窦性 P 波振幅会显著高于 QRS 波振幅，会把 P 波误判为 QRS 波，

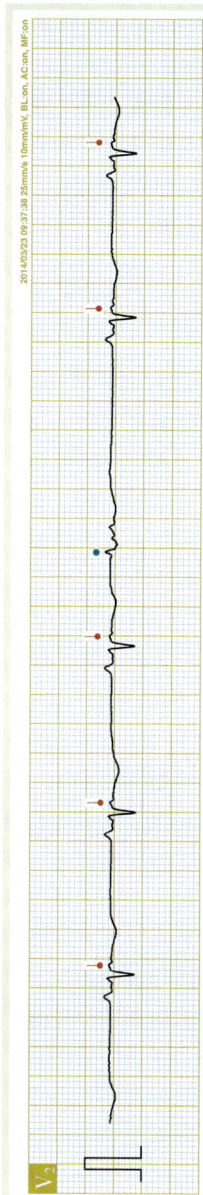

图 6-23　epsilon 波（二）

本例心电图与图 6-22 为同一位患者，窦性心律时，V_2 导联每个 QRS 波的终末部，在固定的时刻出现低振幅小波，重复性好，排除心电图伪差，判读为 epsilon 波（蓝色圆圈所示为室性期前收缩，未做分析）。（箭红色箭头所示）。

把低振幅 QRS 波判读为 epsilon 波（图 6-24）。

30% 的致心律失常型右心室心肌病患者的心电图 epsilon 波阳性[14, 15]。不过，epsilon 波并非致心律失常右心室心肌病所特有，还见于心脏结节病、法洛四联症、急性肺栓塞、右心室心肌梗死等，这些疾病可以产生类似的局部右心室心肌延迟激动，因此，不能根据心电图 epsilon 波阳性直接诊断为致心律失常型右心室心肌病，但 epsilon 波的出现高度提示患者罹患致心律失常型右心室心肌病。

■ 心电图诊断

致心律失常型右心室心肌病的临床诊断建立在主要诊断标准和次要诊断标准的基础之上，这些标准包括四部分内容，分别为：①结构和功能证据，超声心动图、心室造影、心脏磁共振和核素扫描等影像学证据发现右心室整体或局部的结构和功能改

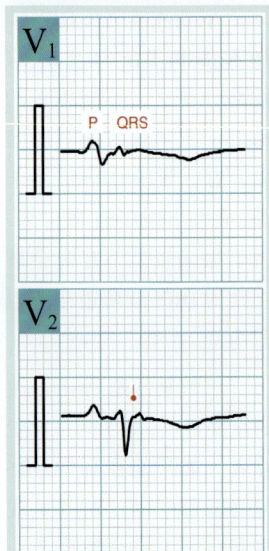

图 6-24 epsilon 波（三）

本例与图 6-22 为同一位患者。如果初学者只分析 V₁ 导联，会把高振幅的窦性 P 波判读为 QRS 波，而把低振幅的 QRS 波判读为 epsilon 波；同步分析 V₁ 和 V₂ 导联，可以明确 V₁ 导联各种心电波的组分

变；②组织学证据，心脏磁共振发现右心室室壁的组织学改变；③电学证据，心电图发现右心室局部的除极和复极异常、心律失常等；④家族史。

与扩张型心肌病和肥厚型心肌病不同的是，致

心律失常型右心室心肌病的心电图具有诊断价值（表 6-2）[16]。

局部右心室心肌被脂肪组织和纤维组织替代后，局部心肌延迟激动不

表 6-2	致心律失常型右心室心肌病的心电图诊断标准
复极异常	
主要标准	
□年龄＞ 14 岁的个体，在无完全性右束支阻滞（QRS 波时限≥ 120ms）的情况下，右胸导联（V₁、V₂ 和 V₃）导联或更多导联 T 波倒置	
次要标准	
□年龄＞ 14 岁的个体，在无完全性右束支阻滞的情况下，V₁、V₂ 或 V₄、V₅、V₆ 导联 T 波倒置	
□年龄＞ 14 岁的个体，在无完全性右束支阻滞的情况下，V₁、V₂、V₃ 和 V₄ 导联 T 波倒置	
除极 / 传导异常	
主要标准	
□右胸（V₁ ～ V₃）导联的 QRS 波终点与 T 波起点之间出现 epsilon 波，一种可重复性的低频信号	
次要标准	
□标准心电图在缺乏 QRS 波时限≥ 110ms 的情况下，信号平均心电图的三个参数至少≥ 1 个阳性	
①滤波后 QRS 波时限≥ 114ms	
② QRS 波终末部＜ 40μV、低振幅信号时限≥ 38ms	
③ QRS 波终末部 40ms 平方根电压≤ 20μV	
□在无完全性右束支阻滞情况下，V₁、V₂ 或 V₃ 导联的 QRS 波终末激动时限≥ 55ms，该时限从 S 波底点测量至 QRS 波终点，包括 R' 波	
心律失常	
主要标准	
□持续性或非持续性类左束支阻滞型室性心动过速，电轴上偏，即 Ⅱ、Ⅲ、aVF 导联 QRS 主波负向，aVL 导联主波正向	
次要标准	
□持续性或非持续性右心室流出道形态室性心动过速，电轴下偏，即 Ⅱ、Ⅲ、aVF 导联 QRS 主波正向，aVL 导联主波负向	
□动态心电图发现频发室性期前收缩（＞ 500 次 /24h）	

仅是形成 epsilon 波的病理生理机制，也是整体右心室激动时间延迟的病理生理机制，$V_1 \sim V_3$ 导联的 QRS 波时限延长和 QRS 波终末激动时间延长。右胸导联的 QRS 波终末激动时间是从 S 波的底点测量至 QRS 波终点的时间间期，在无右束支阻滞情况下，$\geq 55ms$ 判读为延长（图 6-25）[16]。

右胸导联 T 波倒置是致心律失常型右心室心肌病的另一个重要心电图征象（图 6-26 和图 6-27）。

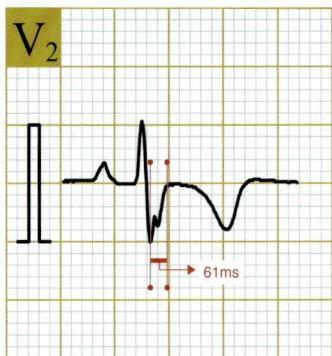

图 6-26　致心律失常型右心室心肌病

女，50 岁，临床诊断为致心律失常型右心室心肌病。心电图诊断：①窦性心律；②电轴右偏；③低电压；④病理性 Q 波，见于 I、aVL 和 V_6 导联；⑤ epsilon 波，见于 $V_2 \sim V_4$ 导联，提示致心律失常型右心室心肌病；⑥ T 波改变。本例患者全导联低电压，V_1 导联的窦性 P 波直立部分的振幅甚至高于 QRS 波，epsilon 波分布较广，$V_2 \sim V_4$ 导联均可以见反复出现的 epsilon 波，这些信息提示病变波及双侧心室

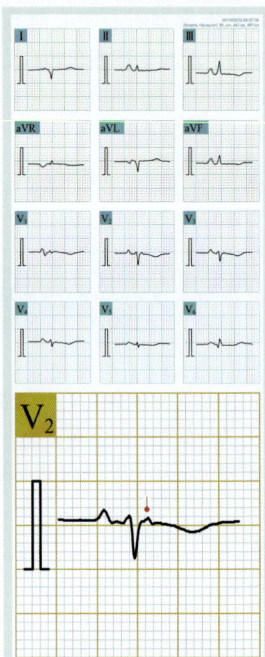

图 6-25　右胸导联 QRS 波终末激动时间延长

1 例致心律失常型右心室心肌病患者的 V_2 导联，QRS 波为 RS 图形，S 波切迹，QRS 波终末激动时间 61ms，明显延长

Note　受检者心电图有右胸导联 T 波倒置，除正常变异改变外，无其他异常心电图，超声心动图证实心脏结构和功能正常，考虑为持续性幼年型 T 波模式。

当 T 波倒置出现于左胸导联时，提示左心室受累，病变波及双侧心室。右胸导联 T 波倒置是致心律失常右心室心肌病最常见的心电图改变，发生率为 54%，右胸导联 T 波倒置伴 epsilon 波高度提示致心律失常型右心室心肌病心电图[15]。

起源于右心室的室性心律失常是致心律失常型右心室心肌病的另一个电学特点，这可以通过常规心电图、动态心电图和运动试验记录。室性心律失常可以表现为室性期前收缩（频发、多源性）、非持续性室性心动过速和持续性室性心动过速。这些室性心律失常的共同特点是 V₁ 导联 QRS 主波负向，为 QS 波、rS 波，呈类左束支阻滞图形，提示室性心律失常起源于右心室（图 6-28）。

致心律失常型右心室心肌病的室性心律失常可以来自右心室流出道、流入道和心尖部，室性心动

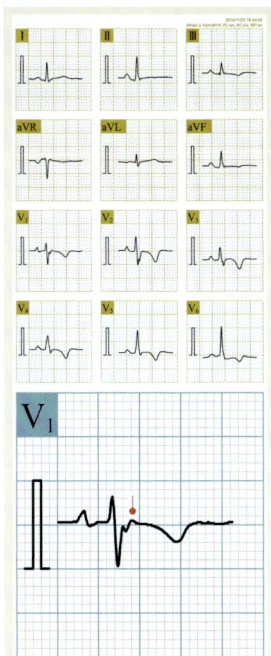

图 6-27 致心律失常型右心室心肌病

男，48 岁，临床诊断为致心律失常型右心室心肌病。心电图诊断：①窦性心律；②右心房异常；③ epsilon 波，见于 V₁ 导联；④ T 波改变，提示致心律失常型右心室心肌病心电图。本例患者的 T 波倒置波及整个胸导联，病变累及双侧心室

过速可以演变为心室颤动。在意大利，致心律失常型右心室心肌病是年龄 < 35 岁人群和运动员中最常见的猝死原因[15]。

受检者有胸痛和呼吸困难症状，心电图右胸导联 T 波倒置伴肢体导联右心室负荷过重，提示急性肺栓塞。

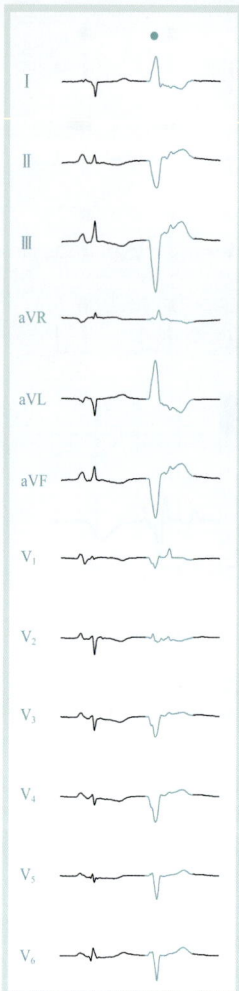

图 6-28　致心律失常型右心室心肌病的室性心律失常

图 6-27 的同一病例，图示起源于右心室的室性期前收缩（蓝色圆圈），在 V_1 导联上，室性期前收缩为 QS 图形

9 先天性心脏病

先天性心脏病的确诊依赖于心脏影像学检查，包括心脏超声、心血管造影、心脏 CT 和磁共振检查。当然，有经验的医生也会通过听诊典型的心脏杂音做出诊断。

心电图不能直接诊断先天性心脏病，但一些异常心电图改变组合出现则提示患者可能罹患某种先天性心脏病，是疾病的心电图线索。

■ 房间隔缺损

房间隔缺损是心房层面的左向右分流，轻者可以终身无症状，心电图正常；分流量大者，心电图可出现右心房异常和右心室肥厚。

一部分房间隔缺损患者的心电图，在下壁 Ⅱ、Ⅲ 和 aVF 导联，QRS 波降支出现切迹，称为钩形征[17]。下壁导联钩形征伴 V_1 导联多组分 QRS 波，是心电图疑诊房间隔缺损的线索（图 6-29）。房间隔缺损的钩形征可以出现于 1～3 个下壁导联，发生的导联越多，患者的异常血流动力学效应越显著。

观察房间隔缺损患者的 V_1 导联 QRS 波形态，如 rSr's'、rsR's'、rSR's'、rsr' 等多相波时，提示患者的右心室扩张，尚处于容量负荷过重阶段，这种情况下诊断的右心室肥厚病理生理机制是右心室扩张；一旦转为 R 波模式，如 qR、qRs、R、Rs 等波形时，提示继发性肺动脉形成，右心室后负荷增加，病理性右心室肥厚开始形成（图 6-30）。

因此，在分析先天性心脏病时，注意观察 I、V_1 和 V_5 导联的 QRS 波形态和主波极性，可以大致推导心室负荷情况。

■ 室间隔缺损

室间隔缺损是心室层面的左向右分流，这种分流主要发生在收缩期，分流至右心室的血液随即泵入肺动脉，通过肺循环回到左侧心脏，左心室在舒张期接受分流血液和回流

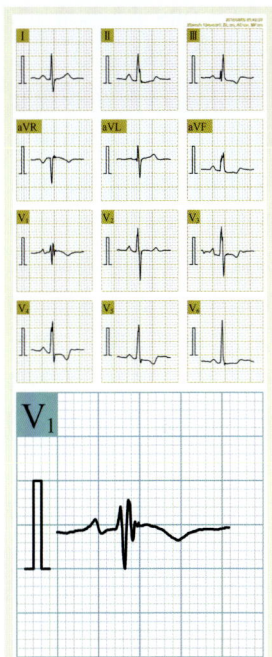

图 6-29　房间隔缺损

女，41 岁，临床诊断为房间隔缺损。心电图诊断：① 窦性心律；② 右心房异常；③ 右心室肥厚；④ ST-T 改变，请结合临床。II、III 和 aVF 导联的 QRS 波降支、顶峰出现切迹，V_1 导联 QRS 波为 rSr's' 波，肢体导联和胸导联的 QRS 波模式组合提示这是一份房间隔缺损患者的心电图

血液，容量负荷过重，左心室扩张，心电图出现电轴左偏、左心室肥厚和左心房异常等改变。此阶段的左心室肥厚心电图模式

主要是 QRS 波振幅增加和 T 波高耸（图 6-31）。

小到中型的室间隔缺损，无肺动脉高压形成或肺动脉高压轻微；而大型室间隔缺损引起的大量分流，将导致肺动脉高压的形成，右心室后负荷增加，心电图出现右心室肥厚、双心室肥厚、右心房异常和双心房异常（图 6-32）。

严重的肺动脉高压持续，右心室肥厚进展，一旦右心室内的压力超过左心室，将出现反向分流，血液从右心室通过缺损的室间隔流向左心室，患者出现发绀，临床进展为艾森曼格综合征阶段。此时，心电图出现双心室肥厚或单独的右心室肥厚、双心房异常等改变，ST-T 改变以 ST 段压低和 T 波倒置、负正双相为主。

■ 动脉导管未闭

动脉导管未闭是由于胎儿期连接肺动脉主干与降主动脉的动脉导管于出

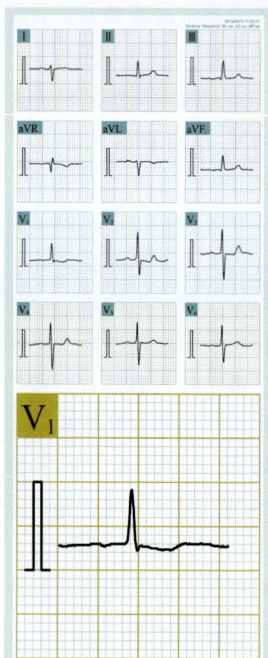

图 6-30　房间隔缺损

女，25 岁，临床诊断为房间隔缺损。心电图诊断：① 窦性心律；② 电轴右偏；③ 右心室肥厚；④ T 波改变。本例房间隔缺损心电图的特征是 V₁ 导联 QRS 波为 Rs 图形，主波正向，提示肺动脉高压形成，右心室肥厚

生后未闭合所致。新生儿在出生后 24 ～ 48 小时，动脉导管开始闭合，一般在 2 ～ 3 周发生永久性解剖性闭合[18]。如果持续超过 8 周未闭合，则形成

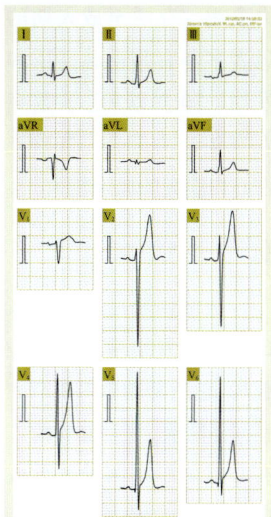

图 6-31　室间隔缺损

男，21 岁，临床诊断为室间隔缺损。心电图诊断：①窦性心律；②左心室肥厚；③ T 波改变。V₅ 导联 R 波振幅 43.6mm，T 波振幅 18mm，这是左心室容量负荷过重的心电图模式。本例 V₂ 和 V₃ 导联高振幅 QRS 波主要为 rS、RS 图形，R/S 振幅比值＜1，S 波振幅远远超过 R 波振幅，这和双心室肥厚 R 波和 S 波振幅均较为高大不同

动脉导管未闭[18]。

　　动脉导管未闭时，高压的主动脉向低压的肺动脉分流，肺循环血量增加，最后左心系统的血流量包括分流血流和返回血量，

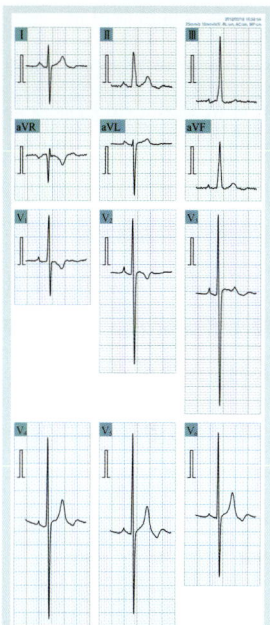

图 6-32　室间隔缺损

男，19 岁，临床诊断为室间隔缺损。心电图：①窦性心律；②电轴右偏；③双心室肥厚；④ T 波改变；⑤ U 波改变。本例室间隔缺损患者的病程已经进展到肺动脉高压和右心室肥厚，V₃ 导联为高振幅 RS 图形，R 波和 S 波振幅均较为高大，RS 波振幅 74mm，提示双心室肥厚，注意 V₁～V₄ 导联 T 波倒置，这是肥厚的右心室引起的复极异常。请读者对照比较图 6-31 和图 6-32 的胸导联 QRS 波模式和 T 波形态，了解不同病程期间的心电图特征

左心室容量负荷过重。

动脉导管未闭的病理生理机制和心电图演变与室间隔缺损相似，最初是左心室肥厚，最后是双心室肥厚（图6-33）。

动脉导管未闭分流量较小者无症状，分流量较大时，在婴儿期可发生心

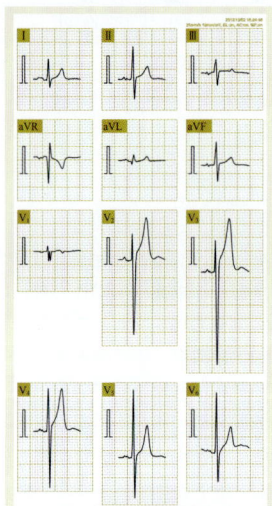

图6-33　动脉导管未闭

男，18岁，临床诊断为动脉导管未闭。心电图诊断：①窦性心律；②左心室肥厚；③T波改变。本例心电图与图6-31的左心室肥厚模式相同，均为左心室容量负荷过重，左胸导联R波振幅增高加伴T波高耸

力衰竭。存活至成人期的患者多伴有肺动脉高压和发绀。30岁以后，多数病人发生心力衰竭，患感染性心内膜炎的风险较大。

■ 法洛四联症

法洛四联症是成年人最常见的发绀型先天性心脏病，包括肺动脉口狭窄、室间隔缺损、主动脉骑跨、右心室肥厚等四种畸形或病变。其中肺动脉口狭窄和室间隔缺损为基本病变。由于肺动脉口狭窄，右心室排血受阻，右心室后负荷增加，造成右心室肥厚。右心室的血液经室间隔缺损射入主动脉，使体循环动脉血氧饱和度明显下降，患者出现发绀。

法洛四联症患者的室间隔缺损通常较大，可以使心室内的压力均衡，发生左向右分流还是右向左分流取决于血流遇到的下游压力情况。如果肺动脉严重狭窄，右心室压力显著增高，血流将绕过肺循

Note　一些法洛四联症患者还合并有其他先天性心脏病，如房间隔缺损、肺动脉瓣狭窄、肺动脉发育不全、肺动脉瓣闭锁，血流动力学更为复杂。

环进入主动脉，引起发绀；而当肺动脉狭窄程度较轻，右心室压力小于全身血管阻力时，大部分血流仍可进入肺循环，患者发绀程度较轻。

与单纯的室间隔缺损不同，法洛四联症的室间隔缺损由于遭遇肺动脉狭窄，分流至右心室的血流流通不畅，引起右心室扩张，右心室的容量负荷和压力负荷均增加。

法洛四联症是一种累及右心系统的疾病，心电图主要以右心系统负荷增加为主，包括电轴右偏或右上电轴、右心房异常、右心室肥厚、ST-T 改变等。右心室肥厚的模式主要是 V_1 导联出现高振幅 R 波或 qR 波（图 6-34）。

目前外科治疗法洛四联症的 20 年生存率超过 90%，但大多数患者会出现残留的血流动力学和电生理异常，尤其是在 30 岁以后[19]。心电图 QRS 波时限 > 180ms、持续性室性心动过速、运动不耐受

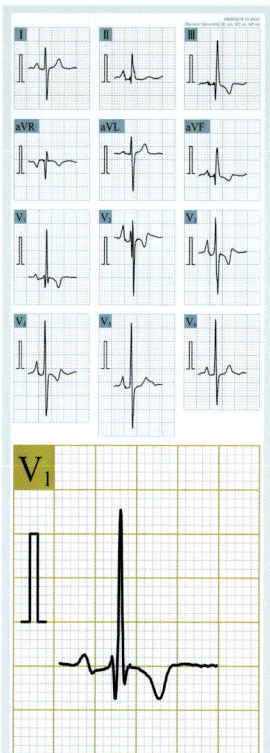

图 6-34　法洛四联症

男，39 岁，临床诊断为法洛四联症。心电图诊断：①窦性心律；②电轴右偏；③右心房异常；④右心室肥厚；⑤T 波改变。注意本例心电图右心室肥厚兼具容量负荷过重和压力负荷过重模式，V_1 导联 QRS 波为 rsR's' 图形，R' 波振幅 17.5mm，V_5 导联 S 波振幅 14.8mm，这些都是右心室肥厚的指标

接受法洛四联症外科修补手术的患者，心电图 QRS 波时限延长，好发房性和室性心律失常。

Note

性晕厥、心力衰竭等表现者的死亡率增加[19]。

参考文献

[1] Goldberger AL. A specific ECG triad associated with congestive heart failure. Pacing Clin Electrophysiol,1982,5(4):593-599.

[2] Czimbalmos C, Csecs I, Toth A, et al. The demanding grey zone: Sport indices by cardiac magnetic resonance imaging differentiate hypertrophic cardiomyopathy from athlete's heart. PLoS One,2019,14(2):e0211624.

[3] Basit H, Alahmadi MH, Rout P, et al. Hypertrophic Cardiomyopathy. 2024 Jun 7. In: StatPearls [Internet]. Treasure Island (FL): StatPearls Publishing; 2024 Jan–. PMID: 28613539.

[4] Bernardini A, Crotti L, Olivotto I, et al. Diagnostic and prognostic electrocardiographic features in patients with hypertrophic cardiomyopathy. Eur Heart J Suppl,2023,25(Suppl C):C173-C178.

[5] Mihos CG, Escolar E, Fernandez R. Right ventricular hypertrophy in apical hypertrophic cardiomyopathy. Echocardiography, 2023,40(6):515-523.

[6] Buttà C, Zappia L, Laterra G, et a;. Diagnostic and prognostic role of electrocardiogram in acute myocarditis: A comprehensive review. Ann Noninvasive Electrocardiol,2020 ,25(3):e12726.

[7] Ammirati E, Veronese G, Brambatti M, et al. Fulminant Versus Acute Nonfulminant Myocarditis in Patients With Left Ventricular Systolic Dysfunction. J Am Coll Cardiol,2019 ,74(3):299-311.

[8] Itoh T, Kobayashi T, Oshikiri Y, et al. Clinical and electrocardiographic characteristics in patients with fulminant myocarditis. J Arrhythm,2022,38(5):763-771.

[9] Cipriani A, D'Amico G, Brunello G, et al. The electrocardiographic "triangular QRS-ST-T waveform" pattern in patients with ST-segment elevation myocardial infarction: Incidence, pathophysiology and clinical implications. J Electrocardiol,2018 ,51(1):8-14.

[10] Ginzton LE, Laks MM. The differential diagnosis of acute pericarditis from the normal variant: new electrocardiographic criteria. Circulation,1982,65(5):1004-1009.

[11] Boey E, Teo SG, Poh KK. Electrocardiographic findings in pulmonary embolism. Singapore Med J,2015,56(11):533-537.

[12] Shopp JD, Stewart LK, Emmett TW, et al. Findings From 12-lead Electrocardiography That Predict Circulatory Shock From Pulmonary Embolism: Systematic Review and Meta-analysis. Acad Emerg Med,2015,22(10):1127-1137.

[13] Shah SN, Umapathi KK, Rout P, et al. Arrhythmogenic Right Ventricular Cardiomyopathy. 2024 Mar 20. In: StatPearls [Internet]. Treasure Island (FL): StatPearls Publishing; 2024 Jan–. PMID: 29262224.

[14] Fontaine G, Fontaliran F, Hébert JL, et al. Arrhythmogenic right ventricular dysplasia. Annu Rev Med,1999,50:17-35.

[15] Gemayel C, Pelliccia A, Thompson PD. Arrhythmogenic right ventricular cardiomyopathy. J Am Coll Cardiol,2001,38(7):1773-1781.

[16] Marcus FI, McKenna WJ, Sherrill D, et al. Diagnosis of arrhythmogenic right ventricular cardiomyopathy/ dysplasia: proposed modification of the task force criteria. Circulation,2010,121(13):1533-1541.

[17] Heller J, Hagège AA, Besse B, et al. "Crochetage" (notch) on R wave in inferior limb leads: a new independent electrocardiographic sign of atrial septal defect. J Am Coll Cardiol,1996,27(4):877-882.

[18] Gillam-Krakauer M, Mahajan K. Patent Ductus Arteriosus. 2023 Aug 8. In: StatPearls [Internet]. Treasure Island (FL): StatPearls Publishing; 2024 Jan–. PMID: 28613509.

[19] Diaz-Frias J, Horenstein MS, Guillaume M. Tetralogy of Fallot. 2024 Feb 14. In: StatPearls [Internet]. Treasure Island (FL): StatPearls Publishing; 2024 Jan–. PMID: 30020660.

王玲莉

重庆医科大学附属第一医院

第 7 章

常见内科疾病

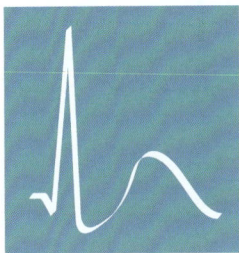

识别电解质紊乱是心电图判读的重要内容，典型的心电图不仅为医生诊断疾病提供线索，甚至可以直接诊断疾病，如高钾血症、低钙血症等。另一些内科疾病会引起心脏的组织学和电学改变，产生异常心电图，这些改变一般不具有诊断价值，属于非特异性改变。然而，如果多个改变同时出现，也可以为医生提供诊断疾病的线索，如慢性肾功能不全、甲状腺功能减退症等。因此，初学者应该熟悉常见内科疾病的一些心电图改变。

1

低钾血症

正常血钾浓度为 3.5 ~ 5.0mmol/L，血钾浓度 < 3.5mmol/L 称为低钾血症[1]。血钾浓度 3 ~ 3.4mmol/L 为轻度低钾血症，2.5 ~ 3mmol/L 为中度低钾血症，< 2.5mmol/L 为重度低钾血症[1]。

钾离子是心肌细胞维持静息电位和参与复极的重要离子。低钾血症会引起心电图改变，成为疑诊低钾血症的线索。尽管血钾浓度与心电图改变之间并无平行关系，但一些心电图改变能大致推断血钾水平。

T-U 波改变

通常，U 波振幅只有同导联 T 波振幅的 11% 或 0.33mm[2]。当血钾浓度开始降低时，心电图的 T 波振幅开始降低，同时 U 波振幅增加。T-U 波改变是低钾血症的早期心电图

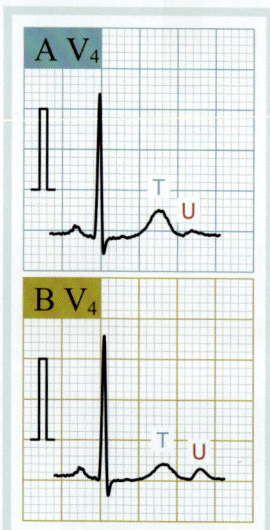

图 7-1 低钾血症的 T-U 波改变
A.正常血钾，T 波振幅远远超过 U 波振幅；B.低钾血症，T 波振幅降低，U 波振幅增加，U 波振幅超过 T 波振幅 50%

改变，U 波振幅接近 T 波振幅 50% 是低钾血症的早期心电图线索（图 7-1 和图 7-2）[3]。

在低钾血症引起 T 和 U 波振幅改变时，T 波和 U 波振幅会经历以下三种转变关系：T 波振幅 > U 波振幅、T 波振幅 =U 波振幅和 T 波振幅 < U 波振幅，当 U 波振幅超过 T 波振幅时，提示血钾浓度

Note 血钾浓度 < 3mmol/L 时，患者出现相关临床症状。不过，失钾速度也是影响临床症状和心电图改变的重要因素。

合波表现为双峰形态，容易被识别，有时，严重的低钾血症导致 T 波和 U 波

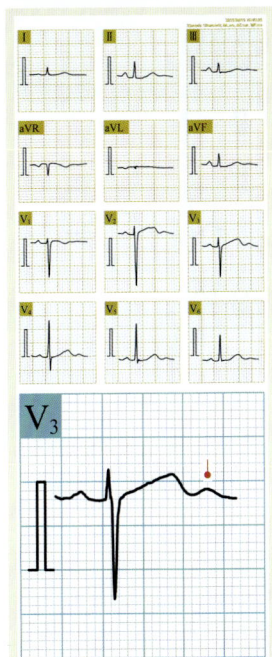

图 7-2 低钾血症

女，33 岁，临床诊断为急性心肌炎。心电图诊断：①窦性心律；②T-U 波改变，提示低钾血症，建议完善电解质检查。电解质检查提示血钾 3.1mmol/L

< 2.7mmol/L（图 7-3）[2]。

当低钾血症进一步发展时，T 波和 U 波发生融合，T 波和 U 波之间的 T-U 段偏移基线，形成 T-U 融合波，这是低钾血症非常显著的心电图改变（图 7-4）。这种 T-U 融

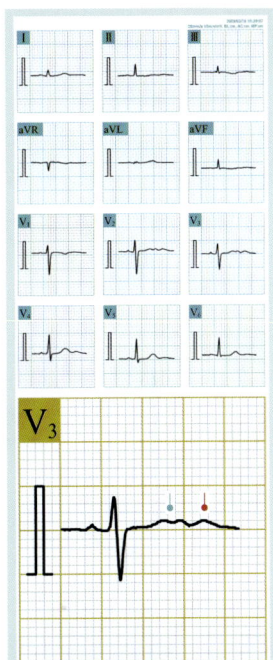

图 7-3 低钾血症

女，33 岁，临床诊断为扩张型心肌病。心电图诊断：①窦性心律；②肢体导联低电压；③T-U 波改变，提示低钾血症，建议完善电解质检查。本例低钾血症心电图改变较图 7-3 显著，V₂ 和 V₃ 导联 T 波平坦，U 波与 T 波振幅相等。复查电解质提示血钾 2.6mmol/L。注意本例 V₃ 导联的 T 波为双峰 T 波

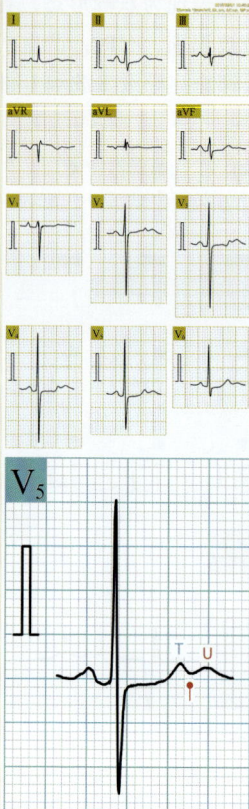

图 7-4　低钾血症

女，73 岁，临床诊断为原发性高血压 3 级很高危。心电图诊断：①窦性心律；②左心房异常；③左心室肥厚；④ST-T 改变；⑤U 波改变，T-U 波融合提示低钾血症可能，建议完善电解质检查。复查电解质提示血钾 2.4mmol/L。V₅ 导联可见 T 波与 U 波之间的 T-U 段（砖红色箭头）高于基线

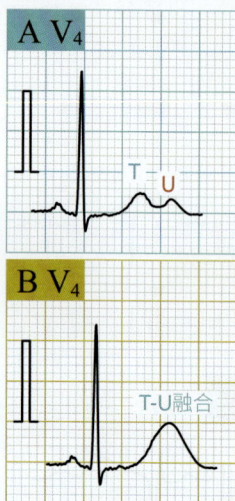

图 7-5　T-U 融合波

A. 双峰型 T-U 融合波是常见 T-U 融合波类型，T 波和 U 波融合，T-U 段高于基线，形成双峰 T-U 融合波，这种模式的 T-U 融合波容易诊断；B. 单峰型 T-U 融合波是不常见的 T-U 融合波类型，T 波和 U 波融合成一个宽大的单峰波，很容易被误判为长 QT 综合征的宽大 T 波

融合成单峰波，基底部宽大，容易被误判为 T 波（图 7-5）。

双峰型 T-U 融合波需要与双峰 T 波鉴别，目前尚无可靠的鉴别诊断方法，即使通过描记心音图也无法鉴别双峰 T 波和

Note 患者入院后，如果缺乏既往心电图对照，无法了解基础 T 波振幅正常或低平，只要注意到 T 波和 U 波振幅的关系也能疑诊低钾血症。

U 波，粗略判读是心率在 50 ~ 100 次 / 分时，双峰间距 ≤ 150ms 判读为双峰 T 波，> 150ms 判读为 T-U 融合波（图 7-6）[2]。

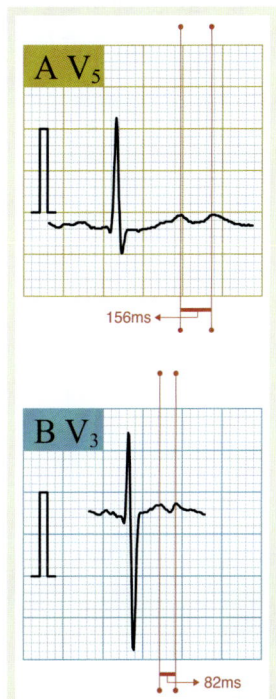

图 7-6　T-U 融合波的鉴别

A.1 例双峰 T 波，峰 - 峰间距 156ms，判读为 T-U 融合波，即第 1 峰为 T 波，第 2 峰为 U 波，本图取自一位低钾血症患者；B.1 例双峰 T 波，峰 - 峰间距 82ms，双峰均为 T 波组分，本图取自一位高血压患者

这种判读属于经验性的，在具体应用时，应结合患者的临床情况合理解释，不能完全照搬结论，因为 T 波和 U 波完全融合并向单峰融合波发展过程中，双峰间距不断缩短，甚至 < 150ms。

中度低钾血症，特别是血钾浓度 < 2.7mmol/L 时的其他常见心电图改变有：① P 波振幅增加；② PR 间期延长；③ 广泛性 ST 段压低伴 T 波平坦或倒置；④ U 波增大，最常见于 V_2 和 V_3 导联；⑤ QT 间期延长。这些心电图改变是非特异性的，特别是 P 波振幅增加超过正常上限，一般直接诊断为右心房异常，但如果伴随 U 波改变，要警惕为低钾血症心电图。

当血钾进一步降低时，T 波和 U 波的形态会发生显著改变，包括 T 波双相、T 波倒置、U 波倒置等，ST 段压低，心电图表现会类似急性心肌缺血：当患者无胸痛症状、无引起 ST-T 改变的其他疾病、

临床上，最多见也最容易诊断的是中度低钾血症的心电图改变，重度低钾血症很难与急性心肌缺血鉴别。

QT 间期延长时，应考虑低钾血症可能。不过值得注意的是，一些患者罹患其他器质性心脏病，合并低钾血症时，存在多个影响 ST 段压低的因素，很难判读孰轻孰重，此时只能笼统诊断为 ST-T 改变（图 7-7）。

QT 间期延长

低钾血症是临床上常见的引起 QT 间期延长以及继发性长 QT 综合征的

图 7-7　低钾血症

女，67 岁，临床诊断为肥厚型心肌病。心电图诊断：①窦性心律；②左心房异常；③异常 Q 波见于 I、aVL 导联；④双心室肥厚；⑤ST-T 改变；⑥U 波改变；⑦QT 间期延长。V_1 导联 R 波振幅 8.5mm，判读为右心室肥厚；V_5 导联 R 波振幅 32.1mm，V_1 导联 S 波振幅 16.3mm，$S_{V_1}+R_{V_5}$=48.4mm，判读为左心室肥厚，最后诊断为双心室肥厚。值得注意的是，V_5 导联 ST 段压低 1.8mm，ST 段凹面向上型压低，T 波负正双相，这种 ST-T 形态可能与心室肥厚有关，但在 QT 间期延长的基础上，还要注意是否为严重低钾血症的效应。观察 V_2 导联，U 波振幅略微超过 T 波振幅，这是低钾血症的心电图标志。复查电解质提示血钾浓度为 2.4mmol/L。患者存在两种影响 ST 段的疾病，即心室肥厚和低钾血症。单独分析 V_4～V_6 导联的 ST-T 形态，可能只会考虑到心室肥厚，但若注意到右胸导联的 U 波振幅，则要考虑合并低钾血症的可能

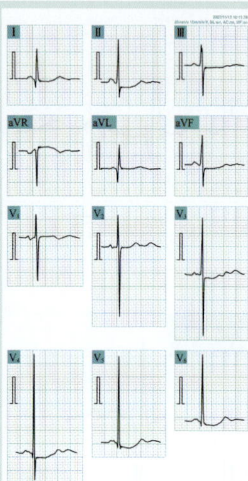

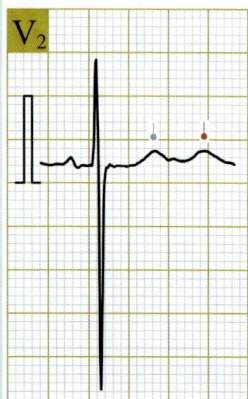

原因之一，因为低钾血症时，通过钾通道向细胞外流出的钾离子减少，心室肌动作电位复极时间延长，心电图 QT 间期延长。

QU 间期是指 QRS 波起点至 U 波终点的时间间期，代表心室除极、复极和 U 波的时限之和。一部分低钾血症患者的 QT 间期延长从心电图上只能测量 QU 间期，这是因为一方面当 T 波和 U 波部分融合时，很难精确判读 T 波终点，测量 QT 间期很困难；另一方面是当 T 波和 U 波完全融合时，只能测量 U 波终点（图 7-8）。

严重低钾血症可以引起 T 波时限延长，形态更加畸形，甚至出现三相 T 波、巨大倒置 T 波等改变，心电波更加畸形，提示患者心电不稳，容易发生室性心律失常。低钾血症时，当 QTc 间期 > 500ms，尖端扭转型室性心动过速的发生风险增加 2 ~ 3 倍，患者将出现复杂室性期前收缩（频发性、多源性、

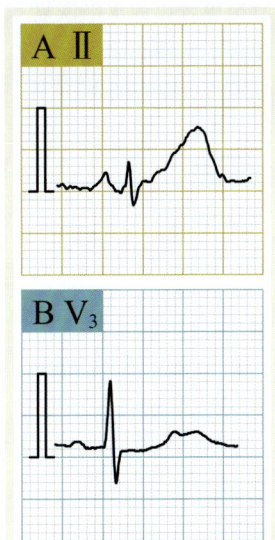

图 7-8　QU 间期延长

2 例心电图均取自低钾血症患者。A.T 波和 U 波完全融合形成单峰型 T-U 融合波，此时只能界定 U 波终点，测量 QU 间期；B. 双峰型 T-U 综合波，界定 T 波终点较为困难，无法精确测量 QT 间期

多形性和 R-on-T 现象），诱发尖端扭转型室性心动过速甚至心室颤动（图 7-9）[4]。因此，QTc 间期 > 500ms、T 波形态显著畸形（包括 T-U 融合波）和室性心律失常的低钾血患者应接受心电监护，纠正低钾血症，补充镁盐，

当前的很多心电图基础理论适合解释单变量因素引起的心电图改变，多变量因素解释较少。

直至患者血钾水平恢复正常，室性心律失常明显减少或完全消失。

2 高钾血症

2018 年，欧洲心脏病学会心血管药物治疗工作组在颁布的《接受肾素 - 血管紧张素 - 醛固酮系统抑制剂治疗心血管疾病患者出现高钾血症的专家共识》文件中重新定义了高钾血症的诊断标准：血钾浓度升高 > 5.0mmol/L 称为高钾血症[5]。根据血钾水平进一步把高钾血症分级：轻度 5.0 ~ 5.5mmol/L，中度 5.5 ~ 6.0mmol/L，重度 > 6.0mmol/L[5]。

血钾浓度升高以后，会对心肌细胞的电学产生双相效应，轻度血钾水平升高时，心肌细胞的兴奋性和传导性增加，而重度

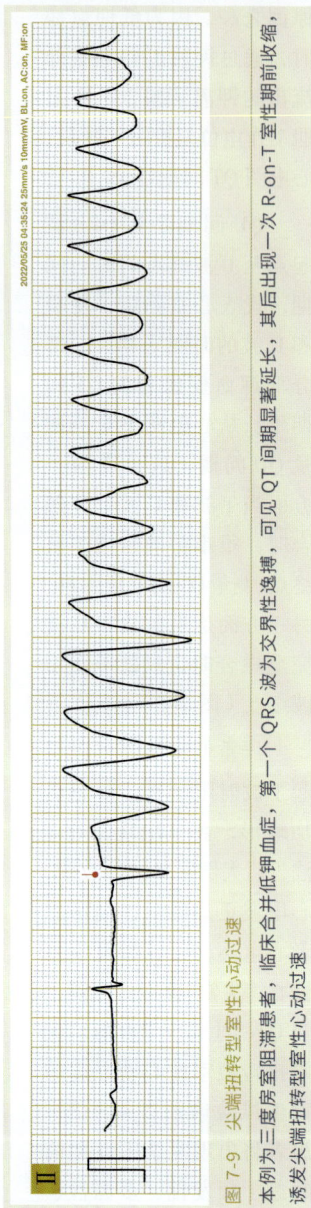

2020/05/25 04:35:24 25mm/s 10mm/mV BL:on, AC:on, MF:on

本例为三度房室阻滞患者，临床合并低钾血症，第一个 QRS 波为交界性逸搏，可见 QT 间期显著延长，其后出现一次 R-on-T 室性期前收缩，诱发尖端扭转型室性心动过速

图 7-9 尖端扭转型室性心动过速

血钾升高时，心肌细胞的兴奋性和传导性受到抑制。血钾水平和心电图改变并无绝对的平行关系，一些重度高钾血症患者的心电图可以完全正常，不过，血钾水平和心电图效应存在一定的量效关系，通过心电图改变可以大致评估血钾水平。

■ 高尖 T 波

高钾血症最早期的心电图改变是高尖 T 波，血钾浓度在 5.5 ~ 6.5mmol/L 时出现[6]。

目前尚无判读高尖 T 波的心电图标准。肢体导联的 T 波振幅 > 5mm，胸导联的 T 波振幅 > 10mm，称为 T 波高耸或高振幅 T 波[7]。正常 T 波时限个体差异较大，一般为 > 160ms[8]。

当 T 波基底部变窄 < 160ms 和 T 波振幅增高时，心电图将出现高尖 T 波（图 7-10）[9]。高钾血症患者的高尖 T 波根据定义，有两种形态：一种

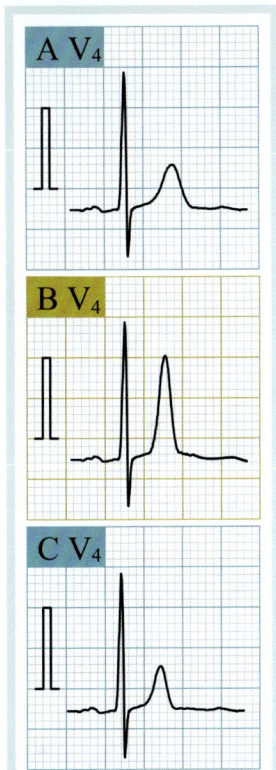

图 7-10　高尖 T 波

A. 正常 T 波，T 波基底部宽阔，T 波升支和降支斜率不对称；B. 理想的高尖 T 波，T 波基底部变窄，T 波振幅超过上限标准，胸导联为 > 10mm；C. 临床高钾血症常见的高尖 T 波，基底部变窄，振幅可以正常，C 相当于正常 T 波和理想高尖 T 波的中间状态，因此，判读高尖 T 波更重要的是 T 波基底部变窄

对于有经验的心电图阅读者，通过心电图可以快速预估患者的血钾水平，便于患者的紧急救治。

Note

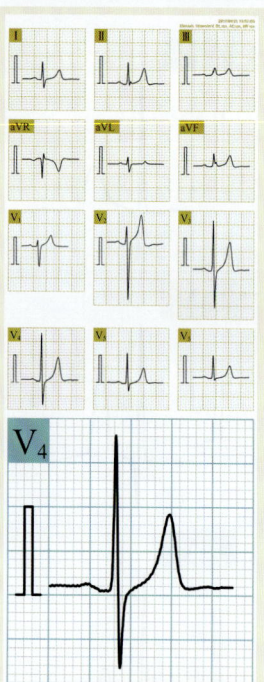

图 7-11 高钾血症

男，21 岁，临床诊断为慢性肾功能衰竭。心电图诊断：①窦性心律；② T 波改变，提示高钾血症可能，建议完善电解质检查。本例心电图高尖 T 波振幅只有 II、V_2 和 V_3 导联达标，T 波基底部变窄，II 导联 T 波基底部时限 155ms。V_4 导联 T 波振幅正常为 8.2mm，但 T 波基底部变窄，T 波形态仍具有高尖特征。电解质检查提示血钾为 5.9mmol/L。本例高钾血症心电图由于 T 波振幅超标导联少，容易被初学者漏诊

是绝对性高尖 T 波，T 波时限和 T 波振幅同时达到诊断标准，这种模式的高尖 T 波容易被识别；另一种是相对性高尖 T 波，T 波时限和 T 波振幅只满足一项标准，容易被初学者忽视。此外，由于 T 波的高度个体化差异，判读 T 波是否高尖应该与患者的基础 T 波形态进行纵向比较，而不是与其他患者进行横向比较。

轻度高钾血症时，钾离子外流加速，心室肌动作电位 3 相复极加速，复极时间缩短，心电图出现 QT 间期缩短，T 波时限缩短，T 波降支陡峭，T 波对称性增加。轻度高钾血症时，T 波时限常在 150 ~ 250ms，高尖 T 波常出现于 II、III、V_2 ~ V_4 导联，这些导联多见绝对 T 波高尖，其他导联多见相对 T 波高尖（图 7-11 和图 7-12）[9]。

正常心室肌复极时，负责动作电位 3 相复极早期和晚期的钾离子流不同，

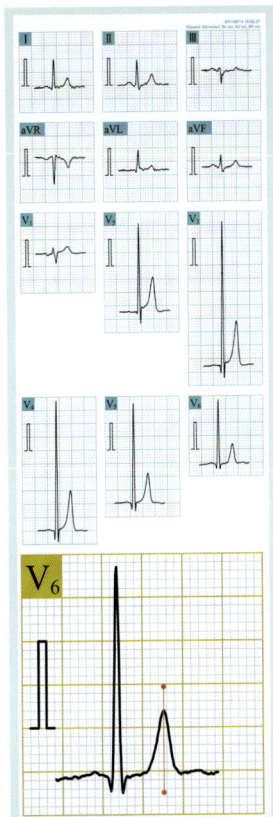

图 7-12　高钾血症

男，70 岁，临床诊断为慢性肾功能不全，肾性高血压。心电图诊断：①窦性心律；②左心房异常；③左心室肥厚；④T波改变，提示高钾血症可能，建议完善电解质检查。本例高钾血症的绝对高尖T波较为典型，出现于 $V_2 \sim V_5$ 导联，但 V_6 导联T波振幅仅 6.9mm，T波基底部 166ms，相对高尖，T波对称性增加

心电图正常 T 波形态是前支形成缓慢，后支陡峭，形态不对称。轻度高钾血症时，3 相钾离子外流增强，T 波前支形成加快，这也是 T 波基底部变窄和 T 波对称性增加的病理生理机制。

心房肌麻痹

随着血钾浓度的进一步升高，高血钾将会抑制心肌细胞的兴奋性和传导性。在人类心脏中，心房肌对高血钾最为敏感，也最先被高血钾抑制，甚至不能兴奋，而窦房结对高血钾最不敏感，即使在血钾升高到 10.5mmol/L 这种致命性水平，窦房结仍可以产生冲动[10]。

当血钾浓度为 6.5 ～ 7.5mmol/L 时，窦性 P 波振幅开始变小[6]。窦性 P 波振幅变小的原因部分是心房肌受到高血钾的抑制，失去兴奋的功能，另一部分是窦性冲动不能扩布至整个心房，在心房内发生区域性传导阻滞，只能激

T 波时限缩短和 T 波前支形成加速是造成 T 波基底部缩短的基本原因，T 波只有"缩短"才能挤压成"尖"的特征。Note

动部分心房肌，产生的窦性 P 波振幅降低，甚至为等电位线 P 波，窦性 P 波完全消失，容易误诊为交界性节律（图 7-13）。

值得注意的是，异位心房节律，如加速性房性自主心律、心房扑动、心房颤动等患者的心房电活动也会被高血钾抑制，当心房颤动患者心电图的心房颤动波突然消失，T 波振幅增高时，要警惕高钾血症。

■ 室内阻滞

当血钾浓度在 7 ~ 8mmol/L 时，心室肌开始受到抑制，心电图的 QRS 波开始增宽，出现宽 QRS 波节律[9]。这种宽 QRS 波是弥漫性室内阻滞的结果，终末浦肯野纤维和心室肌接头传导缓慢，以及冲动在心室肌内缓慢传导，是一种非特异性室内传导障碍，QRS 波宽大畸形，I 导联 S 波宽深，aVR 导

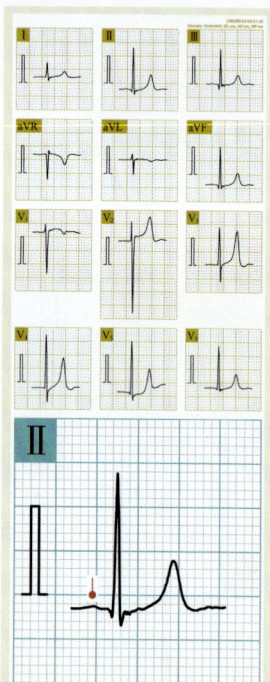

图 7-13 高钾血症

男，17 岁，临床诊断为慢性肾功能衰竭，尿毒症。心电图诊断：①窦性心律；②T 波改变，提示高钾血症可能，建议完善电解质检查。本例心电图绝对高尖 T 波见于 II、V₃ 和 V₄ 导联，T 波基底部窄，II 导联 T 波振幅 > 5mm，V₃ 和 V₄ 导联 T 波振幅 > 10mm，满足高钾血症诊断标准。另一个显著的特点是窦性 P 波振幅很低，即使 II 导联的窦性 P 波也近乎等电位线，这是高钾血症对部分心房肌进行抑制，可激动心房肌数量减少的缘故

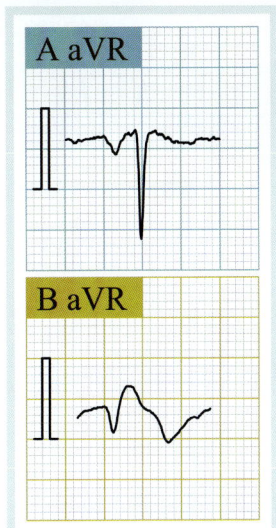

图 7-14　非特异性室内传导障碍

A. 正常血钾浓度时，aVR 导联 QRS 波为 rS 模式，时限 88ms；B. 患者出现高钾血症以后，QRS 波增宽，QRS 波转为 QR 模式，R 波宽大，QRS 波时限 206ms。aVR 导联终末 R 波增宽，振幅增加，是非特异性室内阻滞的心电图标志

联终末 R 波突出，V_5 和 V_6 导联 S 波宽深，电轴右偏或右上电轴（图 7-14）。

当高钾血症患者的心电图出现宽 QRS 波时，血钾浓度应 > 7mmol/L，此时，应仔细观察 12 导联的心房除极波形态，只要能

观察到窦性 P 波就能诊断为窦性心律合并非特异性室内传导障碍，如果能确认心房颤动波，则诊断为心房颤动合并非特异性室内传导障碍（图 7-15）。

重度高钾血症患者的血钾水平和心电图表现有时并不平行，甚至严重高钾血症可以伴正常心电图，可能与患者的心肌细胞耐受高钾血症，或者患者同时存在其他电解质紊乱，可以对抗高钾血症对心肌细胞的抑制效应。

高钾血症合并的非特异性室内传导障碍，根据 T 波特征，可以大致分为两大类：第一类是继续保留高尖 T 波特征，宽 QRS 波伴高尖 T 波，是心电图诊断高钾血症的线索；第二类是 QRS 波和 T 波宽大畸形，T 波主要特征为宽大，部分失去或完全失去高尖 T 波特征，这种类型的宽 QRS 波有时容易被初学者误判为室性逸搏心律、加速性室性自主节律等心

任何因素，只要影响了终末浦肯野网络系统的传导功能，都可以产生类似高钾血症的宽 QRS 波。

Note

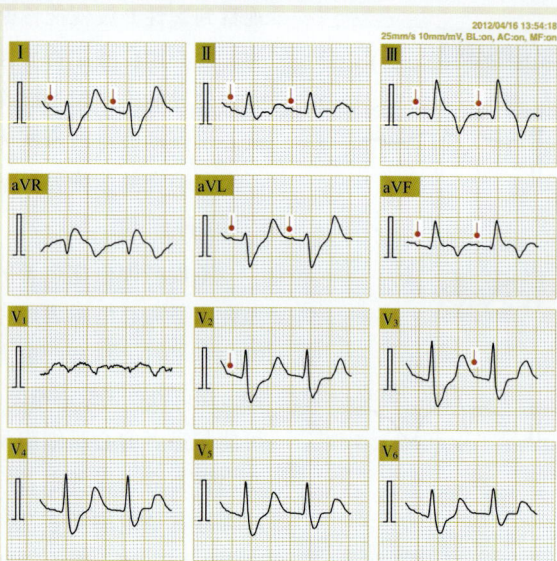

图 7-15　高钾血症

男，43 岁，原发性肝癌。患者在行肝癌消融术后出现心悸。心电图诊断：①窦性心律；②电轴右偏；③非特异性室内传导障碍，提示高钾血症可能，建议完善电解质检查。电解质检查提示血钾为 7.6mmol/L。本例心电图系高钾血症引起的宽 QRS 波，机制是非特异性室内传导障碍，仔细观察，诸多导联的 T 波降支终末部可见窦性 P 波的踪迹（砖红色箭头所示）。本例心电图窦性 P 波振幅降低和宽 QRS 波符合重度高钾血症心电图改变，但高尖 T 波特征不明显

律失常。

　　心房内的心肌有两种类型，第一种是普通工作心房肌，负责心房的收缩和舒张活动，第二种是特化心房内传导通路，负责把窦性冲动传递至房室结。高钾血症对心房肌的抑制主要发生在普通工作心房肌，窦性冲动抵达心房后，不能够引起心房兴奋，P 波消失；然而，窦性冲动仍可以通过特化心房内传导通路，把冲动传递给房室结，再通过希氏束 - 浦肯野系统传递给心室，此时心室已经被高血钾抑制，产生非特异性室内传导障

> **Note**　宽 QRS 波节律一定要分析是新发还是旧有，如果是新发宽 QRS 波节律，一定要寻找引起 QRS 波增宽的诱因。

碍，这样就形成了一种独特的心电图现象，即窦性 P 波丢失的非特异性室内传导障碍，称为窦室传导（图 7-16）。

因此，高钾血症伴宽 QRS 波心律时，心电图主要鉴别两种情况：①窦性

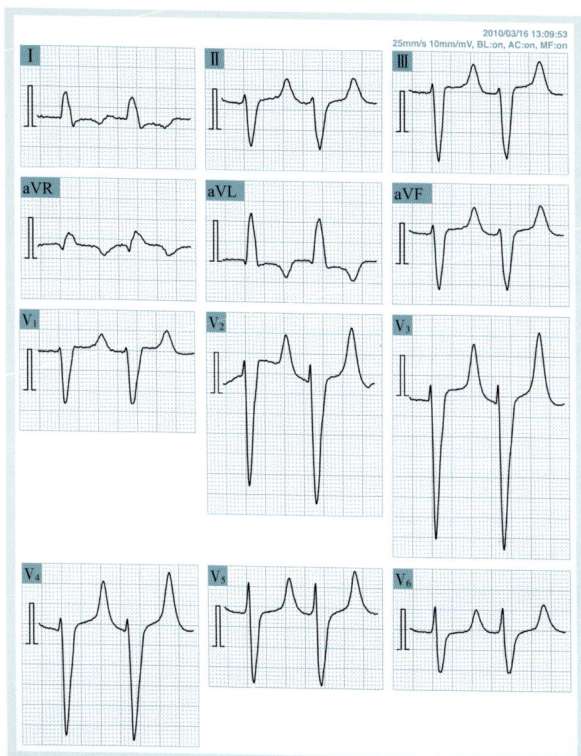

图 7-16　窦室传导

女，80 岁，临床诊断为慢性肾功能不全，尿毒症期。心电图诊断：窦室传导心律，提示高钾血症，建议完善电解质检查。电解质提示血钾浓度 8.3mmol/L。本例高钾血症的宽 QRS 波节律，在 12 导联心电图上观察不到窦性 P 波，考虑心房肌被完全麻痹，心室率规整，合并非特异性室内传导障碍，诊断为窦室传导。本例 $V_2 \sim V_4$、Ⅲ 和 aVF 导联保留了高尖 T 波特征，容易被初学者考虑为高钾血症心电图

实际上，临床心电图诊断的一部分窦室传导包括等电位线 P 波，但无法与真正的窦室传导相区分。

心律伴非特异性室内传导障碍，心电图可以观察到窦性P波；②窦室传导，心电图窦性P波完全消失。

■ 正弦波

当血钾浓度在8.0～10.0mmol/L时，心室肌进一步受到抑制，QRS波进一步增宽，T波宽大畸形，QRS波与T波开始融合形成正弦波，这是即将发生心室颤动和心搏骤停的心电图标志（图7-17）[9]。

临床上，QRS-T波融合成正弦波形态还可以见于急性心肌缺血、严重的心肌损害、中毒、低体温等危重症患者，一旦发生，需要做好心肺复苏准备。

需要注意的是，血钾升高的速度比血钾水平更重要。慢性高钾血症患者，即使血钾水平已经显著升高，心电图也可能正常；而血钾浓度突然增高时，心电图会有改变。因此，患者

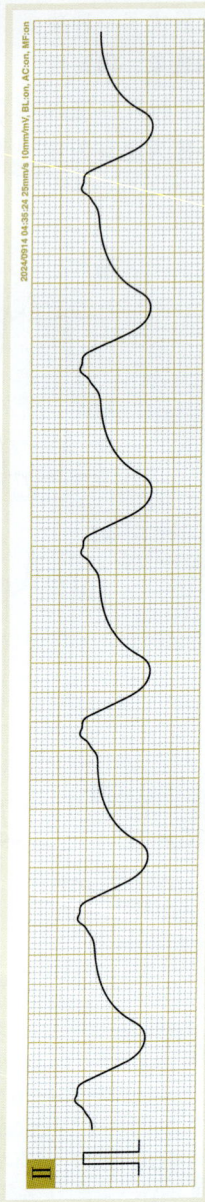

图7-17 高钾血症

1例重度高钾血症患者的心电图，描记心电图时血钾浓度为9.5mmol/L，心电图为正弦波，心室率48次/分，QRS波和T波高度融合，难以界定两者的分界点，患者抢救无效死亡

突然发作的极度高钾血症可导致心律失常，如果不迅速治疗，多达三分之二的病例可能会死亡[9]。高钾血症是住院患者死亡的独立风险因素。

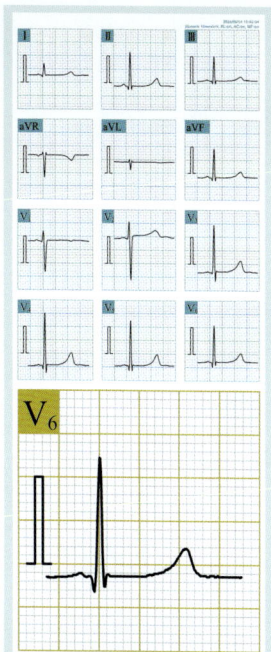

图 7-18 低钙血症

男，47 岁，临床诊断为慢性肾功能不全。心电图诊断：①窦性心律；②短 PR 间期；③ ST 段改变，提示低钙血症可能，建议完善电解质检查；④ QT 间期延长。本例心电图 QT 间期长达 553ms，导致 QT 间期延长的主要原因是 ST 段延长，V_6 导联 ST 段时限为 226ms，QRS 波和 T 波形态正常

的 QRS 波在短期内发生显著改变时，要排查有无电解质紊乱、药物过量等抑制心脏的诱因。

3

血钙紊乱

钙离子（Ca^{2+}）是参与心肌动作电位 2 相（平台期）的重要离子，在此期，细胞外的 Ca^{2+} 通过细胞膜上的 L- 型钙通道进入细胞内，触发肌浆网释放更多的 Ca^{2+} 进入胞浆，肌节收缩，完成电 - 机械耦联。

低钙血症

正常血钙浓度范围为 2.1 ~ 2.6mmol/L，当血钙浓度 < 2.1mmol/L 时，即为低钙血症[11]。

低钙血症的特征性心电图改变是 ST 段延长，并引起 QT 间期延长（图 7-18）。因此，低钙血症是引起继发性长 QT 综合征的诱因之一。低钙血症引起 ST 段延长的机制是心室肌 2 相平台期，Ca^{2+} 流入缓慢[12]。

低钙血症引起的 QT 间期延长要与先天性 3 型长 QT 综合征鉴别，后

相比于先天性 3 型长 QT 综合征，低钙血症引起的继发性长 QT 综合征，发生心律失常的风险较低。

Note

者心电图主要特征也是ST段延长，血钙正常支持判读为先天性长QT综合征。

高钙血症

血钙浓度 > 2.6mmol/L即为高钙血症[11]。

高钙血症时，血钙浓度增加，心室肌动作电位2相复极加速，动作电位平台期缩短，动作电位总时程缩短，心电图表现为PR间期延长、QRS波时限延长、ST段缩短或消失和QT间期缩短（图7-19）[13]。ST段缩短或消失伴QT间期缩短是高钙血症的特征性心电图改变。

心电图上，无论性别，QT间期 < 390ms时称为QT间期缩短，是筛查短QT间期的线索[2]。

高钙血症引起的QT间期缩短主要与先天性短QT综合征鉴别，后者心电图主要特征也是ST段缩短和QT间期缩短，血钙正常支持判读为先天性短QT综合征。

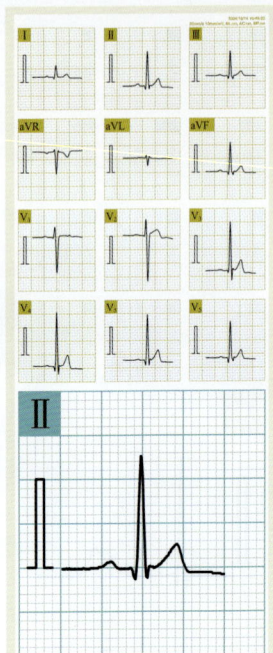

图7-19 高钙血症

本例与图7-18为同一例患者。患者在诊断低钙血症以后，自服大量钙片和维生素D_3等药物1个月后出现腹痛，再次就诊。心电图示：①窦性心律；②短QT间期，提示高钙血症，建议复查电解质。电解质提示血钙为3.0mmol/L。患者的ST段近乎消失，T波紧随QRS波终末部发生，QT间期仅有289ms。

临床上，高钙血症见于维生素D_3中毒、大量服用钙剂、恶性肿瘤、甲状旁腺功能亢进症等。

Note 一些肿瘤患者会导致骨转移性疾病，破骨细胞活性增加，骨质破坏，从而导致骨吸收增加和高钙血症，心电图出现高钙血症表现。

4

慢性肾功能不全

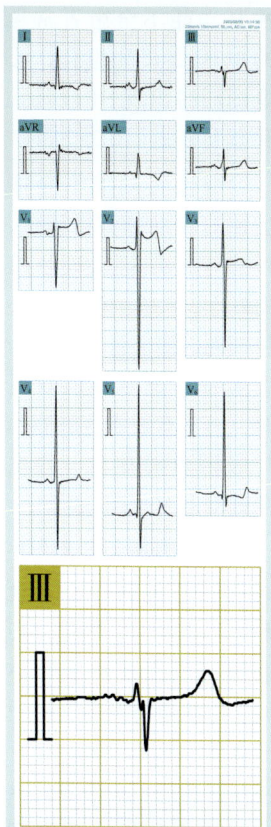

图 7-20 慢性肾功能不全
男，59 岁，临床诊断为慢性肾功能不全，尿毒症期。心电图诊断：①窦性心律；②双心室肥厚；③ST-T 改变，提示低钙血症，建议完善电解质检查。患者的心电图主要有两个特征：第一个是心室肥厚图形，第二个是 ST 段延长，在一些导联被双相 T 波掩盖，但在另一些导联典型，血钙为 0.7mmol/L

慢性肾功能不全患者存在体液潴留，左心室的前负荷（容量负荷）和后负荷（肾性高血压）过重，可以出现左心室肥厚、左心房异常和 ST-T 改变等异常心电图（图 7-20）。

慢性肾功能不全可以引起尿毒症性心包炎，心电图出现窦性心动过速、低电压、电交替等表现。严重心包钙化还可以引起缩窄性心包炎，右心系统血流动力学紊乱，心电图出现右心房异常和双心房异常改变。

电解质紊乱是慢性肾功能不全患者常见的并发症。早期最常见的是高钾血症，中期接受透析治疗后，可以出现低钾血症和低钙血症，晚期合并甲状旁腺功能亢进后，可以出现高钾血症和高钙血症。高钾血症合并低钙血症是慢

右心室和后壁心肌梗死的 ST 段抬高持续时间较短，尽早完善 18 导联心电图有助于捕捉这些部位的心肌梗死。

Note

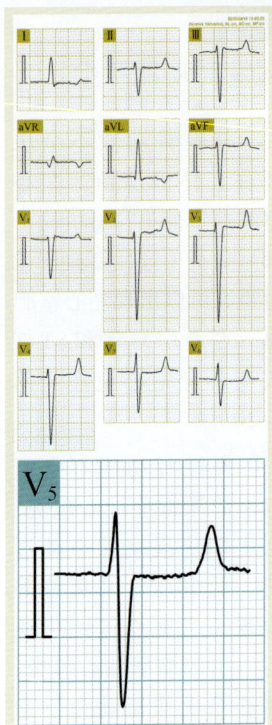

图 7-21　慢性肾功能不全

女，85 岁，临床诊断为慢性肾功能不全，尿毒症期。心电图诊断：①心房颤动；②电轴左偏；③非特异性室内传导障碍；④ ST-T 改变，提示高钾血症合并低钙血症，建议完善电解质检查。电解质检查提示血钙浓度为 0.75mmol/L，血钾浓度为 7.2mmol/L。患者 QRS 波时限为 141ms，QRS 波增宽，可能与尿毒症性心肌病、高钾血症的抑制作用等有关，但心电图无法进一步分析原因

性肾功能不全患者常见的电解质紊乱组合，心电图同时出现 ST 段延长和高尖 T 波（图 7-21）。

慢性肾功能不全能加速冠状动脉粥样硬化，疾病中晚期将出现心绞痛发作，甚至并发急性心肌梗死。慢性肾功能不全患者发作急性心肌缺血时，通常有缺血性胸痛、呼吸困难等症状，心电图有动态 ST-T 演变。

疾病晚期，患者合并尿毒性心脏病和心力衰竭，心肌严重纤维化，心电图可以出现碎裂 QRS 波、R 波递增不良、病理性 Q 波等改变（图 7-22）。慢性肾功能不全患者的 R 波递增不良勿诊断为陈旧性前间隔心肌梗死。

不同慢性肾功能不全患者的疾病进展不同，并存的其他心脏病不同，以及心脏对疾病的耐受能力等不同，心电图表现繁多，但一般多为心房异常、心室肥厚、心肌缺血、心包炎以及电

Note 慢性肾功能不全患者存在多个影响 QRS 波时限的因素，如心室扩张和肥厚、心肌病、高钾血症、束支阻滞等，造成不同形态的畸形 QRS 波。

解质紊乱等异常心电图的组合，只是组合的选项和轻重不同而已。

5

甲状腺功能减退症

甲状腺激素是机体促进分解代谢的生化物质，在调节心脏和血管的正常生理功能中起着重要作用，具有正性肌力作用、正性变时作用和正性变传导作用。

甲状腺功能减退症是由甲状腺激素水平低下引起的，病因分为原发性和继发性（中枢性）。甲状腺激素合成不足，会对心血管产生重大影响，影响心脏收缩力、血管阻力、血压和心率。

甲状腺功能减退患者的心电图可以出现窦性心动过缓、低电压和低钙血症改变三联征（图7-23）。心动过缓是甲状腺激素水平低下的效应，低电压与心包积液有关，低钙血症是甲状

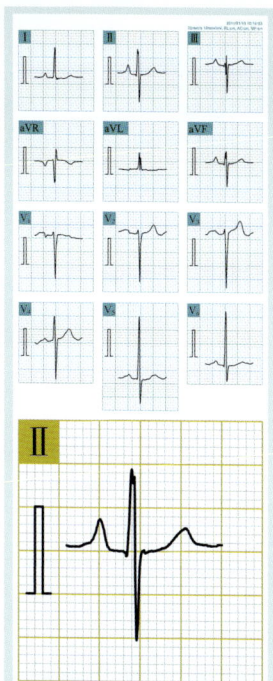

图 7-22　慢性肾功能不全

女，48 岁，临床诊断为慢性肾功能不全，尿毒症期。心电图诊断：①窦性心律；②电轴右偏；③双心房异常；④ R 波递增不良；⑤双心室肥厚；⑥ ST-T 改变。本例慢性肾功能不全心电图主要表现为腔室肥厚，$S_{V_1}+R_{V_5}=16+23.2=39.2mm$，诊断为左心室肥厚，额面电轴右偏提示存在右心室肥厚可能；Ⅱ 导联 P 波振幅 > 2.5mm 提示右心房异常，V_5 导联 P 波时限 186ms，提示左心房异常，最后诊断为双心房异常

甲状腺功能减退症引起心包积液的原因是毛细血管通透性增加，心包腔淋巴引流减少。

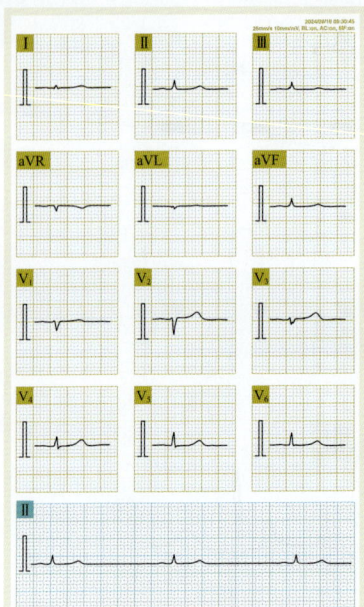

图 7-23 甲状腺功能减退症

女，46 岁，临床诊断为甲状腺功能减退症。心电图诊断：①窦性心动过缓；②低电压；③ ST 段改变：提示低钙血症可能，建议完善相关电解质检查；④ QT 间期延长。患者心电图有缓慢性心律失常、低电压和低钙血症的表现，考虑为甲状腺功能减退症的心血管效应

腺激素低下影响了机体钙的吸收所致[14]。

甲状腺功能减退症如果未能得到及时治疗，会并发致命性黏液性水肿昏迷，死亡率为 20%～60%[15]。黏液性

水肿昏迷的心血管症状包括低血压、休克、心律失常和心脏传导阻滞。心电图有心动过缓、T 波平坦、低电压、束支阻滞和完全性心脏传导阻滞等改变，一些患者合并 QT 间期延长以及尖端扭转型室性心动过速，治疗黏液性水肿后可缓解。

6

脑血管意外

脑血管意外包括缺血性事件和出血性事件，无论哪种情况，都会显著影响心电图，因为中枢神经系统是负责高级循环调节的场所，如脑干出血压迫呼吸循环中枢可以迅速导致患者发生呼吸停止和心搏骤停。

■ 巨大 T 波倒置

复极改变是脑血管意外常见的心电图异常，包括 ST 段偏移（压低或抬高）、T 波倒置、U 波倒置、QT 间期延长、非特异

Note 黏液性水肿昏迷患者必须排除心肌梗死，因为积极的 T4 替代治疗有增加患者发生心肌梗死的风险，此类患者应加强心电图随访。

性 ST–T 改变等。

巨大倒置 T 波是脑血管意外特征性心电图改变，T 波倒置振幅 > 10mm、形态不对称、QT 间期延长、T 波后支切迹，后者为倒置 U 波形成的融合切迹（图 7-24）。这种模式的巨大 T 波倒置有两个显著的特点：①本质为巨大倒置 T 波和巨大倒置 U 波形成的巨大 T-U 融合倒置波，两个波形融合的部位形成 T 波后支切迹；② QU 间期延长时，巨大 T-U 融合倒

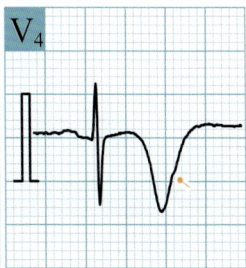

图 7-24 巨大 T-U 波融合倒置

1 例脑出血患者的巨大 T-U 波倒置，QT 间期延长为 584ms，T 波倒置振幅为 11.8mm，为巨大倒置 T 波。T 波前支和后支形态不对称，后支中部可见切迹（橙色箭头所示），这是与倒置 U 波形成的融合切迹

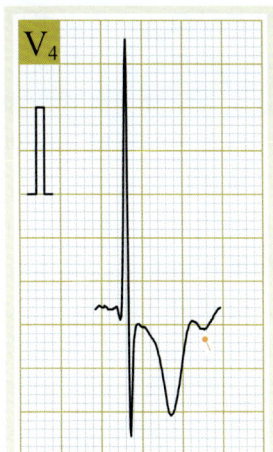

图 7-25 巨大 T 波倒置

1 例小脑出血患者的巨大 T 波倒置，QT 间期不延长，整个 T 波形态特征为深而窄。注意本例脑血管意外无 U 波融合，但存在 U 波倒置（橙色箭头所示），整体 QU 间期延长

置波的特征是宽大。

另一种模式的巨大倒置 T 波是不伴 QT 间期延长，不伴 U 波融合，巨大倒置 T 波显得深窄（图 7-25）。

心脏磁共振研究已经证实脑血管意外患者的心肌存在局部水肿，这是引起 T 波倒置的原因。患者发生脑血管意外时，机体处于应激状态，交

感神经激活，肾上腺以及心肌神经末梢释放大量儿茶酚胺类激素，这些激素一方面能积极动员机体抗击疾病，发挥有利的效应，另一方面能够损伤心肌，造成有害的效应。此外，在大脑中调节心血管功能的部位是大脑皮质的前半部分（包括额叶顶部、运动和运动前皮质以及颞叶的前部）、下丘脑、边缘系统和小脑半球，这些部位的脑组织损伤可以直接通过外周神经元影响心电图[16]。

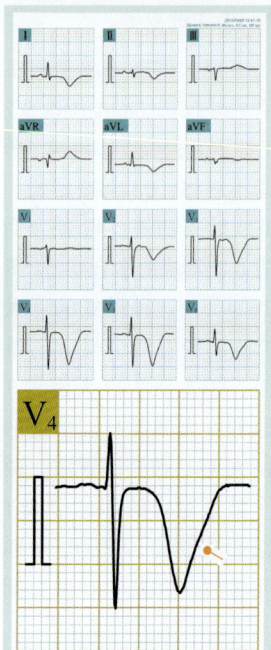

图 7-26 　脑出血

女，72 岁，临床诊断为脑出血。心电图诊断：①窦性心律；②电轴左偏；③ T 波改变；④ QT 间期延长。本例心电图有 8 个导联出现 T 波倒置，为广泛性 T 波倒置；此外，胸导联还出现巨大 T-U 融合波倒置，橙色箭头所示为 T 波后支切迹

■ QT 间期延长

接近 1/3 的脑血管患者心电图有 QT 间期延长，是常见的心电图改变之一[17]。QT 间期延长最常见于出血性卒中，其次为缺血性卒中，前者最常见于蛛网膜下腔出血（图 7-26）[17]。

根据病情，脑血管意外患者的 QT 间期延长可以分为三种情况：第一种

是患者无其他心血管疾病，QT 间期延长系脑血管意外所致，治疗重点是原发疾病；第二种是患者合并其他心血管疾病，如原发性

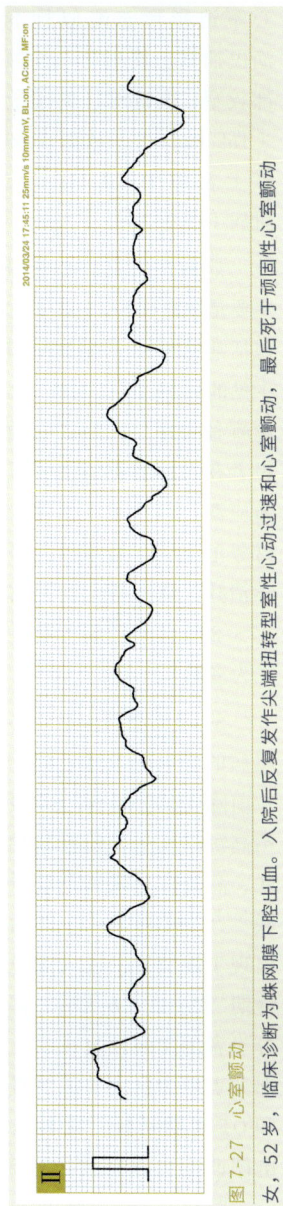

图 7-27　心室颤动

女，52 岁，临床诊断为蛛网膜下腔出血。入院后反复发作尖端扭转型室性心动过速和心室颤动，最后死于顽固性心室颤动

高血压、二尖瓣狭窄、先天性长 QT 综合征等，治疗脑血管意外时要兼顾心脏情况；第三种患者存在引起 QT 间期延长的可纠正的诱因，如低钾血症、抗心律失常药物过量等，治疗重点是纠正诱因。

脑血管意外患者合并 QT 间期延长时，尖端扭转型室性心动过速和心室颤动的发生风险增加（图 7-27）。

缺血性脑血管意外患者常有二尖瓣狭窄和心房颤动，心电图有电轴右偏、右心室肥厚等改变；出血性脑血管意外常有高血压，心电图有左心房异常、电轴左偏、左心室肥厚等改变。总之，在分析脑血管意外患者的心电图时，除了脑血管意外本身造成的心电图改变外，还要注意其他基础疾病对心电图的影响。

应激性心肌病

应激性心肌病是患者遭受精神打击和机体应激

脑血管意外患者的 ST-T 改变很容易和缺血性 ST-T 改变混淆，此时，只能根据临床情况，合理解释

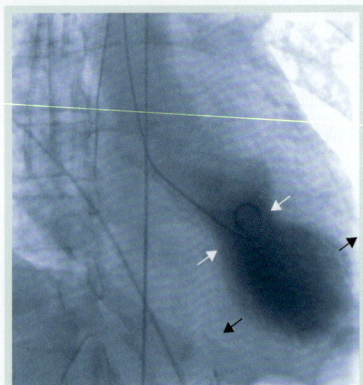

图 7-28　应激性心肌病

典型的应激性心肌病的左心室造影形态，左心室基底部收缩增强，中部心肌收缩引起管腔变窄（白色箭头），而心尖部低动度或无动度，呈气球样扩张（黑色箭头），出现一种独特的颈部较窄、底部球样（窄颈球样）形态

时，左心室一过性收缩功能障碍，患者有胸痛、呼吸困难和晕厥等症状，心电图表现为缺血性 ST-T 改变，心肌生化标志物增高，临床经过类似急性冠脉综合征，确诊有赖于左心室造影和冠状动脉造影。

应激性心肌病的左心室功能障碍特点是基底部高动度，心尖部低动度或无动度，左心室收缩时，中部心肌收缩，心尖部心肌像气球样膨出，左

心室造影形态酷似日本渔民捕章鱼使用的一种颈部较窄、底部球样的罐子（Takotsubo），故医学文献上常称为 Takotsubo 心肌病（图 7-28）[18]。

应激性心肌病心电图主要是缺血样 ST-T 改变，包括常见的 ST 段抬高型和少见的非 ST 段抬高型。无论哪种类型，三分之二的患者在发病前有情绪或机体应激，包括亲人离世、财务危急、交通事故、医学治疗、急症等，女性占比 > 80%，绝经后的女性尤为多见[19-21]。

ST 段抬高型应激性心肌病的心电图改变近似于左前降支动脉闭塞，ST 段抬高可以发生于所有胸导联、高侧壁导联和下壁导联[19]。病程 1 ~ 3 天后出现 T 波倒置，进入亚急性期[21]。2 ~ 6 天后，部分患者的 T 波恢复正常，部分表现为巨大 T 波倒置和 QT 间期延长，这种心电图改变可以持续长达 2

Note　大约有三分之一的应激性心肌病患者，无情绪或机体应激状态，他们的发病可能与病毒感染和冠状动脉微循环障碍等有关[20]。

个月，机制是病变心肌水肿引起心室复极顺序改变[21]。

患者突发胸痛伴心电图 ST 段抬高、肌钙蛋白阳性时，容易误诊为 ST 段抬高型心肌梗死。此外，在脑血管意外患者中，部分患者处于昏迷状态，无法表述胸痛症状，依靠心电图和肌钙蛋白，误诊为脑血管意外合并急性心肌梗死的概率增大（图 7-29）。由于一些患者循环不稳，不能耐受冠状动脉造影和左心室造影检查，只能临床高度疑诊为应激性心肌病。换言之，脑血管意外患者出现心电图 ST 段抬高时，首先要考虑应激性心肌病的可能性。

尽管目前有一些心电图指标用于鉴别应激性心肌病和 ST 段抬高型心肌梗死，但这些指标都受限于研究病例数较少，诊断的敏感度和特异度有限，诊断准确性都不太理想，而且考虑到漏诊的后果，无法在紧急情况下可靠地区分这两种情况以指导治疗（例如决定进行紧急冠状动脉造影）。

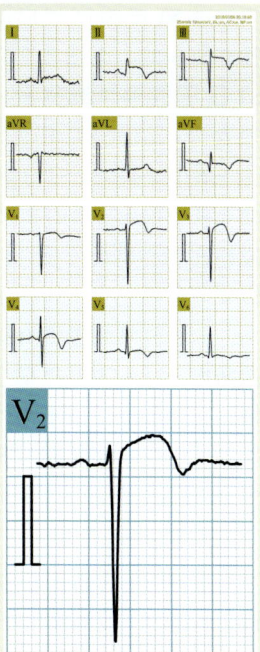

图 7-29 ST 段抬高型应激性心肌病

女，63 岁，5 天前突发意识障碍，临床诊断为脑出血，经积极救治生命体征平稳后，转至上级医院。心电图诊断：① 窦性心律；② R 波递增不良；③ 病理性 Q 波见于 Ⅲ 和 aVF 导联；④ ST-T 改变，Ⅱ、Ⅲ、$V_2 \sim V_4$ 导联 ST 段抬高伴 T 波倒置，提示急性前下壁心肌梗死。肌钙蛋白阳性。在获得家属同意后，患者接受了紧急冠状动脉造影检查，发现冠状动脉正常，左心室造影证实为应激性心肌病，心电图考虑 ST 段抬高型应激性心肌病

在既往一些心电图学书中，提及脑血管意外患者的心电图 ST 段抬高时，常常诊断为急性心肌梗死，实际很多患者其实为应激性心肌病。

非 ST 段抬高型应激性心肌病的心电图改变有 ST 段压低和 T 波倒置，通常为广泛性 ST–T 改变（≥6 个导联），ST–T 改变导联个数比普通的非 ST 段抬高型心肌梗死多，但需要与急性左主干闭塞鉴别，如果注意到患者有应激病史、巨大 T–U 波融合倒置、V_1 导联 T 波不倒置等，可以在发病早期与非 ST 段抬高型心肌梗死鉴别（图 7-26 和图 7-30）。

非 ST 段抬高型应激性心肌病的 T 波倒置和 QT 间期延长可以持续数月，即使超声心动图证实的左心室功能恢复正常，异常心电图仍可以持续很长一段时间[19]。

应激性心肌病的缺血样 ST–T 改变具有动态改变特征，单纯从心电图上很难与急性心肌梗死鉴别。绝经女性、无感染性心肌炎证据、无冠状动脉疾病或冠状动脉影像学证实仅有无临床意义的狭窄、肌钙蛋白中度升高、心衰标

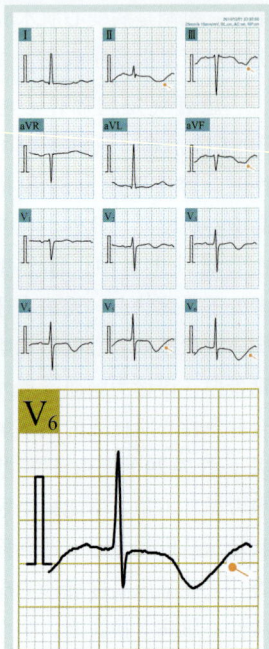

图 7-30　蛛网膜下腔出血

女，63 岁，临床诊断为蛛网膜下腔出血。心电图诊断：①窦性心律；②广泛性 T–U 波融合倒置；③长 QU 间期。入院后肌钙蛋白检测阳性。患者心电图主要改变为广泛性 T–U 波融合倒置和长 QU 间期，倒置的 T–U 融合波见于 Ⅱ、Ⅲ、aVF 和 $V_3 \sim V_6$ 导联，波及 7 个导联，尽管肌钙蛋白阳性，结合病史，首先考虑应激性心肌病。下壁导联 T–U 融合波切迹明显，而左胸导联 T 波后支隐约可见切迹，这种切迹 T 波不要误判为双峰 T 波

志物显著升高、新发心电图改变（ST 段抬高、ST 段压低、T 波倒置和 QT 间期延长）、疾病应激（中枢神经系统疾病）和情绪应激以及影像学证实的短暂性左心室功能障碍（运动减少、迟缓或障碍），表现为心尖气球样变、左心室中段、基底部或局灶性室壁运动异常[19]。

7

气胸

当空气在胸腔壁层胸膜和脏层胸膜之间积聚时，就会发生气胸。积气会对肺施加压力并使其塌陷，产生一系列呼吸和循环症状。气胸是一种常见的呼吸系统急症。

左侧气胸引起电轴右偏、低电压、R 波递增不良、ST 段抬高、T 波倒置、电交替和窦性心动过速[22]。大量气胸致心脏位置右移，显著影响额面和横面心电轴（图 7-31 和图 7-32）。

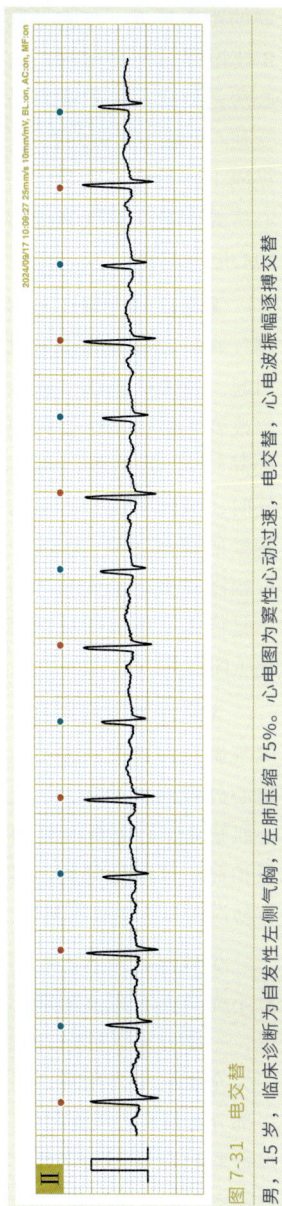

图 7-31 电交替

男，15 岁，临床诊断为自发性左侧气胸，左肺压缩 75%。心电图为窦性心动过速，电交替，心电波振幅逐搏交替

左侧气胸和右侧气胸有一些共性心电图改变，如低电压、电交替和窦性心动过速等，这些异常与积气有关。

Note

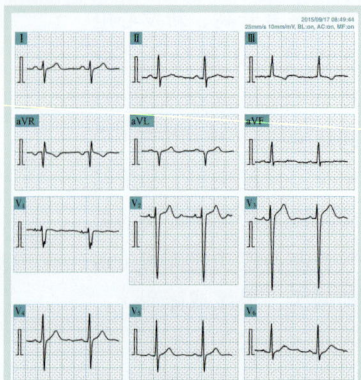

图 7-32 左侧气胸

男，15 岁，临床诊断为自发性左侧气胸，左肺压缩 40%。心电图诊断：① 窦性心律；② 电轴右偏；③ T 波改变。aVL 导联的 QRS 波为 QS 形态，这是额面电轴右偏的结果，勿判读为病理性 Q 波，因为 I 导联无 Q 波

左侧气胸引起心脏沿其纵轴移位，纵隔右移，肺血管阻力增加可导致右心室扩张，胸骨后气团对心电信号传导的干扰等，是形成左侧气胸心电图改变的病理生理机制。心脏沿纵轴移位相当于额面电轴向右偏移，电轴右偏或呈右上电轴，胸导联顺钟向转位。

右侧气胸可以导致右膈下移和心脏左移。心脏左移将导致心脏与左胸导

联的距离接近，左胸导联 R 波振幅可能会增加；右心房是所有心腔中最容易受到心外压力影响的腔室，纵隔下移拉伸右心房，右心房异常是右侧气胸独特的心电图改变[23]。

无论左侧气胸还是右侧气胸，大量气胸还可以引起一种独特的 QRS 波振幅改变，称为相位性振幅变异[23]。其是吸气和呼气时，纵隔摆动，心脏与胸壁的距离变化，QRS 波振幅随呼吸运动变化，而不是像电交替那样逐搏变化（图 7-33）。

无论左侧气胸还是右侧气胸，大量积气还可压迫心外膜冠状动脉，引起心肌缺血，心电图出现 ST 段抬高，这部分气胸患者容易误诊为急性心肌梗死。

少数气胸患者心电图有不完全性右束支阻滞图形，一部分是既往已存在不完全性右束支阻滞，另一部分是新发右束支阻滞，可能与肺血管阻力增加，右心室后负荷增加和劳损，

Note 目前尚无左侧气胸引起右心房异常或 P 波振幅增加的病例报道，因此，气胸患者伴有右心房异常或 P 波振幅增高可以推导为右侧气胸。

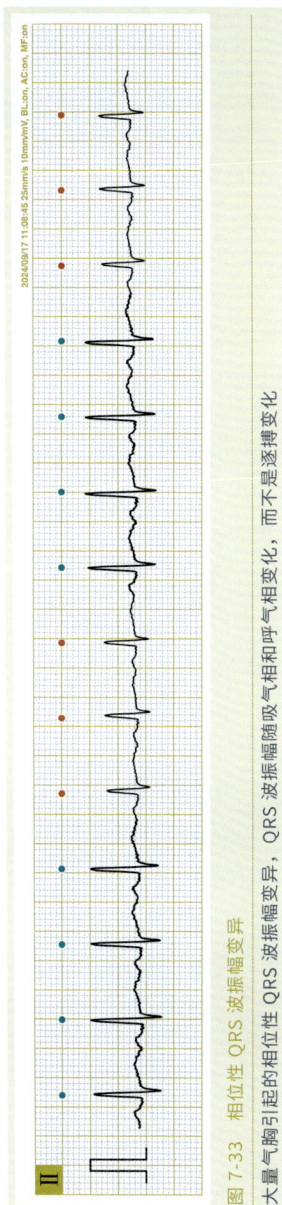

图 7-33 相位性 QRS 波振幅变异

大量气胸引起的相位性 QRS 波振幅变异，QRS 波振幅随吸气相和呼气相变化，而不是逐搏变化

导致传导缺陷有关[24]。新发不完全性右束支阻滞提示右心室负荷过重，积气已经显著影响血流动力学。

参考文献

[1] Castro D, Sharma S. Hypokalemia. 2024 Mar 1. In: StatPearls [Internet]. Treasure Island (FL): StatPearls Publishing; 2024 Jan–. PMID: 29494072.

[2] Rautaharju PM, Surawicz B, Gettes LS, et al. AHA/ACCF/HRS recommendations for the standardization and interpretation of the electrocardiogram: part IV: the ST segment, T and U waves, and the QT interval: a scientific statement from the American Heart Association Electrocardiography and Arrhythmias Committee, Council on Clinical Cardiology; the American College of Cardiology Foundation; and the Heart Rhythm Society: endorsed by the International Society for Computerized Electrocardiology. Circulation,2009, 119(10):e241-250.

[3] Weaver WF, Burchell HB. Serum potassium and the electrocardiogram in hypokalemia. Circulation,1960,21(4):505-521.

[4] Cohagan B, Brandis D. Torsade de Pointes. 2023 Aug 8. In: StatPearls [Internet]. Treasure Island (FL): StatPearls Publishing; 2024 Jan–. PMID: 29083738.

[5] Rosano GMC, Tamargo J, Kjeldsen KP, et al. Expert consensus document on the management of hyperkalaemia in patients with cardiovascular disease treated with renin angiotensin aldosterone system inhibitors: coordinated by the Working Group on Cardiovascular Pharmacotherapy of the European Society of Cardiology. Eur Heart J Cardiovasc Pharmacoth er,2018,4(3):180-188.

[6] Simon LV, Hashmi MF, Farrell MW. Hyperkalemia. 2023 Sep 4. In: StatPearls [Internet]. Treasure Island (FL): StatPearls Publishing; 2024 Jan–. PMID: 29261936.

[7] Kenny BJ, Brown KN. ECG T Wave. 2022 Dec 22. In: StatPearls [Internet]. Treasure Island (FL): StatPearls Publishing; 2024 Jan–. PMID:

Note

胸痛、呼吸困难、心电图出现窦性心动过速和低电压，一侧呼吸音减弱或消失，要警惕气胸。

30855852.

[8] https://emedicine.medscape.com/article/2172196-overview#showall.

[9] Parham WA, Mehdirad AA, Biermann KM, Fredman CS. Hyperkalemia revisited. Tex Heart Inst J,2006,33(1):40-47.

[10] Hariman RJ, Chen CM. Effects of hyperkalaemia on sinus nodal function in dogs: sino-ventricular conduction. Cardiovasc Resm1983m17(9):509-517.

[11] Soar J, Perkins GD, Abbas G, et al. European Resuscitation Council Guidelines for Resuscitation 2010 Section 8. Cardiac arrest in special circumstances: Electrolyte abnormalities, poisoning, drowning, accidental hypothermia, hyperthermia, asthma, anaphylaxis, cardiac surgery, trauma, pregnancy, electrocution. Resuscitation,2010 ,81(10):1400-1433.

[12] Goyal A, Anastasopoulou C, Ngu M, Singh S. Hypocalcemia. 2023 Oct 15. In: StatPearls [Internet]. Treasure Island (FL): StatPearls Publishing; 2024 Jan–. PMID: 28613662.

[13] Sadiq NM, Anastasopoulou C, Patel G, Badireddy M. Hypercalcemia. 2024 May 7. In: StatPearls [Internet]. Treasure Island (FL): StatPearls Publishing; 2024 Jan–. PMID: 28613465.

[14] Tajiri J, Morita M, Higashi K, et al. The cause of low voltage QRS complex in primary hypothyroidism. Pericardial effusion or thyroid hormone deficiency? Jpn Heart J,1985 ,26(4):539-547.

[15] Elshimy G, Chippa V, Correa R. Myxedema. 2023 Aug 14. In: StatPearls [Internet]. Treasure Island (FL): StatPearls Publishing; 2024 Jan–. PMID: 31424777.

[16] Miura T, Tsuchihashi K, Yoshida E, et al. Electrocardiographic abnormalities in cerebrovascular accidents. Jpn J Med,1984,23(1):22-26.

[17] Goldstein DS. The electrocardiogram in stroke: relationship to pathophysiological type and comparison with prior tracings. Stroke,1979,10(3):253-259.

[18] Ghadri JR, Wittstein IS, Prasad A, et al. International Expert Consensus Document on Takotsubo Syndrome (Part I): Clinical Characteristics, Diagnostic Criteria, and Pathophysiology. Eur Heart J,2018,39(22):2032-2046.

[19] Ghadri JR, Wittstein IS, Prasad A, et al. International Expert Consensus Document on Takotsubo Syndrome (Part II): Diagnostic Workup, Outcome, and Management. Eur Heart J,2018,39(22):2047-2062.

[20] Elesber AA, Prasad A, Lennon RJ, et al. Four-year recurrence rate and prognosis of the apical ballooning syndrome. J Am Coll Cardiol,2007,50(5):448-452.

[21] Scantlebury DC, Prasad A. Diagnosis of Takotsubo cardiomyopathy. Circ J,2014,78(9):2129-2139.

[22] Sooltan I, Bulugahapitiya S. Correspondence: ECG changes in right- and left-sided pneumothoraces. Br J Cardiol,2023,30(4):38.

[23] Yamamoto H, Satomi K, Aizawa Y. Electrocardiographic manifestations in a large right-sided pneumothorax. BMC Pulm Med,2021,21(1):101.

[24] Klin B, Gueta I, Bibi H, et al. Electrocardiographic changes in young patients with spontaneous pneumothorax: A retrospective study. Medicine (Baltimore),2021,1 00(30):e26793.

李福平

重庆医科大学附属第三医院

第 8 章

心肌缺血

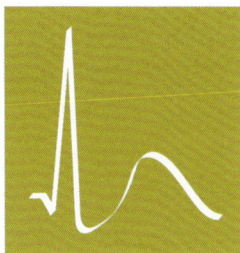

心肌缺血分为慢性和急性。慢性心肌缺血是心肌长时间处于灌注不足状态，能量供应受损，代谢抑制，心电图特征主要是 ST 段压低、T 波负正双相或倒置，心电图模式可以长时间保持稳定。急性心肌缺血是心肌的耗氧量突然增加，如心率增快、运动负荷增加，或氧供突然下降，如斑块破裂、急性血栓形成等，或两者兼而有之，导致心肌短暂性缺血，患者发生心绞痛，心电图特征主要是动态性 ST-T 改变，肌钙蛋白正常或轻微升高。

1

心脏的血液供应

左心室收缩，将含氧的动脉血泵入主动脉，为机体提供氧和养料。同时，心脏自身为了维持正常的生理功能，也需要血液供应，为心脏供血的动脉称为冠状动脉（图8-1）。

左冠状动脉起源于主动脉根部左冠窦，为左心室提供血液[1]。左冠状动脉发出的最初部分为主干，

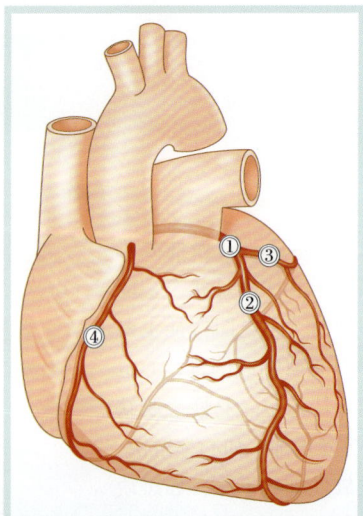

图 8-1　冠状动脉

图示冠状动脉的解剖，①为左主干，②为左前降支，③为左旋支，④为右冠状动脉

称为左主干。左主干严重狭窄会影响整个左心室的血液供应。左主干最后分为左前降支和左旋支[1]。

左前降支走行于左心室前表面的前室间沟内，沿途发出重要的分支，其中一个分支是前间隔支，有数个分支，从左前降支垂直进入前室间隔，为前室间隔、希氏束和束支近端供血，最重要的是第1间隔支动脉；另一个分支是对角支，分布于左心室前壁，为左心室前壁和前乳头肌供血[1]。很多个体的左前降支会绕过心尖切迹，在心脏背面向上走行一段距离，为下壁提供部分血液。

左旋支动脉沿左侧的前房室沟走行，为左心室前侧壁、后壁、下壁和后室间隔供血，重要的分支有第1钝缘支，供血左心室高侧壁、前侧壁和前乳头肌[1]。

右冠状动脉沿右侧的前房室沟走行，为右心室和部分左心室前壁供血，沿途发出分支供血窦房结

Note　冠状动脉粥样硬化是最常见的冠状动脉病变，也是引起心肌缺血最常见的原因，其他包括冠状动脉炎症、栓塞、先天性发育畸形等。

和房室结。

冠状动脉优势型

冠状动脉优势型是描述后降支动脉血供来源的术语，其为下三分之一的室间隔和下壁供血。

在人群中，70%的后降支动脉来自右冠状动脉，称为右冠状动脉优势型[1]。此类个体中，右冠状动脉的远段部分还要发出分支供血左心室后壁、左心室后侧壁等部位。

在人群中，10%的后降支动脉来自左旋支，称为左冠状动脉优势型[1]。此类个体中，左旋支的远段还要发出分支供血左心室后壁、左心室后侧壁，甚至部分右心室后壁。

在人群中，20%的后降支为双支供血，分别来自右冠状动脉和左旋支，称为冠状动脉均衡型[1]。左心室的后壁和后侧壁也可能由双支动脉的远段分支供血（图 8-2）。

当一侧冠状动脉发育

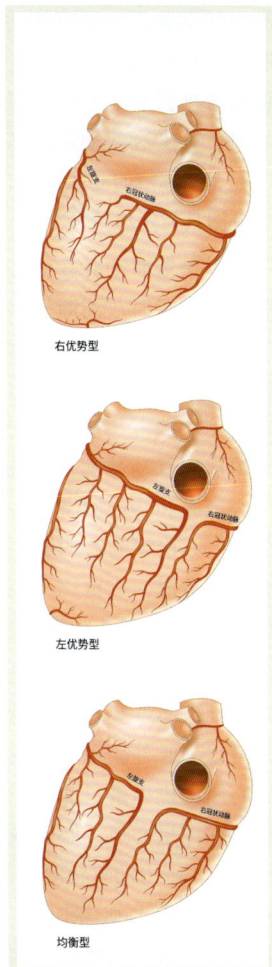

右优势型

左优势型

均衡型

图 8-2 冠状动脉优势型

不同模式的冠状动脉优势型，为后室间隔、下壁、左心室后壁和左心室后侧壁供血的分支不同，这是相同冠状动脉病变在不同个体引起不同范围心肌缺血的解剖基础

心脏背面的冠状动脉，来源变异较大，这造成不同个体相同部位的心肌梗死，罪犯血管可能不同。

Note

变异时，如右冠状动脉较小，只为右心室前壁提供血液，那么左旋支会代偿性发育粗大，跨越十字交叉，为后室间隔、右心室后壁提供血液，这种模式的冠状动脉称为超优势型。

■ 心肌的供血模式

左前降支、左旋支和

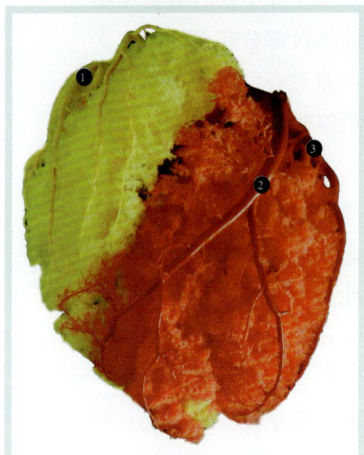

图8-3 冠状动脉血管丛

心脏冠状动脉铸型标本。黄色部分为右冠状动脉（①）及其供血心肌范围；红色部分为左冠状动脉供血心肌范围，包括左前降支（②）和左回旋支（③），心外膜冠状动脉逐渐穿透入心肌壁内，交织成血管网，直至心内膜下心肌。只有心脏表面的一级和二级冠状动脉病变，产生的异常心电图才具有定位特征

右冠状动脉是一级冠状动脉，它们走行于心脏表面，供血心外膜和心外膜下层心肌，一支冠状动脉闭塞引起有限部位的心肌梗死，心电图具有定位特征。

一级冠状动脉在向心肌深层穿行时，不断发出二级分支和三级分支，产生无数细小的分支，最后这些细小的冠状动脉分支交织成冠状动脉丛，供血于心内膜和心内膜下层心肌。当心内膜和心内膜下心肌缺血时，心电图无定位特征（图8-3）。

无论心脏收缩期还是舒张期，心外膜冠状动脉都可以为心外膜和心外膜下心肌提供血液，而对于中层和深层心肌，心肌收缩时挤压壁内的冠状动脉，冠状动脉闭塞，血供中断，因此，心内膜以及心内膜下层心肌主要在舒张期接受血供。

偶尔，一级冠状动脉走行于心肌内，心室舒张期血供正常，心室收缩期血供中断，一个心动周期

也是短暂的缺血－再灌注周期，这就是心肌桥的病理生理机制。

心肌的缺血模式

冠状动脉粥样硬化是最常见的引起心肌缺血的病因，其他少见病因有栓塞、冠状动脉炎、动脉夹层、动脉瘤、先天性畸形等。当动脉粥样硬化引起冠状动脉管腔狭窄 ≥ 50% 时能够诊断为冠心病，管腔狭窄 ≥ 75% 能够引起有临床意义的心肌缺血[3]。

冠状动脉病变可以发生在单支、双支或三支。多支冠状动脉病变是指 ≥ 2 条冠状动脉管腔狭窄 > 70%，或 1 支冠状动脉管腔狭窄 > 70% 伴左主干狭窄 ≥ 50%[4]。多支冠状动脉病变患者的预后比单支冠状动脉病变的患者差，然而，冠心病患者病情的严重程度与心电图改变并不平行，严重三支冠状动脉病变患者的心电图可以完全正常或仅有非特异性改变，这是因为多部位的心肌缺血产生的缺血电势相互抵消，以致于心电图无明显改变（图 8-4）。

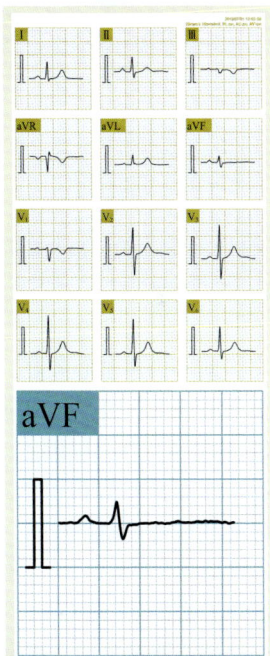

图 8-4　大致正常心电图

女，67 岁，反复胸痛 3 个月就诊。既往有 2 型糖尿病病史。心电图诊断：① 窦性心律；② T 波改变，大致正常心电图。本例心电图除Ⅲ导联倒置，aVF 导联 T 波低平外，其他导联无 ST-T 改变。患者冠状动脉造影提示三支冠状动脉严重病变，最后接受了心脏外科的冠状动脉搭桥手术

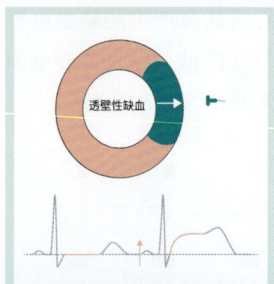

图 8-5　透壁性心肌缺血
心肌缺血波及心室整个跨壁节段时，引起心电图 ST 段抬高和 T 波高耸，这是心外膜遭遇心肌缺血的反映

　　从心内膜至心外膜，如果心肌缺血波及心肌全层，称为透壁性心肌缺血，临床常见于 ST 段抬高型心肌梗死和变异型心绞痛，心电图改变特点是 ST 段抬高和 T 波高耸（图 8-5）。透壁性心肌缺血的病理生理机制是急性血栓形成导致冠状动脉完全或次全闭塞，以及心外膜冠状动脉痉挛。治疗重点是再灌注治疗，包括药物溶栓和紧急 PCI。

　　如果心肌缺血只波及心外膜和心外膜下层心肌，称为心外膜心肌缺血。实际上，这只是理论上的心肌缺血，临床上罕见单独的心外膜心肌缺血，即使冠状动脉病变非常严重，无论在心脏的收缩期还是舒张期，心外膜以及心外膜下层心肌仍可以获得充足血供，除非冠状动脉血供完全中断，然而这种情况势必会引起透壁性心肌缺血。单独的心外膜心肌缺血心电图模式与透壁性心肌缺血相同，心电图改变的特点是 ST 段抬高和 T 波高耸直立（图 8-6）。

　　当心肌缺血只波及心内膜以及心内膜下层心肌时，称为心内膜心肌缺血，这是临床最常见的心肌缺血模式，心电图改变的特

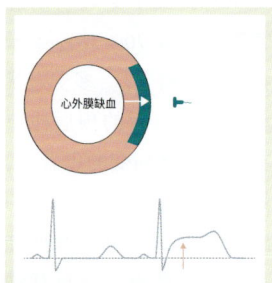

图 8-6　心外膜心肌缺血
心肌缺血波及心外膜以及心外膜下层心肌，引起心电图 ST 段抬高和 T 波高耸

N ote　单独的心外膜心肌缺血可以用急性心包炎作类比，急性心包炎的病变只波及心外膜或心外膜下的浅层心肌，心电图表现为 ST 段抬高和 T 波直立。

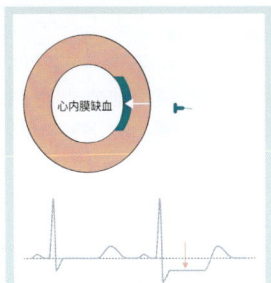

图 8-7　心内膜心肌缺血

心肌缺血只波及心内膜以及心内膜下层心肌，体表心电图记录到 ST 段压低、T 波负正双相或完全倒置

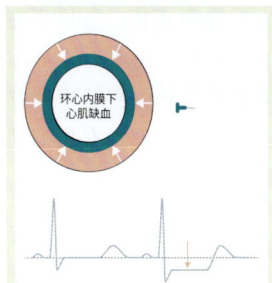

图 8-8　环心内膜下心肌缺血

心肌缺血只波及整个左心室腔的心内膜以及心内膜下层心肌，心电图出现广泛性 ST-T 改变

点是 ST 段压低和 T 波倒置（图 8-7）。即使在透壁性心肌缺血中，心内膜以及心内膜下层心肌的缺血程度都重于心外膜以及心外膜下层心肌，这是因为心内膜心肌的供血量少于心外膜心肌，而心内膜心肌的耗氧量高于心外膜，因此，心内膜以及心内膜下层心肌缺血比心外膜缺血多见，急性心肌梗死从心内膜向心外膜扩展，心绞痛发作常见于心内膜缺血模式。

当心内膜缺血波及整个左心室腔时，称为环心内膜下心肌缺血（图 8-8）。这是临床最为危急

的心肌缺血模式，心电图改变的特点是广泛性 ST 段压低伴 T 波倒置，ST-T 改变波及 ≥ 6 个导联，aVR 导联 ST 段抬高[5]。环心内膜下心肌缺血时，缺血向量背离左心室腔，朝向右上方向，即 aVR 导联轴正侧，故 aVR 导联的 ST 段抬高。

并非所有心肌缺血都是病理性的，有些心肌缺血是生理性的。例如，生理性环心内膜下心肌缺血可见于阵发性室上性心动过速患者，高速的心室率、左心室舒张期缩短等引起心内膜下心肌供血减少，心电图出现广泛性 ST 段压低和 T 波倒置，患者无缺

临床上，最常见的心肌缺血是心内膜心肌缺血，其次为透壁心肌缺血，最少见的是环心内膜下心肌缺血。

Note

血性胸痛症状，常见于左心室肥厚（患者有左心室功能不全相关症状）和左主干病变（患者有典型的缺血性胸痛症状）。

2 稳定型心绞痛

稳定型心绞痛发病机制是冠状动脉存在严重狭窄，患者运动负荷增加时，氧需增加而氧供不足，诱发心绞痛。患者常在相同运动负荷下诱发心绞痛，如登两层楼、行走500m等。

稳定型心绞痛的心电图特点是胸痛发作期间，心电图 ST 段压低伴 T 波负正双相或完全倒置，胸痛发作后，ST 段恢复正常，T 波恢复正常，或出现再灌注 T 波，T 波倒置振幅加深，然后再恢复正常（图8-9和图8-10）。

稳定型心绞痛的胸痛症状通常持续 2～5 分钟，含服硝酸甘油可逐渐缓解，心肌坏死标志物正常[5]。

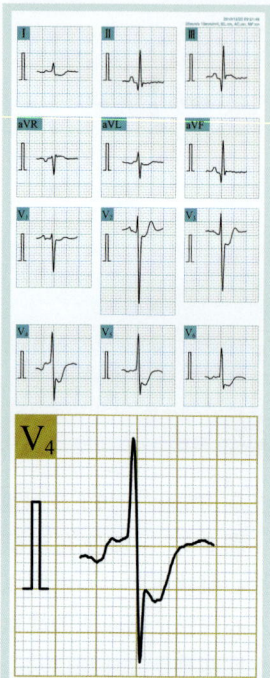

图 8-9 稳定型心绞痛发作

男，72 岁，因反复胸痛 1 个月就诊。门诊检查行走至心电图室发作心绞痛。心电图诊断：①窦性心律；②病理性 Q 波：见于 II、III 和 aVF 导联，提示陈旧性下壁心肌梗死可能；③ ST-T 改变，请结合临床。患者发作心绞痛时，I、aVL、$V_2 \sim V_6$ 导联等 7 个导联 ST 段压低，为广泛性 ST 段压低。冠状动脉造影证实左前降支近段狭窄 90%，植入 1 枚冠状动脉支架。V_4 导联 ST 段压低振幅最大，为 6.7mm

Note 典型的心绞痛表现为胸部不适或因劳累而引起的胸痛等症状，休息或服用硝酸甘油后症状会缓解。识别这些症状有助于医护人员及时随访心电图。

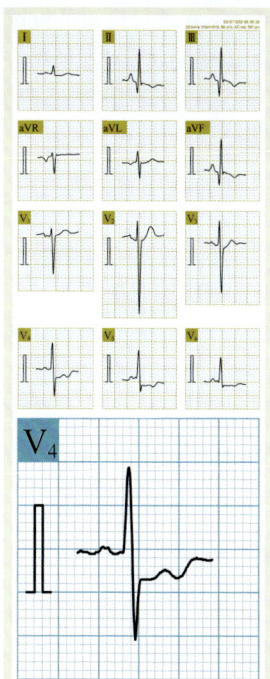

图 8-10　稳定型心绞痛发作后

图 8-9 患者给予硝酸甘油含服后，胸痛逐渐缓解，5 分钟后复查心电图发现 ST 段压低导联数减少，只有 I、$V_3 \sim V_6$ 导联 ST 段压低，伴 T 波倒置。给予休息和药物治疗后，ST 段压低振幅减轻，V_4 导联 ST 段压低振幅为 3mm，提示心肌缺血缓解。本例患者发作心绞痛时，ST 段压低，提示心肌缺血以心内膜及心内膜下层心肌为主。患者下壁导联有病理性 Q 波，但无心肌梗死病史，心电图宜采用描述性诊断

尽管 ST 段压低无定位特征，但具有以下特征的稳定型心绞痛心电图能提示病变的冠状动脉：广泛性 ST-T 压低要怀疑左主干病变或三支冠状动脉严重狭窄，胸导联 ST 段压低振幅最大位于 $V_2 \sim V_4$ 导联时，要怀疑左前降支病变。

缺血性胸痛患者，如果胸痛能在药物治疗后数分钟内缓解，心肌坏死标志物检查正常，心电图能在短时间内恢复，应考虑心绞痛发作。动态性 ST-T 改变是心绞痛发作的心电图特点，可以比较患者既往心电图和此次心绞痛发作心电图，若无既往心电图，可比较此次心绞痛发作胸痛时、药物治疗期间、药物治疗结束后以及胸痛缓解后的心电图。

临床上，若已采集到心绞痛患者发作期间的心电图，则肯定存在缺血性 ST-T 改变，此类患者应接受冠状动脉影像学检查，以进一步明确冠状动脉病变程

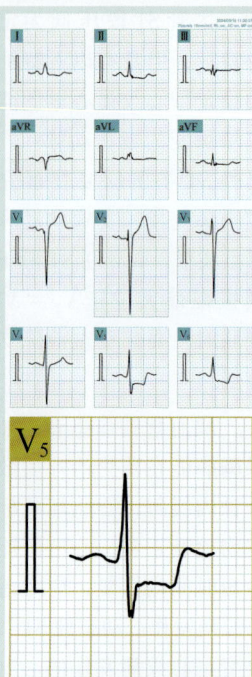

图 8-11　不稳定型心绞痛发作

男，56 岁，因反复胸痛 2 个月就诊。这是患者住院当晚睡眠中发作胸痛采集的心电图。心电图诊断：①窦性心律；②ST-T 改变，请结合临床。患者发作心绞痛时，Ⅰ、Ⅱ、V_5、V_6 导联等 4 个导联 ST 段压低伴 T 波倒置，Ⅰ和Ⅱ导联 ST 段压低振幅 0.5mm，V_5 导联 ST 段压低振幅最大为 2.6mm。冠状动脉造影证实为右冠状动脉中-远段狭窄 85%。本例不稳定型心绞痛的 ST 段压低导联有限

度，不宜进行运动平板试验，以避免诱发心肌梗死。

3

不稳定型心绞痛

不稳定型心绞痛属于急性冠脉综合征范畴，发病机制是在破裂的动脉粥样硬化斑块上形成的非闭塞性血栓导致冠状动脉狭窄（ST 段压低）和冠状动脉痉挛（ST 段抬高）。

■ 非 ST 段抬高型

患者的心绞痛发作与运动负荷增加无关，可以在休息、睡眠等安静状态发病，心肌需氧量无增加，冠状动脉管腔因急性血栓形成，血供突然减少。

非 ST 段抬高型心绞痛包括两种类型，一种是 ST 段无偏移，伴或不伴 T 波改变；另一种是 ST 段压低，伴或不伴 T 波改变（图 8-11）。ST 段压低和 T 波改变既可以单独出现，也可以同时出现。一些三支冠状动脉病变患者发作不

Note　原有稳定型心绞痛患者，如果近期低运动负荷情况下也能诱发心绞痛，要考虑病情恶化，属于不稳定型心绞痛。

稳定型心绞痛时，心电图可以正常或仅有非特异性改变，容易漏诊。

不稳定型心绞痛发作时间比稳定型心绞痛长，对休息和药物的反应差，这些特点又容易误诊为非 ST 段抬高型心肌梗死，临床上一般通过肌钙蛋白是否阳性来鉴别两者，需要指出的是，一些不稳定型心绞痛发作时，肌钙蛋白也可以轻微增加。

非 ST 段抬高型不稳定型心绞痛的 ST 段压低分布导联不能推导罪犯血管，因为这是心内膜下心肌的冠状动脉血管丛，难以定位到心脏表面的一级冠状动脉，如三支冠状动脉病变都可以引起 $V_2 \sim V_4$ 导联 ST 段压低。

■ 心电图危险分层

一些不稳定型心绞痛发作期间的心电图特征具有预后价值，具有以下心电图改变者，患者的心脏事件风险增加：① ST 段压低振幅 ≥ 2mm；② ST 段压低分布于 Ⅰ、aVL、V_5、V_6 等左侧壁导联时，患者左心室功能不全的发生率增加；③广泛性 ST 段压低，ST 段压低分布 ≥ 6 个导联，多为左主干病变和三支冠状动脉严重病变的心电图标志；④ aVR 导联 ST 段抬高 ≥ 1mm（图 8-12）[6 ~ 9]。

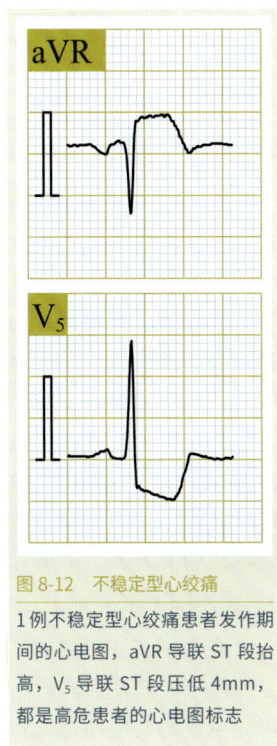

图 8-12　不稳定型心绞痛

1 例不稳定型心绞痛患者发作期间的心电图，aVR 导联 ST 段抬高，V_5 导联 ST 段压低 4mm，都是高危患者的心电图标志

心电图在判读不稳定型心绞痛患者的预后时，要注意诊断效能的问题。这些评估指标都是在临床研究中通过统计学方法得出的结论，不能随意扩展。例如，不能说 aVR 导联 ST 段抬高振幅越大，患者预后越差，因为指标必须满足多数患者的评估要求，ST 段抬高振幅越大，势必患者的例数将更少，敏感度会下降，诊断效能反而是降低的。

■ 左主干病变

在不稳定型心绞痛患者中，要注意筛查左主干病变患者。这些患者发作心绞痛时，存在环心内膜下心肌缺血模式，心电图表现为广泛性 ST 段压低，≥6 个导联 ST 段压低 ≥1mm，伴 aVR 导联 ST 段抬高 ≥1mm，有时还有 V_1 导联 ST 段抬高，即"6+1"心电图模式（图 8-13）[10]。

左主干病变所致的环心内膜下心肌缺血有以下两种主要的心电图模式：

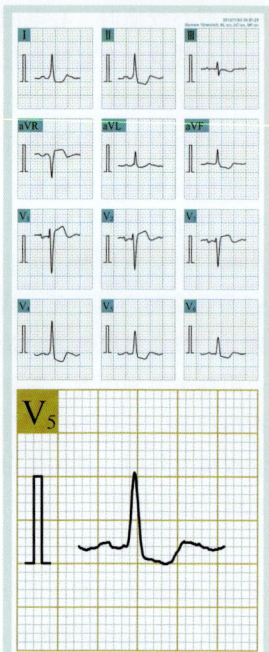

图 8-13 不稳定型心绞痛

女，78 岁，反复胸痛 2 个月就诊，胸痛与活动无关，常在夜间睡眠或晨起时发作。入院后当晚，患者在休息时突发胸痛，采集心电图。心电图诊断为：①窦性心律；②广泛性 ST-T 改变，请结合临床。本例患者发作心绞痛时，心电图 ST 段压低 ≥1mm 的导联有 Ⅰ、Ⅱ、aVF、$V_4 \sim V_6$ 导联，这 6 个导联 ST 段压低伴 T 波倒置，aVR 导联 ST 段抬高 ≥1mm，满足"6+1"心电图模式。要考虑左主干病变可能。冠状动脉造影提示左主干狭窄 90%

$Note$ 一些疾病的 ST-T 改变可以酷似急性心肌缺血，不要都诊断为急性心肌缺血或梗死。急性冠脉综合征患者几乎都是有胸痛症状的。

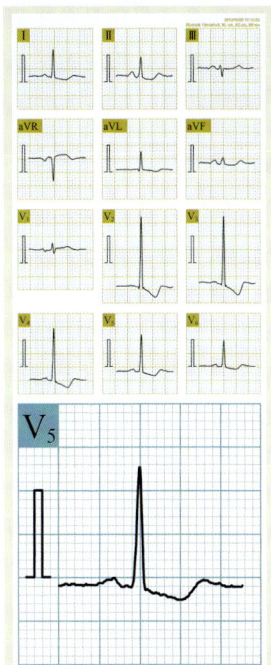

图 8-14　不稳定型心绞痛

男，67 岁，反复胸痛 1 个月就诊，胸痛常在夜间发作，与活动无关。入院后患者发作胸痛，心电图提示窦性心律，逆钟向转位，广泛性 ST-T 改变。根据 2023 年欧洲心脏病学会制定的标准，至少 6 个导联的 ST 段压低 ≥ 1mm（I、II、V_2 ～ V_6 导联），aVR 导联 ST 段抬高 1mm，ST 段偏移的振幅测量选择 J_{60} 处。满足"6+1"心电图模式，罪犯血管要考虑左主干病变可能。冠状动脉造影证实三支冠状动脉严重病变。患者最后接受了冠状动脉搭桥手术治疗

① V_2 ～ V_6 胸导联 ST 段压低，至少需要 1 个肢体导联 ST 段压低就能满足诊断条件；② 右胸 V_1 ～ V_3 导联 ST 段抬高，左胸 V_4 ～ V_6 导联 ST 段压低，至少需要 3 个肢体导联 ST 段压低才能满足诊断条件（图 8-14）。

左主干病变引起的环心内膜下心肌缺血模式代表最危险的急性心肌缺血，但"6+1"心电图并非左主干病变所特有，还见于三支冠状动脉严重病变、左前降支合并左旋支严重病变患者，后两者尽管不属于左主干病变，实际为多支冠状动脉病变，但患者的危险程度与左主干病变患者相同，又称为左主干病变的等危症。

单支冠状动脉病变，特别是左旋支病变的患者，发作心绞痛时也能出现"6+1"模式心电图。在进行冠状动脉造影或冠状动脉 CT 检查以前，接诊"6+1"心电图模式的胸痛患者，如果临床高度疑诊急性冠

状动脉综合征，首先考虑左主干病变及其等危症，它们代表心脏事件风险最高的急性心肌缺血人群，需要医护人员高度预警。因此，对于初学者或基层医疗单位，接诊"6+1"心电图模式的胸痛患者，无须区分究竟是左主干病变

及其等危症，还是单支冠状动脉病变，均应遵循从重原则处理。

◼ 环心内膜下心肌缺血

左主干病变、三支冠状动脉严重病变以及左前降支联合左旋支病变等都可以产生环心内膜下缺血，代表严重的左心室大面积心肌缺血。此时，缺血向量背离左心室腔，朝向右上方，朝向 aVR 导联轴正侧，aVR 导联 ST 段抬高（图 8-15）。

需要指出的是，不同冠状动脉优势型患者，左主干病变时的缺血生理和心电图改变不同。

缺血程度最严重的是左冠状动脉优势型患者，此类患者的左心室后壁、下壁、后室间隔，甚至部分右心室后壁由左回旋支供血，一旦左主干闭塞，将引起左心室前壁、侧壁、后壁和膈面心肌大面积缺血，是真正意义上的环心内膜下缺血，心电图 ST 段压低导联数多，aVR 导联 ST

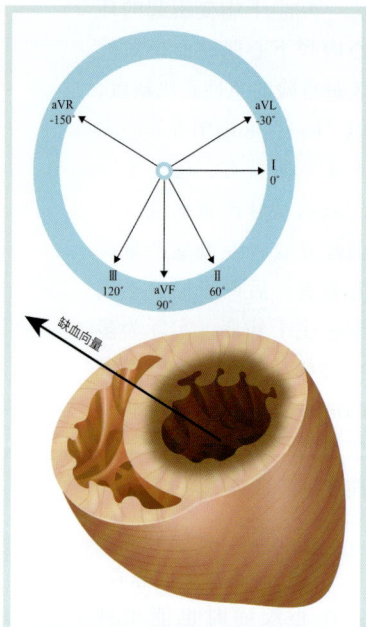

图 8-15　aVR 导联 ST 段抬高的机制
左心室环心内膜下心肌缺血时，缺血向量背离左心室腔，朝向右上方，在额面导联系统，缺血向量朝向 aVR 导联轴正侧，ST 段抬高，背离胸导联和多数肢体导联，心电图出现广泛性 ST 段压低

Note　遗憾的是，现有区分左主干病变及其等危症和单支冠状动脉病变所致"6+1"心电图模式的指标都不可靠，因此，初学者无须从心电图上区分两者。

段抬高显著（图 8-16）。患者的心脏事件的风险最高。

缺血程度最轻的是右冠状动脉优势型患者，右冠状动脉为后室间隔、下壁、部分左心室后壁供血，左主干闭塞其实只引起左心室前壁和侧壁心肌缺血，后壁和膈面心肌得以保存，因此，ST 段压低导联数分布少，aVR 导联 ST 段抬高不显著，甚至无抬高，容易误判为单支冠状动脉病变。患者的心脏事件风险最低。

冠状动脉均衡型分布的个体，左主干闭塞引起的心肌缺血范围介于上述

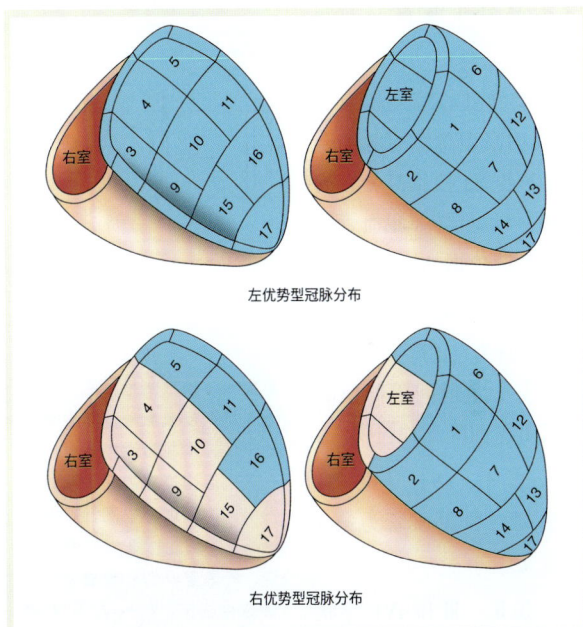

左优势型冠脉分布

右优势型冠脉分布

图 8-16 冠状动脉优势型和左心室缺血范围
左冠状动脉优势型个体的患者，一旦发生左主干闭塞，左心室前壁、侧壁、后壁和下壁将遭遇缺血；而右冠状动脉优势型个体的患者，一旦发生左主干闭塞，左心室后壁和下壁得到右冠状动脉的持续供血，左心室缺血主要集中于前壁和侧壁

不同个体的左心室供血解剖和生理不同，决定了左主干闭塞时，不同个体的左心室的缺血心肌范围也不同。

Note

两种情况之间，患者发生心脏事件风险也介于两者之间。

■ 变异型心绞痛

变异型心绞痛的发病机制是心外膜的冠状动脉痉挛，造成冠状动脉血流中断，形成的透壁性心肌缺血，心电图改变为 ST 段抬高伴 T 波直立（图 8-17）。

变异型心绞痛也属于 ST 段抬高型急性冠脉综合征，根据 ST 段抬高分布的导联，可以推导罪犯血管，主要判读依据如下。

① V₂ 导联 ST 段抬高，罪犯血管为左前降支，这是因为左心室前间隔部位的心肌由左前降支独自供血。

② Ⅰ、aVL 导联 ST 段抬高，罪犯血管为第 1 对角支。

③ Ⅱ、Ⅲ 和 aVF 导联 ST 段抬高，罪犯血管为右冠状动脉（Ⅲ 导联 ST 段抬高振幅 > Ⅱ 导联）或左旋支动脉（Ⅱ 导联 ST 段抬

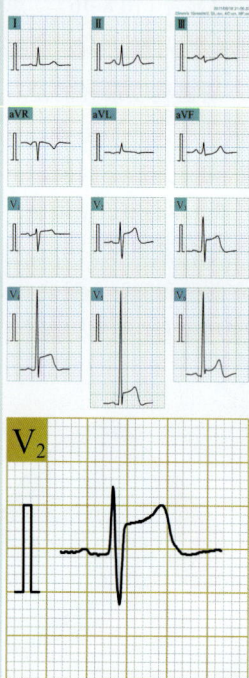

图 8-17 变异型心绞痛

男，76 岁，临床诊断为原发性高血压 3 级很高危，冠心病。近半月来反复胸痛，胸痛与活动无关，常在睡眠中发作。患者入院后当晚，夜间休息时突发胸痛，采集心电图。心电图诊断：① 窦性心律；② ST-T 改变，考虑变异型心绞痛发作，请结合临床。V₁～V₆ 导联 ST 段抬高伴 T 波直立，提示罪犯血管为左前降支。给予患者硝酸甘油治疗后，胸痛逐渐缓解，ST 段逐渐回落，肌钙蛋白阴性

Note 缺血性 ST 段抬高有两种可能：一种是变异型心绞痛，肌钙蛋白正常或轻微升高，另一种是急性心肌梗死，肌钙蛋白持续升高。

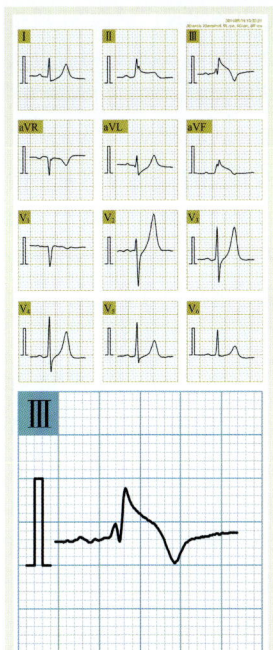

图 8-18　变异型心绞痛

男，52 岁，午睡中突发胸痛 15 分钟入院。心电图诊断：①窦性心律；② ST-T 改变，Ⅱ、Ⅲ和 aVF 导联 ST 段抬高，考虑变异型心绞痛，请结合临床。患者入院后反复检测肌钙蛋白均为阴性，临床最后诊断为变异型心绞痛。Ⅱ、Ⅲ和 aVF 导联 ST 段抬高。仔细观察下壁导联 ST 段抬高振幅，Ⅲ导联 ST 段抬高振幅低＞Ⅱ导联，提示罪犯血管为右冠状动脉。变异型心绞痛发作时，ST 段抬高导联分布具有罪犯血管的定位作用

振幅＞Ⅲ导联)（图 8-18）。

④ Ⅰ、aVL、V_5 和 V_6 导联 ST 段抬高，罪犯血管为左旋支。

⑤单独的 V_5 和 V_6 导联 ST 段抬高，罪犯血管可以为左旋支或右冠状动脉，可以通过加做右心室导联和后壁导联进一步确认。

⑥ Ⅱ、Ⅲ、aVF、V_2 以及其他胸导联 ST 段抬高，罪犯血管为左前降支，该左前降支绕过心尖供血部分下壁。

⑦ V_{3R} ～ V_{5R} 导联 ST 段抬高提示右冠状动脉痉挛，通常伴随Ⅱ、Ⅲ和 aVF 导联 ST 段抬高。

⑧ V_7 ～ V_9 导联 ST 段抬高提示右冠状动脉或左旋支痉挛，通常伴随Ⅱ、Ⅲ和 aVF 导联 ST 段抬高。

在门诊采集的变异型心绞痛心电图，通常为单支冠状动脉痉挛引起的 ST 段抬高，但在动态心电图检查中，经常可以看到多支冠状动脉痉挛，既可以是不同冠状动脉同时痉挛，

只要缺血波及心外膜或心外膜下层心肌，心电图就会出现 ST 段抬高，换言之，ST 段抬高是透壁性缺血的标志。

Note

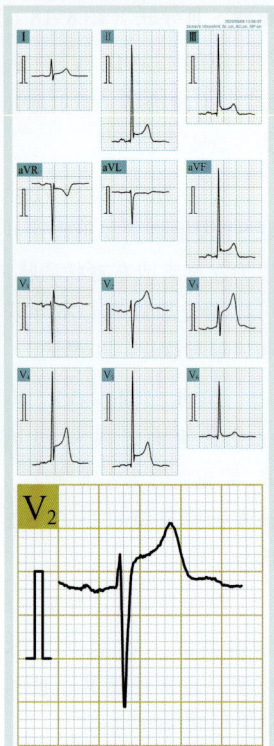

图 8-19　变异型心绞痛

男，69 岁，临床诊断为冠心病，变异型心绞痛。入院后患者接受了 24 小时动态心电图检查，其间反复发作胸痛，这是 1 次胸痛发作期间采集的 12 导联动态心电图，Ⅱ、Ⅲ、aVF 和 $V_2 \sim V_6$ 导联 ST 段抬高，痉挛的冠状动脉可能有绕过心尖供血部分下壁导联的左前降支，或左前降支合并左旋支远段同时痉挛（如果是左旋支近段，V_6 导联 ST 段应抬高）

心电图出现广泛性 ST 段抬高，如左前降支和右冠状动脉同时痉挛可以导致Ⅱ、Ⅲ、aVF 和 $V_2 \sim V_6$ 导联 ST 段抬高，也可以是不同的冠状动脉先后痉挛，如先出现下壁导联 ST 段抬高，随后出现前壁导联 ST 段抬高（图 8-19）。

变异型心绞痛和 ST 段抬高型心肌梗死都是透壁心肌缺血，前者心肌缺血发作时间短暂，无心肌坏死或仅有轻微的心肌损伤，肌钙蛋白略微升高，一般无病理性 Q 波形成，而急性心肌梗死是已经开始心肌缺血性坏死进程，可以出现 R 波递增不良、病理性 Q 波等 QRS 波异常。

急性透壁性心肌缺血时，室壁激动传导障碍，可以出现 QRS 波振幅增加的现象，R 波振幅会增加，甚至显著增高达到心室肥厚的诊断标准，因此，变异型心绞痛期间不诊断心室肥厚，胸痛发作后，ST 段恢复到等电位线时，重新采集心电图，以了解是

Note　除非基础心电图有心室肥厚的诊断，变异型心绞痛患者发作期间的心电图，不能作为心室肥厚的诊断凭据。

否存在心室肥厚。

透壁性心肌缺血时，ST 段抬高的导联有助于推导罪犯血管，这种心电图现象称为指示性改变。由于心室是充满血液的 3D 腔室，当缺血侧心室壁面对的导联出现 ST 段抬高和 T 波直立时，对侧健康心室壁面对的导联可以出现 ST 段压低和 T 波倒置，这种心电图现象称为镜像性改变或对应性改变（图 8-20）。

透壁性心肌缺血时，心电图阅读者能够通过指示性改变出现的导联推导罪犯血管，这是急性心肌缺血的直接证据；然而，有经验的阅读者才可以通过对应性改变推导或验证推导结果，这是急性心肌缺血的间接证据。通常，高侧壁导联（Ⅰ、aVL）和下壁导联（Ⅱ、Ⅲ和 aVF）的 ST-T 改变存在对应关系，下壁导联和前壁导联（$V_2 \sim V_4$）存在对应性关系，前壁和后壁导联（$V_7 \sim V_9$）存在对应关系，前间隔导联（$V_1 \sim V_2$）和前侧壁导联（$V_5 \sim V_6$）存在对应关系。对于初学者，建议接诊胸痛患者时，一次性采集 18 导联心电图，全面探查心肌缺血范围，这是因为右心室和左心室后壁不在常规 12 导联心电图探查范围内，对于初学者直接性证据比间

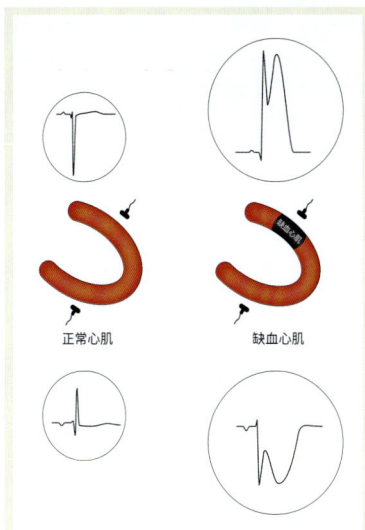

图 8-20　指示性和对应性 ST-T 改变

心脏是一个充满血液的 3D 腔室，体表探查电极面对心肌采集的心电图，实际是探查电极处心肌和对侧心肌电势对抗后的剩余电势。当一侧心肌发生缺血性 ST 段抬高和 T 波高耸时，对侧心肌会出现对应性 ST 段压低和 T 波倒置

接性证据更容易分析；此外，指示性和对应性改变并非完全对应，一些指示性改变并不伴随对应性改变，这种情况下，无法依靠对应性改变去推导指示性改变，容易出现漏诊。

窦房结的血液供应68%的个体来自右冠状动脉，24.7%来自左旋支，其余为双支冠状动脉供血，而房室结动脉96.3%起源于右冠状动脉，3.7%起源于左旋支，故右冠状动脉痉挛常伴急性窦房结功能不全和房室阻滞，左旋支动脉痉挛常伴急性窦房结功能不全[11, 12]。左心室大面积急性缺血还可以发生恶性室性心律失常，如多形性室性心动过速和心室颤动（图8-21）。因此，院内的变异型心绞痛患者应加强心电监护，特别是有晕厥症状的变异型心绞痛患者，要警惕一过性窦性停搏、高度房室阻滞、三度房室阻滞、室性心动过速和心室颤动等

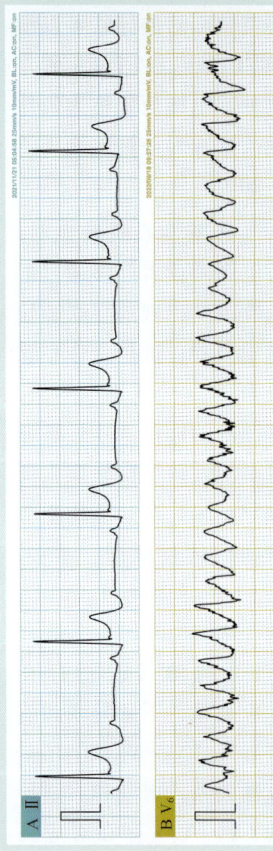

图 8-21 变异型心绞痛的心律失常

2例变异型心绞痛患者在胸痛期间出现的心律失常。A. 窦性心律，心电图前半段为 2：1 房室阻滞，心室率只有心房率的一半，最后两个心动搏恢复为 1：1 房室传导；B. 多形性室性心动过速，患者在院外行动态心电图检查期间猝死，回放发现变异型心绞痛和恶性室性心律失常

心律失常。

4

Wellens 综合征

无论是稳定型心绞痛，还是不稳定型心绞痛，患者发作心绞痛即为一次心肌缺血事件，发作后，心肌血供恢复，称为再灌注期。再灌注期的 ST 段和 T 波可以完全恢复正常，也可以继续出现 T 波改变，如 T 波正负双相、T 波倒置和 QT 间期延长等，病理生理机制是一部分患者的心肌遭遇缺血和再灌注事件后发生水肿，影响心室复极（图 8-22）。

临床上，一些心绞痛患者在缓解期到医院就诊，由于无心肌缺血发作，心电图可以完全正常，医生需要进行一系列检查，才能了解患者是否存在心肌缺血，如运动平板试验、超声心动图负荷试验，或直接进行冠状动脉影像学检查。

然而，另一些心绞痛

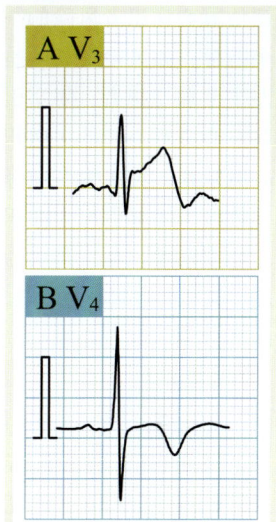

图 8-22　再灌注 T 波形态

A.T 波正负双相，提示不完全再灌注；B.T 波完全倒置，倒置的 T 波形态对称性增加，倒置 T 波振幅可以为普通倒置、深倒置和巨大倒置，伴或不伴 QT 间期延长，提示完全再灌

患者在缓解期到医院就诊时，尽管无心肌缺血发作，心电图无 ST 段偏移，无法判断患者胸痛发作时究竟是 ST 段抬高型，还是非 ST 段抬高型，但心电图存在再灌注 T 波，医生可以据此判断患者存在心肌缺血事件。

冠状动脉病变部位是

并非所有的 T 波倒置都是再灌注 T 波，此类心电图分析主要针对冠心病或疑诊冠心病的患者。Note

评估冠心病患者风险的一个指标，如风险最高的是左主干病变患者，闭塞引起左心室环心腔的大面积心肌缺血，其次为左前降支近段，闭塞引起大面积左心室前壁缺血，再次为左旋支和右冠状动脉近段，闭塞分别引起左心室后壁和右心室缺血。

Wellens 综合征是一种心电图再灌注 T 波模式，$V_2 \sim V_3$ 导联出现正

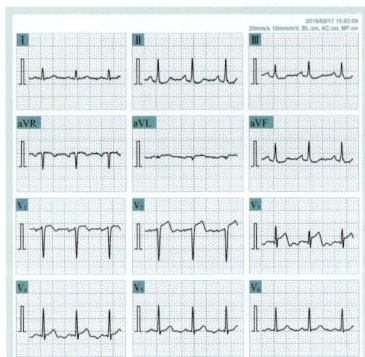

图 8-23　I 型 Wellens 综合征

男，57 岁，反复胸痛 1 个月就诊。心电图诊断：① 窦性心动过速；② ST-T 改变，提示 I 型 Wellens 综合征，请结合临床；③ U 波倒置。这是患者在胸痛缓解期间采集的心电图，V_2 和 V_3 导联 T 波正负双相，V_2 导联 ST 段抬高 2.5mm，比正常阈值上限超出 0.5mm。冠状动脉造影提示左前降支近段狭窄 90%

负双相 T 波或倒置 T 波，高度提示左前降支近段严重狭窄，患者近期有进展为急性前壁心肌梗死的风险。根据再灌注 T 波形态，Wellens 综合征分为两型。

I 型 Wellens 综合征的心电图特点是患者无胸痛期间心电图 $V_2 \sim V_3$ 导联出现正负双相 T 波，有时也可以出现于 V_1、$V_4 \sim V_6$ 导联，ST 段无偏移或轻微抬高 ≤ 1mm，胸导联 R 波递增正常或无病理性 Q 波，近期有心绞痛发作，心肌标志物正常或轻微升高（图 8-23）。

正负双相 T 波是一种少见的心电图现象，除心肌缺血外，还见于正常胸导联 T 波过渡（特别是儿童和青少年）、心室肥厚、先天性心脏病等。I 型 Wellens 综合征占整个 Wellens 综合征的 25%[13]。

II 型 Wellens 综合征的心电图特点是患者无胸痛期间心电图 $V_2 \sim V_3$ 导联出现倒置 T 波，有时也可以出现于 V_1、$V_4 \sim V_6$

Note　临床心电图研究发现，Wellens 综合征心电图模式占不稳定型心绞痛患者的 14% ～ 18%，特别是有心绞痛发作的冠心病患者更为常见[13]。

导联，其余诊断标准同 I 型 Wellens 综合征，占整个 Wellens 综合征患者群体的 75%（图 8-24）[13]。当一份心电图既有 I 型图形，也有 II 型图形时，判读为 II 型 Wellens 综合征，这种模式常见于 V₁ 导联 T 波直立，V₂ 和（或）V₃ 导联 T 波正负双相，V₄ 导联以后 T 波倒置的患者。

理想状态下，Wellens 综合征心电图模式实际是一种梗死前状态，是不稳定型心绞痛患者反复发作缺血 - 再灌注病理生理形成的异常心电图，QRS 波应正常，无 R 波递增不良和病理性 Q 波。如果患者已经发生前壁心肌梗死伴 V₂ ~ V₃ 导联再灌注 T 波，结合患者发生心肌梗死的时间，应考虑为急性心肌梗死伴随的再

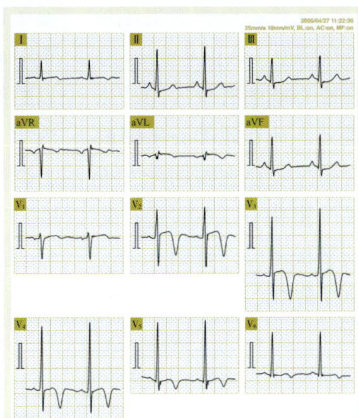

图 8-24 II 型 Wellens 综合征

男，66 岁，反复胸痛 3 个月，胸痛与活动无关。患者在门诊就诊时无胸痛症状。心电图诊断：①窦性心律；② ST-T 改变，提示 II 型 Wellens 综合征，请结合临床。患者胸痛缓解期间的主要心电图改变是 T 波倒置，特别是 V₂ 和 V₃ 导联为巨大 T 波倒置，由于 QT 间期无延长，巨大 T 波倒置显得深尖，T 波倒置波及 V₂ ~ V₅ 导联，V₆ 导联为正负双相 T 波。冠状动脉造影证实左前降支近段狭窄 95%

灌注 T 波或陈旧性前壁心肌梗死。

然而，在临床上，有些心肌梗死前状态的不稳定型心绞痛患者，既往无心肌梗死病史，出现胸导联 R 波递增不良，这与室间隔反复缺血引起的纤维化有关，这些患者仍然可以诊断为 Wellens 综合征。

12% 的 Wellens 综合征患者的心肌酶谱升高，但不超过正常上限的 2 倍，勿误判为急性心肌梗死 [13]。

无论心电图医生还是临床医生，认识 Wellens 综合征心电图有重要的临床意义，具有此类心电图改变的患者存在左前降支近段严重狭窄，不应进行运动平板试验，否则有诱发急性前壁心肌梗死的风险。此外，患者应尽快接受冠状动脉介入诊疗，以避免进展为急性前壁心肌梗死。

5

de Winter T 波

急性心肌缺血如果持续 20～40 分钟，将启动心肌梗死的病程[14]。由于心内膜和心内膜下层心肌的耗氧量高于心外膜和心外膜下层心肌，心肌梗死从心内膜向心外膜推进。在此过程中，如果及时开通罪犯血管，可以避免外层心肌发生梗死，尽可能挽救濒死状态的心肌。

在急性心肌梗死的病程进展中，如果患者的冠状动脉存在一些保护机制，如侧支循环、血栓自溶开

通了部分闭塞的管腔等，长时间的急性心肌缺血可以始终限制在心内膜和心内膜下层心肌，心电图会出现一种特殊形态的缺血性 ST-T 改变，即 J 点压低、ST 呈上斜型压低伴 T 波高耸，称为 de Winter T 波（图 8-25）。

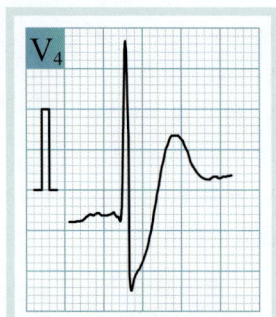

图 8-25　de Winter T 波
de Winter T 波是一种独特的急性心肌缺血心电图，J 点压低，ST 段呈上斜形压低伴 T 波直立

de Winter T 波是一种冠状动脉闭塞或次全闭塞的心电图模式，心肌已经开启梗死病程，尽管尚无 ST 段抬高，如果不及时开通罪犯血管，患者迟早会进展为 ST 段抬高型心肌梗死，因此，de Winter T 波

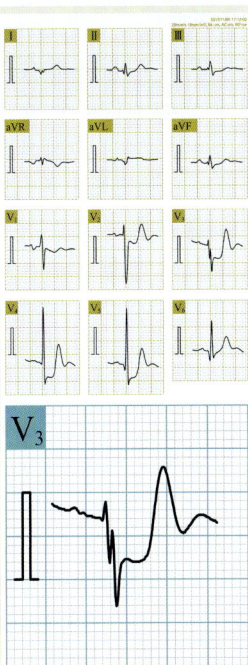

图 8-26　de Winter T 波（一）

男，48 岁，突发胸痛 1 个小时入院。心电图诊断：①窦性心律；②病理性 Q 波，见于 I 和 aVL 导联；③ R 波递增不良；④ ST-T 改变，符合 de Winter T 波心电图模式，请结合临床。患者入院后行急诊冠状动脉造影，发现左前降支开口处完全闭塞。患者胸痛发作期间，$V_1 \sim V_6$ 导联 J 点压低，$V_2 \sim V_6$ 导联 ST 段呈上斜型压低，T 波直立，V_3 和 V_4 导联的 J 点压低振幅最大，V_3 导联 R 波振幅丢失，这些心电图改变均提示心肌梗死病程开始

是 ST 段抬高型心肌梗死的等同症。

胸痛患者的心电图，如果胸 $V_1 \sim V_6$ 导联出现 de Winter T 波模式，J 点伴 ST 段上斜型压低 $1 \sim 3mm$，T 波直立高耸，aVR 导联 ST 段抬高 $1 \sim 2mm$，QRS 波时限轻度延长，常伴胸导联 R 波递增不良，高度提示罪犯血管为左前降支近段（图 8-26）[14]。此类患者的左前降支近段严重狭窄，伴急性完全闭塞性血栓形成或次全闭塞性血栓形成，需要紧急接受再灌注治疗。

在急性前壁心肌梗死患者中，$2\% \sim 3.4\%$ 的心电图表现为 de Winter T 波模式[14]。正确认识 de Winter T 波心电图有重要的临床意义，患者正在经历急性心肌梗死病程，而非不稳定型心绞痛，需要紧急再血管化治疗。尽管 Wellens 综合征和 de Winter T 波都是左前降支近段严重狭窄的心电图指标，但 Wellens 综合征是

值得注意的是，目前 de Winter T 波心电图的诊断还是经验性的，缺乏严格的共识性诊断标准。

Note

梗死前的再灌注心电图表现，而 de Winter T 波是已经发生急性心肌梗死的心电图表现。

识别 Wellens 综合征和 de Winter T 波都是为了在不稳定型心绞痛和急性前壁心肌梗死患者中快速筛查左前降支近段严重狭窄的高危患者，最典型 ST-T 改变应出现在 $V_2 \sim V_4$ 导联，如 Wellens 综合征的再灌注 T 波（正负双相 T 波或倒置 T 波）应出现在 $V_2 \sim V_4$ 导联，de Winter T 波最大振幅的 J 点压低应出现在 $V_2 \sim V_4$ 导联，如果这些最典型的心电图改变出现于其他导联，则要考虑其他部位的冠状动脉严重狭窄所致（图 8-27）。

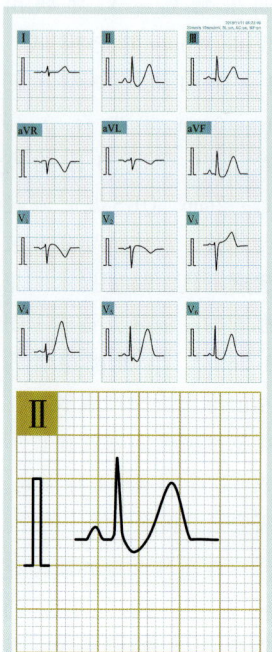

图 8-27　de Winter T 波（二）

女，58 岁。胸痛 1 小时入院。心电图提示窦性心律，II、III、aVF、$V_4 \sim V_6$ 导联 J 点压低伴 T 波近似对称高耸，为不典型的 de Winter 征 T 波，J 点压低和 T 波高耸出现于 $V_4 \sim V_6$ 和下壁导联，而不是 $V_2 \sim V_4$ 导联。冠脉造影证实左前降支中段严重狭窄，左前降支回绕心尖供血下壁，闭塞部位在左前降支中段，而不是近段

6
急性冠脉综合征

急性冠脉综合征是一类急性心肌缺血综合征，患者有缺血性胸痛症状及其相关体征，伴或不伴心电图改变，伴或不伴肌钙蛋白升高[10]。目前，急性冠脉综合征包括不稳定型心绞痛和急性心肌梗死。

Note 急性冠脉综合征是一种胸痛综合征，临床鉴别包括急性肺栓塞、主动脉夹层、急性心肌炎、急性心包炎以及气胸等。

无论不稳定型心绞痛或急性心肌梗死，依据心电图 ST 段是否抬高，都可以分为 ST 段抬高型和非 ST 段抬高型（图 8-28）。

通常，ST 段抬高型不稳定型心绞痛和急性心肌梗死容易鉴别，前者发作时间短暂，抬高的 ST 段在短时间内恢复，QRS 波正常，肌钙蛋白正常或轻微升高，而急性心肌梗死患者的胸痛持续时间较长，抬高的 ST 段不会在短时间内完全恢复（除非及时接受再灌注治疗且再灌注良好），QRS 波改变（心电图出现病理性 Q 波），肌钙蛋白明显升高。

然而，对于非 ST 段抬高的不稳定型心绞痛和心肌梗死，心电图很难鉴别两者，即使依靠肌钙蛋白，有时两者的临床鉴别也很困难。例如，非

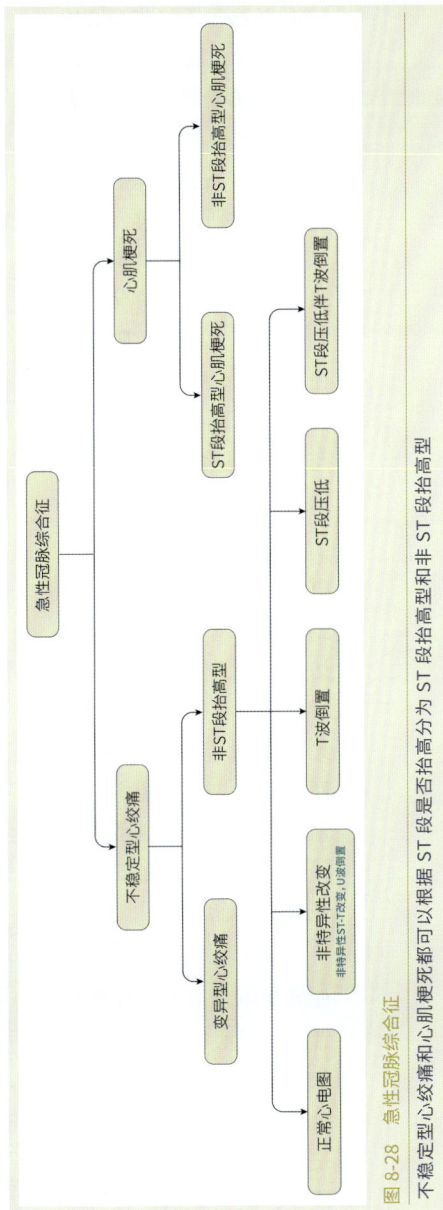

图 8-28　急性冠脉综合征

不稳定型心绞痛和心肌梗死都可以根据 ST 段是否抬高分为 ST 段抬高型和非 ST 段抬高型

ST 段抬高型不稳定型心绞痛发作时，胸痛持续时间可以 > 20 分钟，一些患者的肌钙蛋白轻度升高，此时与非 ST 段抬高型心肌梗死很难鉴别。不过，从临床实用角度看，只要肌钙蛋白阳性，两种情况的鉴别意义不大，因为肌钙蛋白阳性的不稳定型心绞痛，患者的心脏事件风险几乎与非 ST 段抬高型心肌梗死患者相同（图 8-29）。

急性冠脉综合征的心电图应用于包括接诊患者至出院，以及门诊长期随访。医护人员接诊胸痛患者时，建议在 10 分钟内采集心电图[10]。最好一次性采集 18 导联心电图，以全面了解心肌缺血范围，尽量采集心肌缺血的直接证据用于临床诊断。

非 ST 段抬高型心肌梗死或不稳定型心绞痛患者，如果心电图有明确的 ST-T 改变，要利用心电图筛选高危患者，首先识别是否为左主干病变或其等危症，其次识别是否为左

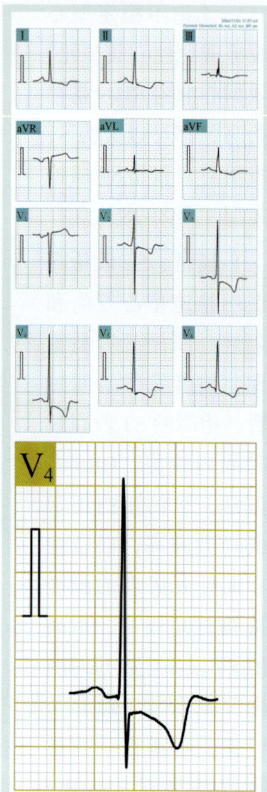

图 8-29 非 ST 段抬高型心肌梗死
男，42 岁，胸痛 7 小时入院。肌钙蛋白阳性，临床诊断为非 ST 段抬高型心肌梗死。心电图诊断：①窦性心律；②广泛性 ST-T 改变，请结合临床。Ⅱ、aVF、V₂～V₆ 导联 ST 段压低 ≥ 1mm，至少 7 个导联 ST 段压低，aVR 导联 ST 段抬高 1mm，考虑左主干病变或左主干病变等危症。冠状动脉造影提示三支冠状动脉严重病变

Note 心电图正常的急性冠脉综合征，从心电图无法判读患者是否存在心肌缺血，最后的诊断主要依靠其他临床证据，如肌钙蛋白和冠状动脉造影。

前降支近段严重狭窄，最后识别是否为优势型冠状动脉近段闭塞。

稳定型心绞痛和急性冠脉综合征患者的心电图都是动态变化的，只是演变的时间或长或短而已。当一例胸闷患者的心电图表现为恒定的 ST-T 改变时，如果临床有其他原因，应考虑非缺血性 ST-T 改变，典型的例子是左心室肥厚患者的 ST-T 改变（图 8-30）。

心电图的 ST 段和 T 波是心室肌复极的体现。在心室肌动作电位时程中，几乎均被复极所占据，因此，心室复极极易受到体内和体外因素影响，影响动作电位的形态和时程，从而导致心电图出现 ST-T 改变。

ST-T 改变是常见的心电图异常，分析的思路如下：①这是一份缺血性心电图，还是一份非缺血性心电图？②如果是缺血性心电图，是急性心肌缺血，还是慢性心肌缺血？③如

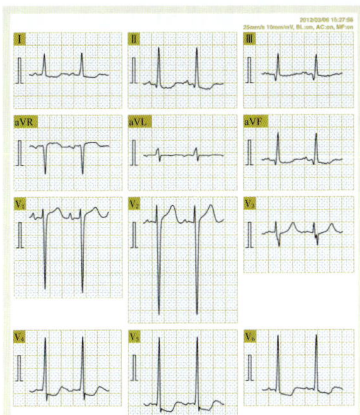

图 8-30　左心室肥厚

男，74 岁，临床诊断为原发性高血压 3 级很高危。患者描述心电图时，无胸痛症状。肌钙蛋白阴性。心电图诊断：①窦性心律；②右心房异常；③左心室肥厚；④ ST-T 改变。本例心电图有广泛性 ST-T 改变，包括 I 、 II 、aVF 和 V₄～V₆ 导联，aVR 导联 ST 段抬高 1.7mm，满足"6+1"模式心电图。患者无缺血性胸痛症状，肌钙蛋白阴性，广泛性 ST-T 改变考虑肥厚的左心室引起的心内膜和心内膜下层心肌慢性缺血，不属于急性冠脉综合征范畴

果是非心肌缺血心电图，临床是否能找到解释 ST-T 改变的原因？是否存在影响 ST-T 改变的一过性原因，如电解质紊乱等。合理诊断 ST-T 改变要避免两个极端：一方面是不问青红皂白，一味诊断为"心肌缺血"，另一方面是过

慢性心肌缺血是长期的心肌能量需要和代谢在细胞层面失配，影响心肌细胞的复极。

Note

度解读 ST-T 改变，添加
一些不必要的解释。

参考文献

[1] Ogobuiro I, hrle CJ, Tuma F. Anatomy, Thorax, Heart Coronary Arteries. 2023 Jul 24. In: StatPearls [Internet]. Treasure Island (FL): StatPearls Publishing; 2024 Jan–. PMID: 30521211.

[2] Voci P, Bilotta F, Caretta Q, et al. Papillary muscle perfusion pattern. A hypothesis for ischemic papillary muscle dysfunction. Cir culation,1995,91(6):1714-1718.

[3] Jiangping S, Zhe Z, Wei W, et al. Assessment of coronary artery stenosis by coronary angiography: a head-to-head comparison with GUSTO IIb Investigators. Platelet IIb/IIIa Antagonism for the Reduction of Acute Global Organization Network.J Am Coll Cardiol,2001,38(1):64-71.

[4] Barrabés JA, Figueras J, Moure C, et al.Prognostic significance of ST segment depression in lateral leads I, aVL, V5 and V6 on the admission electrocardiogram in patients with a first acute myocardial infarction without ST segment elevation.J Am Coll Cardiol,2000,35(7):1813-1819.

[5] Yan AT, Yan RT, Kennelly BM, et al.Relationship of ST elevation in lead aVR with angiographic findings and outcome in non-ST elevation acute coronary syndromes.Am Heart J,2007,154(1):71-78.

[6] Nikus K, Pahlm O, Wagner G, et al.Electrocardiographic classification of acute coronary syndromes: a review by a committee of the International Society for Holter and Non-Invasive Electrocardiology.J Electrocardi-ol,2010,43(2):91-103.

[7] Byrne RA, Rossello X, Coughlan JJ, et al. 2023 ESC Guidelines for the management of acute coronary syndromes. Eur Heart J,2023,44(38):3720-3826.

[8] Nordick K, Tedder BL, Zemaitis MR. Anatomy, Thorax, Sinoatrial Nodal Artery. 2023 Dec 9. In: StatPearls [Internet]. Treasure Island (FL): StatPearls Publishing; 2024 Jan–. PMID: 31082052.

[9] Kawashima T, Sato F. Clarifying the anatomy of the atrioventri-cular node artery. Int J Cardiol, 2018,269:158-164.

[10] Miner B, Grigg WS, Hart EH. Wellens Syndrome. 2023 Jul 31. In: StatPearls [Internet]. Treasure Island (FL): StatPearls Publishing; 2024 Jan-. PMID: 29494097.

[11] Ojha N, Dhamoon AS. Myocardial Infarction. 2023 Aug 8. In: StatPearls [Internet]. Treasure Island (FL): StatPearls Publishing; 2024 Jan–. PMID: 30725761.

[12] Kawashima T, Sato F. Clarifying the anatomy of the atrioventricular node artery. Int J Cardiol, 2018,269:158-164.

[13] Miner B, Grigg WS, Hart EH. Wellens Syndrome. 2023 Jul 31. In: StatPearls [Internet]. Treasure Island (FL): StatPearls Publishing; 2024 Jan-. PMID: 29494097.

[14] Ojha N, Dhamoon AS. Myocardial Infarction. 2023 Aug 8. In: StatPearls [Internet]. Treasure Island (FL): StatPearls Publishing; 2024 Jan–. PMID: 30725761.

第 9 章

急性心肌梗死

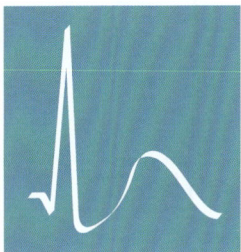

当急性心肌缺血持续时间较长，心肌血供迟迟得不到恢复，心肌细胞严重缺血缺氧，影响正常生理代谢后，可逆性急性心肌缺血将向不可逆的急性心肌梗死进展。急性心肌梗死根据心电图是否有 ST 段抬高分为 ST 段抬高型心肌梗死和非 ST 段抬高型心肌梗死，这种分类具有临床治疗意义，即 ST 段抬高型心肌梗死只要缺血症状持续时间 < 12 小时，均可以接受再灌注治疗，包括药物溶栓和 PCI，而非 ST 段抬高型心肌梗死，治疗的主要策略是抗凝治疗。本章主要介绍 ST 段抬高型心肌梗死。

1

超急性期

急性心肌梗死的发病机制是动脉粥样硬化斑块破裂，血栓形成，冠状动脉管腔完全闭塞或近乎完全闭塞，急性心肌缺血波及室壁全层，心肌坏死从心内膜向心外膜推进。

■ 心电图特征

急性心肌梗死病程的最早期称为超急性期。超急性期的心电图特征是T波振幅增加，对称性增加，称为超急性T波（图9-1）。

超急性T波出现于急性心肌梗死最早的30分钟内，ST段无改变，QRS波无改变，肌钙蛋白可以正常[1]。然而，临床上很少能见到这种理论上典型的超急性T波，这是因为患者从发生胸痛开始，到自行抵达医院或呼叫急救车抵达医院时，往往胸痛发作时间已经超过30分钟，

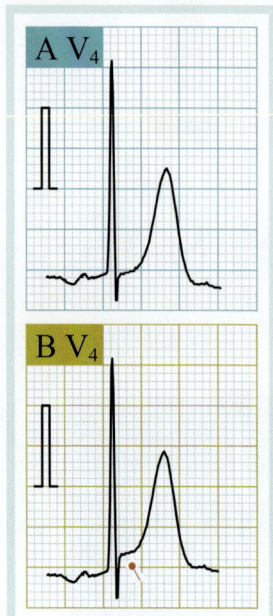

图9-1 超急性T波

A. 理论上典型的超急性T波表现为T波振幅增加，基底部增宽，对称性增加，无ST段偏移，也无QRS波改变，这种超急性T波临床少见，多见于动态心电图捕捉到的急性心肌梗死早期；B. 实践中多见的超急性T波表现为T波振幅增加，基底部增宽，对称性增加，ST段略有抬高或显著抬高，多见于急性心肌梗死抵达医院时

心电图ST段已经开始抬高，实际是超急性期T波向充分进展期转变的过渡形态。因此，临床心电图

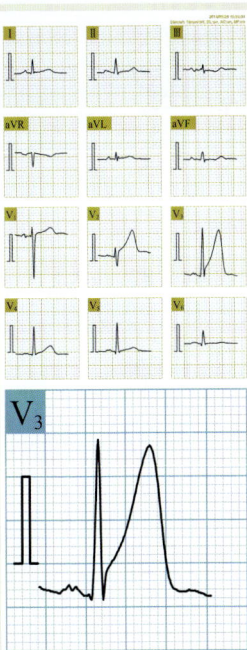

图 9-2 超急性 T 波

男，48 岁，因胸痛 2 小时入院。心电图诊断：①窦性心律；② ST-T 改变，$V_2 \sim V_3$ 导联 ST 段抬高，T 波高耸，提示急性前壁心肌梗死超急性期，请结合临床。入院时肌钙蛋白阴性。患者有胸痛症状，V_2 和 V_3 导联 T 波高耸，特别是 V_3 导联 T 波的基底部显著增宽，形态更为宽大，提示超急性 T 波。由于患者胸痛已经发作 2 小时，V_2 和 V_3 导联的 ST 段已经开始抬高。冠状动脉造影证实左前降支中-远段闭塞。本例心电图无对应性 ST-T 改变

所指的超急性 T 波包含一部分 ST 段抬高伴 T 波高耸的病例（图 9-2）。

病情与演变

如果急性心肌梗死患者能够在超急性期抵达医院，紧急接受再灌注治疗（包括药物溶栓或直接 PCI），可以挽救濒死的心肌，心肌血供恢复，急性心肌梗死的病程中断，患者可以获得最佳的治疗效果和预后。此时，患者的胸痛逐渐缓解，心电图 ST 段回落，T 波可以仍持续高耸，随后逐渐开始倒置，向再灌注 T 波发展，QRS 波可以无改变，肌钙蛋白在升高到峰值后，逐渐下降直至正常。

然而，一部分超急性期的心肌梗死患者，即使接受了再灌注治疗，急性心肌梗死的病程即心肌坏死仍不可避免地继续进行，这是因为心外膜闭塞的冠状动脉开通以后，心肌的微循环

急性心肌梗死的超急性 T 波不要和高钾血症的高尖 T 波混淆，后者基底部较窄，患者无缺血性胸痛症状。

仍然存在障碍，心肌细胞的能量代谢仍然处于失衡状态，心电图出现病理性 Q 波，ST 段持续升高和 T 波持续倒置，提示再灌注不佳或再灌注损伤。

成功再灌注的指标是 60 ~ 90 分钟后ST 段抬高振幅回落 >50%，出现再灌注心律失常和胸痛症状消失[2]。接受溶栓治疗的患者，64.7% 在 3 小时后出现T波倒置，35.5% 在 3 小时内出现 T 波倒置，观察 T 波倒置出现的时间可以评估心肌再灌注治疗情况[3]。

■ 再灌注心律失常

再灌注治疗成功的一个临床标志是患者出现心律失常，通常发生在冠状动脉血流恢复 1 小时内[4]。

再灌注治疗的心律失常类型包括室性心律失常，特别是加

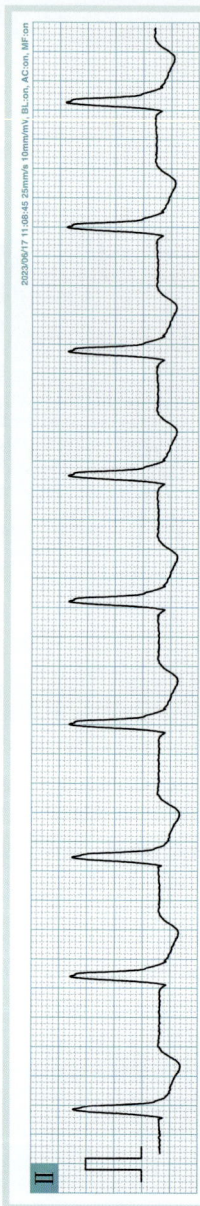

图 9-3 再灌注心律失常

男，65 岁，因胸痛 2 小时入院。患者入院后诊断为急性广泛前壁心肌梗死，紧急 PCI 发现左前降支动脉近段闭塞，开通罪犯血管，并置入一枚支架。术后 2 小时，患者出现再灌注心律，心脏节律为加速性室性自主心律，R-R 间期 860ms，心室率 70 次 / 分，血流动力学稳定

> **Note** 闭塞的冠状动脉因再灌注治疗恢复血供后，缺血的心肌细胞仍然未能获得血供，称为无复流现象，机制是动脉微血管损害。

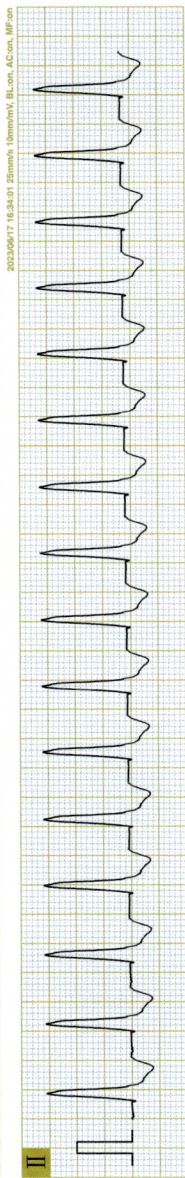

图 9-4　再灌注心律失常

本图与图 9-3 为同一位患者，4.5 小时后，患者心室率突然增加至 124 次 / 分，节律转变为阵发性室性心动过速，患者除心悸加重外，血流动力学仍稳定，给予抗心律失常治疗控制心室率

速性室性自主心律、室性心动过速和心室颤动，其他尚有心房颤动、窦性心动过缓、窦性停搏和房室阻滞等（图 9-3）[5]。

良性再灌注心律失常不影响血流动力学，也无须抗心律失常治疗，一旦节律性质发生变化，如加速性室性自主心律的频率从 86 次 / 分骤然上升到 150 次 / 分，就要考虑节律性质发生变化，心室率骤然减慢或骤然增快时，要加强生命体征和血流动力学监测（图 9-4）。

再灌注治疗能够迅速恢复缺血心肌的血流并限制梗死面积。矛盾的是，血流恢复可能导致额外的心脏损伤和并发症，这被称为再灌注损伤。再灌注损伤和再灌注心律失常是两种独立的过程，然而，两者存在一定的病理生理联系，再灌注心律失常与更大的梗死面积有关。危及患者生命安全的再灌注心律失常需要紧急控制，如多形性室性心动过速、心室颤动和三度房室阻滞等。

2 充分进展期

急性心肌梗死经历超急性期后，严重的心肌缺血累及心外膜，同时心肌坏死不断从心内膜向心外膜推进，梗死面积不断扩大。20世纪的心脏病学常把超急性期后的病程分为急性期和亚急性期。

急性期的心电图标志是 QRS 波改变、ST 段抬高和 T 波直立（图9-5）。QRS 波主要改变有 R 波振幅降低、S 波振幅降低或丢失、时限增宽、出现切迹等。通常，急性心肌梗死的病程在1周内为急性期，此期的病理学改变有心肌细胞

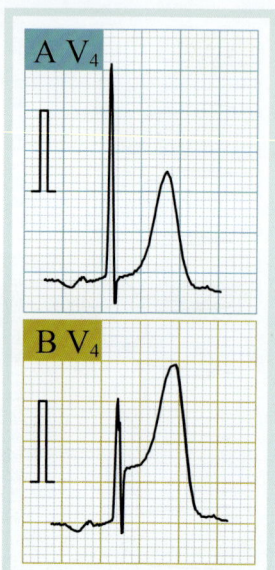

图 9-5　急性心肌梗死的急性期
A. 超急性 T 波，心电图特征改变是 T 波高耸，基底部增宽，T 波对称性增加；B. 充分进展期，QRS 波改变，R 波振幅降低，QRS 波出现切迹，S 波振幅可以降低或完全丢失，ST 段显著抬高伴 T 波直立

坏死、炎性细胞浸润和纤维血管反应开始[6, 7]。

亚急性期的心电图标志是病理性 Q 波，抬高的 ST 段有所回落，T 波开始倒置，出现正负双相 T 波（图9-6）。通常，心肌梗死发病后1～4

Note　实际上，急性心肌梗死的临床分期、心电图分期、病理学分期和影像学分期并不一致，依据心电图分期并不能正确反映患者的病程。

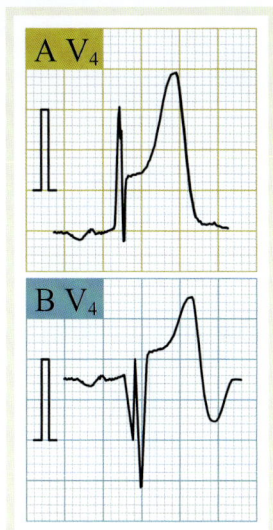

图 9-6 急性心肌梗死的亚急性期

A. 急性心肌梗死的急性期，心电图特点是 QRS 波改变，ST 段抬高和 T 波直立；B. 急性心肌梗死的亚急性期，心电图特点是病理性 Q 波形成，ST 段逐渐回落，T 波开始倒置

周心肌梗死为亚急性期，病理学主要改变是肉芽组织形成[7~9]。

然而，由于再灌注治疗的普及，很多急性心肌梗死患者在发病后短期内抵达医院，接受再灌注治疗，心电图可以迅速从超急性期进入再灌注期，心电图从超急性期直接进入亚急性期，急性心肌梗死的临床分期和心电图分期的界限更加模糊，目前笼统用充分进展期代表既往的急性期和亚急性期。

■ 高危图形

严重的透壁心肌缺血（包括变异型心绞痛和 ST 段抬高型心肌梗死）会导致心外膜动作电位缩短到极限，QRS波、抬高的 ST 段和 T波直立融合成一种三角形 QRS-ST-T 波（振幅≥ 10mm），患者院内发生不良心脏事件的风险增高，包括恶性室性心律失常和心源性休克（图9-7）[10]。

如果只分析三角形QRS-ST-T 波的导联，很难具体界定各种波形的组分，特别是不能精确测量 ST 段抬高振幅。此时，可以利用其他无三角形波形表现的导联进行同步分析界定各种波形的组分（图9-8）。

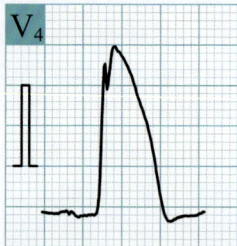

图 9-7　三角形 QRS-ST-T 波

1 例变异型心绞痛患者在发作心绞痛时，动态心电图捕捉到典型的三角形 QRS-ST-T 波，QRS-ST-T 波高度融合，特别是无法准确界定 ST 段和 T 波组分

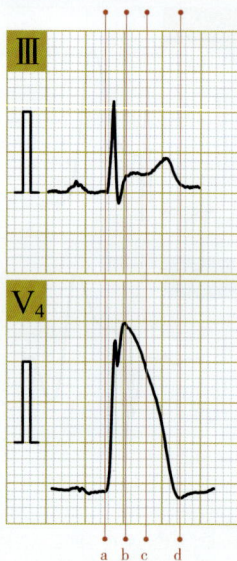

图 9-8　三角形 QRS-ST-T 波

本图与图 9-7 为同一患者，该患者肢体导联的心电波分界清晰，同步 V4 导联可见 ab 部分为 QRS 波，bc 部分为 ST 段，cd 部分为 T 波。利用同步分析法可以快速界定融合的心电波组分

　　墓碑状 ST 段抬高是 QRS 波振幅丢失，ST 段显著抬高伴 T 波直立，S 波升支和 ST 段、T 波形成墓碑状形态（图 9-9）。临床心电图研究提出墓碑状 ST 段抬高的诊断标准是：① R 波丢失或最小 R 波振幅 < 4mm；②凸起的抬高的 ST 段与下行 R 波或上行 QS/QR 融合；③ ST 段抬高振幅高于 R 波振幅；④ ST 段与 T 波融合[11, 12]。

　　冠状动脉造影证实，急性心肌梗死患者的心电图出现三角形 QRS- ST-T 波或墓碑状 ST 段抬高，常见于临床风险最高的心肌梗死人群，如急性左主干闭塞所致 ST 段抬高型心肌梗死、三支冠状动脉严重病变、左前降支近段闭塞引起的大面积前壁心肌梗死

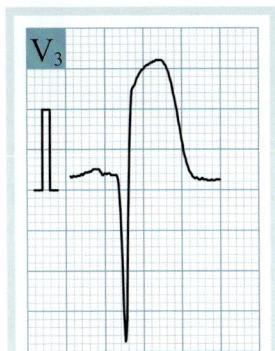

图 9-9 墓碑状 ST 段抬高

1 例急性广泛前壁心肌梗死患者，QRS 波的 R 波振幅完全丢失，为 QS 波形，升支被抬高的 ST 段拉升，ST 段与 T 波融合，形成墓碑状 ST 段抬高

以及无侧支循环保护的心肌梗死。

急性透壁心肌缺血时，一旦缺血波及心外膜，将导致心外膜动作电位缩短，特别是 2 相和 3 相，心电图表现为 ST 段与 T 波融合，这种心电图改变称为单相曲线改变，即动作电位样改变，ST 段和 T 波无法界定组分。当严重的缺血进一步影响心室除极时，如 R 波振幅降低、病理性 Q 波形成、QRS 波增宽，

QRS 波会与融合的 ST-T 进一步融合形成特殊的心肌梗死图形。

■ 孤立的高侧壁心肌梗死

冠状动脉造影证实，可以从急性心肌梗死的 ST 段抬高分布导联推导罪犯血管，有利于筛选高危心肌梗死患者。最好利用再灌注治疗前的心电图进行罪犯血管的推导，因为患者一旦接受再灌注治疗，抬高的 ST 段开始回落，一些典型的特征可能丢失，尽管仍能利用心电图残留的 ST 段抬高进行罪犯血管的推导，但可靠性有所下降。需要指出的是，心电图推导的罪犯血管只是间接评估冠状动脉病变部位，确认有赖于冠状动脉造影。

孤立的高侧壁心肌梗死的罪犯血管主要是第 1 对角支（多数发自左前降支），其次为第 1 钝缘支（发自左旋支）和中间支（单独从左主

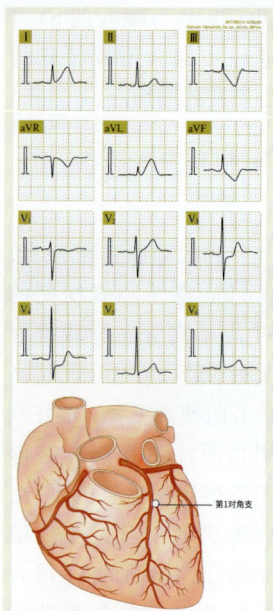

图9-10 孤立的高侧壁心肌梗死

上图：男，46岁。胸痛30分钟入院。心电图示窦性心律，Ⅰ、aVL导联T波增宽、对称性增加，考虑为超急性T波；Ⅲ、aVF导联对应性T波倒置，$V_3 \sim V_4$导联对应性ST段压低，$V_5 \sim V_6$导联无ST段抬高和T波形态改变。心电图诊断：①窦性心律；②超急性T波，提示急性高侧壁心肌梗死，建议随访心电图和心肌生化标志物。患者急诊冠脉造影发现第1对角支闭塞，其余冠状动脉无明显狭窄。下图：罪犯血管示意图，这种孤立的高侧壁心肌梗死是因为第1对角支供血范围不大，不然波及的导联数会更多

干发出的对角支动脉）。孤立的高侧壁心肌梗死心电图有两种模式。

第一种模式是心电图只有Ⅰ、aVL导联ST段抬高，Ⅲ导联出现对应性ST段压低和T波倒置，多推导罪犯血管为第1对角支闭塞（图9-10）。

第二种模式是心电图有Ⅰ、aVL和V_2导联ST段抬高。在心电图上，aVL导联ST段抬高和T波直立通常伴Ⅲ导联ST段压低和T波倒置，这四个异常导联分布在4×3心电图矩阵上呈现倒"Y"特征（图9-11）[13]。

Ⅰ、aVL和V_2导联ST段抬高的急性高侧壁心肌梗死，是一种心电图表现非常特殊的高侧壁心肌梗死，实际是第1对角支分布范围较大，梗死波及高侧壁和部分前壁中部。此外，诊断急性心肌梗死需要至少≥2个相邻解剖导联出现ST段抬高，Ⅰ、aVL和

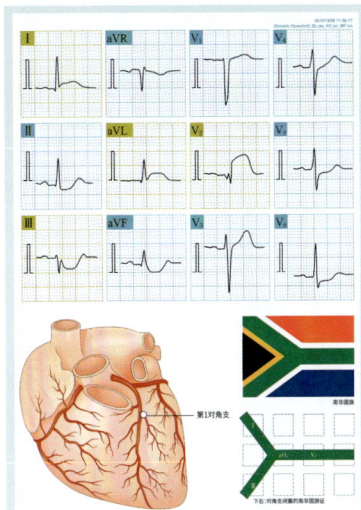

图 9-11　孤立的高侧壁心肌梗死

上图：女，68 岁。胸痛 30 分钟入院。心电图示窦性心律，Ⅰ、aVL、V_2 导联 ST 段抬高，Ⅱ、Ⅲ、aVF、$V_5 \sim V_6$ 导联 ST 段对应性压低。左侧壁 $V_5 \sim V_6$ 导联 ST 段压低对应于前壁 V_2 导联 ST 段抬高；Ⅱ、Ⅲ、aVF 导联 ST 段压低对应于高侧壁 ST 段抬高。值得注意的是胸导联中只有 V_2 导联 ST 段抬高，提示非常局限的前壁心肌梗死。心电图诊断：① 窦性心律；② ST 段抬高型高侧壁和局灶前壁心肌梗死。左下图：罪犯血管解剖示意图，白色圆圈所示第 1 对角支闭塞。冠脉造影最后证实孤立的第 1 对角支闭塞且对角支起源自左前降支。右上图：南非国旗。右下图：当以 4×3 导联矩阵记录心电图时，孤立性对角支闭塞引起的Ⅰ、aVL、V_2 导联 ST 段抬高，外加Ⅲ导联 ST 段对应性压低，四个异常导联分布形似横向的"Y"字，酷似南非国旗中的绿色区域，称为南非国旗征。利用这种方法有助于识别轻微 ST 段抬高的前壁心肌梗死，因为 V_2 导联不相邻，极易漏诊

V_2 导联在心电图导联分布上尽管不相邻，然而，在真实解剖中，左心室的高侧壁和前壁中部是相邻的，解剖上是延续的，这就是心电图导联解剖和真实心脏解剖分离的实例（图 9-12）。

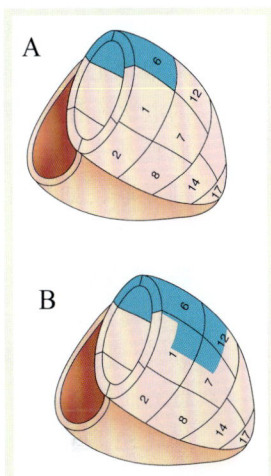

图 9-12　孤立的高侧壁心肌梗死

A. 有限的高侧壁心肌梗死，只引起心电图Ⅰ、aVL 导联 ST 段抬高。B. 高侧壁心肌梗死伴部分前壁中部梗死，心电图Ⅰ、aVL 和 V_2 导联 ST 段抬高。蓝色区域为梗死心肌范围，从图中可以看出，左心室的各节段是相互连续的，并无明确的解剖分界

前间隔心肌梗死

$V_1 \sim V_6$ 胸导联探查从右胸前区至左侧胸的心电信息，根据导联探查的心肌范围，分为前间隔导联（$V_1 \sim V_2$）、前壁导联（$V_3 \sim V_4$）和前侧壁导联（$V_5 \sim V_6$）。实际上，只有很少一部分心肌梗死会严格遵循这种根据心电图导联界定的电学解剖，多数前壁心肌梗死会波及相邻的解剖导联，如急性前间隔心肌梗死常见 $V_1 \sim V_3$ 导联 ST 段抬高，急性前壁心肌梗死常见 $V_2 \sim V_4$ 导联 ST 段抬高，急性前侧壁心肌梗死常见 $V_4 \sim V_6$ 导联 ST 段抬高。

当闭塞只发生在第 1 间隔支时，引起急性前间隔心肌梗死，心电图 $V_1 \sim V_2/V_3$ 导联 ST 段抬高（图 9-13）。在充分进展期，病理性 Q 波出现，V_1 导联的 QRS 波为 QS 图形。

由于第 1 间隔支还

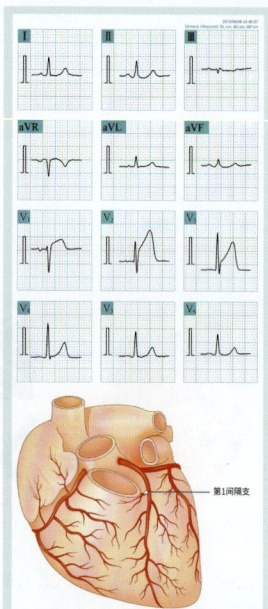

图 9-13　急性前间隔心肌梗死

上图：男，76 岁，胸痛 1 小时入院。心电图示窦性心律，$V_1 \sim V_3$ 导联 ST 段抬高伴 T 波直立，其余导联无明显对应性 ST-T 改变。心电图诊断：①窦性心律；②急性前间隔心肌梗死，建议随访心电图和心肌生化标志物。患者急诊冠脉造影发现第 1 间隔支闭塞。下图：罪犯血管示意图，有限的 $V_1 \sim V_2/V_3$ 导联 ST 段抬高提示第 1 间隔支开口闭塞，这是左前降支近段闭塞的一种模式，梗死只波及第 1 间隔支供血的前间隔心肌，不波及左前降支其余分支供血的心肌，ST 段抬高集中分布于前间隔导联

要为右束支的近段供血，如果梗死波及右束支，急性前间隔心肌梗死还会合并完全性右束支阻滞，V_1 导联形成独特的 QR 波形（图 9-14）。

正常情况下，完全性右束支阻滞在 V_1 导联产生 rSR' 波，R' 波是由右束支支配的右心室心肌延迟激动产生，而急性前间隔心肌梗死促使 r 波丢失，形成病理性 Q 波，QRS 波转为 QR 图形。换言之，急性前间隔心肌梗死影响 QRS 波的起始部分，完全性右束支阻滞影响 QRS 波的终末部分，完全性右束支阻滞不会掩盖急性心肌梗死图形。

孤立的急性前间隔心肌梗死不波及左心室前壁的其余部分，心电图 ST 段抬高局限于 V_1 ～ V_3 导联，闭塞部位只是位于第 1 间隔支发出的开口处，开口以下的左前降支管腔正常，其供血的心肌无梗死发生。

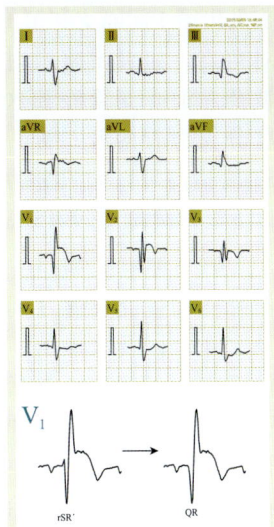

图 9-14 急性前间隔心肌梗死

上图：女，65 岁，胸痛 3 天入院。心电图示窦性心律，V_1 ～ V_3 导联 ST 段抬高伴 T 波倒置，V_1 导联 QRS 波为 QR 图形。心电图诊断：①窦性心律；②急性前间隔心肌梗死，建议随访心电图和心肌生化标志物；③完全性右束支阻滞。患者急诊冠脉造影发现第 1 间隔支闭塞。下图：完全性右束支阻滞时，V_1 导联 QRS 波为 rSR'、rSR' 等三相图形，终末 R' 波是右束支支配的右心室心肌延迟激动所致。当第 1 间隔支闭塞影响右束支的血供时，V_1 导联病理性 Q 波形成，负向 Q 波与原有 S 波融合形成大 Q 波，右心室延迟激动形成终末 R 波，最终形成 QR 波，显著 Q 波是其特点

急性前间隔心肌梗死合并完全性右束支阻滞，要区分是新发束支阻滞还是梗死前已有完全性右束支阻滞。

Note

■ 前壁心肌梗死

急性前壁心肌梗死时，心电图是局限的 $V_2 \sim V_4$ 导联 ST 段抬高，代表局限的左心室前壁心肌梗死，由于左前降支发出第 1 间隔支和第 1 对角支，如果闭塞同时波及左前降支管腔和这些分支血管的开口处，ST 段抬高可以大致分为以下三种模式(图 9-15)。

第一种模式高位左前降支闭塞是指第 1 间隔支开口以及以上的左前降支主干闭塞，包括图 9-15 所示的第①种和第②种情况，心电图 I、aVL 和 V_1 导联 ST 段抬高（图 9-16）。这种模式代表左前降支近段或高位闭塞，闭塞引起第 1 间隔支和第 1 对角支供血的心室肌梗死，引起大面积心肌梗死。

第二种模式是闭塞部位远离第 1 间隔支开口，但波及第 1 对角支及其以下左前降支，心电图除前壁心肌梗死外，I、aVL 导联 ST 段抬高（第 1 对角支受累的心电图标志），V_1 导联 ST 段不抬高（图 9-17）。这种模式的前壁心肌梗死不波及第 1 间隔支供

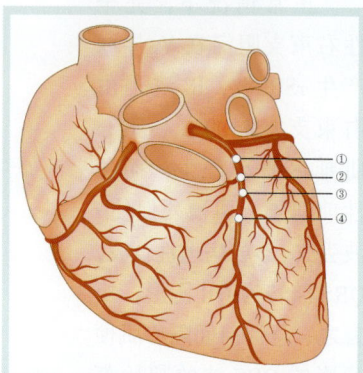

图 9-15　左前降支闭塞的部位

①表示左前降支高位管腔闭塞，闭塞部位在发出第 1 间隔支和第 1 对角支以前的主干，甚至是左前降支开口处，闭塞引起大面积左心室前壁心肌梗死，波及第 1 间隔支和第 1 对角支供血的心室，I、aVL、V_1 和 V_2 导联 ST 段抬高；②表示高位左前降支的另一种类型，闭塞波及第 1 间隔支开口以及以下左前降支管腔，心电图模式和临床意义与第①种类型相似；第③种情况是闭塞位于第 1 间隔支开口后，波及第 1 对角支开口以及以下左前降支管腔，心电图出现 I、aVL 和 V_2 导联 ST 段抬高，V_1 导联 ST 段不抬高；第④种情况是闭塞部位位于第 1 对角支开口以下的左前降支管腔，引起心尖部心肌梗死，V_2 导联 ST 段抬高，I、aVL 和 V_1 导联 ST 段不抬高

Note　重点：判读左前降支闭塞的部位，关键导联是 V_1 导联 ST 段抬高提示波及第 1 间隔支开口，I、aVL 导联 ST 段抬高提示波及第 1 对角支开口。

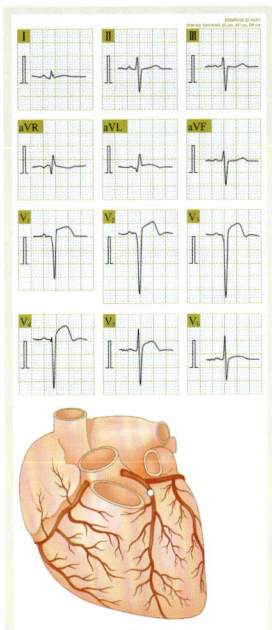

图 9-16　高位左前降支闭塞

上图：男，68 岁，胸痛 1 小时入院。心电图示窦性心律，aVL、$V_1 \sim V_6$ 导联 ST 段抬高，心电图诊断：①窦性心律；②急性广泛前壁心肌梗死。V_2 导联 ST 段抬高，罪犯血管首先定位在左前降支；aVL 导联 ST 段抬高提示第 1 对角支开口受累，V_1 导联 ST 段抬高，提示第 1 间隔支受累，综上所述考虑高位左前降支闭塞或左前降支近段闭塞。下图：冠状动脉分布解剖示意图，左前降支近段闭塞，闭塞部位于第 1 间隔支和第 1 对角质口以上的主干部分

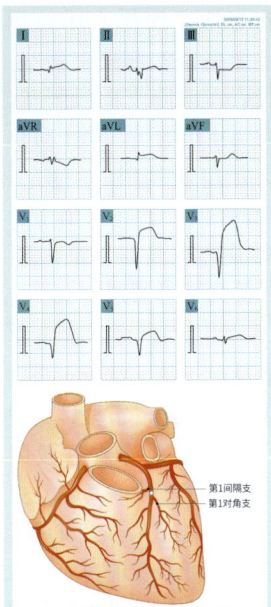

图 9-17　左前降支中段闭塞

上图：男，46 岁，胸痛 4 小时入院。心电图诊断：①窦性心律；②急性广泛前壁心肌梗死。V_2 导联 ST 段抬高，罪犯血管首先定位在左前降支；Ⅰ、aVL 导联 ST 段抬高提示第 1 对角支开口受累，V_1 导联 ST 段不抬高，提示梗死不波及第 1 间隔支，综上所述考虑左前降支中段闭塞。下图：冠状动脉分布解剖示意图，左前降支中段闭塞，闭塞部位位于第 1 间隔支开口以后，第 1 对角支开口以前的左前降支管腔，也有可能闭塞部位在左前降支的第 1 对角支开口水平

血心肌，梗死心肌面积小于高位左前降支闭塞，代表左前降支中段闭塞。需要指出的是，第 1 对角支开口闭塞时，有时引起的 ST 段抬高振幅很轻微，只要有 1 个导联 ST 段抬高即可判读。

第三种模式是闭塞部位位于第 1 对角支开口后的左前降支节段，典型代表为左前降支远段闭塞，梗死波及前间隔心尖段和左心室心尖部心肌，心电图可以表现为局限的 $V_2 \sim V_4/V_5$ 导联 ST 段抬高或 $V_2 \sim V_6$ 导联 ST 段抬高，I、aVL 和 V_1 导联 ST 段无抬高（图 9-18 和图 9-19）。

≥ 6 个导联 ST 段抬高的急性前壁心肌梗死称为广泛前壁心肌梗死。根据左前降支闭塞部位的不同，广泛前壁心肌梗死有两种心电图模式：第一种情况是第 1 对角支部不受累，只有胸导联 ST 段抬高，心电图表现为 $V_1 \sim V_6$ 导联 ST 段抬高；第二种情况是波

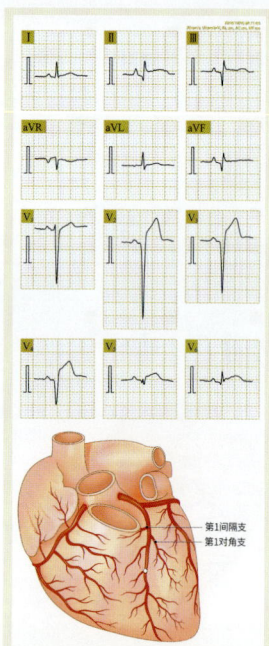

第1间隔支
第1对角支

图 9-18　左前降支远段闭塞

上图：男，51 岁。胸痛 2 小时入院。心电图诊断：①窦性心律；②急性广泛前壁和下壁心肌梗死。V_2 导联 ST 段抬高首先判读罪犯血管为左前降支；I、aVL 和 V_1 导联 ST 段无抬高，提示闭塞部位为左前降支远段。II、III 和 aVF 导联 ST 段抬高，合并急性下壁心肌梗死，说明该左前降支绕过心尖供血部分下壁。下图：冠脉解剖分布示意图，白色圆圈所示为闭塞部位，远离第 1 间隔支和第 1 对角支开口，只引起左心室前间隔心尖部、心尖和下壁梗死

重点：急性前壁心肌梗死时，判读梗死面积的并不是 ST 段抬高的导联数，而是推导的罪犯血管，闭塞位置越高，梗死面积越大。

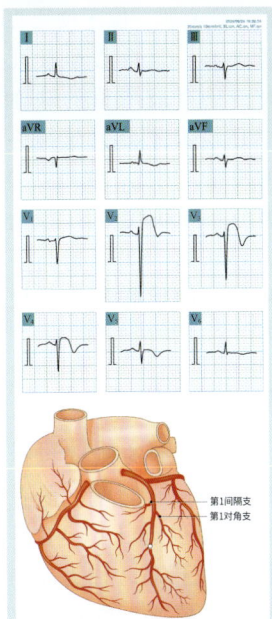

图 9-19　左前降支远段闭塞

上图：女，71 岁，胸痛 6 小时入院。心电图诊断：①窦性心律；②急性前壁心肌梗死。V₂ 导联 ST 段抬高首先判读罪犯血管为左前降支；Ⅰ、aVL 和 V₁ 导联 ST 段无抬高，提示闭塞部位为左前降支远段。Ⅱ、Ⅲ 和 aVF 导联 ST 段不抬高，说明该左前降支不绕过心尖供血部分下壁。下图：冠脉解剖分布示意图，白色圆圈所示为闭塞部位，远离第 1 间隔支和第 1 对角支开口，只引起局限前壁心肌梗死

及第 1 对角支，肢体导联和胸导联 ST 段均抬高，

心电图表现为 Ⅰ、aVL、V₂ ~ V₄/V₅ 导联 ST 段抬高，实际是高侧壁和前壁心肌梗死的组合。当急性高侧壁和前壁心肌梗死的 ST 段抬高导联分布数 < 6 个时，心电图诊断为急性高侧壁和前壁心肌梗死，而≥ 6 个时，笼统诊断为急性广泛前壁心肌梗死，因为高侧壁也属于左心室前壁心肌的一部分。

心电图诊断的广泛前壁心肌梗死只是基于心电图 ST 段抬高导联的分布，体现的是心脏的电学解剖，并不代表真实解剖，后者是由罪犯血管定位体现的。

如果观察急性心肌梗死病程中的系列心电图，会发现 T 波高耸、ST 段抬高、病理性 Q 波和 T 波倒置分布的导联数并不完全一致。T 波改变探查缺血心肌，位于梗死心肌最外围，ST 段抬高探查损伤心肌，位于缺血心肌和梗死心肌的边界，病理性 Q 波探

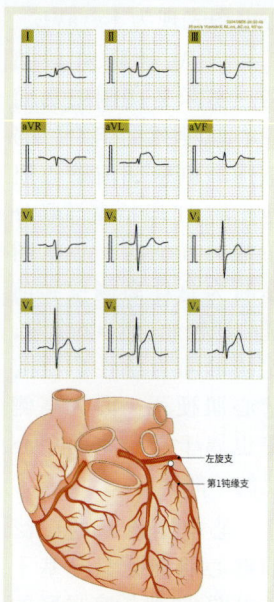

图9-20　急性侧壁心肌梗死

上图：男，37岁，胸痛1小时入院。心电图诊断：①窦性心律；②急性侧壁心肌梗死。Ⅰ、aVL、V₅和V₆导联ST段抬高伴T波直立，判读罪犯血管为左旋支。首先，排除右冠状动脉，右冠状动脉闭塞引起高侧壁心肌梗死是非常罕见的情况，除非左旋支发育较小，超优势型右冠状动脉；其次，V₂导联ST段无抬高，排除左前降支，这是因为左前降支若要引起V₅导联ST段抬高，势必也会引起V₅以前的导联出现ST段抬高。下图示罪犯血管是左旋支的第1钝缘支，支配左心室侧壁，包括高侧壁和前侧壁

查坏死心肌，位于梗死心肌中心。急性心肌梗死时，只有最严重的缺血中心地带才会引起最终的梗死，因此，病理性Q波分布导联数≤ST段抬高导联数，ST段抬高振幅最高的导联通常是梗死中心地带的导联。

■ 侧壁心肌梗死

左心室的侧壁包括高侧壁和前侧壁，前者梗死时引起Ⅰ、aVL导联ST段抬高，称为高侧壁心肌梗死，后者引起V₅、V₆导联ST段抬高，称为前侧壁心肌梗死。当Ⅰ、aVL、V₅和V₆导联的ST段均抬高时，统称为侧壁心肌梗死（图9-20）。

侧壁心肌梗死的罪犯血管包括左前降支（发出较大的对角支供血左心室侧壁）、左旋支（发出较大的第1钝缘支）和右冠状动脉（优势型，左旋支不发达）。

当高侧壁联合前壁

Note 对于初学者，侧壁心肌梗死时判读罪犯血管有一定难度，因为需要涉及更多的冠状动脉解剖、罪犯血管闭塞部位和心电图知识。

心肌梗死时，只要 V_2 导联 ST 段抬高，罪犯血管就可推导为左前降支。

当前壁联合前侧壁心肌梗死时，罪犯血管有可能是左前降支，此时最大 ST 段抬高振幅分布于 V_2 ~ V_4 导联，也有可能是左旋支，此时最大 ST 段抬高振幅分布于 V_4 ~ V_6 导联（图 9-21）。

当前侧壁心肌梗死伴 V_5 和 V_6 导联 ST 段抬高时，罪犯血管可能是左旋支，也有可能是优势型右冠状动脉，推导有困难。

急性左主干闭塞

急性左主干闭塞也可以引起 ST 段抬高型心肌梗死，这是危险程度最高的心肌梗死。通常，一些患者在发病初期即死于心源性休克和心搏骤停。能够活着抵达医院的患者，主要是右冠状动脉优势型患者，或右冠状动脉为左前降支提供丰富的侧支循环，把

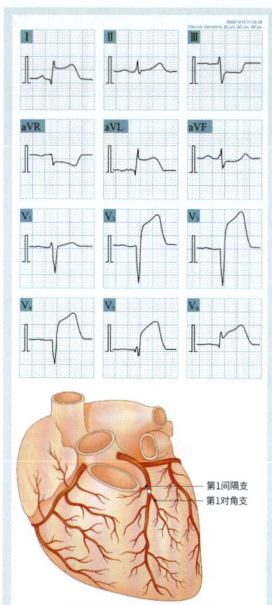

第 1 间隔支
第 1 对角支

图 9-21　左前降支中段闭塞

上图：女，78 岁。胸痛 2 小时入院。心电图示窦性心律，I、aVL、V_2 ~ V_6 导联 ST 段抬高，III、aVF 导联对应性 ST 段压低。心电图诊断：①窦性心律；②急性广泛前壁心肌梗死。V_2 ~ V_6 导联 ST 段抬高提示罪犯血管可能为左前降支或左旋支，V_2 导联 ST 段抬高且最大 ST 段抬高振幅位于 V_2 ~ V_4 导联，提示罪犯血管为左前降支；I、aVL 导联 ST 段抬高，提示梗死波及第 1 对角支，V_1 导联 ST 段不抬高，提示第 1 间隔支不受累。下图：冠状动脉解剖示意图为左前降支中段闭塞

原本的环左心室心肌梗死限制在左心室前壁和侧壁。因此，在急性前壁心肌梗死，特别是广泛前壁心肌梗死患者中，应重点筛查急性左主干闭塞患者。

在急性广泛前壁心肌梗死时，如果发现 aVR 导联 ST 段显著抬高，V_1 导联 ST 段不抬高，或 aVR 导联 ST 段抬高振幅 > V_1 导联 ST 段抬高振幅，提示急性左主干闭塞的可能性高（图 9–22）。

急性左主干闭塞引起环左心室透壁性缺血，整体缺血向量朝向右上方，引起 aVR 导联抬高；左前降支缺血引起前间隔心肌缺血，V_1 导联 ST 段抬高，左旋支缺血引起前侧壁心肌缺血，V_5 和 V_6 导联 ST 段抬高，理论上，V_1、V_5 和 V_6 导联的 ST 段均抬高；然而，另一方面，前侧壁心肌缺血会在 V_1 导联产生对应性改变，降低 V_1 导联 ST 段抬高振幅，甚至导致 V_1 导联 ST 段不抬高，因

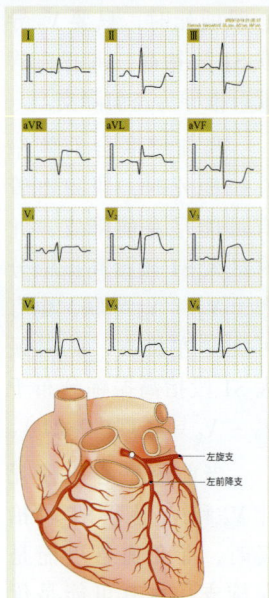

图 9-22 急性左主干闭塞

男，56岁，突发胸痛1小时入院。上图心电图诊断：①窦性心律；②急性广泛前壁心肌梗死。V_2 导联 ST 段抬高，同时胸导联中，$V_2 \sim V_4$ 导联的 ST 段抬高振幅最大，这些信息首先定位罪犯血管为左前降支；观察 V_1 导联 ST 段轻微抬高，aVR 导联 ST 段显著抬高，aVR 导联 ST 段抬高振幅 > V_1 导联，这些信息提示罪犯血管为左主干。下图：冠状动脉解剖示意图显示罪犯血管为左主干（白色圆圈所示）

此，急性左主干闭塞的心电图强调 aVR 导联 ST

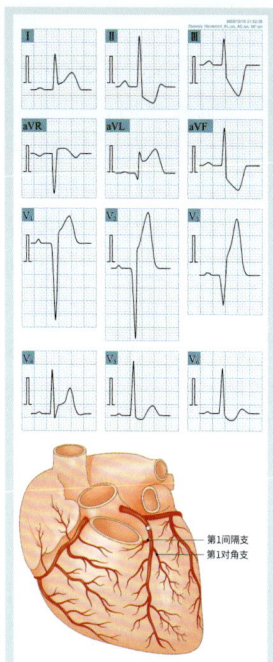

第1间隔支
第1对角支

图 9-23 左前降支近段闭塞

男，65 岁，突发胸痛 2 小时入院。上图心电图诊断为：①窦性心律；②急性广泛前壁心肌梗死。V_2 导联 ST 段抬高且 V_2 ~ V_3 导联的 ST 段抬高振幅最大，这些信息首先定位罪犯血管为左前降支；观察 V_1 导联 ST 段显著抬高，aVR 导联 ST 段轻微抬高，aVR 导联 ST 段抬高振幅 < V_1 导联，这些信息提示左前降支近段闭塞。注意本例 V_5 和 V_6 导联 ST 段压低，也不符合左主干闭塞。下图：冠状动脉解剖示意图显示左前降支近段闭塞（白色圆圈所示）

段抬高振幅 > V_1 导联，V_1 导联 ST 段可以不抬高。

相反，在急性广泛前壁心肌梗死时，如果 aVR 导联不抬高，或 aVR 导联 ST 段抬高振幅 < V_1 导联，罪犯血管推导为左前降支近段（图 9-23）。

需要指出的是，利用 aVR 导联和 V_1 导联 ST 段抬高振幅筛选急性广泛前壁心肌梗死的罪犯血管为左主干闭塞时，正确率只有 80%，其余 20% 的患者存在错误判读[14, 15]。因此，如果判读困难，从临床实用角度出发，可以首先怀疑急性左主干闭塞，其次为左前降支近段闭塞，因为这两种情况的患者，院内不良心脏事件的发生率均很高。

■ 急性下壁心肌梗死

急性下壁心肌梗死的心电图诊断依据是 Ⅱ、Ⅲ 和 aVF 导联中 ≥ 2 个解剖相邻导联 ST 段抬

当心电图推导存在两种可能性时，首先判读对患者危险程度最大的诊断，遵循从重处理原则。

Note

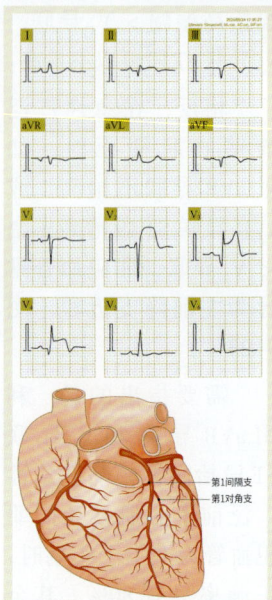

图 9-24　急性左主干闭塞

男，81岁，突发胸痛4小时入院。上图心电图诊断为：①窦性心律；②急性前壁和下壁心肌梗。V_2～V_4导联 ST 段抬高且 V_2 导联 ST 段抬高振幅最大，判读罪犯血管为左前降支；Ⅱ、Ⅲ和 aVF 导联 ST 段抬高，病理性 Q 波形成，合并下壁心肌梗死。Ⅰ、aVL 和 V_1 导联 ST 段不抬高，提示闭塞部位远离第 1 间隔支和第 1 对角支开口。下图：冠状动脉解剖示意图显示罪犯血管为左前降支远段

降支。

当急性下壁合并前壁心肌梗死时，如果 V_2 导联 ST 段抬高且 V_2 ～ V_4 导联 ST 段抬高振幅最大，罪犯血管不要推导为左前降支和右冠状动脉同时闭塞，要判读罪犯血管为左前降支，这也是一种多部位心肌梗死模式（图 9-24）。

如果 12 导联心电图上，只有Ⅱ、Ⅲ和 aVF 导联，考虑为孤立的急性下壁心肌梗死，此时罪犯血管系后降支。后降支最常见的类型是来源于右冠状动脉，其次为来源于右冠状动脉和左旋支，最少见的是来源于左旋支，可以利用Ⅱ和Ⅲ导联的 ST 段抬高振幅进一步判读一级罪犯血管。

急性下壁心肌梗死时，当Ⅱ和Ⅲ导联 ST 段抬高且Ⅲ导联 ST 段抬高振幅 >Ⅱ导联时，提示罪犯血管为右冠状动脉（图

高，罪犯血管可能是右冠状动脉、左旋支和左前

9-25）。由于人群中右冠状动脉优势型个体占据优势，这种类型的急性下壁心肌梗死多见。

Ⅱ、Ⅲ 和 aVF 导联组成导联组探查下壁心肌，因而在 12 导联心电图上，单独的急性下壁心肌梗死最多有三个导联 ST 段抬高。有时，急性下壁心肌梗死时，12 导联心电图上，ST 段压低的导联数甚至远远超过 ST 段抬高的导联数，此时不要误诊为非 ST 段抬高型心肌梗死。根据 ST 段抬高型心肌梗死的定义，≥ 2 个解剖相邻导联出现 ST 段抬高，即可判读为 ST 段抬高型心肌梗死。

很多初学者在分析急性下壁心肌梗死心电图时，会为 ST 段压低导联数超过 ST 段抬高导联数困惑不解。正确分类 ST 段抬高型心肌梗死和非 ST 段抬高型心肌梗死有重要的临床意义，因为前者需要再灌注治疗，后者主要是抗凝治疗。

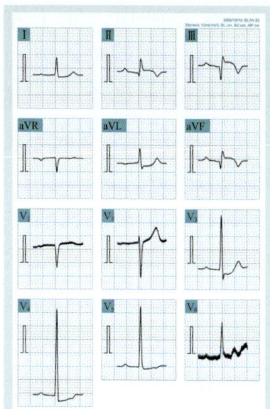

图 9-25　急性下壁心肌梗死

女，62 岁，因胸痛 6 小时入院。心电图诊断：①窦性心律；②一度房室阻滞；③急性下壁心肌梗死。本图 Ⅱ、Ⅲ 和 aVF 导联 ST 段抬高，Ⅰ、aVL、V₃ ～ V₅ 导联 ST 段压低，3 个导联 ST 段抬高，5 个导联 ST 段压低，由于 Ⅱ、Ⅲ 和 aVF 导联符合 ≥ 2 个解剖相邻导联 ST 段抬高，故诊断为 ST 段抬高型心肌梗死。注意Ⅲ导联 ST 段抬高振幅 ＞Ⅱ 导联，判读罪犯血管为右冠状动脉

急性下壁心肌梗死时，当 Ⅱ 和Ⅲ导联 ST 段抬高且 Ⅱ 导联 ST 段抬高振幅 ＞Ⅲ导联时，提示罪犯血管为左旋支（图 9-26）。此种类型的急性下壁心肌梗死少见。

单个部位的心肌梗死，多为二级冠状动脉分支闭塞所致，心电图可以明确推导罪犯血管和梗死心肌定位。

在心脏中，除了左前间隔及其周围心肌独由左前降支供血外，其余心肌都存在 2 支或 3 支冠状动脉分支协同供血。下壁心肌是多支血管供血的典型部位，右冠状动脉、左旋支和左前降支都可以为下壁心肌供血，各支血管的供血比例存在很大的个体化差异。

右冠状动脉优势型的个体，如果也存在显著的左前降支绕过心尖供血，一旦后降支闭塞，左前降支供血部分心肌将得到持续血供，梗死的范围将会缩小。这是一些下壁心肌梗死患者心电图表现不典型的原因之一。一些冠心病患者存在多支冠状动脉病变，各支冠状动脉病变引起的缺血电势相互抵消，这是引起急性下壁心肌梗死心电图表现不典型的另一个原因。

因此，在一些急性下壁心肌梗死患者中，心电图可能不会同时出

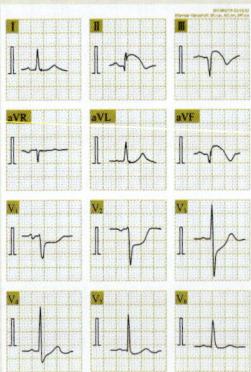

图 9-26 急性下壁心肌梗死

女，57 岁，突发胸痛 8 小时入院。心电图诊断为：①窦性心律；②急性下壁心肌梗死。12 导联心电图上，Ⅱ、Ⅲ 和 aVF 导联 ST 段抬高，判读为急性下壁心肌梗死。仔细测量 Ⅱ 和 Ⅲ 导联 ST 段抬高振幅，Ⅱ 导联＞Ⅲ 导联，判读罪犯血管为左旋支。$V_1 \sim V_3$ 导联有显著的对应性 ST 段压低和 T 波倒置

现典型的 Ⅱ、Ⅲ 和 aVF 导联 ST 段抬高，而表现为一些不典型图形，如 ST 段轻微抬高，甚至抬高程度 < 1mm，达不到判读 ST 段抬高的判读标准，或只有 1 个或 2 个导联 ST 段抬高等。12 导联心电图上，若 ST 段抬高的导联数达不到诊断 ST

Note 对于初学者而言，Aslanger 征是诊断急性下壁心肌梗死的难点，因为只有 Ⅲ 导联 ST 段抬高，很容易误诊为非 ST 段抬高型心肌梗死。

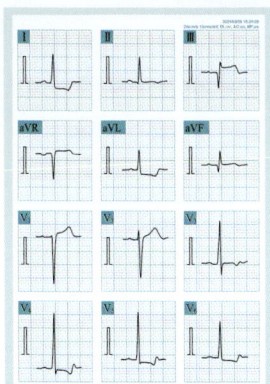

图 9-27　急性下壁心肌梗死

男，61岁，因胸痛1小时入院。心电图诊断为：①窦性心律；② ST-T改变，请结合临床，随访心电图和肌钙蛋白。本例心电图，根据急性心肌梗死的心电图诊断标准，很难诊断，因为只有Ⅲ和V₁导联ST段抬高，这是两个解剖不相邻的导联，无法直接诊断。注意到V₄～V₆导联ST段压低伴T波终末部直立，V₂导联无ST段压低，V₁导联ST段抬高振幅＞V₂导联，符合Aslanger急性下壁心肌梗死心电图诊断标准

段抬高型心肌梗死（≥2个解剖相邻导联）的诊断标准，可以根据ST段压低进行诊断：①孤立性Ⅲ导联ST段抬高，其余导联无ST段抬高；

② V₄～V₆导联ST段压低伴T波终末部正向（直立T波或负正双相T波），V₂导联无ST段压低；③ V₁导联ST段抬高振幅＞V₂导联。这三条心电图诊断标准称为Aalanger标准，冠状动脉造影证实其是急性下壁心肌梗死的心电图表现（图9-27）[16]。

右心室心肌梗死

右冠状动脉近段闭塞时，会引起右心室心肌梗死。由于人群中多数个体是右冠状动脉优势型，右心室近段闭塞除了引起右心室心肌梗死以外，还可以引起下壁以及左心室后壁心肌梗死，实际是多部位心肌梗死的一种模式。

常规12导联心电图不能探查右心室和左心室后壁，因此，急性下壁心肌梗死患者更有必要完善18导联心电图的采集，以全面评估心肌梗死范围。

右心室心肌梗死的特征性心电图改变是右心室 V_{3R} ~ V_{5R} 导联的 ST 段抬高，V_{4R} 导联 ST 段抬高特别重要（图 9-28）。右心室心肌梗死时，可以很快出现右心室功能不全，患者常伴低血压或心源性休克，需要积极进行液体冲击治疗。

右冠状动脉近段闭塞还会引起右侧间隔及其周围心肌梗死，V_1 导联 ST 段抬高，V_2 导联 ST 段不抬高，同时伴下壁和右心室导联 ST 段抬高时，要考虑急性下壁和右心室心肌梗死，而不要诊断为急性前间隔心肌梗死。

少见情况下，右冠状动脉近段闭塞还会引起 V_1 ~ V_3 导联 ST 段抬高，心电图很容易误诊为急性前间隔心肌梗死，重要的鉴别点是 R 波递增正常，ST 段抬高振幅是 V_1 > V_2 > V_3 导联，而急性前间隔心肌梗死

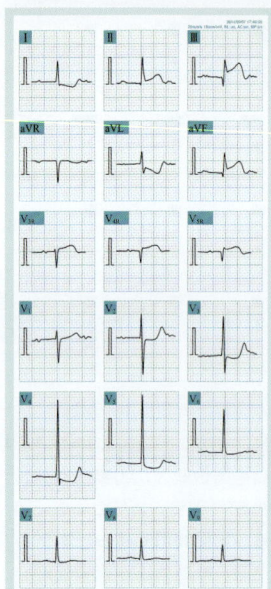

图 9-28　急性下壁和右心室心肌梗死

女，74 岁，因胸痛 1 小时入院。心电图诊断：①窦性心律；②三度房室阻滞；③急性下壁和右心室心肌梗死。Ⅱ、Ⅲ 和 aVF 导联 ST 段抬高，Ⅲ 导联 ST 段抬高振幅 > Ⅱ 导联，判读罪犯血管为右冠状动脉；18 导联心电图上，发现 V_{3R} ~ V_{5R} 导联 ST 段抬高，同时存在右心室心肌梗死，后壁导联无 ST 段抬高，进一步推导为右冠状动脉近段闭塞，因为如果只是后降支动脉闭塞（相当于右冠状动脉远段闭塞），只会引起单独的急性下壁心肌梗死，合并右心室心肌梗死则进一步提示右冠状动脉近段闭塞

时，常伴 R 波递增不良或病理性 Q 波形成，ST 段抬高振幅是 $V_1 < V_2$。当然，在 $V_1 \sim V_3$ 导联 ST 段抬高时，如果发现右心室导联 ST 段抬高，则是右心室心肌梗死的直接证据。

右冠状动脉近段闭塞的患者常合并缓慢性心律失常，如窦性心动过缓、窦房阻滞、窦性停搏、急性病态窦房结综合征以及各类房室阻滞（图 9-29）。需要指出的是，即使是高度和三度房室阻滞，通常预后良好，多数患者不需要植入永久性起搏器治疗，只要患者无缓慢心律失常症状，血流动力学稳定，加强心电监护，血流动力学不稳定的患者可以给予临时心脏起搏器治疗，在 1 ~ 2 周以后，随着侧支循环的建立，传导系统的功能逐渐恢复，各类缓慢性心律失常会逐渐消失。

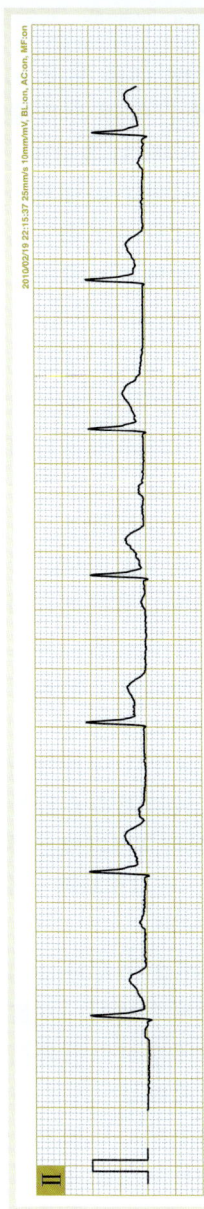

图 9-29 三度房室阻滞

本图与图 9-28 为同一位患者，入院时心脏节律为窦性心律，交界性逸搏心律，三度房室阻滞

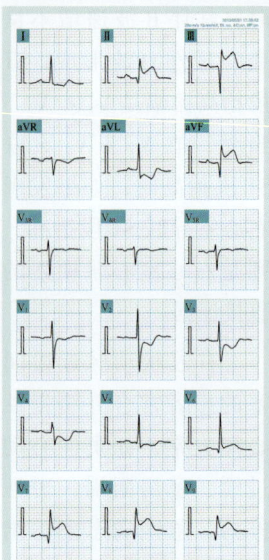

图 9-30　急性下后壁心肌梗死

男，58 岁，因胸痛 1 小时入院。心电图诊断：①窦性心律；②急性下壁和后壁心肌梗死。Ⅱ、Ⅲ和 aVF 导联 ST 段抬高，Ⅲ导联 ST 段抬高振幅＞Ⅱ导联，判读罪犯血管为右冠状动脉；18 导联心电图上，发现 V₃R ～ V₅R 导联 ST 段无抬高，提示右冠状动脉近段不受累；V₇ ～ V₉后壁导联 ST 段抬高，提示罪犯血管不仅波及后降支，还波及左心室后支；此外，V₆ 导联 ST 段抬高，提示罪犯血管还波及左心室后侧支，引起部分侧壁心肌梗死。Ⅰ、aVL、V₂ ～ V₅导联有非常典型的对应性 ST-T 改变

▌ 后壁心肌梗死

后壁心肌梗死的指示性心电图改变是 V₇ ～ V₉导联 ST 段抬高，单独的后壁心肌梗死少见，通常合并下壁、右心室、前侧壁心肌梗死出现。

当患者系右冠状动脉优势型个体时，右冠状动脉近段闭塞可以同时引起右心室、下壁和左心室后壁心肌梗死，有时还会波及前侧壁，形成多部位心肌梗死，而如果只是右冠状动脉远段闭塞则只有下壁和左心室后壁心肌梗死，利用Ⅱ和Ⅲ导联 ST 段抬高振幅比较以及右心室导联 ST 段抬高可以推导罪犯血管为右冠状动脉（图 9-30）。

当患者系左冠状动脉优势型个体时，左旋支近段闭塞可以引起高侧壁、前侧壁、左心室后壁和下壁心肌梗死，而如果只是左旋支远段

闭塞，只有左心室后壁和下壁心肌梗死，利用 II 和 III 导联 ST 段抬高振幅比较以及 I、aVL 导联 ST 段抬高可以推导罪犯血管为左旋支。

后壁心肌梗死的对应性心电图改变是 $V_2 \sim V_3$ 导联出现 ST 段压低伴或不伴 T 波倒置，这是 12 导联心电图间接诊断急性后壁心肌梗死的依据（图 9-31）[17]。由于一部分急性后壁心肌梗死缺乏前壁导联的对应性改变，建议接诊胸痛患者时，首次采集 18 导联心电图全面评估梗死范围。

当后壁导联 QRS 波振幅降低或出现病理性 Q 波时，V_2 导联 R 波振幅增加，R/S 振幅比值 > 1，是后壁心肌梗死的 QRS 波改变在前壁导联的对应性改变[17]。另一方面，如果急性后壁心肌梗死时，后壁导联无明显的 QRS 波改变，V_2 导联也不会出现 QRS 波的对应

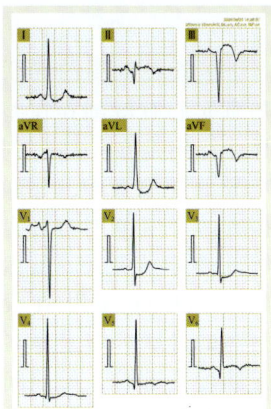

图 9-31　急性下后壁心肌梗死

女，57 岁，突发胸痛 3 小时入院。心电图诊断为：①窦性心律；②急性下后壁心肌梗死。12 导联心电图上，II、III 和 aVF 导联 ST 段抬高，判读为急性下壁心肌梗死。仔细测量 II 和 III 导联 ST 段抬高振幅，III 导联 > II 导联，判读罪犯血管为右冠状动脉。两个线索怀疑合并急性后壁心肌梗死，第一个是 $V_2 \sim V_3$ 导联 ST 段压低，这是急性后壁心肌梗死在前壁导联的对应性改变；第二个是 V_6 导联 ST 段抬高，提示前侧壁以及更后方的左心室心肌存在梗死性改变。总之，由于急性后壁心肌梗死并不总是能在前壁导联形成对应性图形，最好采集 18 导联心电图，全面评估心肌缺血范围。

◾ 多部位心肌梗死

尽管心电图的导联与真实心脏解剖存在差异，特别是在一些解剖变异的受检者中，导联探查的心肌范围与真实解剖的差异更大。虽然如此，目前仍采用ST段抬高的导联分布来命名心肌梗死部位，如前间隔心肌梗死、高侧壁心肌梗死等。

当心肌梗死部位超过一个导联组时，称为多部位心肌梗死。表9-1给出了常用的心肌梗死部位和导联分布，这张表格是基于病理性Q波导联分布构建的，目前急性冠脉综合征是根据ST段抬高分类。

多部位心肌梗死患者的心肌梗死面积大于单部位，心功能受损更严重，预后也更差（图9-32）。引起多部位心肌梗死的常见原因有单支冠状动脉供血的近段闭塞、单支冠状动脉较大的二级分支闭塞（如第1对角支发育较大时，

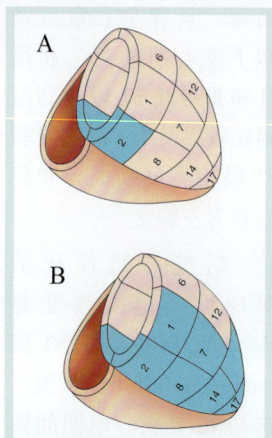

图9-32 单部位和多部位心肌梗死

A. 局限的高位间隔梗死，梗死只波及室间隔基底段；B. 大面左心室前壁心肌梗死，波及高位室间隔、前壁和心尖，左心室梗死面积大，心功能差，患者预后也更差

常伴第1钝缘支不发达，对角支同时供血高侧壁和前侧壁）和多支血管同时闭塞。如果心电图的ST段抬高导联能够推导罪犯血管为单支冠状动脉血管闭塞，一般不考虑多支血管同时闭塞，当然最后需要冠状动脉造影证实。

实际上，在急性冠脉综合征人群中，多支

Note 有时，急性下壁心肌梗死伴 $V_2 \sim V_6$ 导联 de Winter T波模式，提示右冠状动脉闭塞和严重左前降支狭窄引起的前壁心肌缺血同时存在。

表 9-1 心肌梗死部位的心电图定位

导联	前壁	前间壁	前侧壁	高侧壁	广泛前壁	下壁	正后壁	后侧壁	后下壁	右心室
aVL				+	+			+		
I				+	+			+		
aVR										
II						+			+	
aVF						+			+	
III						±			±	+
V₁		+			+		∞			+
V₂	±	+	±		+		∞			
V₃	+	±	+		+		∞			
V₄	+		+		+					
V₅	±		+	±	+			±		
V₆			+	±	±		±	±		
V₇			±				+	+	±	
V₈							+	+	+	
V₉								+	+	
V₃ᵣ										+
V₄ᵣ										+
V₅ᵣ										+
V₆ᵣ										+

+—Q波，ST段抬高和T波倒置；∞—R波增高，ST段压低和T波直立；±—可以出现+的改变。

Note

由于再灌注治疗在临床的普及，一些患者成功接受再灌注治疗后，病理性Q波的发生率会极大降低。

冠状动脉同时闭塞的患者并不在少数，只是推导多支冠状动脉病变需要更丰富的缺血性心脏病心电图知识。

3

慢性稳定期

急性心肌梗死在经过充分进展期后，将进入慢性稳定期，此期的病理改变是致密胶原结缔组织替代坏死心肌，纤维瘢痕形成，梗死部位开始愈合，炎症逐渐消退，此期通常在8周内完成[6]。急性心肌梗死病程超过2个月就进入慢性稳定期。

慢性稳定期的心电图特征是病理性Q波形成、ST段逐渐恢复到基线，T波直立，如果残留心肌水肿，T波倒置可以持续数月甚至数年（图9-33）。

既往有急性心肌梗死病史的患者，心电图的病理性Q波分布符合

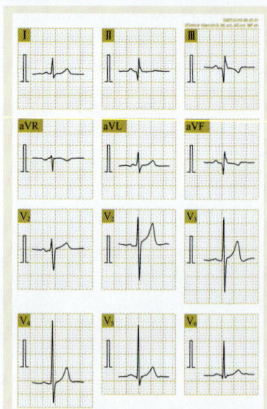

图 9-33　急性下壁心肌梗死

男，70岁，2年前曾患急性下壁心肌梗死。心电图诊断：①窦性心律；②陈旧性下壁心肌梗死。Ⅱ、Ⅲ和aVF导联有典型的病理性Q波，Q波时限≥40ms，振幅大于同导联R波振幅的1/4，既往有心肌梗死病史，诊断陈旧性下壁心肌梗死。本例心电图ST段已经回落到基线，残留T波倒置

解剖相邻导联分布，直接诊断为陈旧性心肌梗死。如果病史不明或患者首诊发现病理性Q波，可以采用描述性诊断，即"病理性Q波：见于Ⅱ、Ⅲ和aVF导联，请结合临床"，因为除了心肌梗死，心肌病变、老年性纤维化等都可以产生

Note　病理性Q波并不是恒定存在的，一些患者预后良好，病理性Q波可以逐渐消失，QRS波振幅增加，心电图无法识别此类的陈旧性心肌梗死。

病理性 Q 波。

室壁瘤

左心室室壁瘤是急性心肌梗死的机械并发症，梗死部位的心肌已被纤维组织取代，这部分组织不能参与收缩，并在收缩期间向外突出形成室壁瘤。超声心动图能够明确诊断。室壁瘤的主要并发症有心力衰竭、心律失常和血栓形成。

室壁瘤心电图最关键的三个诊断标准是：① aVR 导联 QRS 波主波正向，这个心电图指标称为 Goldberger 征；② > 2 周持续性 ST 段抬高伴 T 波倒置；③ QRS 波改变，ST 段抬高导联常伴病理性 Q 波、碎裂 QRS 波、R 波递增不良等（图 9-34）[18, 19]。

室壁瘤心电图 ST 段抬高可能是由室壁瘤内部分存活但缺血的心肌产生的损伤电流以及邻近正常心肌受到牵引而引起的机械壁应力引起[20]。

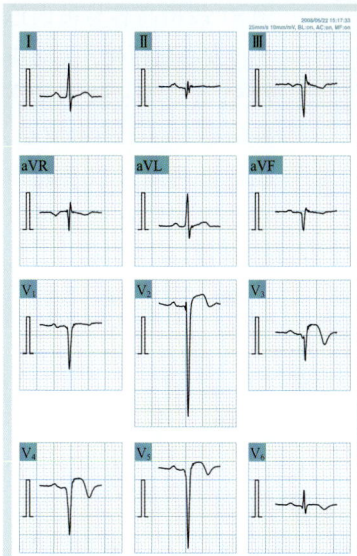

图 9-34 室壁瘤心电图

男，62 岁，3 年前曾患心肌梗死。心电图诊断：①窦性心律；②陈旧性广泛前壁和下壁心肌梗死；③ ST-T 改变，提示室壁瘤可能，建议完善心脏超声检查。患者罹患心肌梗死 3 年后，心电图 V_2 ~ V_5 导联仍出现 ST 段抬高，T 波倒置，这些导联还分布有病理性 Q 波，但本例 Goldberger 征不明显，仅表现为终末 r' 波振幅增加

ST 段抬高的振幅通常 < 3 ~ 4mm，T 波倒置或正负双相提示 ST 段抬高的导联探查的心肌存在复极异常[20]。室壁瘤患者残存的心肌缺血可能会发作心绞痛，心电

室壁瘤常是陈旧性心肌梗死室性心律失常的发生部位，顽固性室性心动过速需要外科切除室壁瘤。

图 ST 段抬高容易被误诊为再发心肌梗死，无对应性 ST-T 改变、ST 段抬高振幅稳定而无动态演变、肌钙蛋白阴性以及超声心动图证实室壁瘤可以鉴别室壁瘤患者的心绞痛和再发心肌梗死。

左心室室壁瘤通常位于前壁或前外侧，心电图 ST 段抬高通常见于 I、aVL 和 V$_1$～V$_6$ 导联。左心室下壁室壁瘤引起的 ST 段抬高见于 II、III 和 aVF 等下壁导联，瘤体不如前壁室壁瘤明显。

碎裂 QRS 波和病理性 Q 波是室壁瘤常见的心电图改变，多分布于 ST 段抬高区域，是心肌瘢痕形成的心电图体现。II、V$_3$～V$_6$ 导联碎裂 QRS 波是左心室室壁瘤的心电图标志。

正常情况下，aVR 导联的 QRS 波为 QS、rS、Qr、rSr' 等模式，QRS 主波负向，r 波振幅极低，通常 r 或 r' 振幅 ≤ 1mm[21]。左心室室壁瘤由于左心室除极产生的向前、向左和向下的电势丢失，aVR 导联失去电势对抗，r 或 r' 波振幅增加，甚至 QRS 主波

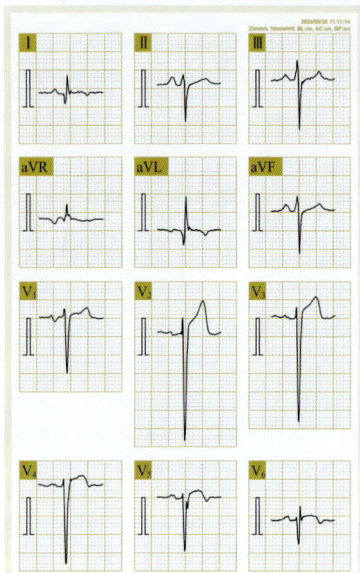

图 9-35　室壁瘤心电图

男，69 岁，1 年前曾患急性心肌梗死。心电图诊断：①窦性心律；②电轴左偏；③左前分支阻滞；④左心房异常；⑤左心室肥厚；⑥陈旧性侧壁心肌梗死；⑦ST-T 改变，提示室壁瘤心电图，请结合临床。患者罹患心肌梗死 1 年后，V$_4$～V$_6$ 导联 ST 段抬高伴碎裂 QRS 波和 T 波正负双相、倒置。注意，aVR 导联 QRS 波为 qR 波形，主波正向，为典型的 Goldberger 征。本例心电图诊断左心室肥厚满足 Cornell 指标

正向，QRS 波转变为 R 模式（图 9-35）。

陈旧性后壁心肌梗死

陈旧性后壁心肌梗死的指示性心电图改变是后壁 $V_7 \sim V_9$ 导联出现病理性 Q 波，伴或不伴 ST-T 改变。当后壁导联心电图为病理性 Q 波和 T 波倒置时，前壁 V_2 导联会出现对应性高振幅 R 波（R/S 振幅比值 > 1）伴 T 波高耸（图 9-36）。

由于陈旧性后壁心肌梗死患者无胸痛症状，门诊随访通常采集 12 导联心电图。但对于心电图有陈旧性下壁心肌梗死的患者，建议采集 18 导联心电图。

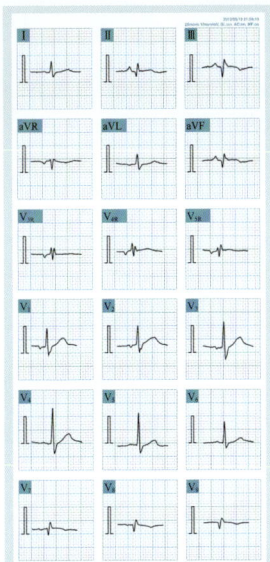

图 9-36　陈旧性下后壁心肌梗死

男，69 岁，1 年前曾患急性心肌梗死。心电图诊断：①窦性心律；②陈旧性下后壁心肌梗死。下壁 II、III 和 aVF 导联可见明确的病理性 Q 波，结合心肌梗死病史，诊断陈旧性下壁心肌梗死。值得注意的是，$V_1 \sim V_3$ 导联的 QRS 波为 Rs 形态，R/S 振幅比值 > 1，这是异常的右胸导联心电图模式。患者 12 导联心电图有陈旧性下壁心肌梗死，要怀疑合并陈旧性后壁和（或）右心室梗死，18 导联心电图发现后壁 $V_7 \sim V_9$ 导联病理性 Q 波伴 T 波倒置，右心室导联无病理性 Q 波，证实存在陈旧性后壁心肌梗死。右心室导联表现为室上嵴图形

参考文献

[1] https://www.emdocs.net/hyperacute-t-waves/.

[2] Byrne RA, Rossello X, Coughlan JJ, et al. 2023 ESC Guidelines for the management of acute coronary syndromes. Eur Heart J,2023,44(38):3720-3826.

[3] Hegazy AM, Abdulkader BA, Akbar MA, et al. Early changes in ventricular repolarization after thrombolytic therapy in patients with acute myocardial infarction as indicators for prediction of epicardial coronary artery reperfusion. Med Princ Pract,2007,16(2):124-129.

无须为每一位陈旧性心肌梗死患者采集 18 导联心电图，但下壁、右心室、前侧壁和后壁心肌梗死者应该采集。Note

[4] https://resus.com.au/reperfusion-arrhythmias/.

[5] Taha HSED, Shaker MM. Percutaneous management of reperfusion arrhythmias during primary percutaneous coronary intervention: a case report. Egypt Heart J,2021,73(1):30.

[6] https://webpath.med.utah.edu/TUTORIAL/MYOCARD/MYOCARD.html.

[7] Oikawa J, Fukaya H, Ako J, et al. Risk Factors of In-Hospital Lethal Arrhythmia Following Acute Myocardial Infarction in Patients Undergoing Primary Percutaneous Coronary Intervention - Insight From the J-MINUET Study. Circ Rep,2019,2(1):17-23.

[8] Hatasa M, Tanaka T, Minatoguchi S, et al. Increased Plasma Adenosine Concentration in the Subacute Phase May Contribute to Attenuation of Left Ventricular Dilation in the Chronic Phase in Patients With Acute Myocardial Infarction. Circ J,2019,83(4):783-792.

[9] Soeki T, Tamura Y, Shinohara H, et al. Plasma concentrations of fibrinolytic factors in the subacute phase of myocardial infarction predict recurrent myocardial infarction or sudden cardiac death. Int J Cardiol,2002,85(2-3):277-283.

[10] Cipriani A, D'Amico G, Brunello G, et al. The electrocardiographic "triangular QRS-ST-T waveform" pattern in patients with ST-segment elevation myocardial infarction: Incidence, pathophysiology and clinical implications. J Electrocardiol,2018,51(1):8-14.

[11] Balci B. Tombstoning ST-Elevation Myocardial Infarction. Curr Cardiol Rev,2009 ,5(4):273-278.

[12] Guo XH, Yap YG, Chen LJ, et al. Correlation of coronary angiography with "tombstoning" electrocardiographic pattern in patients after acute myocardial infarction. Clin Cardiol,2000,23(5):347-352.

[13] Swarath S, Maharaj N, Hall A, et al. The South African Flag Sign: An Electrocardiographic Flag for All Coronary Territories? J Investig Med High Impact Case Rep,2023,11:23247096231192861.

[14] Soar J, Perkins GD, Abbas G, et al. European Resuscitation Council Guidelines for Resuscitation 2010 Section 8. Cardiac arrest in special circumstances: Electrolyte abnormalities, poisoning, drowning, accidental hypothermia, hyperthermia, asthma, anaphylaxis, cardiac surgery, trauma, pregnancy, electrocution. Resuscitation,2010, 81(10):1400-1433.

[15] Goyal A, Anastasopoulou C, Ngu M, Singh S. Hypocalcemia. 2023 Oct 15. In: StatPearls [Internet]. Treasure Island (FL): StatPearls Publishing; 2024 Jan–. PMID: 28613662.

[16] Sadiq NM, Anastasopoulou C, Patel G, Badireddy M. Hypercalcemia. 2024 May 7. In: StatPearls [Internet]. Treasure Island (FL): StatPearls Publishing; 2024 Jan–. PMID: 28613465.

[17] Kurisu S, Inoue I, Kawagoe T, et al. Impact of the magnitude of the initial ST-segment elevation on left ventricular function in patients with anterior acute myocardial infarction. Circ J,2004,68(10):903-908.

[18] Yamaji H, Iwasaki K, Kusachi S, et al.Prediction of acute left main coronary artery obstruction by 12-lead electrocardiography. ST segment elevation in lead aVR with less ST segment elevation in lead V(1).J Am Coll Cardiol,2001,38(5):1348-1354.

[19] Aslanger E, Yıldırımtürk Ö, Şimşek B, et al. A new electrocardiographic pattern indicating inferior myocardial infarction. J Electrocardiol,2020,61:41-46.

[20] Writing Committee; Kontos MC, de Lemos JA, et al. 2022 ACC Expert Consensus Decision Pathway on the Evaluation and Disposition of Acute Chest Pain in the Emergency Department: A Report of the American College of Cardiology Solution Set Oversight Committee. J Am Coll Cardiol,2022,80(20):1925-1960.

[21] Goldberger E, Schwartz SP. Electrocardiographic patterns of ventricular aneurysm. Am J Med,1948,4(2):243-247.

[22] Sattar Y, Alraies MC. Ventricular Aneurysm. 2023 Apr 3. In: StatPearls [Internet]. Treasure Island (FL): StatPearls Publishing; 2024 Jan–. PMID: 32310415.

[23] https://www.reliasmedia.com/articles/25288-special-feature-the-electrocardiographic-diagnosis-of-lv-aneurysm.

[24] Okamoto N, Simonson E, Ahuja S, et al. Significance of the initial R wave in lead aVR of the electrocardiogram in the diagnosis of myocardial infarction. Circulation,1967,35(1):126-131.

蒲 鹏

重庆医科大学附属第一医院

第 10 章

窦性心律失常

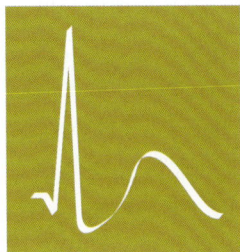

窦房结是多数个体心脏节律的主宰，因为窦房结内的起搏细胞自律性最高，发放的窦性冲动频率最快。起搏细胞产生的窦性冲动通过移行细胞传递至心房，心房激动产生心电图的窦性 P 波。窦房结受到丰富的交感神经和迷走神经控制，调节窦性心律的频率。窦性冲动发放和传递异常可以产生种种窦性心律失常，一些是生理性的，无临床意义，一些是病理性的，需要临床干预。

1

正常窦性心律

心电图诊断正常窦性心律，核心标准是 P 波必须是窦性 P 波且窦性 P 波的频率正常（图 10-1）。

正常窦性心律的心电图特点如下。

①窦性 P 波：P 波在 I 导联直立、aVR 导联倒置，V_5 和 V_6 导联直立，验证指标是 II 导联 P 波直立，V_1 导联正负双相。

②连续两个窦性 P 波的频率在 60 ~ 100 次 /

分，即 P-P 间期在 600 ~ 1000ms。

正常窦性心律和正常心电图是两个不同的术语。正常窦性心律强调冲动起源于窦房结和窦性冲动的频率正常，只要 P 波性质属于窦性以及频率正常，就是正常窦性心律，换言之，心房层面的心电图分析就能判读窦性心律是否正常；而正常心电图不仅强调正常的窦性心律，还强调正常的房室传导（PR 间期 120 ~ 200ms）、室内传导（QRS 波时限

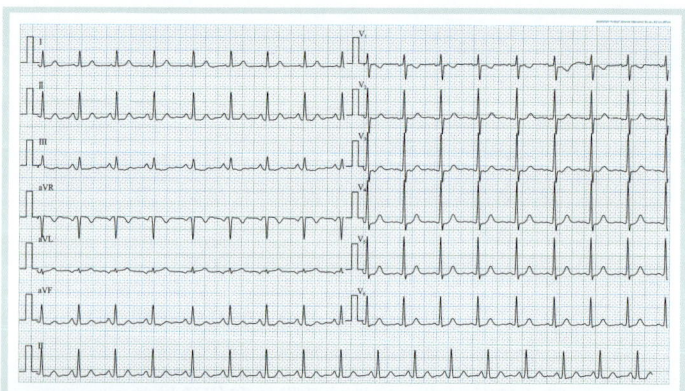

图 10-1　正常窦性心律

女，29 岁，健康体检心电图。窦性心律，P 波在 I 导联直立，aVR 导联倒置，V_5 和 V_6 导联直立，判读为窦性 P 波。P-P 间期 617ms，基本匀齐，窦性心率为 97 次 / 分。心电图诊断：①窦性心律；②正常心电图

Note　窦性冲动起源于窦房结内的起搏细胞，这是一种能够自发性产生电冲动的细胞，电生理学上称为自律性。自律性最强的起搏细胞控制心脏节律。

< 110ms）以及其他心电图指标正常。

2

窦性心动过速

在心电图上，窦性心律的频率 > 100 次 / 分为窦性心动过速（图 10-2）。窦性心动过速的发生机制是窦房结起搏细胞自发性产生冲动的能力增强，每一分钟内产生的冲动次数增多。窦性心动过速的心电图诊断标准如下。

①窦性 P 波：P 波在 I 导联直立、aVR 导联倒置，V_5 和 V_6 导联直立，验证指标是 II 导联 P 波直立，V_1 导联正负双相。

②连续两个窦性 P 波的频率 > 100 次 / 分，即 P–P 间期 < 600ms。

一部分窦性心动过速是生理性的，如情绪激动、饮咖啡、运动、妊娠等，无须治疗，条件改变后窦性心动过速可以恢复正常；一部分是病理性的，存在临床诱因，如失血、甲状

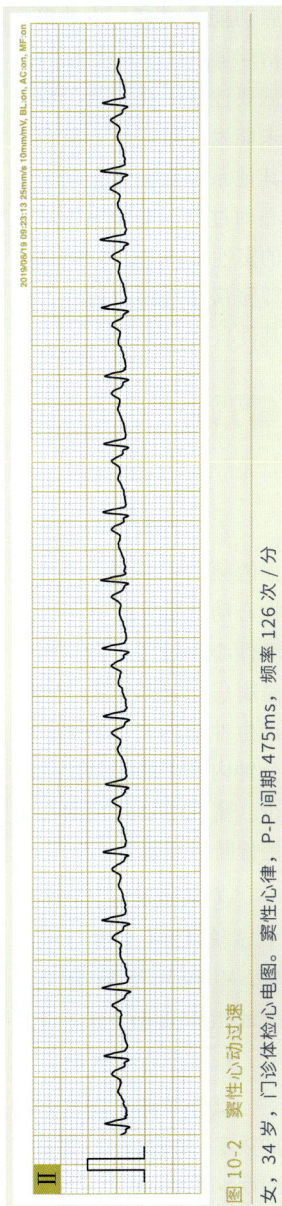

图 10-2　窦性心动过速

女，34 岁，门诊体检心电图。窦性心律，P-P 间期 475ms，频率 126 次 / 分

2019/06/19 09:23:13 25mm/s 10mm/mV, BL:on, AC:on, MF:on

II

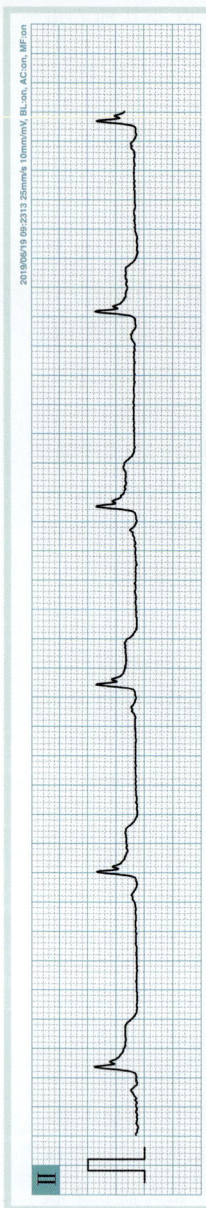

图 10-3　窦性心动过缓

男，47 岁，突发胸痛 20 分钟。心电图诊断：①窦性心动过缓；② ST-T 改变，提示变异型心绞痛。窦性 P 波，P-P 间期 1216ms，心率 49 次/分。变异型心绞痛患者，Ⅱ 导联 ST 段抬高，出现窦性心动过缓，考虑窦房结急性缺血

2019/06/19 09:2313 25mm/s 10mm/mV, BL:on, AC:on, MF:on

腺功能亢进症、发热等，治疗重点是原发疾病治疗。需要注意一类患者，临床未能发现器质性心脏病和其他系统疾病，长期窦性心动过速，要考虑不恰当的窦性心动过速这种疾病，即窦房结起搏细胞存在病理性自律性增强。

3

窦性心动过缓

　　在心电图上，窦性心律的频率 < 60 次/分为窦性心动过缓（图 10-3）。窦性心动过缓的发生机制是窦房结起搏细胞自发性产生冲动的能力减弱，每分钟内产生的冲动次数减少。窦性心动过缓的心电图诊断标准如下。

　　①窦性 P 波：P 波在 I 导联直立、aVR 导联倒置，V_5 和 V_6 导联直立，验证指标是 Ⅱ 导联 P 波直立，V_1 导联正负双相。

　　②连续两个窦性 P 波的频率 < 60 次/分，即 P-P 间期 > 1000ms。

Note　评估心率时，P-P 间期和心率是呈反比关系的两个参数，即 P-P 间期越长，心率越慢，P-P 间期越短，心率越快。

一部分窦性心动过缓是生理性的，常见于训练有素的运动员、睡眠状态，一部分窦性心动过缓是病理性的，常见于起搏细胞功能衰退、病态窦房结综合征、毒素或药物对窦房结起搏细胞的抑制作用、高迷走神经张力状态等。

在美国，窦性心动过缓的定义是 < 50 次 / 分，这个标准更适合病态窦房结综合征患者的窦性心动过缓的诊断[1]。

4

窦性心律不齐

当逐搏窦性心律的心动周期变动 > 120ms 或 > 160ms 时称为窦性心律不齐（图 10-4）[2]。

窦性心律不齐常用标准有两个，究竟取宽松的诊断标准（ > 120ms），还是选取严格的诊断标准（ > 160ms），各单位可以自行采纳。建议每一家医疗单位采纳的诊断标准能够固定，目前国际心电

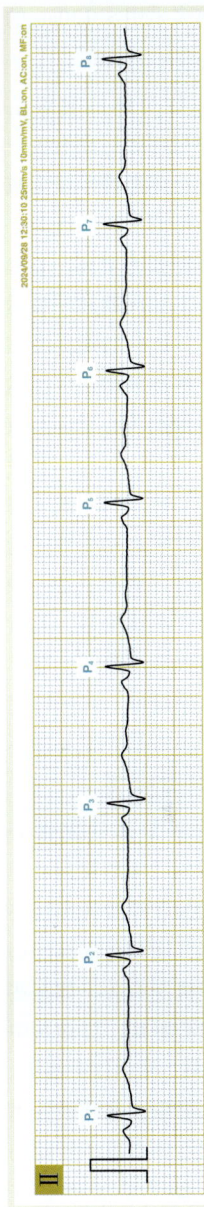

图 10-4　窦性心律不齐

女，28 岁，门诊体检心电图。窦性心动过缓伴早齐，P_4-P_5 间期为 1126ms，P_5-P_6 间期为 904ms。P-P 间期相差 > 120ms，存在窦性心律不齐

图指南多采用 > 120ms 的诊断标准。

一些个体的窦性心律不齐与呼吸运动有关。吸气时，迷走神经张力减退，心率增快；呼气时，迷走神经张力增高，心率减慢。窦性周期随呼吸运动变动，P-P 间期逐渐缩短（心率逐渐增快），然后逐渐延长（心率逐渐减慢），见图 10-5。呼吸性窦性心律不齐反映了窦房结和呼吸运动受到迷走神经的良好调节，是一种生理性的心律失常，儿童和年轻成年人多见，老年人发生率降低。呼吸性窦性心律不齐是窦性心律不齐最常见的类型。

一些个体的窦性心律不齐与呼吸周期运动无关，称为非呼吸性窦性心律不齐，通常与潜在的病理生理机制有关，如某些器质性心脏病、洋地黄中毒、缺氧、颅内压升高等。健康人群中，非呼吸性窦性心律不齐常见于年幼的儿童，幼儿心脏的自主

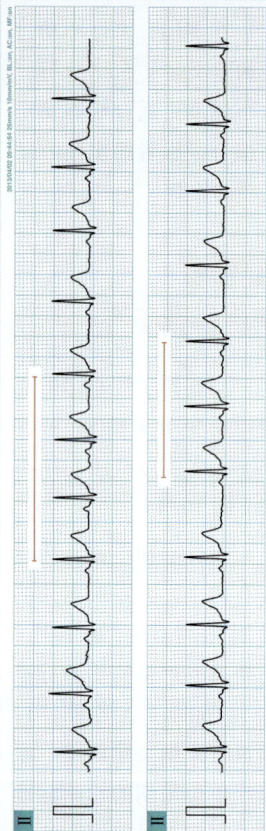

图 10-5 窦性心律不齐

男，67 岁，因胸痛 2 天入院，临床诊断为急性后壁心肌梗死。窦性心律，P-P 间期相差 > 120ms，诊断为窦性心律不齐。图中转红色箭头所示为吸气相，心率增快，P-P 间期缩短，其余部分为呼气相，P-P 间期逐渐延长，心率逐渐减慢。心率的波动与呼吸运动能够匹配，变动周期反复出现。

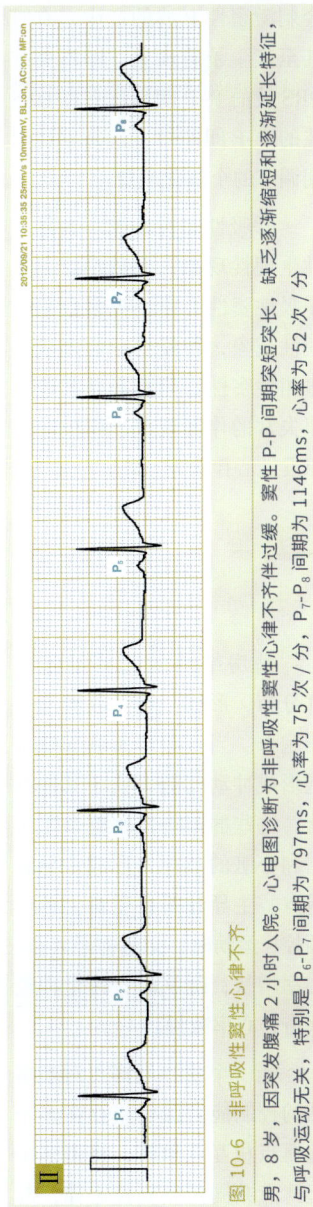

图 10-6 非呼吸性窦性心律不齐

男，8 岁，因突发腹痛 2 小时入院。心电图诊断为非呼吸性窦性心律不齐伴过缓。窦性 P-P 间期突短突长，缺乏逐渐缩短和逐渐延长特征，与呼吸运动无关，特别是 P_6-P_7 间期为 797ms，P_7-P_8 间期为 1146ms，心率为 52 次 / 分。

神经调控机制尚未成熟（图 10-6）。非呼吸性窦性心律不齐表现为窦性周期长短变化不定，突然出现的短周期和长周期有时与房性期前收缩无法鉴别。

在交界性期前收缩、室性期前收缩、高度房室阻滞、三度房室阻滞和心室起搏期间，有时会观察到夹有 QRS 波的 P-P 间期较短，不夹有 QRS 波的 P-P 间期较长，两种 P-P 间期相差 > 3% 或 20ms 称为室相性窦性心律不齐（图 10-7）[3~6]。

室相性窦性心律不齐的发生机制是心室收缩（交界性或室性）产生的射血，引起动脉搏动，窦房结动脉搏动刺激窦房结起搏细胞发放冲动，因此，QRS 波产生预示下一次窦性冲动开始产生，P-P 间期缩短。室相性窦性心律不齐的产生是有条件的，并不是每个 QRS 波都

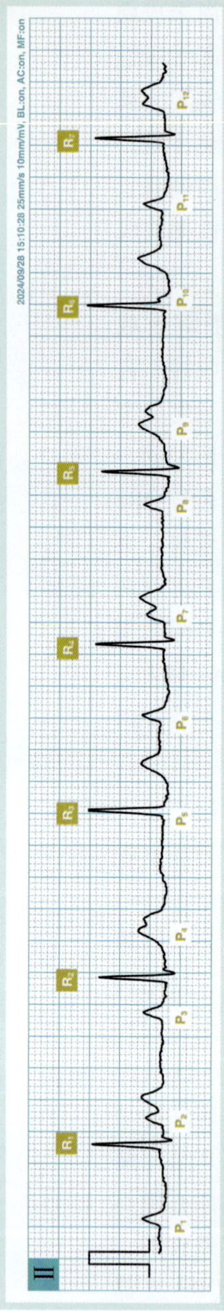

图 10-7　室相性窦性心律不齐

1 例三度房室阻滞，心电图诊断为：①室相性窦性心律不齐；②三度房室阻滞；③交界性逸搏心律。P_8-P_9 间期为 503ms，两个 P 波之间夹有一个 QRS 波（交界性逸搏），而 P_7-P_8 间期为 697ms，两个 P 波之间不夹有 QRS 波，P-P 间期的变化满足室相性窦性心律不齐的诊断标准

会刺激窦性 P 波的产生，有时甚至产生矛盾现象，即不夹有 QRS 波的 P–P 间期比夹有 QRS 波的 P–P 间期短，这是窦性周期调节的个体化现象。

呼吸性窦性心律不齐是一种生理性现象，无须治疗。非呼吸性窦性心律不齐多数是病理性现象，积极治疗原发病；室相性窦性心律不齐是其他心律失常的伴随现象，积极治疗原发性心律失常。

5 游走节律

窦房结内的起搏细胞成群分布，形成一簇一簇的起搏细胞群。当一些群落的起搏细胞形成冲动的能力快于其他群落，这些群落将控制整个窦房结和心脏的节律，形成主导起搏点。主导起搏点受自主神经调控，运动时，交感神经兴奋，心率增快；睡眠时，迷走神经兴奋，心率减慢。

当一个主导起搏点对窦房结的控制能力减弱或存在多个起搏点相互竞争时，将由多个起搏点共同控制窦性心律，起

Note　室相性窦性心律不齐是一种心电图现象，并非必需的心电图诊断术语，对于初学者来说，难度较大，也可以不作要求。

搏点不断变动，窦性P波形态变动，出现游走节律。

■ 窦房结内游走节律

当窦性冲动的起源部位只在窦房结内变化时，形成窦房结内游走节律，主要有三种模式。

第一种模式是窦性P波形态逐渐变化，伴窦性频率逐渐变化，PR间期始终＞120ms，QRS波无变化（图10-8）。通常，窦性心率较快时，窦性P波振幅较高，提示主导起搏点位于窦房结较高的部位，而窦性心率较慢时，窦性P波振幅较低，提示主导起搏点位于窦房结较低的部位。这种窦房结内游走节律的发生机制是窦房结内的主导起搏点变化（引起频率变化），伴随窦房传导通路变化（引起P波形态变化），是常见的游走节律模式。

第二种模式是窦性P波频率改变而形态无改变，发生机制是窦房结内的主导起搏点位置变化，而窦

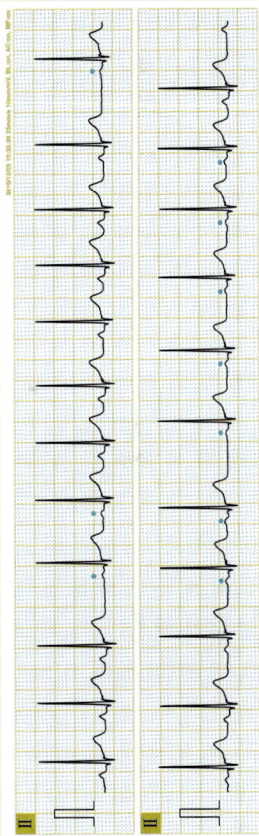

图10-8　窦房结内游走节律

女，6岁，健康体检。心电图诊断窦房结内游走节律。窦性心律，P-P间期相差＞120ms，因为仔细观察，勿诊断为呼吸性窦性心律不齐，发现窦性P波形态变化较大，心率较慢时，窦性P波振幅较低（蓝色圆圈所示）时，窦性P波振幅较高，心率较快时，PR间期均＞120ms，提示为窦房结内游走节律

儿童的游走节律发生机制主要包括：①主导起搏点不成熟或缺乏主导起搏点；②其他起搏点自律性高。

Note

房传导通路无改变。这种模式与窦性心律不齐很难鉴别。

第三种模式是窦性频率无改变，而窦性 P 波的形态发生变化，这是主导起搏点未改变，窦房传导通路发生变化的缘故。

窦房结内游走节律最重要的鉴别诊断是窦性心律不齐。窦性心律不齐时，心电图 P 波形态有时也会轻微波动，不如窦房结内游走节律显著，通常与呼吸周期有关，而窦房结内游走节律与呼吸周期无关。

■ 窦房结 - 心房游走节律

当游走节律的 P 波形态在窦性 P 波和房性 P 波之间周期性变动且 PR 间期始终 > 120ms 时，称为窦房结 – 心房游走节律（图 10-9）。

正常心房肌工作细胞无自律性，不会产生房性心搏，参与心房内游走节律的是房性冲动起源于普通工作心房肌内散在的起

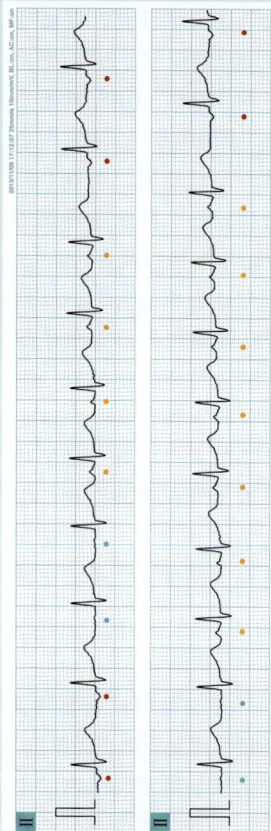

图 10-9 窦房结 - 心房游走节律

男、21 岁，健康体检心电图。心电图诊断为窦房结 - 心房游走节律。心电图有三种 P 波，砖红色圆圈标注的 P 波负向，PR 间期＞120ms，提示房性 P 波，频率 75 次/分，其次蓝色圆圈标注的低振幅双峰 P 波，频率 79 次/分，最后为橙色圆圈所示窦性 P 波，频率 84 次/分

> **Note**
> 房性 P 波形态特点有：I 导联 P 波负向，II 导联 P 波负向，V₁ 导联 P 波完全正向或完全负向，V₅ 和 V₆ 导联 P 波负向，增宽的切迹 P 波等。

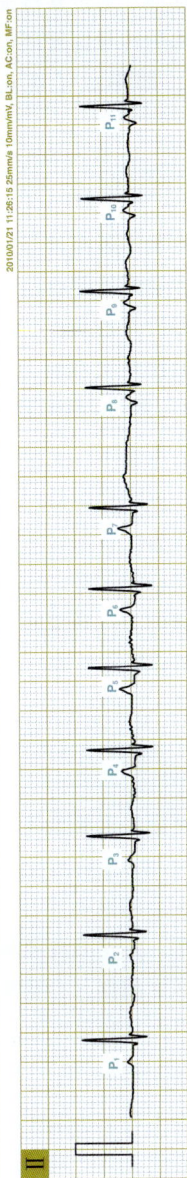

图 10-10　窦房结 - 房室结游走节律

女，25 岁，因心悸 1 月就诊。门诊心电图发现窦房结 - 房室结游走节律，心电图上有三种类型的 P 波，P₁ 至 P₃ 的窦性 P 波振幅较低，频率 83 次 / 分，PR 间期＞120ms，P₄ 至 P₇ 的窦性 P 波振幅较高，频率 105 次 / 分，PR 间期＞120ms，P₈ 至 P₁₁ 的 P 波振幅偏负正双相，PR 间期＜120ms，频率 96 次 / 分。尽管有窦性心动过速、加速性交界性自主心律等多种心律失常表型，笼统诊断为窦房结 - 房室结游走心律

搏细胞，这些起搏细胞是胚胎发育期间残留在心房内的起搏细胞不属于窦房结。窦房结 - 心房游走节律的发生机制是缺乏主导节律，心房内起搏细胞的自律性增高，窦房结和心房内的起搏细胞交替控制心脏节律。

■ 窦房结 - 房室结游走节律

当游走节律的 P 波形态在窦性 P 波、房性和交界性 P 波之间周期性变动，Ⅱ 导联出现倒置 P 波且 PR 间期＜120ms（同步的 aVR 导联 P 波直立）时，称为窦房结 - 房室结游走节律（图 10-10）。

当普通工作心房肌病变，离子通道种类和数量改变时，可以获得异常自律性，起搏方式不同于生理性起搏细胞。

正常情况下，Ⅱ导联的窦性P波不会倒置，一旦出现倒置P波，主要鉴别两种可能：起源于心房下部的房性冲动（PR间期≥120ms）和交界性冲动（PR间期<120ms）。

无论窦房结内游走节律、窦房结－心房游走节律或窦房结－房室结游走节律，发生机制主要是主导起搏点失去对整体节律的控制能力，或异位起搏点的自律性增高，儿童和年轻成人多数是一种正常现象，嘱受检者运动后复查心电图，窦性心律一般能够恢复；老年人的游走节律是病态窦房结综合征的一种异常节律，运动后，窦性心律仍不能恢复，节律仍以房性或交界性为主。

6
窦房阻滞

窦房结内的起搏细胞产生的冲动通过移行细胞传递至心房，心房兴奋，产生心电图的窦性P波。

如果窦性冲动通过移行细胞向心房的传导速度减慢或终止，即形成了窦房阻滞。

■ 一度窦房阻滞

一度窦房阻滞是每一个窦性冲动都能够通过移行细胞传导至心房，心电图窦性P波顺次出现，无P波脱落（图10-11）。

在心电图上，无法直接诊断一度窦房阻滞，心电图表现为正常的窦性心律或窦性心动过缓。存在一些特殊的心电现象时，心电图可以推导存在一度窦房阻滞。

■ 二度窦房阻滞

二度窦房阻滞是只有部分窦性冲动能够传导至心房，发生间歇性窦性P波的脱落。窦性P波脱落形成长P-P间期，心室率骤然减慢，其间可以出现各种逸搏和逸搏心律。

二度Ⅰ型窦房阻滞的心电图表现是P-P间期逐

Note 通常，日常心电图不诊断一度窦房阻滞，只在特殊的情况下推导。因此，一度窦房阻滞多数作为心电图的理论概念存在。

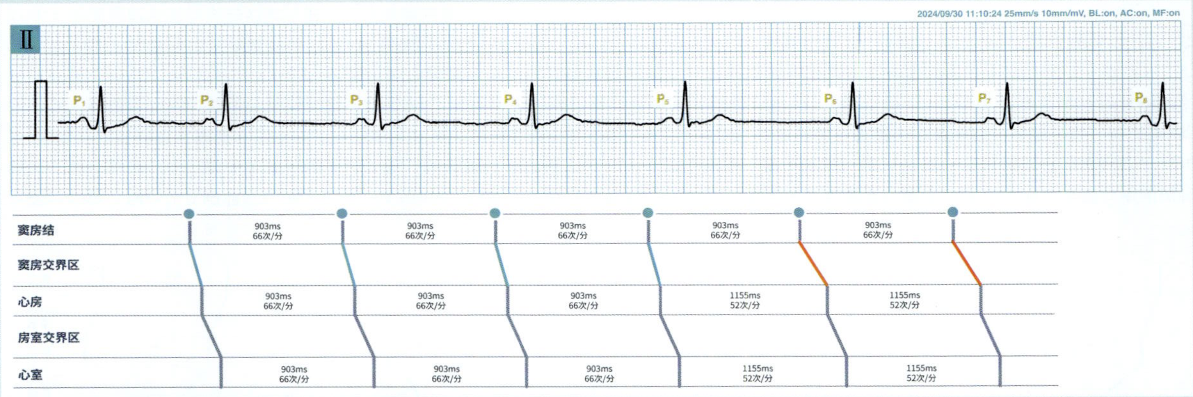

图 10-11　一度窦房阻滞

上图：心电图诊断为窦性心动过缓伴不齐。下图：梯形图详细解释了一度窦房阻滞的发生机制。最上行显示的是窦房结的电活动，以每分钟 66 次 / 分的频率发放冲动。然而，在心房层面，可以观察到两种频率的窦性 P 波。$P_1 \sim P_5$ 的频率遵循窦房结发放冲动的频率，窦房传导功能正常。$P_6 \sim P_8$ 的窦性心率减慢至 52 次 / 分，可能的机制有窦性心动过缓，或窦房发放冲动的频率减慢或窦房传导时间延长，出现一度窦房阻滞，PR 间期不变，心室率跟随心房率相应变慢。从一度窦房阻滞的实例可以看出，影响窦性心率的不仅是起搏细胞的起搏频率，还有移行细胞的传导能力

Note

不同的心律失常发作机制会产生相同的心电图模式，此类心电图只能依据心电图表型推导，难以明确机制。

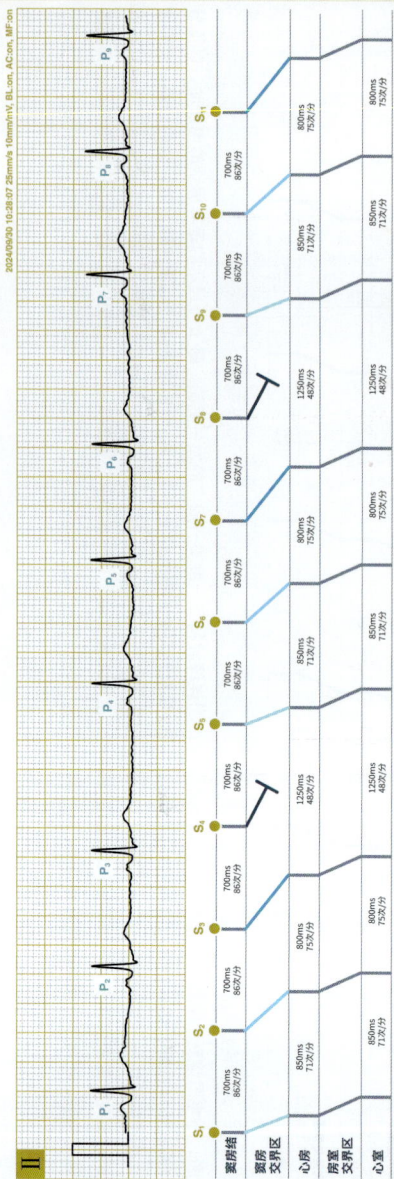

图 10-12　二度Ⅰ型窦房阻滞

上图：窦性心律，P-P 间期不规则，相差＞120ms，心电图表现酷似窦性心律不齐，但直接诊断窦性心律不齐是错误的，本例心电图的诊断为①窦性心律；②二度Ⅰ型窦房阻滞。下图：梯形图详细解释了二度Ⅰ型窦房阻滞的发生机制。最上行显示的是窦房结的电活动，以每分钟 86 次／分的频率规律发放冲动，然而窦性 P 波的频率却是不规整的。P₁、P₄ 和 P₇ 是窦性传导正常的窦性冲动；然而，P₂、P₅ 和 P₈ 相比于之前的窦性冲动，窦房传导时间延长 150ms，导致每组周期的频率延长；随后，P₃、P₆ 和 P₉ 的窦性冲动较基础窦房传导延长 100ms，由于 P₂、P₅ 和 P₈ 的窦性冲动在窦房交界区的传导延迟出现，这些窦性 P 波以最大程度的延迟出现，而 P₃、P₆ 和 P₉ 的窦性冲动延迟程度减少，这样就造成 P₂-P₃ 间期少于 P₁-P₂ 间期，P₅-P₆ 间期、P₄-P₅ 间期和 P₈-P₉ 间期少于 P₇-P₈ 间期。窦性冲动产生窦性 P 波，形成长 P-P 间期 S₈ 由于遭遇窦房交界区的绝对不应期，发生传导中断，未能产生窦性 P 波。窦性冲动 S₄ 和

Note　二度Ⅰ型窦房阻滞的 P-P 间期相差＞120ms，不要直接诊断为窦性心律不齐，因为这些 P-P 间期变动存固定数字模式，而窦性心律不齐是随机的。

渐缩短，直至发生一次窦性 P 波脱落形成长 P-P 间期，长 P-P 间期 < 2 倍最短 P-P 间期（图 10-12）。二度 I 型房室阻滞的发生机制是窦房传导通路出现文氏传导，传导速度进行性减慢，直至传导中断，周期性发生。

二度 I 型窦房阻滞最重要的鉴别诊断是窦性心律不齐，窦性心律不齐的 P-P 间期逐渐延长，然后逐渐缩短，周期性发生，P-P 间期是随机的，无数学关系，而二度 I 型窦房阻滞的 P-P 间期只存在逐渐缩短伴一次长 P-P 间期，P-P 间期存在数学关系，比如不同周期中有相同长度的 P-P 间期。

二度 II 型窦房阻滞是指窦房传导时间固定，间歇性发生一次窦房传导中断，故形成的长 P-P 间期等于基础窦性 P-P 间期的 2 倍（图 10-13）。实际上，在临床心电图中，很少能见到图 10-13 那样典型的二度 II 型窦房阻滞，这是

图 10-13　二度 II 型窦房阻滞

上图：窦性心律，间歇性出现长 P-P 间期，长 P-P 间期等于基础窦性 P-P 间期的 2 倍，心电图诊断：①窦性心律；②二度 II 型窦房阻滞。下图：窦房传导时间恒定，S_4 和 S_8 未能传导至心房，发生二度 II 型窦房阻滞，形成长 P-P 间期，长 P-P 间期是基础窦性 P-P 间期的 2 倍

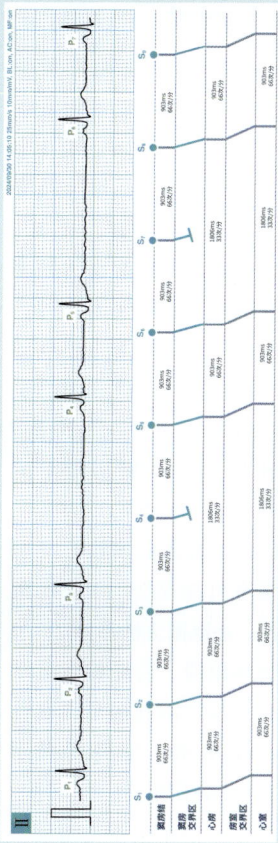

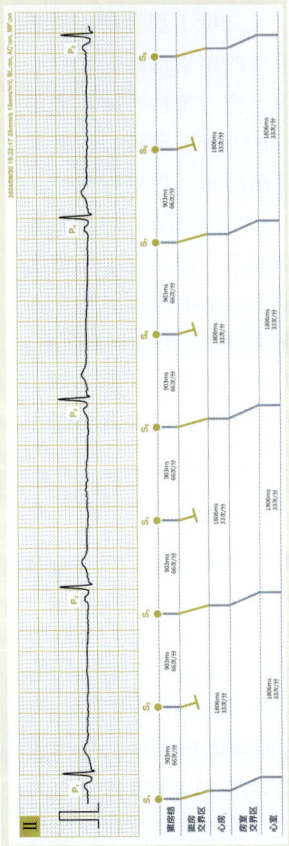

图10-14　2：1窦房阻滞

上图：心电图诊断为窦性心动过缓。下图：窦性心律（S）规律出现，窦房传导时间正常，但每2个窦性冲动中，只有一个能够下传心房，产生窦性P波。基础窦性冲动的频率为66次/分，频率正常，由于只有一半的冲动传递至心房，窦性P波的个数减半，窦性频率为33次/分，表现为窦性心动过缓

因为窦性心律本身受自主神经调控和呼吸影响，存在生理性P-P间期变异，缺乏固定的基础短P-P间期，二度Ⅱ型窦房阻滞形成的长P-P间期很多时候无法完全等于短P-P间期的2倍，这种情况下，近似2倍都可以诊断二度Ⅱ型窦房阻滞。

2：1窦房阻滞是一种特殊类型的窦房阻滞，每2个窦性冲动中只有1个能下传到心房，形成频率减半的窦性心律（图10-14）。当窦性冲动的频率在120～200次/分时，2：1窦房阻滞的心电图为正常窦性心律；而当窦性冲动的频率＜120次/分时，2：1窦房阻滞的心电图为窦性心动过缓。因此，显著的窦性心动过缓有可能是2：1窦房阻滞，心电图无法诊断2：1窦房阻滞，若受检者运动后或推注阿托品后，窦性心率倍增，则高度提示2：1窦房阻滞。

二度Ⅰ型窦房阻滞、

Note
2：1窦房阻滞的心电图表型为正常窦性心律或窦性心动过缓，这说明窦房结的起搏细胞和移行细胞病变都能够引起窦性心动过缓。

二度Ⅱ型窦房阻滞和2∶1窦房阻滞时，每次只有一个窦性冲动被阻滞，形成长 P-P 间期。当连续≥2个窦性冲动被阻滞时，称为高度窦房阻滞，这时由于多个窦性冲动未能下传心房，长时间的窦性 P 波脱落，将形成非常长的 P-P 间期（图 10-15）。当心室长时间停搏＞6~8s 时，患者因脑供血急剧减少而发生晕厥[7, 8]。

当大部分窦性冲动都不能下传心房时，心电图将形成非常长的 P-P 间期，为了保护心室泵血功能，次级起搏点开始控制心室律，心脏节律以逸搏心律为主，窦性 P 波散在出现，这种情况称为几乎完全性窦房阻滞，严重程度介于高度窦房阻滞和三度窦房阻滞之间。如果偶尔出现基础短 P-P 间期，长 P-P 间期是短 P-P 间期的倍数，则考虑几乎完全性窦房阻滞，如果不呈倍数关系，则考虑窦性暂停。几乎完全性窦房阻滞患者常伴晕厥

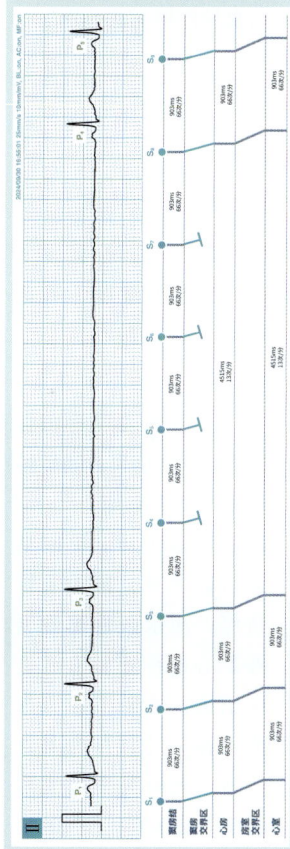

图 10-15　二度Ⅱ型窦房阻滞

上图：窦性心律，间歇性出现长 P-P 间期，长 P-P 间期等于基础短 P-P 间期的 5 倍，心电图诊断为①窦性心律；②高度窦房阻滞。下图：基础窦性冲动的间期为 903ms，频率为 66 次 / 分，出现一阵长达 4.5s 的长 P-P 间期，为基础窦性 P-P 周期的 5 倍，考虑连续 4 个窦性冲动被阻滞

当 P-P 间期＞1500ms 时，观察有无逸搏出现，若无逸搏出现，提示次级起搏点也存在病变。

Note

等缓慢性心律失常症状。

■ 三度窦房阻滞

当全部窦性冲动均未能下传心房时，心电图窦性P波全部消失，心律为逸搏心律，此时称为三度窦房阻滞（图10-16）。三度窦房阻滞与窦性停搏无法鉴别。

7 窦性停搏

窦性停搏是指由于窦房结的起搏细胞发生病变，起搏细胞不能定时产生窦性冲动，心电图窦性P波丢失。

心电图表现为窦性P波暂时性消失，间歇性产生长P-P间期，长P-P间期与基础短P-P间期无倍数关系，称为窦性暂停；而永久性窦性暂停是心电图窦性P波完全消失，心脏节律以逸搏心律为主，称为窦性停搏，此时与三度窦房阻滞无法区别（图10-17

图10-16 三度窦房阻滞

上图：心电图诊断为①窦性停搏或三度窦房阻滞；②交界性逸搏心律。下图：窦房结的起搏功能正常，窦性冲动周期为903ms，相当于窦性频率66次/分，但窦房交接区严重病变，每个窦性冲动均未能下传心房，心电图窦性P波完全消失，心室节律由交界性逸搏心律控制，频率50次/分

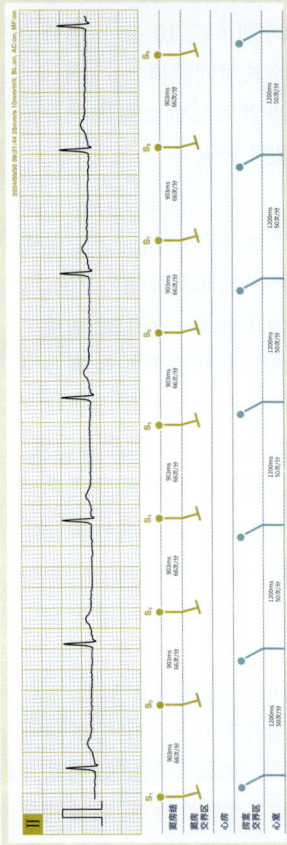

和图 10-18）。

需要指出的是，窦性暂停和窦性停搏这两个术语目前处于混用状态，不过根据字面意义，"暂停"适合暂时性窦性停搏，若无特殊说明，窦性停搏特指永久性窦性停搏。

窦房阻滞和窦性停搏的发生原因既可以是生理性的（常见于迷走神经张力增强的情况，如夜间睡眠状态、训练有素的运动员和服用 β 受体阻滞药等），也可以是病理性的（常见于急性心肌缺血、急性心肌炎和病态窦房结综合征等情况）。若长 P-P 间期偶发、长 P-P 间期 > 1500ms 时，一般患者血流动力学稳定，急性病变患者严密心电监护，慢性病变患者若有心悸、黑矇等症状，可以考虑植入永久性心脏起搏器治疗，而长 P-P 间期频发且 > 1500ms，患者血流动力学不稳定的患者，急性病变需要植入临时性心脏起

图 10-17　窦性暂停

上图：窦性心律，间歇性出现长 P-P 间期，长 P-P 间期不是基础 P-P 间期的倍数关系，心电图诊断为①窦性心律；②窦性暂停。下图：基础窦性冲动的周期为 903ms，频率为 66 次／分，出现一阵长达 4884ms 的长 P-P 间期，与基础窦性 P-P 周期的长 903ms 无倍数关系，考虑窦性暂停

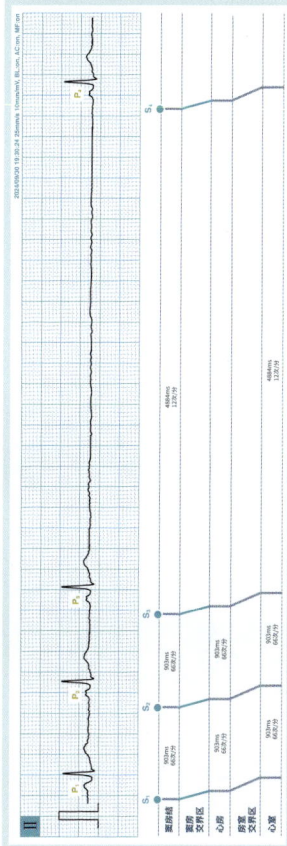

搏器治疗，慢性病变需要植入永久性心脏起搏器治疗。

究竟 P-P 间期长达多少才考虑长 P-P 间期，目前尚无诊断标准。不过，P-P 间期 > 1500ms（心率 < 40 次/分）时，已经进入交界性逸搏心律的频率范围，因此，P-P 间期 ≥ 1500ms 可以作为长 P-P 间期的判读标准，要考虑窦房阻滞或窦性停搏等可能，而 < 1500ms 的 P-P 间期不作过多分析，也有可能是窦性心律不齐缓慢相的一部分。

在长 P-P 间期中，究竟 P-P 间期长达多少才考虑病理性长 P-P 间期，目前也无诊断标准。不过，基于临床心电图研究的结果，目前认为长 P-P 间期 > 3s 时，多考虑病理性原因，如病态窦房结综合征，2 ~ 3s 之间的既有生理性也有病理性原因，需要结合临床得出结论，而 < 2s

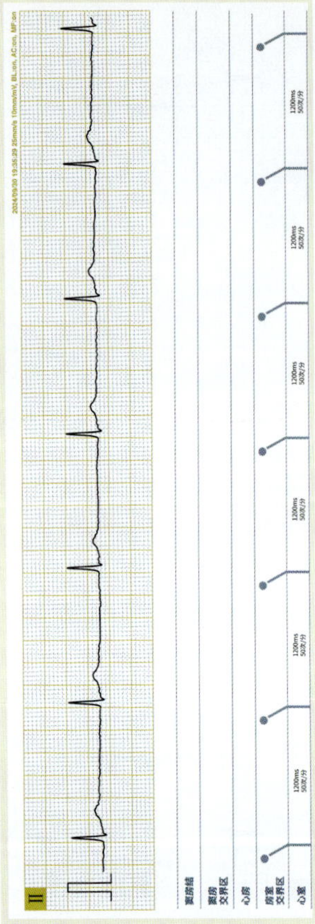

图 10-18 窦性停搏

上图：心电图诊断为①窦性停搏或三度窦房阻滞；②交界性逸搏心律。下图：窦房结的起搏功能完全丧失，无窦性冲动形成，心脏节律由次级起搏点，即交界性逸搏节律控制。比较起图 10-17 和图 10-18，窦房结层面的电活动是不同的，但心电图无法区分

Note 注意这里的措辞，> 3s 的长 P-P 间期"多"为病理性。罕见于生理性，强调多数考虑病理性，少数考虑生理性，而不是全部都考虑病理性。

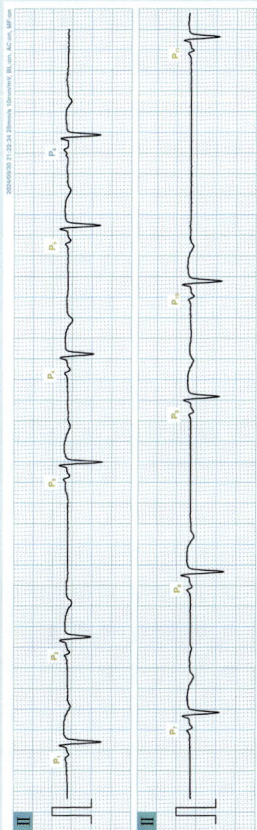

图 10-19 病态窦房结综合征

全程心电图表现为缓慢性心律失常，频发长 P-P 间期，其中 P$_2$-P$_3$ 间期为 1711ms，P$_6$-P$_7$ 间期为 1888ms，P$_8$-P$_9$ 为 1707ms，P$_{10}$-P$_{11}$ 为 2376ms，其余间期为房性期前收缩的代偿间期。心电图诊断：①窦性心动过缓；②窦性暂停；③房性期前收缩

时，多为生理性原因[9]。

8 病态窦房结综合征

病态窦房结综合征是一种窦房结疾病，由起搏细胞（窦性冲动产生障碍）和移行细胞（窦性冲动传导障碍）功能受损引起，产生一系列缓慢性窦性心律失常，包括窦性心动过缓、窦房阻滞、窦性暂停、窦性停搏或三度窦房阻滞。

当窦房结的病变局限于窦房结时，心律失常主要是缓慢性心律失常。再次强调的是，< 50 次 / 分的窦性心动过缓要疑诊病态窦房结综合征[1]。

窦性停搏或三度窦房阻滞时，心电图窦性 P 波完全丢失，心室节律多为逸搏心律，此种情况下，诊断病态窦房结综合征较为容易（图 10-19）。需要指出的是，诊断窦性停搏或三度窦房阻滞必须排除高钾血症对心房的抑制

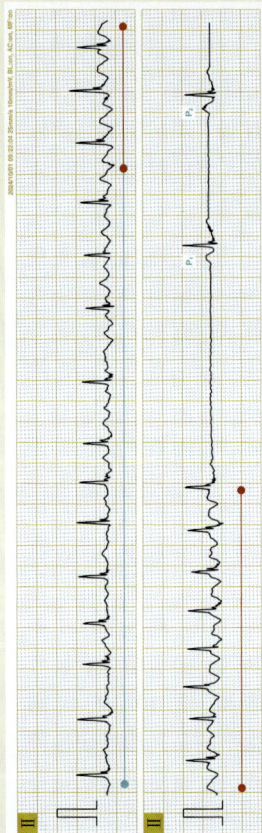

图 10-20 病态窦房结综合征

女，67岁，心电图诊断为：①窦性心动过缓；②阵发性心房颤动；③阵发性心房扑动。蓝色双箭头标注的是阵发性心房颤动伴快速心室率反应，随后转化为阵发性心房扑动（砖红色双箭头所示），最后阵发性心房扑动终止，2337ms后出现窦性心律，提示快速性房性心律失常对窦房结产生抑制作用

作用。

■ 慢快综合征

很多病态窦房结综合征患者，不仅窦房结存在病变，心房也存在严重病变，包括严重的心房纤维化和炎性细胞浸润，心房组织学和电学特性改变，是一些快速性房性心律失常的发生基础。

病态窦房结综合征患者的缓慢性窦性心律失常，可以延长心房肌的不应期，有利于折返性心律失常的发生，常常出现快速性房性心律失常，如阵发性房性心动过速、阵发性心房扑动、阵发性心房颤动等。

病态窦房结综合征的快速性房性心律失常可以超速抑制窦房结，由于窦房结本身已经存在病变，心动过速终止后很长时间才出现窦性心律或逸搏，缓慢性心律失常又可以再次诱发快速的房性心律失常，形成恶性循环，这种缓慢性心律失常和快速性心律失常交替发作的现象，

Note 慢快综合征患者不要盲目使用抗心律失常药物抑制快速性房性心律失常，可能会造成长时间的窦性停搏，危及患者生命安全。

称为心动过速 - 心动过缓综合征或慢快综合征（图10-20）。

传导系统病变

另有一些病态窦房结综合患者，除窦房结病变外，房室结、希氏束、束支和终末浦肯野纤维网络也存在病变，甚至波及整个房室传导系统，形成弥漫性传导系统病变。

当病态窦房结综合征的病变同时波及房室结和房室结时，既往经典心电图学教科书称之为双结病变。当长时间的窦性停搏（＞1500mm）无交界性逸搏出现，要考虑房室结的次级起搏点的起搏功能障碍，间接提示房室结病变（图10-21）。严重的双结病变，心房层面窦性P波丢失，心室层面由室性逸搏心律控制。双结病变的患者除了缓慢性窦性心律失常、快速性房性心律失常以外，还常常合并各类房室阻滞，形成复杂心律失常心电图。

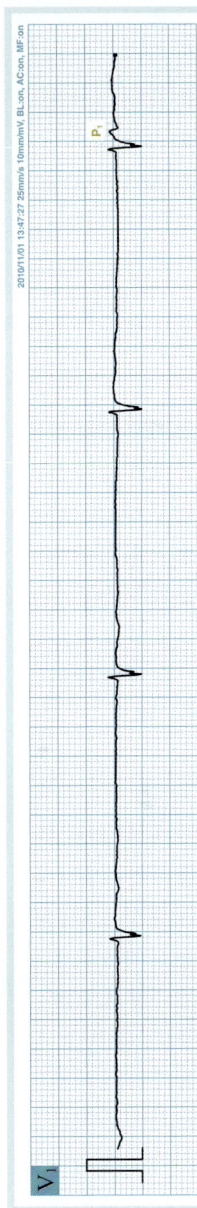

图10-21 病态窦房结综合征

心电图诊断：①窦性心律；②窦性停搏；③交界性逸搏心律。全程心电图只在结束时看到一个窦性P波，提示窦房结功能障碍；同时，交界性逸搏周期为1803ms，频率33次/分，低于交界性逸搏心律频率的下限40次/分，提示房室结次级起搏点的功能也较差

病态窦房结综合征患者出现晕厥的原因并非三度窦房阻滞或窦性停搏，而是逸搏和逸搏心律的丢失。

少见情况下，心电图可以出现一种特殊的成组波动，即逸搏－夺获二联律，一次交界性逸搏或室性逸搏产生的动脉搏动激发一次窦性心搏，反复发生，形成逸搏－夺获二联律节律（图10-22）。

当病态窦房结综合征患者的病变波及室内传导系统时，可以出现束支阻滞图形和非特异性室内传导障碍，病变波及全传导系统，常见缓慢的室性逸搏心律。

■ **变时性功能不全**

一些病态窦房结综合征患者的常规心电图可以完全正常，无前面介绍的各类缓慢性窦性心律失常和快速性房性心律失常，而表现为变时性功能不全，即心率不能随运动负荷的增加而增加，患者在运动期间

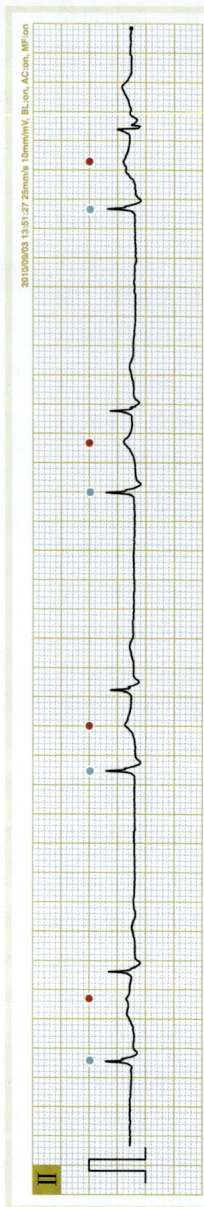

图10-22 逸搏－夺获二联律

心律失常呈成组搏动方式，短R-R间期和长R-R间期交替出现。每组心搏中，短R-R间期的第一个心搏（蓝色圆圈所示）为交界性逸搏，第二个心搏为窦性心搏（传红色圆圈所示）。这种情况下，窦性心搏随逸搏的发生而发生。

病态窦房结综合征的病变可以波及窦房结、心房、房室结、希氏束和室内传导系统，因此，不同患者的心律失常表型迥异。

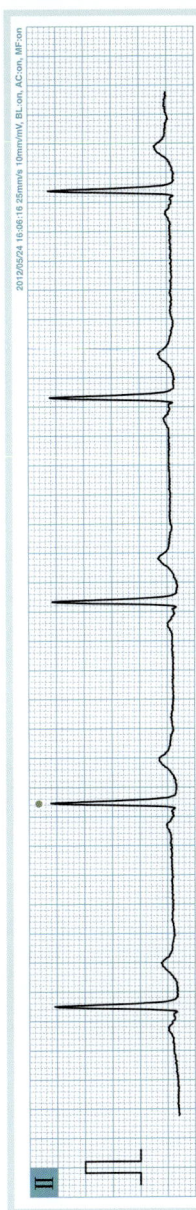

图 10-23　变时性功能不全

男，35 岁，体检发现窦性心动过缓，心率 43 次／分，患者无症状。静脉椎注阿托品 1mg 后（草绿色圆圈处），心率无改变

出现缓慢性心律失常相关症状。这些患者可以通过药物（阿托品试验）、动态心电图和运动试验等进一步评估。

运动期间，如果心率不能达到预期心率的 80% 时，称为变时性功能不全（图 10-23）[1]。最大预期心率的计算公式是（220- 年龄）[10]。值得注意的是，一些年轻人的变时性功能不全可能是遗传性的，负责起搏细胞的离子通道基因突变，先天性起搏功能不全。

■ 等频节律

当房室结、希氏束和心室部位起源的异位节律的频率略快于或等于窦性、房性心律时，两种节律竞争控制心脏，心电图出现等频节律现象（图 10-24）。等频心律时，心室节律可以完全由一种心律控制，另一种心律控制心房，也可以两种节律交替控制心室。等频心律时常见房室分离。

儿童以及年轻成人窦性心动过缓（频率 < 50 次／分）时，可以嘱其运动，心率 > 90 次／分，通常是生理性的。

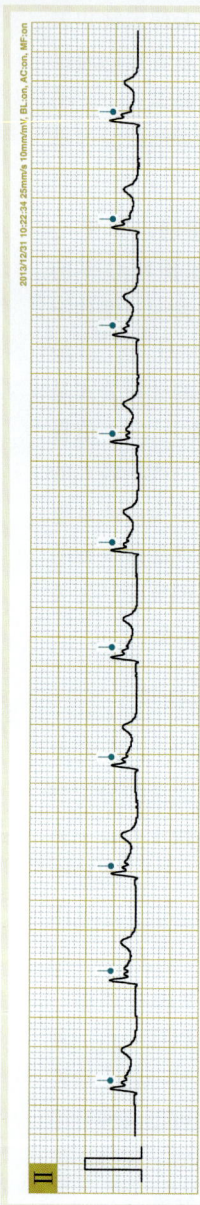

图 10-24　等频心律

心电图诊断：①窦性心律；②加速性交界性心律，与窦性心律形成等频心律。心室节律被交界节律控制，频率 83 次 / 分，每个 QRS 波的降支部分重叠有窦性 P 波，窦性频率与交界性频率一致，但未能下传心室

参考文献

[1] Kusumoto FM, Schoenfeld MH, Barrett C, et al. 2018 ACC/AHA/HRS Guideline on the Evaluation and Management of Patients With Bradycardia and Cardiac Conduction Delay: A Report of the American College of Cardiology/ American Heart Association Task Force on Clinical Practice Guidelines and the Heart Rhythm Society. Circulation,2019,140(8):e382-e482.

[2] Soos MP, McComb D. Sinus Arrhythmia. 2022 Nov 25. In: StatPearls [Internet]. Treasure Island (FL): StatPearls Publishing; 2024 Jan–. PMID: 30725696.

[3] de Marchena E, Colvin-Adams M, Esnard J, et al. Ventriculophasic sinus arrhythmia in the orthotopic transplanted heart: mechanism of disease revisited. Int J Cardio,2003,91(1):71-74.

[4] Dadu RT, McPherson CA. The ventriculophasic response revisited: analysis of clinical correlations using a new proposed definition derived in pacemaker patients. Clin Cardiol,2012,35(1):21-25.

[5] Dadu RT, McPherson CA. The ventriculophasic response: relationship to sinus arrhythmia and the duration of interposed QRS complexes. Ann Noninvasive Electrocardiol,2013,18(4):336-343.

[6] Chung EK. A reappraisal of ventriculophasic sinus arrhythmia. Jpn Heart J,1971 ,12(4):401-404.

[7] Wieling W, Thijs RD, van Dijk N, et al. Symptoms and signs of syncope: a review of the link between physiology and clinical clues. Brain,2009 ,132(Pt 10):2630-2642.

[8] van Dijk JG, Thijs RD, van Zwet E, et al. The semiology of tilt-induced reflex syncope in relation to electroencephalographic changes. Brain,2014,137(Pt 2):576-585.

[9] Issa ZF, Miller JM, Zipes DP.Clinical Arrhythmology and Electrophysiology. Elsevier, Inc,2019:238-254.

[10] Tanaka H, Monahan KD, Seals DR. Age-predicted maximal heart rate revisited. J Am Coll Cardiol,2001,37(1):153-156.

王　玉

重庆医科大学附属第一医院

第 11 章

逸搏和加速性心律

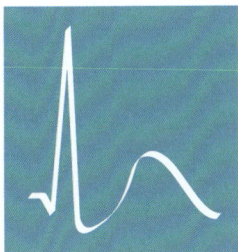

在心脏中，窦房结是传导系统的一级起搏点，形成的窦性心律是大多数个体的正常心律。在心脏中，心房内的起搏细胞、房室结、希氏束和终末浦肯野纤维组成了二级、三级和四级起搏点，称为次级起搏点。正常情况下，这些次级起搏点都在窦房结的抑制下，自身节律不显。然而，当窦房结病变或房室阻滞时，心室律减慢，这些次级起搏点开始发挥起搏作用，控制心室，维持心室泵血量。

1

逸搏和逸搏心律

当基础心动周期中出现长间期，无论是长P–P间期或长R–R间期，一旦超过逸搏心律的周期时，将出现逸搏和逸搏心律（图11-1）。心电图上如何寻找逸搏或逸搏心律？仔细观察心脏节律，是否有突然延长的心动周期，仔细观察结束这个长间期的是基础心搏还是逸搏。

一些心律失常的发作常常伴有长间期的出现，如严重的窦性心动过缓、窦性心律不齐的缓慢相、二度窦房阻滞、2∶1窦房阻滞、高度窦房阻滞、三度窦房阻滞、窦性暂停、窦性停搏、期前收缩的代偿间期、心动过速停止后、起搏器间歇性故障、二度房室阻滞、2∶1房室阻滞、高度房室阻滞、三度房室阻滞、心房颤动等心律失常。

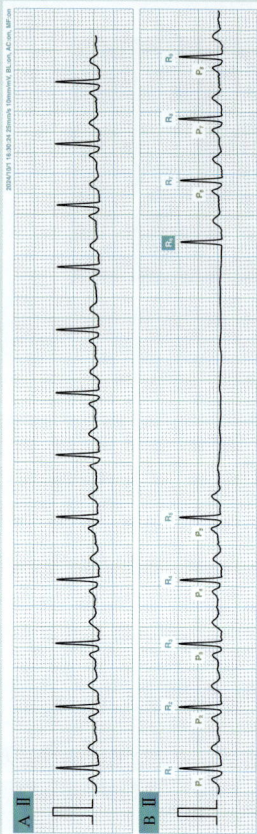

图11-1 逸搏的心电图诊断

A. 规整的窦性心律，P–P间期600ms，频率100次/分；B. 在规整的窦性心律中，突然出现一个长间期，P_5–P_6间期长达3289ms，第5个窦性P波后，窦性P波丢失，长P–P间期不是基础P–P间期的倍数关系，考虑窦性停搏，此次窦性停搏也造成长R–R间期，结束长R–R间期的是一次交界性逸搏（R_6）

■ 发生机制

逸搏和逸搏心律的发生机制是次级起搏点的正常自律性。各级次级起搏点的生理性起搏频率范围见表 11-1[1]。

级别	部位	频率/（次/分）
	表 11-1　正常起搏频率	
一级	窦房结	60～100
二级	心房	50～60
三级	房室结	40～60
四级	心室	20～40

熟悉这些基础的起搏频率有重要的临床意义，例如当 P-P 间期长达 2000ms 时，尚无逸搏出现，提示次级起搏点的功能也较差。

当基础节律的频率低于次级起搏点的上限频率时，次级起搏点就会发放冲动控制心室，单次为单个逸搏，两次为成对逸搏，连续 ≥ 3 次称为逸搏心律（图 11-2）。当基础节律的频率增快时，逸搏和逸搏心律消失。

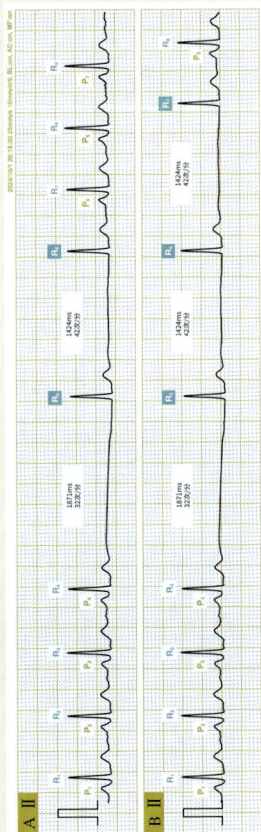

图 11-2　逸搏的表现形式

A. 窦性暂停期间，连续出现两个交界性逸搏（R₅ 和 R₆），心电图诊断：①窦性心律，②窦性暂停，③交界性逸搏。B. 窦性暂停期间，连续出现三个交界性逸搏（R₅、R₆ 和 R₇），心电图诊断：①窦性心律，②窦性暂停，③交界性逸搏心律。尽管只有三个逸搏，可见复温现象

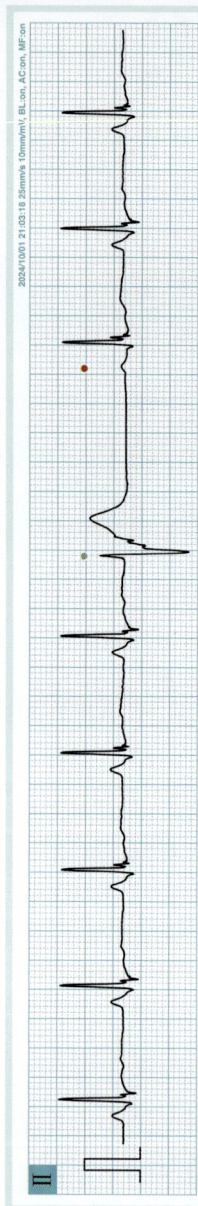

图 11-3 房性逸搏

基础节律为窦性心律，节律规整，第 6 个 QRS 波（草绿色圆圈所示）宽大畸形，提前出现，T 波方向与 QRS 主波方向相反，为一个室性期前收缩。该室性期前收缩引起了一次代偿间期，其后 1259ms 时延迟出现了一个房性 P 波，为一个房性逸搏（砖红色圆圈所示），其后跟随正常 QRS-T 波，PR 间期＞120ms，未形成逸搏心律。

在逸搏连续出现时，可以观察到复温现象，即逸搏周期逐渐缩短，直至数个心搏后稳定在恒定的逸搏周期，这是次级起搏点逐渐摆脱上级起搏点的控制，自律性逐渐恢复的过程；在上级起搏点的频率逐渐恢复，逸搏逐渐消失的过程中，逸搏周期逐渐延长，直至消失，称为降温现象。这是自律性（包括正常和异常）和触发活动常见的心电现象。

■ 房性逸搏和逸搏心律

正常普通工作心房肌细胞无自律性活动，不会产生逸搏和逸搏心律。在缓慢性心律失常时，房性逸搏和房性逸搏心律来自心房内的异位起搏细胞或病变的心房肌细胞。

房性逸搏的心电图诊断要点如下。

①延迟出现的 P 波，形态不同于窦性 P 波。这个诊断标准用于指示心搏为房性。

② PR 间期 ≥ 120ms。这个诊断标准用于与交界性逸搏鉴别，特别是 II 导联 P 波倒置时。

③延迟出现的房性异位搏动，若出现 1 次或 2 次时，诊断为房性逸搏，若连续出现 ≥ 3 次时，称为房性逸搏心律（图 11-3 和图 11-4 ）。

房性逸搏相比于窦性心搏的核心诊断标准是 P 波形态不同于窦性 P 波，包括形态、振幅和时限。例如，窦性心律时，II 导联 P 波应直立、低平、等电位线或正负双相，绝不会出现倒置 P 波和负正双相 P 波，若出现具有这些特征的 P 波则要考虑房性 P 波。

此外，窦性冲动位于右心房内，右心房先激动，然后再激动房间隔和左心房，是一种从右至左的激动模式，这种激动模式称为偏心性激动，即一侧心房先激动，另一侧心房再激动。偏心性激动时，产生的 P 波时限至少

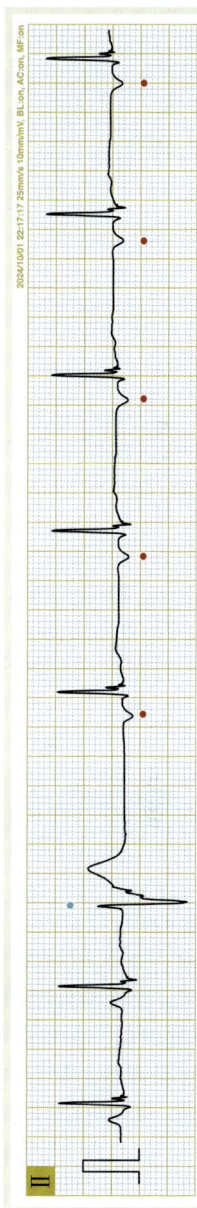

图 11-4 房性逸搏心律

前 2 个心搏为窦性心搏、第 3 个 QRS 波为室性期前收缩（蓝色圆圈所示），本次室性期前收缩的代偿间期里出现 5 个房性逸搏（砖红色圆圈所示），为房性逸搏心律，后 4 个房性逸搏周期稳定为 1092ms，频率 55 次 / 分。注意该房性 P 波在 II 导联倒置，这是与窦性 P 波典型的不同，PR 间期 > 120ms，排除交界性逸搏心律

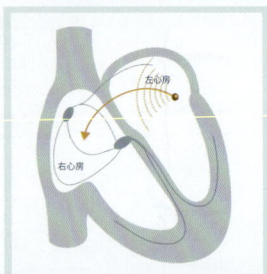

图 11-5 心房偏心性激动

图示左心房内一个异位兴奋灶，产生的冲动先激动左心房，然后通过 Bachmann 束传导至右心房，呈现左、右心房先后激动的模式，和窦性冲动一样属于偏心性激动模式

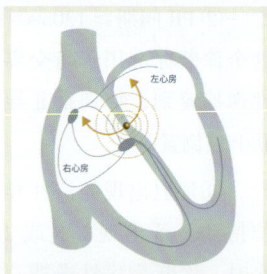

图 11-6 心房同心性激动

图示房间隔处的一个异位兴奋灶，产生的冲动同步激动左心房和右心房，呈现左、右心房同时激动的模式，称为同心性激动模式，产生的 P 波时限很窄，是异位心房冲动的常见激动模式

88～118ms，因为一侧心房激动至少需时 40ms，aVL 导联的窦性 P 波通常时限最短为 60～90ms（图 11-5）[2]。

当心房内的异位兴奋灶来源于房间隔及其附近时，冲动可以同时激动左心房和右心房，两个心房同时激动，整体心房激动时间缩短，产生非常窄的 P 波，P 波时限 < 60ms。这种心房激动模式称为同心性激动，为异位心房冲动的常见激动模式（图 11-6）。

因此，在长间期之后，仔细观察 P 波的形态、极性、振幅和时限，联合 PR 间期判读结束长间期的究竟是窦性 P 波，还是房性 P 波，如果是房性 P 波（PR 间期 ≥ 120ms），则房性逸搏和逸搏心律的诊断成立（图 11-7）。

一定要利用 12 导联心电图充分分析 P 波特征，在某些导联上，房性 P 波的特征可能酷似窦性 P 波，但在另一些导联上则不符合窦性 P 波的特征，从而建立诊断。

Note 通常，多数房性 P 波和窦性 P 波在心电图上能够明确区分，但靠近窦房结或高位界嵴起源的房性冲动，房性 P 波和窦性 P 波酷似或完全相同。

交界性逸搏

当窦房结病变时，出现窦性心律的频率低于交界性逸搏的生理性频率上限，房室交界区的次级起搏点会逐渐摆脱窦性心律的控制，按照自身的固有频率发放冲动控制心室，形成交界性逸搏。

交界性逸搏是最常见的逸搏形式，见于各种心律失常的长间期后。交界性逸搏主要来自房室结和希氏束（分叉部以前的节段），靠近房室结的次级起搏点频率稍快，可为 50 ～ 60 次 / 分，而靠近希氏束的次级起搏点频率稍慢，可为 40 ～ 50 次 / 分。

房室交界区的次级起搏点具有双向传导能力，一方面可以逆行向心房

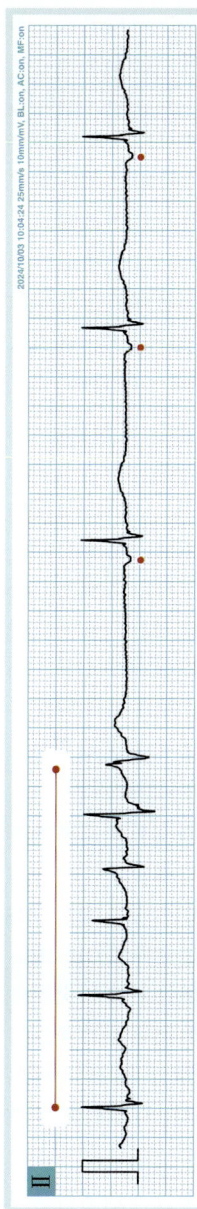

图 11-7　病态窦房结综合征

1 例病态窦房结综合征患者发作阵发性心房颤动（箭红色双箭头所示），心房颤动终止后，恢复的不是窦性心律，而是房性逸搏心律，诊断依据是 II 导联 P 波倒置，提示为房性逸搏；PR 间期＞ 120ms，排除交界性逸搏；3 个房性逸搏连续出现，最后诊断为房性逸搏心律。该房性逸搏节律不规整。阵发性心房颤动后，窦性心律迟未能恢复，提示窦房结病变

练习：请读者用分规测量图 11-7 的房性逸搏心律的每个周期，计算心房的频率，体会房性逸搏心律的频率范围。

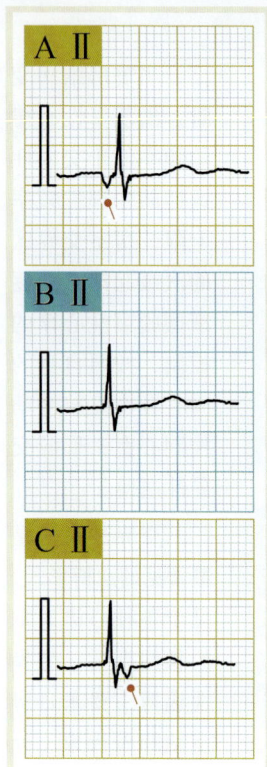

图 11-8 交界性逸搏

A. 逆行心房激动速度快于顺行心室激动，逆行 P 波出现于 QRS 波之前，PR 间期 < 120ms；B. 逆行心房激动和顺行心室激动同步发生，逆行 P 波隐藏于 QRS 波中不显；C. 顺行心室激动快于逆行心房激动，逆行 P 波出现于 QRS 波之后或逆行 P 波与 QRS 波终末部重叠，通常 RP 间期 < 200ms。图中砖红色箭头所示为逆行 P 波

传导，产生逆行 P 波，另一方面可以向心室传导，产生 QRS 波。在心电图上，逆行 P 波可以出现于 QRS 波之前、隐藏于 QRS 波之中和出现于 QRS 波之后，取决于交界性冲动逆行传导激动心房和顺行传导激动心室的速度，以及两者激动的时间差（图 11-8）。

交界性逸搏的心电图诊断标准是：延迟出现的 QRS 波，QRS 波与窦性 QRS 波相同或略有差异，逆行 P 波可以出现于 QRS 波之前或之后，也可以隐藏于 QRS 波群中不显（图 11-9）。延迟出现的交界性搏动无论 1 次或 2 次，均诊断为交界性逸搏。

诊断交界性逸搏的要点是长间期后观察 QRS 波是窦性 QRS 波、房性 QRS 波，还是交界性 QRS 波。通常，窦性 P 波和交界性的逆行 P 波很容易鉴别，多数情况下能够正确鉴别窦性 QRS 波和交界性 QRS 波。

交界性冲动逆行传导

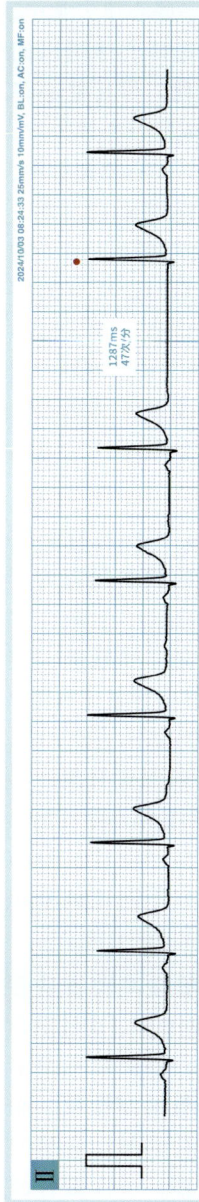

图 11-9　交界性逸搏

前 6 个心搏为窦性心律不齐，第 6 个窦性心搏后，窦性心率减慢至交界性逸搏点的频率范围内，第 7 个心搏为交界性逸搏，逸搏周期为 1287ms，心室率 47 次 / 分，第 8 个心搏为恢复窦性心搏。本图的交界性逸搏无逆行 P 波发生，可能机制有交界性冲动未能突破房室结上层，未能抵达心房，或逆行心房激动和顺行心室激动同步发生，逆行 P 波隐藏于 QRS 波中不显

至心房以后，心房从下部向上部兴奋，这种激动顺序与窦性冲动从心房上部至下部的激动顺序相反，因此，在 Ⅱ 导联产生倒置 P 波，aVR 导联产生直立 P 波（图 11-10）。

交界性逸搏伴逆行 P 波时，如果逆行 P 波在 QRS 波之前，PR 间期 < 120ms，这个心电图线索可与起源于心房下部的低位房性心搏鉴别；如果逆行 P 波位于 QRS 波之后，可以重叠在 QRS 波终末部，形成假性 S 波，或完全位于 QRS 波之后，RP 间期通常 < 200ms。

■ 交界性逸搏心律

当交界性逸搏连续出现 ≥ 3 次时，称为交界性逸搏心律，心室率一般在

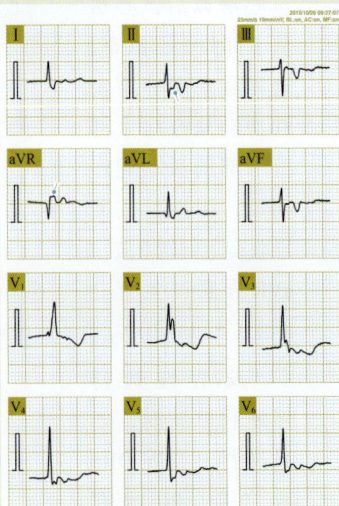

图 11-10　交界性逸搏

女，65 岁，临床诊断为原发性高血压。心电图诊断：①窦性停搏或三度窦房阻滞；②交界性逸搏心律；③完全性右束支阻滞；④ ST-T 改变；⑤长 QT 间期。截取一组交界性逸搏，Ⅱ导联逆行 P 波与 QRS 波终末部重叠，前半部隐藏于 QRS 波群中，后半部显现，逆行 P 波倒置，aVR 导联逆行 P 波正向，RP 间期 70ms（aVR 导联）

40 ~ 60 次 / 分，逸搏周期为 1000 ~ 1500ms。

交界性逸搏心律既可以逐渐发生，逸搏周期逐渐缩短，直至数个心搏后稳定，也可以一发生就稳定，取决于逸搏点自律性的恢复能力。

在一些心律失常中，交界性逸搏心律可以间歇性出现，与其他心律失常形成复杂心律失常，而在另一些心律失常中，交界性逸搏恒定出现，控制心室活动，如三度房室阻滞时，所有的室上性冲动都不能下传心室，心室只能由交界性逸搏心律或室性逸搏心律控制（图 11-11 和图 11-12）。

当交界性逸搏和窦性心律的频率接近时，可以观察到房性融合波现象：在Ⅱ导联上，交界性逸搏心律常见倒置 P 波，窦性 P 波为直立 P 波，若观察到倒置 P 波、直立 P 波的振幅不断变化，则是窦性冲动和逆行冲动共同以不同比例激动心房形成的融合波。

当窦性冲动激动心房的比例更多，房性融合波正向，但振幅不及单纯的窦性 P 波振幅，而当逆行冲动激动心房的比例更多，房性融合波

Note　当交界性逸搏点存在病变，自律性降低，形成的交界性逸搏心律的频率会低于 40 次 / 分，可以增加修饰语，称为缓慢性交界性逸搏心律。

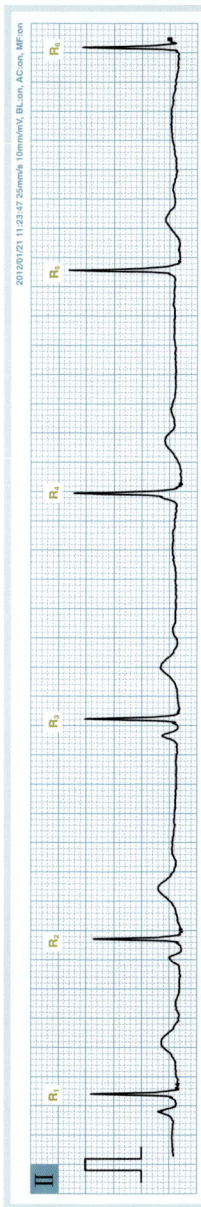

图 11-11　交界性逸搏心律

第 1 个 QRS 波为窦性逸搏，第 2 个 QRS 波为房性期前收缩，第 3 个至第 6 个 QRS 波为交界性逸搏心律，逸搏周期 1529ms，心室率 39 次 / 分，逸搏节律绝对规整，QRS 波形态与窦性 QRS 波相同，但振幅增高

2012/01/21 11:23:47 25mm/s 10mm/mV, BL:on, AC:on, MF:on

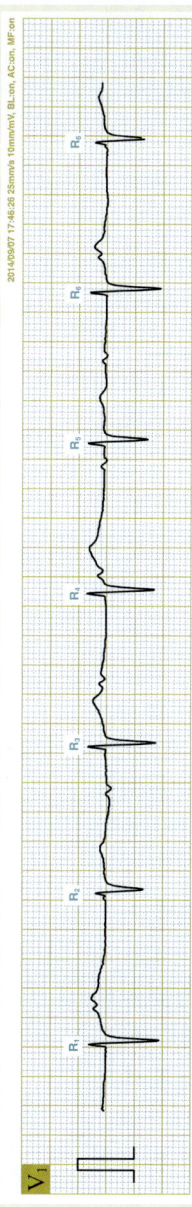

图 11-12　交界性逸搏心律

1 例急性下壁心肌梗死合并三度房室阻滞。心律失常诊断：①窦性心律；②三度房室阻滞；③交界性逸搏心律。逸搏周期稳定为 1030ms，心室率 58 次 / 分；QRS 波形态一致，但振幅时高时低，可能与呼吸有关或 V₁ 导联电极与皮肤的贴靠不佳

2014/09/07 17:46:26 25mm/s 10mm/mV, BL:on, AC:on, MF:on

心室率 < 40 次 / 分的逸搏心律，需要仔细甄别是交界性逸搏心律，还是室性逸搏心律。

Note

负向，但振幅不及单纯的逆行 P 波振幅；当窦性冲动和逆行冲动共同激动相等比例的心房时，房性融合波为等电位线或近乎等电位线形态，QRS 波前的 P 波突然消失（图 11-13）。因此，若交界性逸搏有逆行 P 波，可以观察 P 波振幅推导是否存在与窦性冲动的融合。

当心电图为交界性逸搏心律时，未见明确的窦性 P 波，如果观察到交界性逸搏

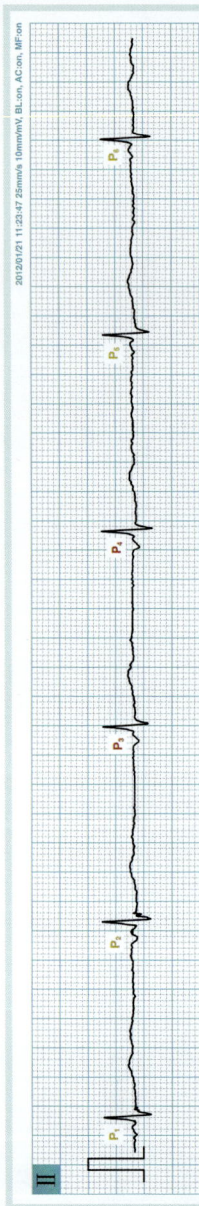

首先分析这是一份宽 QRS 波心律失常还是一份窄 QRS 波心律失常，判读为窄 QRS 波心律失常，QRS 波时限为 79ms，判读律为心动过速、心动过缓还是正常节律，心室节律规整，R-R 间期 1336ms，心室率 45 次 / 分，为心动过缓或缓慢性心律失常；最后，进一步明确缓慢性心律失常的节律性质。每个 QRS 波均有 P 波，PR 间期 97ms 且固定，考虑倒置的 P 波，P3 和 P4 为典型的倒置 P 波，P5 和 P6 的形态，振幅和极性变化较大，在心室节律规整的情况下，不考虑多源性交界性逸搏，心律失常诊断为交界性逸搏心律。注意到 P1、P2、P5 和 P6 倒置的窦性 P 波与交界性逸搏存在房性融合波，间断出现的倒置 P 波与交界性逸搏成不同程度的房性融合波

图 11-13 交界性逸搏心律

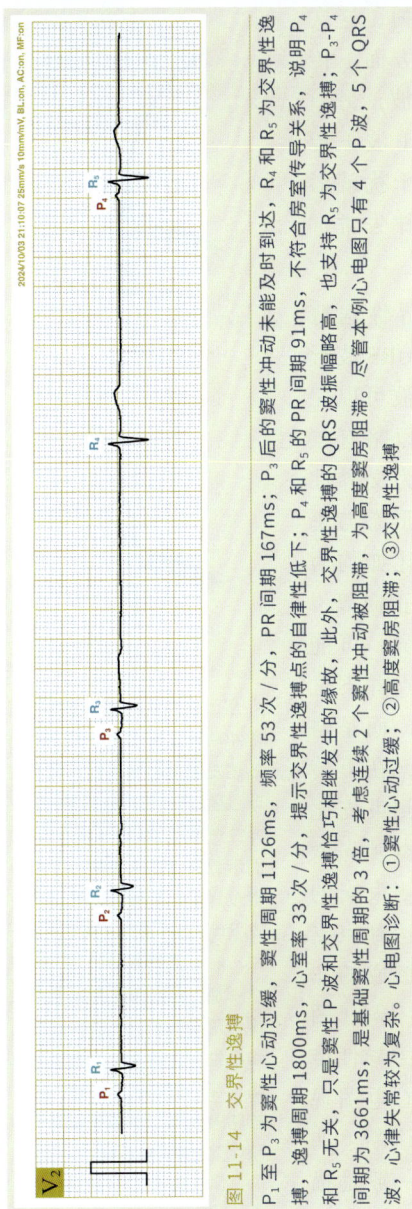

图 11-14　交界性逸搏

P_1 至 P_5 为窦性心动过缓，窦性周期 1126ms，频率 53 次 / 分，PR 间期 167ms；P_3 后的窦性冲动未能及时到达，R_4 和 R_5 为交界性逸搏，逸搏周期 1800ms，心室率 33 次 / 分，提示交界性逸搏点的自律性低下；P_4 和 R_4 的 PR 间期 91ms，不符合房室传导关系，说明 P_4 和 R_4 无关，只是窦性 P 波和交界性逸搏恰巧相继发生的缘故，此外，交界性逸搏的 QRS 波振幅略高，也支持 R_5 为交界性逸搏；P_3-P_4 间期为 3661ms，是基础窦性周期的 3 倍，考虑连续 2 个窦性冲动被阻滞，为高度窦房阻滞。尽管本例心电图只有 4 个 P 波、5 个 QRS 波，心律失常较为复杂。心电图诊断：①窦性心动过缓；②高度窦房阻滞；③交界性逸搏

的倒置 P 波形态变化，可以通过房性融合波现象间接推导存在窦性节律，排除窦性停搏或三度窦房阻滞。

有时，窦性 P 波和交界性逸搏碰巧相继出现，表观 PR 间期较基础窦性 PR 间期突然缩短或 < 120ms，这种情况不符合正常的房室传导关系，是窦性 P 波和交界性逸搏碰巧相继发生的巧合关系（图 11-14）。窦性 P 波正要下传心室时，恰好发生了

图 11-14 中，不能说 P_4 发生了房室阻滞，因为 P_1 和 P_2 能够正常传导，说明房室传导正常。

Note

一次交界性逸搏，这次交界性逸搏一方面下传心室产生 QRS 波，另一方面干扰窦性 P 波下传心室，连续的干扰就形成了缓慢性心律失常常见的房室分离。

通常，交界性逸搏和逸搏心律的 QRS 波形态与窦性 QRS 波可以完全一致，也可以略有差异，后者表现为交界性逸搏的 QRS 波形态与窦性 QRS 一致，比如均为 qR 波、极性均正向等，但振幅略有差异，可能与交界性逸搏点并不位于希氏束正中，而是略偏左或略偏右，在下传心室途中，一侧束支比另一侧束支略微领先激动心室，但两侧束支的传导差异尚未达到束支阻滞的程度，形成的非相性室内差异性传导（图 11-15）。这种差异性传导只是伴随的心电图现象，可以不作诊断（如果需要诊断，一般是描

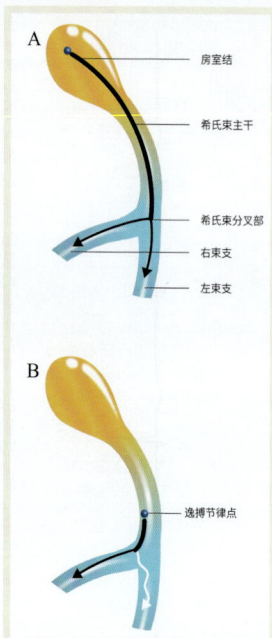

图 11-15　交界性逸搏的偏心传导

A. 室上性冲动，包括窦性和房性冲动抵达希氏束以后，同时抵达左束支和右束支，共同激动心室，产生正常 QRS 波；B. 交界性逸搏点可能处于偏心位置，图示更靠近右束支侧，下传心室过程中，略微优先通过右束支下传，随后通过左束支下传，左、右心室的激动时间不同步性增加，但尚未达到出现束支传导阻滞的地步，QRS 波形态和极性与正常相似，表现为振幅增加、QRS 波起始部、终末部略微变形，这些差异属于非相性室内差异性传导

Note　非相性室内差异性传导主要用于描述室内差异性传导与心率的快慢无关，而主要与节律点的位置有关的 QRS 波形态改变。

述性诊断，适合有经验的心电图阅读者）。

■ 室性逸搏和逸搏心律

在长间期中，当心房和房室结交界区的次级起搏点病变，不能及时产生逸搏和逸搏心律时，心室内的浦肯野细胞将发放冲动，产生室性逸搏和室性逸搏心律。

室性逸搏和室性逸搏心律的心电图诊断标准如下。

①延迟出现的宽 QRS 波，其前无相关 P 波，T 波与 QRS 主波方向相反。这个诊断标准强调 QRS 波为室性冲动（图 11-16）。

②发生 1 次或 2 次为室性逸搏，连续发生 ≥ 3 次时称为室性逸搏心律，频率 20 ～ 40 次 / 分（图 11-17）。

诊断室性逸搏和

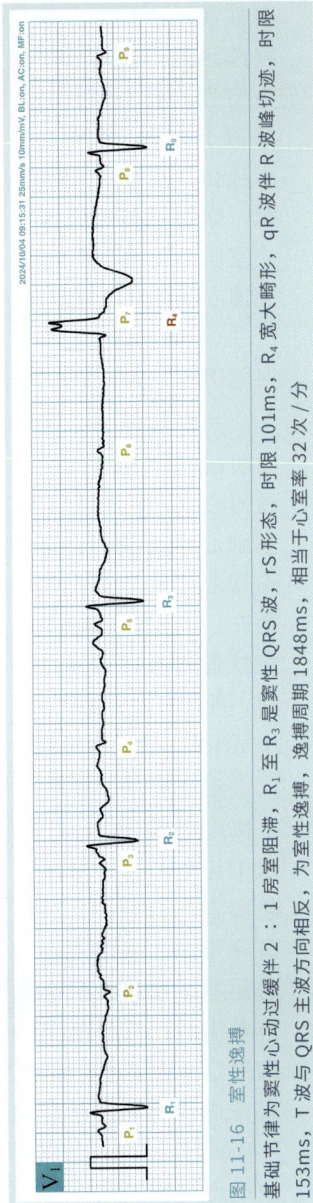

图 11-16　室性逸搏

基础节律为窦性心动过缓伴 2 ∶ 1 房室阻滞，R₁ 至 R₃ 是窦性 QRS 波，rS 形态，时限 101ms，R₄ 宽大畸形，时限 153ms，T 波与 QRS 主波方向相反，为室性逸搏，逸搏周期 1848ms，相当于心室率 32 次 / 分

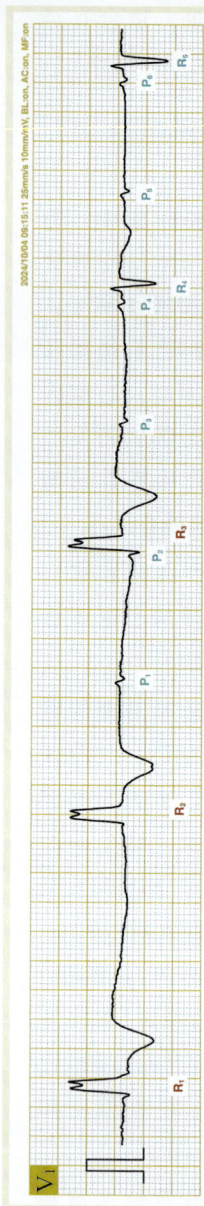

图 11-17 室性逸搏心律

本图与图 11-16 为同一例患者。心室节律缓慢，前三个 QRS 波宽大畸形，T 波方向与 QRS 主波方向相反，心室节律规整，R-R 间期 1859ms，心室率 32 次 / 分，为室性逸搏心律，R4 和 R5 是窦性冲动下传产生的正常 QRS 波

室性逸搏心律的关键是判读延迟出现的 QRS 波为室性心搏。室性心搏起源于心室，激动心室不经由正常室内传导系统，而是通过心室肌与心室肌之间的缓慢传导，整体心室激动时间延长，产生宽 QRS 波，T 波方向与 QRS 主波方向相反。

一些心律失常的长间期是间断发生的，室性逸搏心律可以间断出现，基础心率增快后，室性逸搏心律随即被抑制而消失。有一些心律失常，室性逸搏心律是永久性的，典型的例子就是三度房室阻滞（图 11-18）。

逸搏周期是连续两个逸搏之间的时间间期，用于评估心室率和次级起搏点的自律性，为了消除复温和降温对心率的影响，建议在数个逸搏发生后，选择规整的逸搏心律测量逸搏周期，房性逸搏周期测量房性P-P 间期，交界性和室性逸搏周期测量交界性

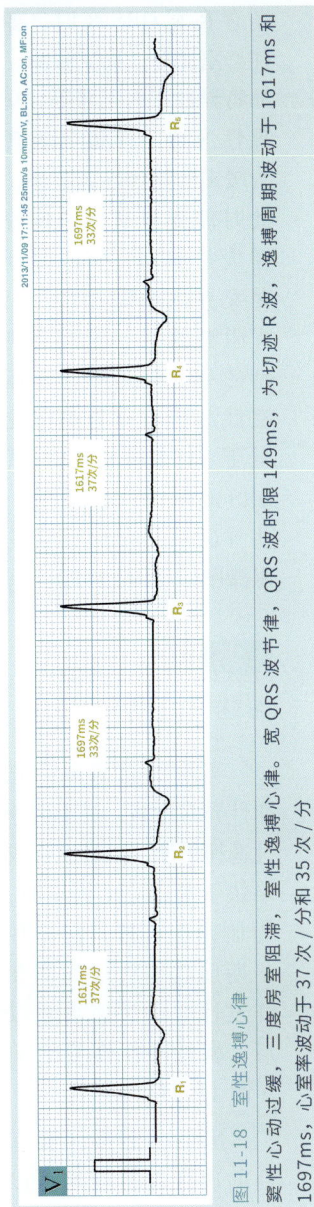

图 11-18　室性逸搏心律

窦性心动过缓，三度房室阻滞，室性逸搏心律。宽 QRS 波节律，QRS 波时限 149ms，为切迹 R 波，逸搏周期波动于 1617ms 和 1697ms，心室率波动于 37 次 / 分和 35 次 / 分

和室性逸搏的 R-R 间期。逸搏心律的频率低于自身生理性频率时，考虑次级起搏点的自律性功能下降。

心电图上，可以利用 V$_1$ 导联的 QRS 波形态大致判读室性逸搏的起源心腔：当 QRS 主波负向，为 rS 波、QS 波等形态时，类左束支阻滞图形，提示室性逸搏起源于右心室，而当 QRS 主波正向，为 qR 波、R 波、qRs 波、Rs 波时，类右束支阻滞图形，提示室性逸搏起源于左心室（图 11-19）。

当室性逸搏起源于希氏束旁的心室肌、高位室间隔时，QRS 波可以为窄 QRS 波（QRS 波时限 ≤ 120ms），酷似交界性逸搏，一旦发现 V$_1$ 导联为 qR 波，提示为室性逸搏，因为室上性冲动不会在

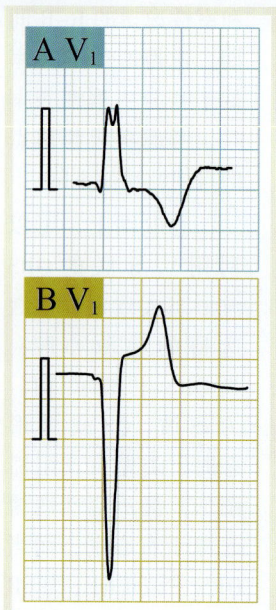

图 11-19　室性逸搏的起源部位

两例均为宽 QRS 波，QRS 波时限 > 120ms。A.QRS 波为 qR 图形，R 波顶峰切迹，主波正向，类右束支阻滞图形，提示室性逸搏起源于左心室；B.QRS 波为 QS 图形，主波负向，类左束支阻滞图形，提示室性逸搏起源于右心室

V₁ 导联产生带有 q 波的 QRS 波群，除非患者基础心电图存在右心室肥厚和前间隔心肌梗死等特殊情况。

当患者的基础心电图存在宽 QRS 波时，如伴心室肥厚、束支阻滞、非特异性室内阻滞等，交界性逸搏心律也会表现为缓慢的宽 QRS 波节律，此时需要与室性逸搏心律失常鉴别。核心鉴别是交界性逸搏心律伴束支阻滞的宽 QRS 波为典型的束支阻滞图形，而室性逸搏心律为类束支阻滞，仔细分析 12 导联 QRS 波形态，会发现一些导联不符合典型束支阻滞图形（图 11-20）。

2 加速性心搏

当次级起搏点的自律性异常增高，快于生理性逸搏周期，但略慢于或略快于基础心动周期时，为加速性心搏，常出现于期前收缩代偿间期和阵发性心动过速终止以后、窦性心律恢复之前（图 11-21）。

房性、交界性和室性的次级起搏点均可以

Note　注意：宽 QRS 波逸搏心律不一定都是室性逸搏心律，还有可能是交界性逸搏心律伴束支阻滞和室内阻滞，有时两者鉴别非常困难，优先考虑室性。

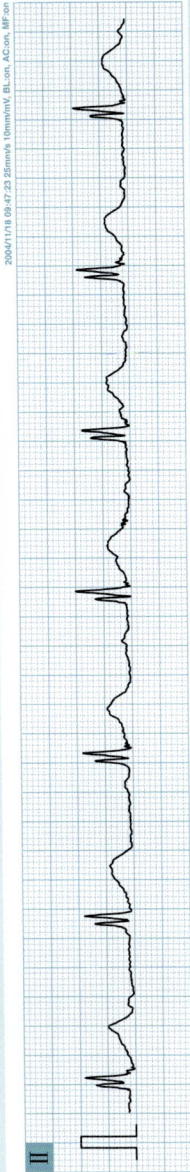

图 11-20　交界性逸搏心律

8 岁男孩，临床诊断为室间隔缺损，心电图诊断为：①窦性心律；②三度房室传导阻滞；③交界性逸搏心律。QRS 波时限为 134ms，为宽 QRS 波节律，心室率 54 次 / 分，节律规整，为交界性逸搏心律。宽 QRS 波的原因是患儿存在严重的双心室肥厚。R-R 间期 1111ms，为交界性逸搏心律。

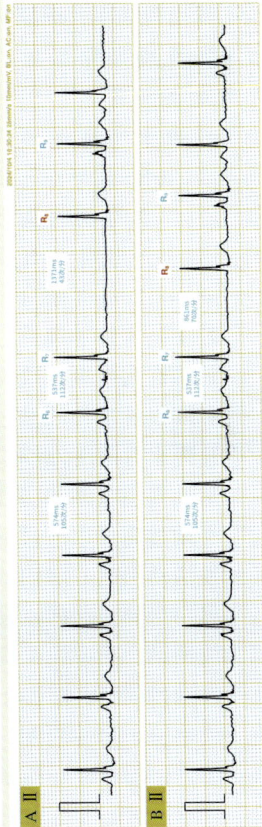

图 11-21　加速性逸搏

A. 基础心律为窦性心动过速，R7 是房性期前收缩，代偿间期内延迟出现 R8，其前无相关 P 波，QRS 波形态与窦性 QRS 波相同，为交界性逸搏，逸搏周期 1371ms，心室率 43 次 / 分，符合交界性逸搏的诊断；B.R8 较基础周期略微延迟，但明显短于生理性交界性逸搏周期，为加速性交界性逸搏动。

表现为加速性搏动，发生 1 次或连续发生 2 次时，分别命名为加速性房性心搏、加速性交界性心搏和加速性室性心搏（图 11-22）。

房性加速性心搏可以出现 1 次或连续出现 2 次，周期比窦性周期略微延迟或略微提前，但明显短于房性逸搏周期，QRS 波形态与窦性心律的 QRS 波形态完全相同，PR 间期 ≥ 120ms（图 11-23）。房性加速性心搏常在房性期前收缩和阵发性房性心动过速终止后出现，此时，房性期前收缩和房性心动过速可以通过触发活动引起心房内的另一个异位起搏点发放冲动，频率快于房性逸搏周期，略慢于或略快于窦性周期，总之，加速性心搏常见于一种心律失常终

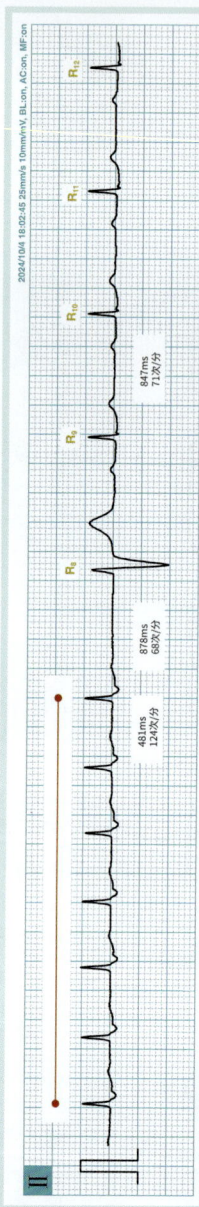

图 11-22 加速性室性心搏

前 7 个心搏为阵发性室上性心动过速，发作终止后出现一个室性心搏（R8），R7-R8 间期 878ms，频率 68 次/分，略快于基础窦性周期 71 次/分，显著快于室性逸搏频率，因为发生室性期前收缩不合适，R8 诊断为加速性室性心搏。

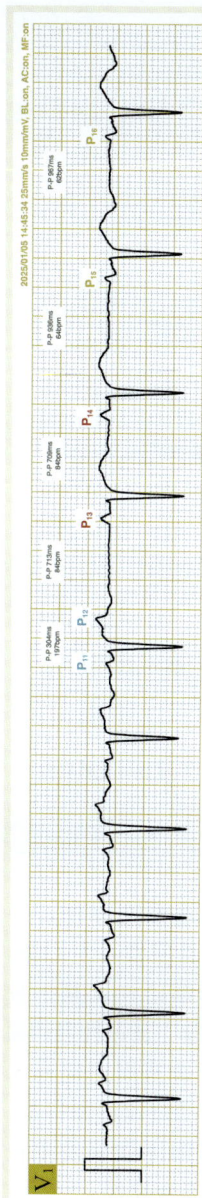

图 11-23 加速性房性搏动

P₁ 至 P₁₂ 为阵发性房性心动过速，P-P 间期 304ms，心房率 197 次／分；P₁₂ 以后房性心动过速终止，但恢复的并非窦性心律，而是另一种房性心搏，P₁₃-P₁₄ 间期 709ms，频率 84 次／分，PR 间期 144ms，为加速性房性搏动；P₁₅ 至 P₁₆ 为窦性心律，V₁ 导联正负双相

止与窦性心律恢复之间，是一种继发性心律失常现象。

加速性心搏来自次级起搏点，不同于逸搏和逸搏心律的正常自律性，加速性心搏属于异常自律性，包括自律性增强和触发活动，体内存在促发因素，如交感神经激活、儿茶酚胺水平增高或被其他心律失常触发等（表 11–2）。

加速性心搏和逸搏一样，既可以表现为一过性心律失常，原发性心律失常停止，加速性心搏随即消失，也可以是持续性心律失常，随原发性心律失常反复发生。临床上，加速性心搏常见于器质性心肺疾病患者，如呼吸衰竭、低氧血症、急性心肌缺血、急性心肌炎、中毒等，治疗重点是原发性疾病。

在图 11-23 中，P₁₃ 和 P₁₄ 的出现周期比窦性周期略微延迟，但未达到 1000～1200ms 的房性逸搏周期，故诊断房性逸搏是不合适的。

表 11-2	比较逸搏和加速性心搏	
	逸搏和逸搏心律	加速性心搏和加速性心律
发生机制	正常自律性	异常自律性
出现时机	□缓慢性窦性心律失常 □期前收缩代偿间期 □心动过速终止后 □二度和三度房室阻滞	□期前收缩代偿间期 □心动过速终止后
房性		
周期	1000～1200ms	600～1000ms
频率	50～60次/分	60～100次/分
交界性		
周期	1000～1200ms	600～1000ms
频率	50～60次/分	60～100次/分
室性		
周期	1500～3000ms	600～1500ms
频率	20～40次/分	40～100次/分
治疗	不需要	不需要
疾病	□器质性心肺疾病 □原发性心律失常	□器质性心肺疾病
常见类型	交界性	房性和室性

3

加速性心律

当加速性心搏连续出现≥3次，称为加速性心律。诊断术语前添加心律失常起源部位修饰语，即为加速性房性心律、加速性交界性心律和加速性室性自主心律。部位修饰语强调是一种异位节律，加速性强调频率快于逸搏周期但尚未达到心动过速诊断标准，自主修饰语强调发生机制是异常自律性。

> **Note** 需要再次强调的是，加速性心律和逸搏心律两者的发生机制不同，加速性心律是异常自律性，逸搏心律是正常自律性，后者无促进因素。

如果心电图能采集到加速性心律失常的发作起始，将会记录到复温现象（频率逐渐增快），而发作终止期间将会记录到降温现象（频率逐渐降低）。

加速性房性心律

加速性房性心搏连续出现≥3次，即为加速性房性心律，频率60 ~ 100次/分（图11-24）。

心电图诊断加速性房性心律时，首先要判读是否为房性节律，每个QRS波之前均有相关的房性P波，P波属性与窦性P波截然不同，其次PR间期≥120ms，此标准是与加速性交界性心律鉴别的重要依据。

当加速性房性心律的频率与窦性心律的频率接近、完全相同或略快时，心电图只表现为加速性房性心律失常，无窦性P波，更无法判读受检者的窦性冲动是被

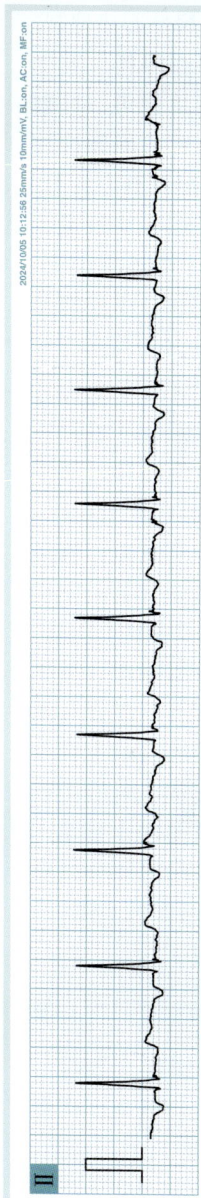

图 11-24 加速性房性心律

II导联P波倒置，判读为房性P波；每个P波后跟随室上性QRS波，PR间期为174ms，判读P波与QRS波相关，即QRS波为房性冲动下传激动心室产生，心房率68次/分，心室率808ms；P-P间期808ms，快于窦性逸搏心律的频率，诊断为加速性逸搏房性心律

加速性房性心律抑制，还是存在停搏。若受检者病情许可，可嘱其运动后或静脉推注阿托品后复查心电图，如果窦性心律恢复，加速性房性心律消失，提示窦性心律被加速性房性心律抑制。

必须结合受检者的临床，合理解释加速性房性心律，老年受检者常见于COPD、急性心肌缺血、病态窦房结综合征，中年人可见于急性心肌炎、急性心肌缺血、类癌综合征等，部分儿童和年轻成人系生理性心律失常，窦房结的主导节律尚未健全，异位节律的频率接近或略快于窦性心律（图11-25）。

■ 加速性交界性心律

加速性交界性心搏连续出现≥3次即为加速性交界性心律，频率60～100次/分。

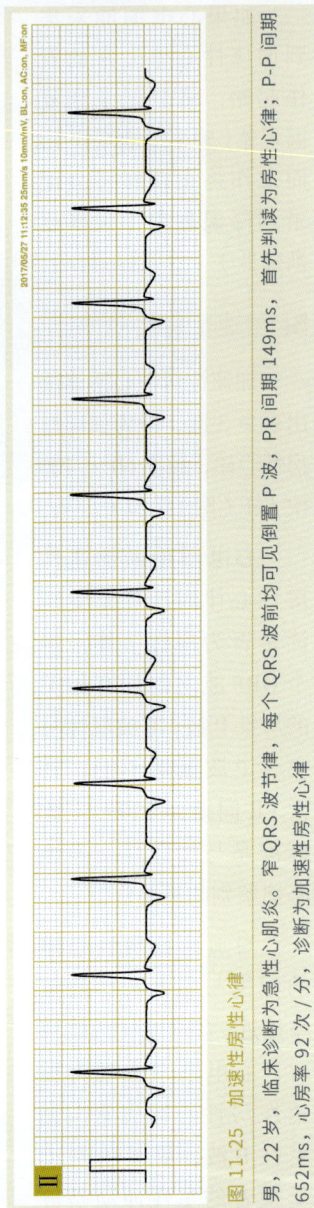

图 11-25　加速性房性心律

男，22 岁，临床诊断为急性心肌炎。窄 QRS 波节律，每个 QRS 波前均可见倒置 P 波，PR 间期 149ms，P-P 间期 652ms，心房率 92 次 / 分，诊断为加速性房性心律

Note　通常，加速性心律在积极治疗原发病、纠正诱因后，心律失常会逐渐消失，一旦频率增快>100 次 / 分，要考虑节律性质的变化，需要重新评估心律失常。

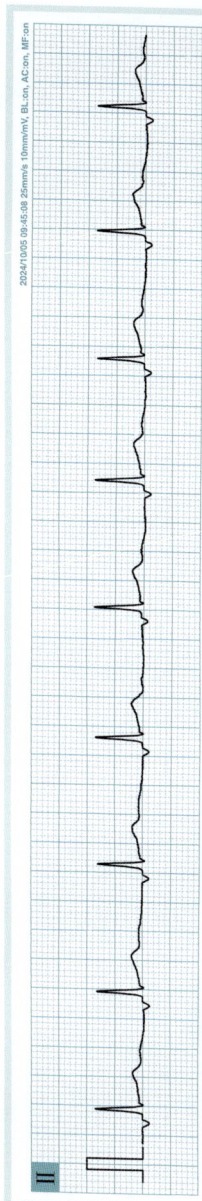

图 11-26　加速性房性心律

II 导联 P 波倒置，可能为房性 P 波或逆行 P 波；每个 P 波后跟随室上性 QRS 波，PR 间期为 83ms，P 波与 QRS 波相关，判读为交界性心律；R-R 间期 876ms，快于交界性逸搏心律的频率，诊断为加速性交界性心律，提示次级起搏点的自律性增强；心室率 68 次／分，

仔细观察心电图，若发现加速性交界性心律的 QRS 波前在 II 导联有倒置 P 波，aVR 导联直立 P 波，PR 间期 < 120ms，判读为加速性交界性心律（图 11-26）。

当加速性交界性心律的频率接近或略快于窦性心律，一方面加速性交界性心律可以逆行激动心房并连续侵入窦房结，抑制窦房结的电活动，心电图观察不到窦性 P 波，另一方面加速性交界性心律和窦性心律可以同时存在，竞争控制心室，心电图能够观察到窦性 P 波，还可以伴随房性融合波和房室分离现象（图 11-27）。

有时，房室交界区存在 ≥ 2 个以上的次级起搏点，交替发放加速性搏动，形成多源性加速性交界性心律，当心电图存在

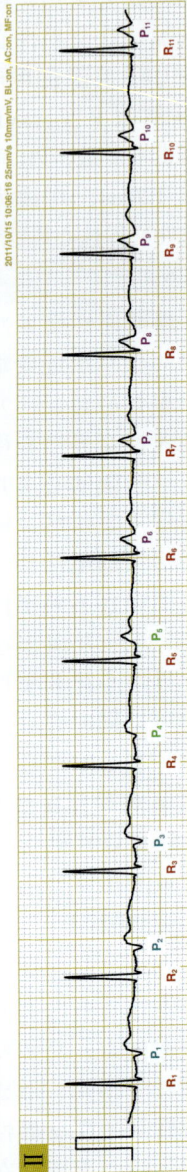

图 11-27　加速性交界性心律

QRS 波顺序出现，QRS 波时限为 85ms，为窄 QRS 波形。R-R 间期波动于 701～726ms，心室率 83～86 次/分，节律基本规整，心室频率正常，不属于心动过缓和心动过速的频率范围。$R_1 \sim R_3$ 的 QRS 波群后可见倒置 P 波，结合心室率、节律判读为加速性交界性心律。$P_1 \sim P_3$ 的 RP 间期波动于 211～218ms，提示顺行心室激动和逆行心房激动的时间差轻微变动，逆行传导存在延迟。P_4 和 P_5 的倒置 P 波振幅降低，怀疑心房融合波可能，这种推导在 $P_6 \sim P_{11}$ 得到验证，$R_6 \sim R_{11}$ 的 QRS 波群之后出现直立 P 波，为窦性 P 波，P-P 间期 682～725ms，心房率 83～88 次/分，窦性心律的频率与心搏之后的频率接近，存在共同频率区间，两种频率竞争控制心室，只是这份心电图上，心室由加速性交界性心律控制。$P_6 \sim P_{11}$ 未能下传心室，这是因为它们紧随加速性交界性心律激动之后出现，心室处于被加速性交界性心律连续对窦性心律再次激动，这样一种节律对另一种传导信号的影响，称为干扰，连续的干扰形成脱节。$R_5 \sim R_{11}$ 的加速性交界性心律，形成了暂时性房室分离，这种房室分离是生理电学干扰引起的，并非病理性房室阻滞。直立窦性 P 波的出现证实倒置的 P_4 和 P_5 的振幅降低是发生了心房融合现象。伴随发生交界性的心电现象作为分析心电图的思路，可以不列入诊断。心电图诊断：①窦性心律；②加速性交界性心律。

Note　图 11-27 中的房室交界区的次级起搏点频率为 83～86 次/分，远远超过交界性逸搏频率，提示异常自律性，存在促发因素。

多种频率接近的心室节律、满足加速性交界性心律频率范围，要考虑这种复杂情况。

加速性室性自主心律

加速性室性心搏连续出现 ≥ 3 次即为加速性室性自主心律，频率 40 ~ 100 次 / 分（图 11-28）。QRS 波宽大畸形，T 波与 QRS 主波极性相反，QRS 波前无相关 P 波是考虑室性心律的重要原则。

加速性室性自主心律的频率可以明显快于窦性心律，干扰窦性冲动的下传，形成房室分离。当加速性室性自主心律的频率与窦性心律接近或相等时，心电图常见心室融合波，如果能采集到加速性室性自主心律的发作和终止心电图，还可以见到复温和降温现象（图 11-29）。

室性融合波是室上性冲动（窦性、房性或交界性）和室性冲动共同激

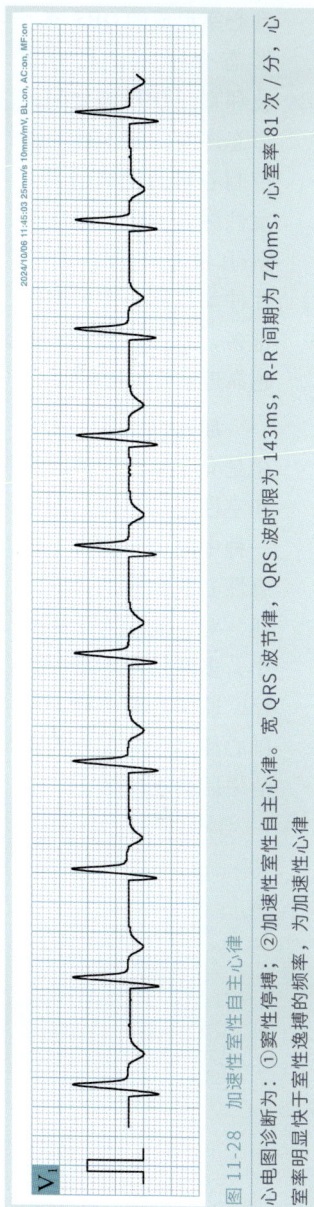

图 11-28　加速性室性自主心律

心电图诊断为：①窦性停搏；②加速性室性自主心律。宽 QRS 波节律，QRS 波时限为 143ms，R-R 间期为 740ms，心室率 81 次 / 分、心室率明显快于窦性逸搏的频率，为加速性心律

动心室形成的 QRS 波，形态介于室上性 QRS 波和室性 QRS 波之间，形态多变。室上性冲动控制心室的比例越多，室性融合波形态越靠近室上性 QRS 波，而室性冲动控制心室的比例越多，室性融合波形态越靠近室性 QRS 波。

加速性室性自主心律是介于室性逸搏心律和室性心动过速之间的一种中间节律，常见于急性心肌缺血的再灌注期，对血流动力学影响小，多数情况不需要治疗，监测心脏节律，基础心律增快或促发因素消失后会逐渐终止。

参考文献

[1] Hafeez Y, Grossman SA. Junctional Rhythm. 2023 Feb 5. In: StatPearls [Internet]. Treasure Island (FL): StatPearls Publishing; 2024 Jan-. PMID: 29939537.

[2] Magnani JW, Mazzini MJ, Sullivan LM, et al. P-wave indices, distribution and quality control assessment (from the Framingham Heart Study). Ann Noninvasive Electrocardiol,2010,15(1):77-84.

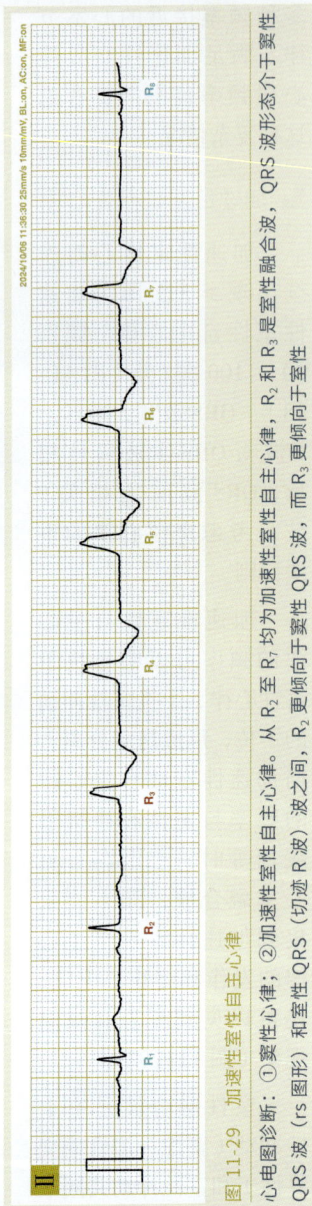

图 11-29 加速性室性自主心律

心电图诊断：①窦性心律；②加速性室性自主心律。从 R_2 至 R_7 均为加速性室性自主心律，R_2 和 R_3 是室性融合波，QRS 波形态介于窦性 QRS 波（rs 图形）和室性 QRS（切迹 R 波）波之间，R_2 更倾向于窦性 QRS 波，而 R_3 更倾向于室性 QRS 波

刘 玲

重庆医科大学附属第一医院

第 12 章

期前收缩

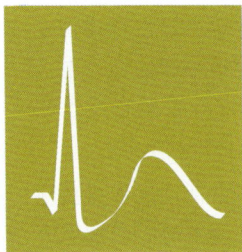

期前收缩又称为早搏，是相对于基础节律提前出现的异位搏动，是临床上常见的心律失常。很多期前收缩并不需要治疗，对受检者的心脏结构和功能无影响，也不会诱发更严重的心律失常，这部分期前收缩可见于健康个体、器质性心脏病患者以及其他系统疾病的患者。然而，有一些期前收缩与患者的临床状况恶化有关，如房性期前收缩诱发阵发性心房颤动，室性期前收缩诱发尖端扭转型室性心动过速。总之，应结合患者临床情况合理评估期前收缩。

1

基本概念

心律失常发生的三大机制是异常自律性、触发活动和折返[1]。

■ 心律失常的发生机制

异常自律性是指自律性细胞发放冲动的能力改变。自律性降低，产生冲动的频率减少，将出现缓

慢性心律失常；自律性增加，产生冲动的频率增加，将出现快速性心律失常（图12-1）。异常自律性是起搏细胞在单位时间里产生动作电位的次数减少或增加，超过生理性频率范围，典型的心律失常实例包括窦性心动过缓、窦性心动过速、加速性心搏和加速性心律等。异常自律性发生在起搏细胞的动作电位4相，即舒张期自发性除极速度减慢或增强。

触发活动又称为后除极，其发生与心肌细胞内部的钙离子浓度升高有关。当钙离子在心肌细胞内蓄积时，将威胁心肌细胞的生存，细胞膜上的钠-钙交换器被激活，每泵出1个钙离子，泵入3个钠离子，这种离子泵转运的电荷数是不相同的，泵出2个正电荷，泵入3个正电荷，细胞内净得一个正电荷，这样就会引起静息细胞膜发生去极化，一旦去极化达到阈电位，就会产生新的动作电位，新的动作电

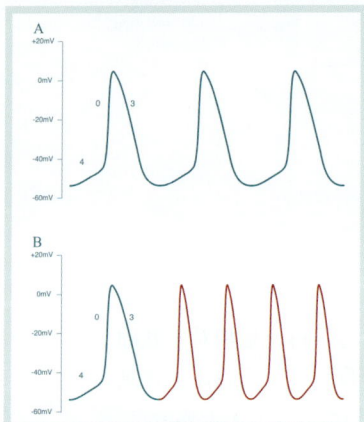

图12-1 异常自律性

A. 房室环处起搏细胞的动作电位，正常自律性，当窦房结功能衰退时，次级起搏点功能启动，形成交界性逸搏心律；B. 湖蓝色曲线为正常自律性，砖红色曲线自律性突然增强，动作电位产生的频次增加，将在窦房结功能正常的情况下，出现加速性交界性心律或交界性心动过速

Note 缺氧和急性心肌缺血是引起触发活动常见的临床原因，因此，COPD急性加重期、心绞痛和急性心肌梗死等患者常见期前收缩发生。

位如果能够激动心肌细胞，就形成了心律失常，单次激动形成期前收缩，连续两次激动形成成对的期前收缩，≥3 次激动则形成心动过速（图 12-2）。

　　触发活动与异常自律性不同的是，触发活动必须在前一次动作电位的基础上发生，依赖于基础心搏的动作电位，而异常自律性的每个动作电位都是独立的。根据发生的时期，触发活动分为早期后除极（发生于动作电位的 2 相、3 相）和晚期后除极（发生于动作电位的 4 相）。

　　触发活动可以发生于心房肌、房室交界区、浦肯野细胞和心室肌，无自律性的普通工作心房肌和心室肌通过触发活动获得产生异常冲动的能力。从图 12-2 中可以看出，无论早期后除极还是晚期后除极，触发活动紧随前一个心搏的动作电位发生，产生的冲动相较于基础心动周期是提前发生的，因此是期前收缩和心动过速的

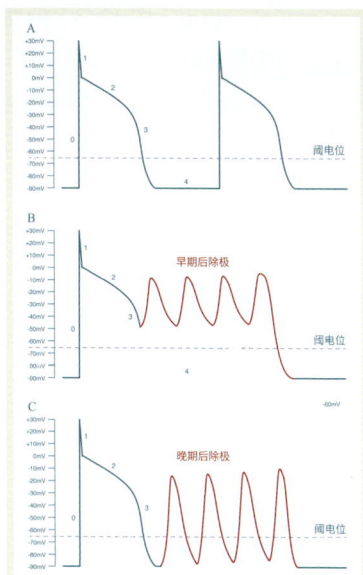

图 12-2　触发活动

A. 正常心室肌动作电位。普通工作心室肌无自律性，4 相膜电位保持在相同水平，0 相去极化抵达钠通道的阈电位后，产生动作电位；B. 心室肌动作电位 3 相膜电位发生触发活动，膜电位去极化，达到阈电位后，产生新的动作电位，图中可见发生 4 次触发活动，临床出现短阵室性心动过速，第 1 个室性搏动发生在 T 波后半部；C. 心室肌动作电位 4 相发生触发活动，膜电位去极化，达到阈电位后，产生新的动作电位，图中可见发生 4 次触发活动，临床出现短阵室性心动过速，第 1 个室性搏动发生在 T 波结束后

发生机制，也是一部分加速性心搏和加速性心律的发生机制。

有一些心律失常的发生机制可以从心电图上推导，而另一些心律失常的发生机制无法从心电图上推导。

折返（图 12-3）的发生机制需要三个基础条件，即两条传导径路、单向阻滞和缓慢传导。

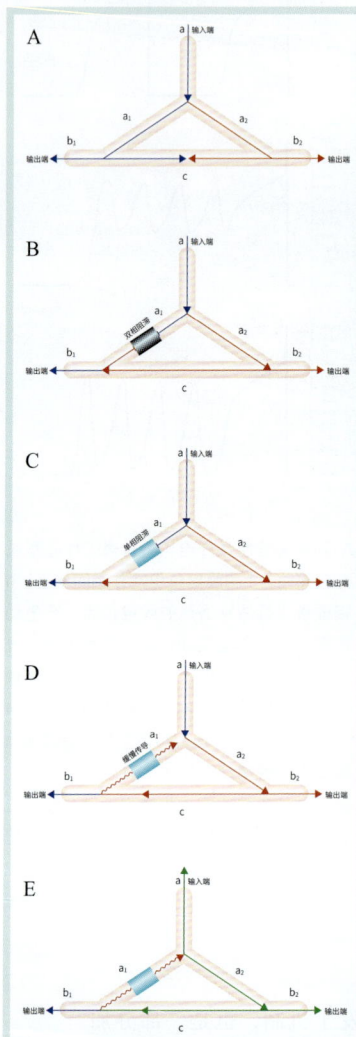

图 12-3 折返

图示折返的发生机制

图 12-3A 是冲动通过一块心肌的输入端（a）输入，该心肌存在 2 个分支连接远端心肌，输入的冲动分别由两个分支（a_1 和 a_2 路径）分别传导至输出端（b_1 和 b_2），输出端输出的冲动激动远侧心肌，同时 a_1 和 a_2 两个冲动在底部共同端相遇而湮灭，由此完成冲动从输入端至输出端的传导。

图 12-3B，a_1 传导径路存在完全传导阻滞区，由 a 端输入的冲动只能经由 a_2 径路下传并激动远侧心肌，b_1 输出端也由 a_2 径路下传的冲动激动，完成冲动从输入端至输出端的传导。当 a_1 径路存在双向阻滞，对于输入端而言，冲动的输出与正常时一样。

图 12-3C，a_1 传导径路存在单向传导阻滞区，由 a 端输入的冲动只能经由 a_2 径路下传并激动远侧心肌，b_1 输出端也由 a_2 径路下传的冲动激动，完成冲动从输入端至输出端的传导。这部分的传导模式同图 12-3B。

图 12-3D，a_1 传导径路不仅存在单向传导阻滞区，还存在缓慢传导，由 a 端输入的冲动只能经由 a_2 径路下传并激动远侧心肌，抵达 b_1 端的

冲动要分成两部分传导，一方面经过 b₁ 输出端激动远侧心肌，另一方面经由单向阻滞区，开始缓慢逆行传导。

图 12-3E，经由 a₁ 单向阻滞区缓慢逆行传导的冲动，抵达共同输入端 a，冲动也会分成两部分传导，一方面逆行冲动可以进入共同输入端，引起上游心脏组织的再次激动，另一方面，逆行冲动经由 a₂ 径路再次下传激动远侧心肌，完成一次折返，心电图出现一次期前收缩。当冲动反复在 a₁ 和 a₂ 之间运行时，产生折返性心动过速。

在折返发生的三个条件中，两条径路用于建立折返运行的环路，单向阻滞用于保证折返的发生，缓慢传导确保健侧传导径路能够从不应期中恢复，冲动能够再次传导，如果逆向传导速度很快，冲动抵达健侧径路时遭遇不应期，则折返就不能发生。

■ 常用分析术语

分析期前收缩心电图常用的术语有基础心动周期、配对间期、代偿间期和代偿间歇（图 12-4）。

基础心动周期可以为窦性心律，也可以是非窦性心律，如心房颤动、房性心动过速、加速性交界性心律、室性逸搏心律等。

期前收缩与其前基础心搏之间的时间间期称为偶联间期或配对间期，这

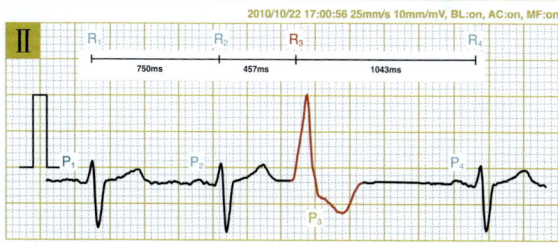

图 12-4　1 例室性期前收缩的时间间期

窦性心律周期为 750ms，室性期前收缩（砖红色曲线标注）的偶联间期为 457ms，代偿间期为 1043ms，代偿间歇为 457+1043=1500ms，为基础窦性周期的 2 倍，为完全性代偿间歇

个指标用来衡量期前收缩提前的程度。偶联间期不是随机的，而是存在心脏电生理学限制因素的，即偶联间期必须长于心室有效不应期，否则异位冲动不能激动心室产生心电图显性的期前收缩，偶联间期必须短于基础心动周期，长于基础心动周期则要考虑加速性搏动和逸搏。

房性期前收缩的偶联间期从窦性 P 波起点测量至房性 P 波的起点，交界性期前收缩的偶联间期从窦性 QRS 波起点测量至交界性期前收缩 QRS 波起点，室性期前收缩的偶联间期从窦性 QRS 波起点测量至室性期前收缩 QRS 波起点。

代偿间期又称为回转周期，是指期前收缩与其后基础心搏的时间间期，这个指标用来衡量基础心动周期的恢复情况。通常，代偿间期大于 1 倍基础心动周期而小于 2 倍基础心动周

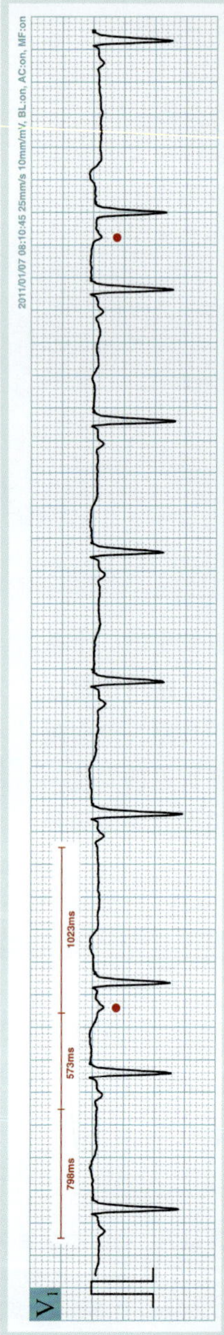

图 12-5 房性期前收缩的代偿间期

基础心律为窦性心律，周期 798ms，心率 75 次 / 分，砖红色圆圈所示为提前发生的房性 P 波，P 波形态与窦性 P 波迥异，代偿间期 1023ms，长于基础窦性周期，代偿间歇完全为基础窦性周期的 2 倍

Note 代偿间期包含的时间有异位冲动抵达基础节律点的时间、基础心动周期以及基础冲动传出引起心电波的时间，故这个间期一般大于基础心动周期。

期（图 12-5）。

　　房性期前收缩的代偿间期从房性 P 波起点测量至其后窦性 P 波起点，交界性期前收缩的代偿间期从交界性期前收缩 QRS 波起点测量至其后窦性 QRS 波起点，室性期前收缩的代偿间期从室性期前收缩 QRS 波起点测量至其后基础心搏 QRS 波起点。

　　偶联间期与代偿间期之和称为代偿间歇，这个指标用来衡量期前收缩是否侵入基础节律点。代偿间歇小于基础心动周期的 2 倍称为不完全性代偿间歇，提示期前收缩侵入基础节律点并引起基础节律点提前产生冲动，而代偿间歇等于基础心动周期的 2 倍称为完全性代偿间歇，提示期前收缩未侵入基础节律点，未对基础节律点造成影响（图 12-6）。

　　房性期前收缩的代

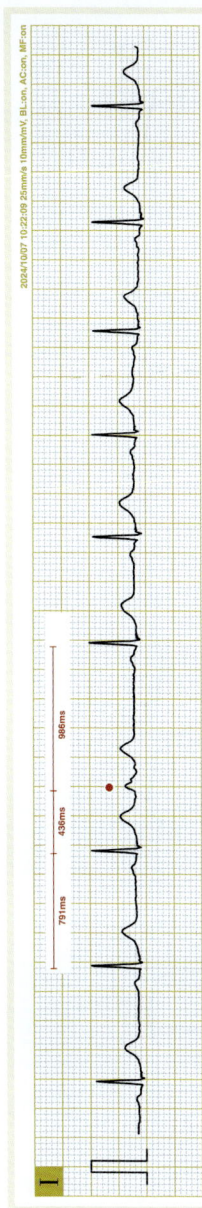

图 12-6　不完全性代偿间歇

基础心律为窦性心律，周期 791ms，砖红色圆圈标注的心搏提前出现，QRS 波宽大畸形，其前无相关 P 波，为室性期前收缩，偶联间期 436ms，代偿间歇 986ms，代偿间歇（436+986=1422ms）小于基础窦性周期的 2 倍，为不完全性代偿间歇

偿间歇从期前收缩之前的窦性 P 波起点测量至之后窦性 P 波的起点，交界性和室性期前收缩的代偿间歇测量从期前收缩之前基础心搏的 QRS 波起点至之后基础心搏的 QRS 波起点。房性期前收缩多为不完全性代偿间歇，也会发生完全性代偿间歇，而交界性和室性期前收缩多为完全性代偿间歇，也会发生不完全性代偿间歇。

■ 期前收缩的分配

期前收缩可以和基础心搏成组出现，称为期前收缩的分配形式。当基础心搏和期前收缩交替出现时，称为期前收缩二联律，术语前添加期前收缩的起源部位即为房性期前收缩二联律、交界性期前收缩二联律和室性期前收缩二联律（图 12-7）[2]。期前收缩二联律的特点是由于缺乏两个连续的基础心动周期，有时无法评估代偿间歇是否完全。如果期前收缩的偶联间期绝对规整或规律改变，一般发生机制为折返。

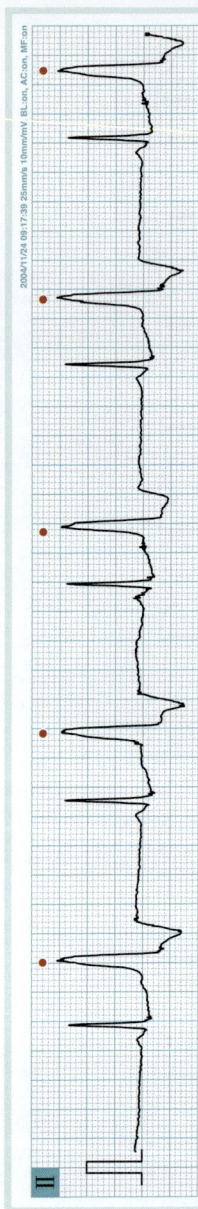

图 12-7 室性期前收缩二联律

基础窦性心搏和室性期前收缩（砖红色圆圈标注）交替发生，为室性期前收缩二联律

Note 延长心电图描记时间，可能会记录到连续两个基础心动周期，以评估代偿间歇是否完全；如果二联律发作时间太长，只能通过动态心电图记录。

当一个基础心搏和两个期前收缩成组、反复出现时，称为成对期前收缩，包括成对房性期前收缩、成对交界性期前收缩和成对室性期前收缩，这种三个心搏的成组模式又称为真三联律，而当两个基础心搏和一个期前收缩成组、反复出现时，这种三个心搏的成组模式称为伪三联律（图 12-8）。

当一个基础心搏和三个期前收缩成组、反复出现时，称为短阵心动过速，包括短阵房性心动过速、短阵交界性心动过速和短阵室性心动过速，这种情况无须诊断为真四联律；当三个基础心搏和一个期前收缩成组、反复出现时，称为伪四联律，以此类推。临床心电图分析中，习用二联律和三联律，四联律及其以上联律分析多用于动态心电图，门诊短程 10s 心电图采集时间无法观察更多的期前收缩联律变化规律，除非延长心电图采集时间。

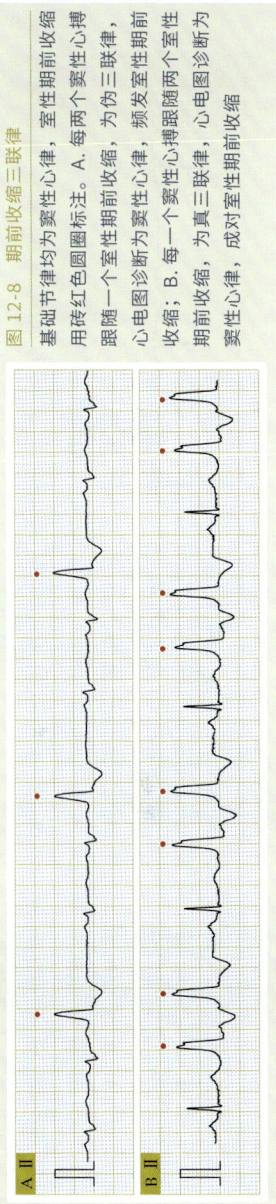

图 12-8　期前收缩三联律

基础节律均为窦性心律，室性期前收缩用传红色圆圈标注。A. 每两个窦性心搏跟随一个室性期前收缩，为伪三联律，心电图诊断为频发室性期前收缩；B. 每一个窦性心搏跟随两个室性期前收缩，为真三联律，心电图诊断为成对室性期前收缩

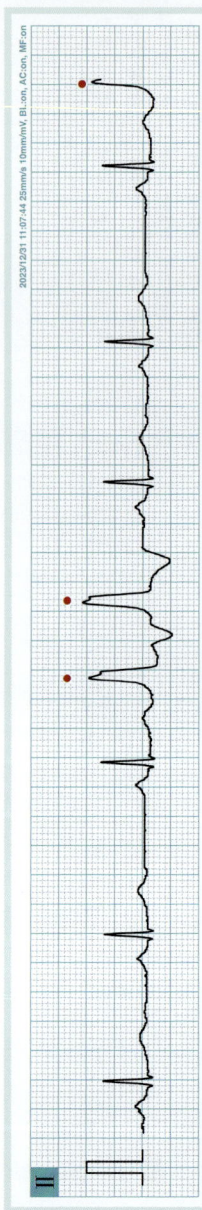

图 12-9　频发室性期前收缩

基础节律为窦性心律，砖红色圆圈标注的为室性期前收缩，QRS 波宽大畸形，提前出现，T 波方向与 QRS 主波方向相反，7s 心电图记录到 3 个室性期前收缩，心电图诊断窦性心动过缓伴不齐，频发室性期前收缩

■ 期前收缩的频率

当期前收缩每小时发生次数 < 30 个时，称为偶发期前收缩[2]。很显然，这个定义更适合动态心电图记录，不适合门诊短程心电图。据此计算，10s 短程心电图记录的期前收缩个数应 ≤ 1 个，才能称为偶发期前收缩。

当期前收缩每小时发生次数 > 30 个时，称为频发期前收缩[2]。据此计算，10s 短程心电图记录的期前收缩个数 > 1 就可以判读频发期前收缩（图 12-9）。很多临床心电图研究定义的频发期前收缩标准不同，甚至相差较大，如有的研究将期前收缩 > 1000 次 / 天定义为频发[3]，有的研究将期前收缩 > 20% 总心搏个数定义为频发[4]。

■ 房性期前收缩

起源于心房的期前收缩称为房性期前收缩，心电图诊断标准是提前出现的房性 P 波，其后可伴正常传导的 QRS 波、差异性传导的 QRS 波或无 QRS 波，代偿间歇多为不完全性，少数为完全性（图 12-10）。无论房性期前收缩的房室传导和 QRS 波如何变化，核心诊断标准是提前出现的房性 P 波。

在心电图上，如何快速判读期前收缩？先判读基础心律，测量基础心动周期，异位搏动发生的时间短于基础心动周期则判读为期前收缩。

若采集的一份心电图记录到多个房性期前收缩，测量配对间期一致，房性 P 波形态一致，推导房性期前收缩来自相同的异位灶点，为单源性房性期前收缩，机制一般是折返（图12-10）。

若采集的一份心电图记录到多个房性期前收缩，测量偶联间期不同（至少≥2种偶联间期），不同的偶联间期伴随不同的房性 P 波形态（至少≥2种房性 P 波形态），推导房性期前收缩来自多个异

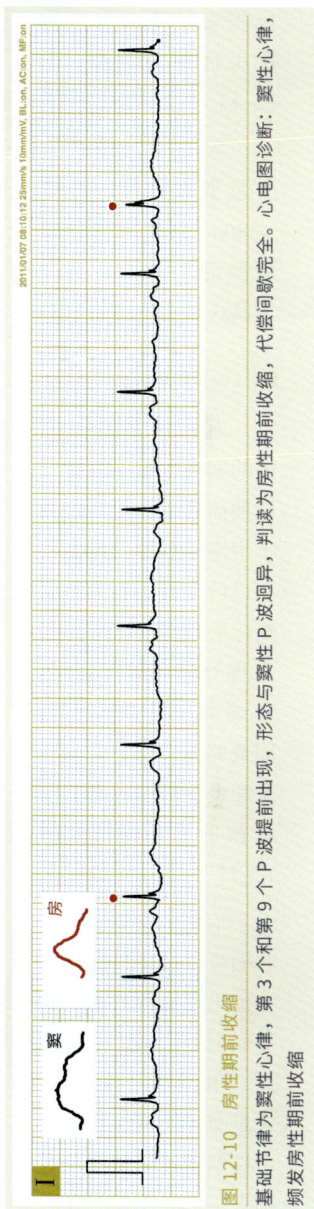

图 12-10 房性期前收缩

基础节律为窦性心律，第 3 个和第 9 个 P 波提前出现，形态与窦性 P 波迥异，判读为房性期前收缩，代偿间歇不完全。心电图诊断：窦性心律，频发房性期前收缩

有时，由于心电图采集时间的原因，一些期前收缩在心电图中只记录到局部波形，通常不影响分析和判读。

位兴奋灶点，为多源性房性期前收缩（图12-11）。

频发期前收缩时，测量偶联间期，差值 ≤ 80ms 判读为偶联间期恒定，> 80ms 判读为偶联间期不同[5, 6]。

■ 交界性期前收缩

起源于房室交界区的期前收缩称为交界性期前收缩，包括起源于房室结和希氏束分叉部以前主干，心电图诊断标准是提前出现的室上性 QRS 波，形态与基础室上性 QRS 波相同或略有差异，T 波形态和极性与基础室上性心搏的 T 波相同（图12-12）。

有时，交界性期前收缩可以在交界性 QRS 波前出现逆行 P 波，Ⅱ 导联倒置，aVR 导联直立，PR 间期 < 120ms，这是交界性期前收缩与房性期前收缩的重要鉴别点。交界性期前收缩

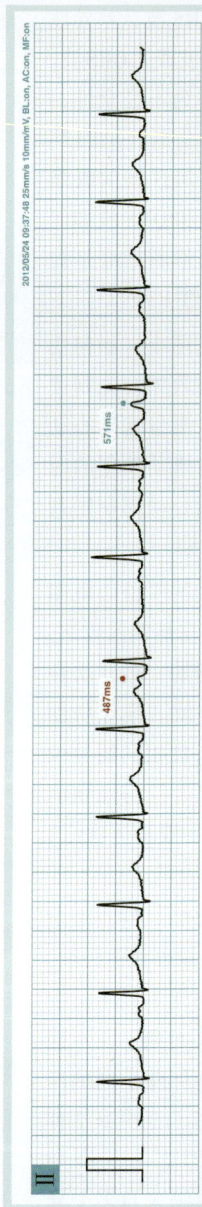

图 12-11　多源性房性期前收缩

基础节律为窦性心律，图中可见 2 种形态的、提前发生的房性 P 波，一种偶联间期为 487ms，另一种偶联间期为 571ms，两种房性 P 波的形态不同，为多源性房性期前收缩。心电图诊断：①窦性心律；②频发多源性房性期前收缩

Note　有时，交界性期前收缩只在心电图上表现为提前出现的逆行 P 波，无 QRS 波，这种情况很难和房性期前收缩鉴别，直接诊断房性期前收缩即可。

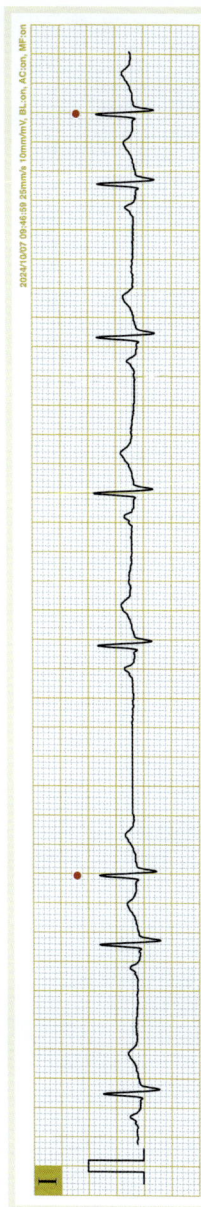

图 12-12　交界性期前收缩

基础节律为窦性心动过缓，第 3 个和第 8 个 QRS 波提前出现，QRS 波形态和窦性 QRS 波一致，代偿间歇完全，判读为交界性期前收缩

的逆行 P 波如果与交界性 QRS 波重叠、出现于交界性 QRS 波之后，一般无须与房性期前收缩鉴别。

当心电图采集到多个交界性期前收缩时，测量偶联间期，差值 ≤ 80ms 判读为单源性交界性期前收缩，差值 > 80ms 判读为多源性交界性期前收缩。与多源性房性期前收缩（≥ 2 种房性 P 波）和多源性室性期前收缩（≥ 2 种室性 QRS 波）不同的是，多源性交界性期前收缩多数情况下只能依靠偶联间期判读。

■ 室性期前收缩

起源于希氏束分叉部以下的期前收缩称为室性期前收缩，包括起源于束支、终末浦肯野纤维和心室肌，心电图诊断标准是提前出现的宽大畸形的 QRS 波，其前无相关 P 波，QRS 波时限时常 > 120ms，T 波方向与 QRS 主波极性相反，多数代偿间歇完全（图 12-13）。从束支到心室肌，室性期前收缩的起源部位越低，QRS 波越宽大畸形。

室性期前收缩的心电图诊断核心标准是提前出现的宽大畸形 QRS 波，其前无相关 P 波。提前出现提示该心搏不属于基础心搏、加速性心搏和逸搏，宽大畸形说明室性起源，其前无相关 P 波可以与房性（提前出现的房性 P 波）和交界性期前收缩（可能有提前的逆行 P 波）鉴别，因为室性期前收缩起源于心室，即使冲动逆行通过房室传导系统抵达心房，逆行激动心房，产生的逆行 P 波一定位于室性 QRS 波群之后。

如果采集到多个室性期前收缩，偶联间期一致伴波形一致，提示单源性室性期前收缩；如果偶联间期一致伴室性 QRS 波形不一致，提示多形性室性期前收缩，这种室性期前收缩来自一个异位灶点，但每次在心室内的激动顺序不同，产生不同形态的室性 QRS 波；如果偶联间

图 12-13 **室性期前收缩**

基础节律为窦性心律，砖红色圆圈标注的 QRS 波宽大畸形，提前出现，其前无相关 P 波，T 波方向与室性 QRS 主波方向相反，如 Ⅱ 导联 QRS 主波正向则 T 波负向，V₁ 导联 QRS 主波负向则 T 波正向，完全性代偿间歇（建议读者自行用分规比较 R-R 间期）

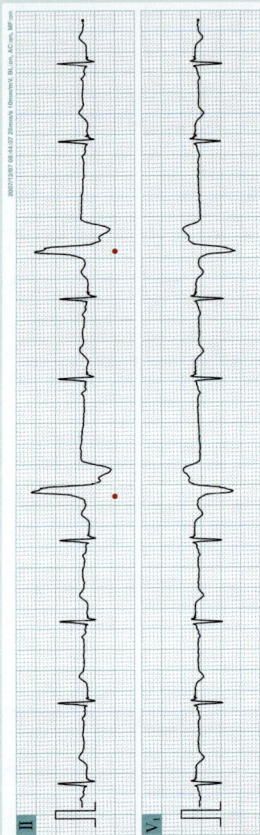

Note 室性期前收缩的诊断术语多于房性和交界性期前收缩，是因为一部分室性期前收缩是恶性的，可以诱发室性心动过速甚至心室颤动。

期和室性 QRS 波形态均不同，提示多源性室性期前收缩。因此，当多个室性期前收缩形态不一致时，要测量和比较偶联间期，区分多形性和多源性室性期前收缩（图 12-14）。

2

形形色色的期前收缩

临床上，最常见的期前收缩是室性期前收缩，其次为房性期前收缩，最少见的是交界性期前收缩。一些期前收缩伴随心电现象，是初学者学习期前收缩的难点。

房性期前收缩的房室传导

当房性期前收缩的偶联间期非常短时，房性 P 波下传心室途中，前一个窦性冲动传导在房室传导系统产生一次兴奋，房室结和希氏束尚未度过相对不应期，房性 P 波在相对不应期中传导，会产生缓慢传导，房性 P 波的 PR 间期比窦性 PR 间期延长，甚至 > 120ms，这是心律失常伴随的心电现象，心电图无须诊断为一度房室阻滞（图 12-15）。

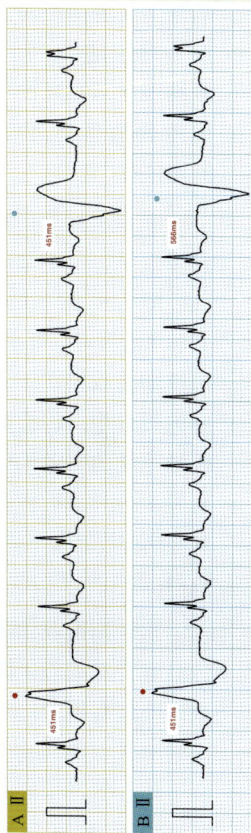

图 12-14　多形性和多源性室性期前收缩

两例心电图的基础节律均为窦性心律，其前无出现两个宽大畸形的 QRS 波，T 波方向与 QRS 主波方向相关 P 波，判读为室性期前收缩（彩色圆圈所示）。A. 两个室性期前收缩的形态不同，偶联间期相同，为多形性室性期前收缩；B. 两个室性期前收缩的形态和偶联间期均不同，为多源性室性期前收缩

通常，发生在 T 波结束之后的房性期前收缩房室传导正常，发生在 T 波波峰和降支的房性期前收缩会出现干扰性传导延缓，这是正常的心电现象，并非传导系统病变。当然，如果房室传导系统本身存在病变，某处的相对不应期病理性延长，即使 T 波结束之后出现的房性期前收缩也会出现 PR 间期延长。

如果房性期前收缩发生过早，位于基础窦性心搏的 ST 段、T 波升支和 T 波波峰等部位时，房性期前收缩在下传心室的过程中，将会遭遇传导系统的有效不应期而发生传导失败，称为房性期前收缩未下传（图 12-16）。

房性期前收缩未下传具有特殊的心电图表型，即只有提前出现的房性 P 波，而无房性 P 波下传心室产生的 QRS 波，由此出现一次长

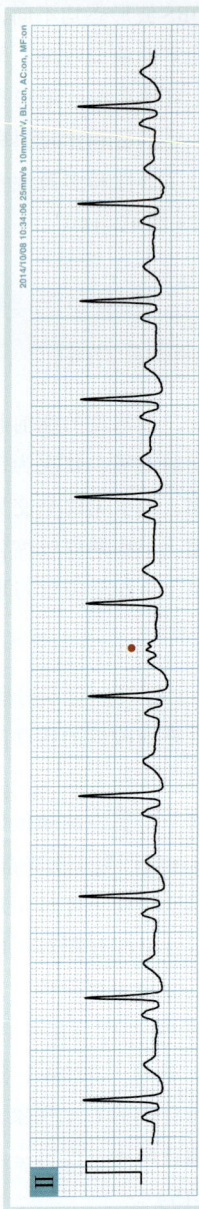

图 12-15 房性期前收缩

基础节律为窦性心律，第 6 个 P 波提前出现、形态与窦性 P 波不同，判读为房性期前收缩。注意，该房性期前收缩的 PR 间期延长 307ms，这是房性期前收缩下传心室中遭遇传导系统某处的相对不应期而发生传导延缓的缘故

Note 图 12-15 的正确诊断为窦性心律，房性期前收缩，而不要诊断为窦性心律，房性期前收缩伴一度房室阻滞。

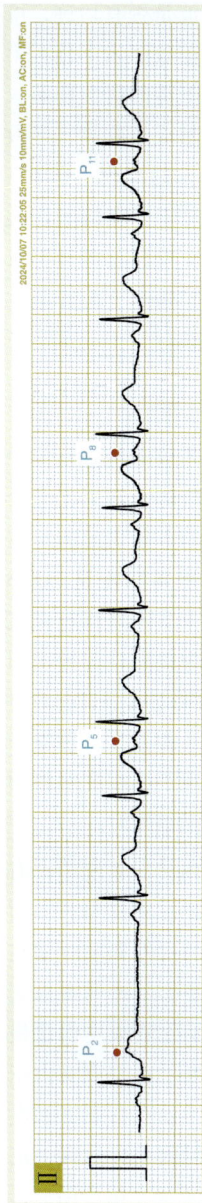

图 12-16　房性期前收缩未下传

基础节律为窦性心律，R_1-R_2 突然出现一次长 R-R 间期，就要怀疑是由未下传的房性期前收缩引起，仔细观察窦性心搏 R_1 的 T 波，在 T 波升支接近顶峰的部位出现一个切迹，是发生更早的房性期前收缩，遭遇下游传导系统某处的有效不应期而未能下传心室。心电图诊断：窦性心律，频发房性期前收缩，部分未下传

P_2、P_5、P_8 和 P_{11} 是提前出现的房性 P 波，其后有正常 QRS 波，代偿间歇不完全，为房性期前收缩。受检者有下传心室的房性期前收缩

R-R 间期，QRS 波脱落，这个实例也说明心电图诊断房性期前收缩的核心是提前出现的房性 P 波，其是否下传心室、伴随 QRS 波并不重要。

如果一份心电图上既有下传的房性期前收缩，也有未下传的房性期前收缩，此时出现的长 R-R 间期容易引起重视，要重点观察是否为未下传的房性期前收缩。

然而，有时候心电图上只有未下传的房性期前收缩，这种心电图要分为两种模式。第一种模式是房性期前收缩随机发生，间歇性出现长 R-R 间期，通过比较

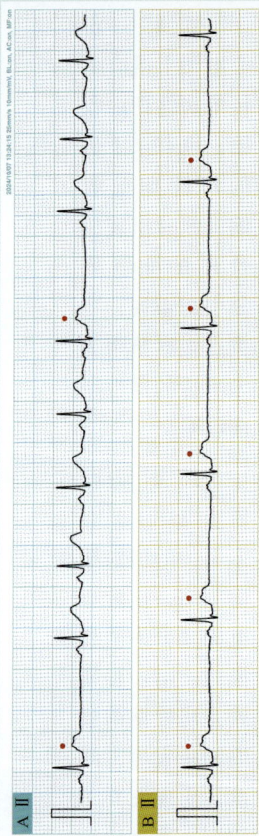

图 12-17　未下传的房性期前收缩

A. 基础节律为窦性心律，未下传的房性期前收缩（箭红色圆圈所示）间歇性出现，长 R-R 间期间歇性出现；B. 窦性心律，未下传的房性期前收缩二联律（箭红色圆圈所示），由于每个窦性心搏跟随未下传的房性期前收缩，持续性地形成长 R-R 间期，导致心室率过缓，这是一种非常特殊的缓慢性心律失常

窦性心搏的 T 波是否有切迹，可以诊断房性期前收缩未下传；第二种模式是未下传的房性期前收缩与窦性心搏形成二联律，导致缓慢性心律失常的出现（图 12-17）。因此，对于严重的窦性心动过缓心电图，要注意辨析 T 波是否有切迹，警惕未下传的房性期前收缩二联律。

房性期前收缩伴差异性传导

在房性期前收缩向心室传导过程中，如果恰遇一侧束支尚处于前次窦性冲动下传引起的不应期，就会发生差异性传导，QRS 波形态出现右束支阻滞或左束支阻滞图形，称为差异性传导（图 12-18）。房性期前收缩引起的差异性传导称为 3 相差异性传导，差异性传导出现于心率突然增加或 R-R 间期突然缩短时。

在正常室内传导系统中，右束支的不应期比左束支略长，因此，提前发生的房性期前收缩在下传心室途中更容易遭遇右束支的不应期，冲动在右束支内缓慢传导或传导中断，在左束支内正常传导，一旦冲动在右束支和左束支内的传导时间差异达到一定程度，就会出现右束支阻滞图形，

Note　未下传的房性期前收缩二联律患者，如果有缓慢性心律失常的症状，可以射频消融房性异位搏动或植入永久性心脏起搏器，药物治疗效果有限。

包括不完全性和完全性右束支阻滞图形。

同理，如果左束支的不应期比右束支略长，提前发生的房性期前收缩在下传心室途中，更容易遭遇左束支的不应期，冲动在左束支内缓慢传导或传导中断，在右束支内正常传导，一旦冲动在右束支和左束支内的传导时间差异达到一定程度，就会出现左束支阻滞图形。当然，后一种情况比右束支阻滞型差异性传导少见。

■ 插入性室性期前收缩

偶联间期和代偿间期是衡量期前收缩的重要心电图指标，不过，很多时候由于基础心动周期和期前收缩发生时机的巧合，会出现一些特殊情况的期前收缩。

当基础心动周期较慢，如窦性心动过缓、房性逸搏心律、交界性逸搏心律、室性逸搏心律等情况时，室性期前收缩恰巧插入一个基础心动周期之

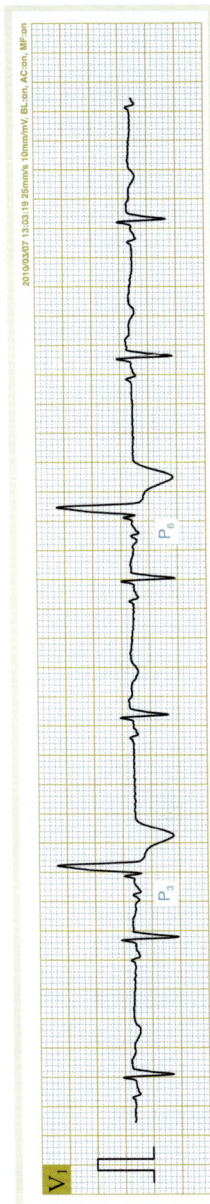

图 12-18 房性期前收缩伴差异传导

基础节律为窦性心律，P_3 和 P_6 提前出现，形态与窦性 P 波不同，为房性期前收缩。这两个房性期前收缩均有下传产生的 QRS 波，但 QRS 波形态与窦性 QRS 波不同，呈 rsR′ 形态，QRS 波时限 130ms，为完全性右束支阻滞图形。心电图诊断：①窦性心律；②频发房性期前收缩（伴右束支阻滞型差异性传导）

中，无代偿间期，此时室性期前收缩与其后基础心搏的间期小于基础心动周期，称为插入性室性期前收缩（图12-19）。

插入性室性期前收缩要是发生，偶联间期至少要大于心室有效不应期，随后的窦性QRS波要发生，室性期前收缩与随后窦性QRS波的间期也要大于心室有效不应期，这样短的时间里，连续发生3次心室激动，只有在心动过缓的背景下才能发生，故插入性室性期前收缩常见于基础心律偏慢时。

插入性室性期前收缩的代偿间歇可以完全等于基础心动周期的长度，但有时会略长于基础心动周期，这是

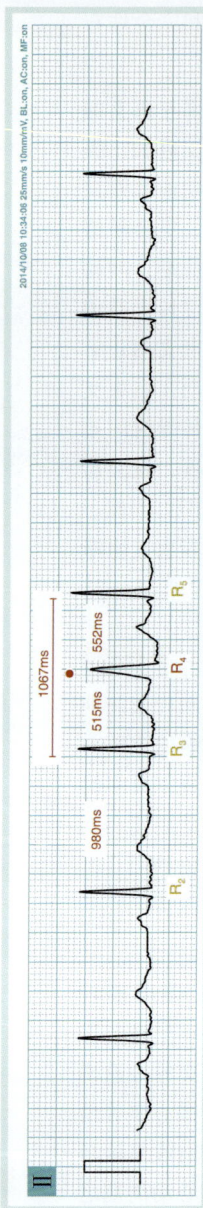

图12-19 插入性室性期前收缩

基础节律为窦性心律，R₂-R₃周期980ms，频率61次/分，R₄提前出现，宽大畸形，QRS波时限增宽，诊断为室性期前收缩，短于基础窦性周期，该室性期前收缩为插入性室性期前收缩于基础窦性周期，比窦性心律提前，偶联间期515ms，室性期前收缩前后的窦性R₃-R₅间期略长

因为室性期前收缩可以逆行激动房室传导系统，产生不应期，随后的窦性冲动紧随发生，遭遇传导系统的相对不应期而发生传导延缓，PR 间期延长，无须诊断为一度房室阻滞（图 12-20）。

若窦性冲动遭遇房室传导系统的有效不应期，随后窦性 QRS 波会发生脱落，形成一次长 R-R 间期，插入性室性期前收缩被破坏，心电图表现为普通类型的室性期前收缩（图 12-21）。这是因为插入性室性期前收缩强调室性期前收缩插入基础心动周期的前后 QRS 波之间，而不是前后 P 波之间。

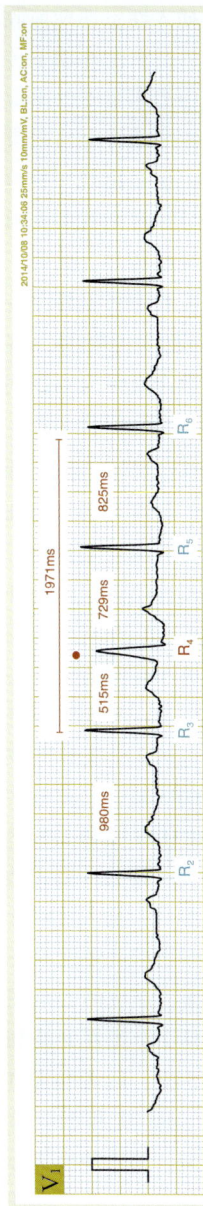

图 12-20　插入性室性期前收缩的演变

本图与图 12-19 为同一例受检者。室性期前收缩（R₄）之后的窦性 P 波遭遇房室传导系统某处的相对不应期，PR 间期突然延长，导致其后的窦性 QRS 波 R₅ 延迟出现，插入性室性期前收缩后的间期略有延长，但仍短于基础心动周期。由于窦性 R₅ 延迟出现，靠近正常下传导的窦性 R₆，窦性周期 R₅-R₆ 突然缩短，这些都是插入性室性期前收缩常见的伴随心电图现象，无须诊断为窦性心律不齐（实际上窦性心律是规则的，由于房室传导变化频繁发生，导致 R-R 间期不规整）

同理，交界性期前收缩在窦性节律偏慢时，也会出现插入性交界性期前收缩，容易和窦性心搏误诊为成对的交界性期前收缩。

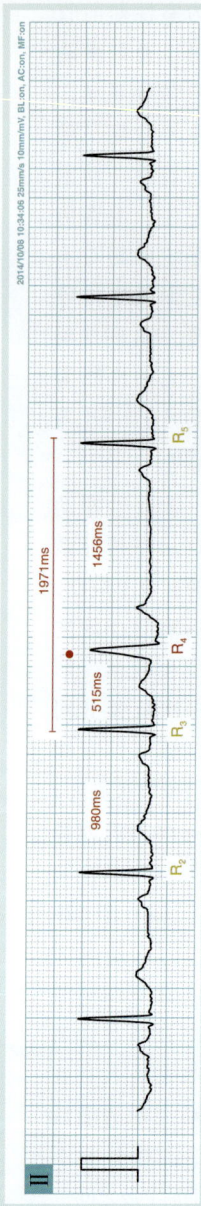

图 12-21　插入性室性期前收缩的演变

本图与图 12-20 为同一例受检者。室性期前收缩（R_4）之后的窦性 P 波若未能下传心室，此时出现一次长 R-R 间期，该代偿间期大于基础窦性周期，室性期前收缩的代偿间期出现，插入性特征丢失。

在插入性室性期前收缩之后，当窦性冲动下传心室途中遭遇束支的不应期，窦性冲动将会出现束支阻滞，也会出现 3 相差异性传导，常见右束支阻滞型差异性传导。此时，室性期前收缩和差异性传导均显示为宽 QRS 波，容易被误诊为成对的室性期前收缩。

特殊情况下，插入性室性期前收缩可以与基础窦性周期成组反复发生，主要有两种模式：第一种是 $R_窦$-$R_室$-$R_窦$ 模式，两个窦性心搏和其间的室性心搏反复发生，形成的心电图组合包括 3 个窦性 P 波和 3 个 QRS 波，后者包括 2 个窦性 QRS 波和 1 个室性 QRS 波；第二种模式是 $R_窦$-$R_室$ 模式，插入性室性期前收缩之后的窦性 QRS 波被阻滞，形成的心电图组合包括 2 个窦性 P 波和 2 个 QRS 波，后者包括 1 个窦性 QRS 波和 1 个室性 QRS 波，第二种模式心电图表型其实就是室性期

Note 　室性期前收缩的表现形式随基础心动周期和心脏电生理特性变化而变化，若延长心电图描记时间，可能会观察到多种表现形式的室性期前收缩。

前收缩二联律，若无长程心电图记录的插入性室性期前收缩作为验证，和普通的室性期前收缩二联律无法鉴别（图 12-22）。

■ 舒张晚期的室性期前收缩

心动周期根据心室的收缩和舒张，可以分为收缩期和舒张期。在心电图上，T 波终点至下一个 QRS 波起点的时间都属于心室舒张期。

心室的舒张期在二尖瓣尚未开放时，称为等容舒张期。房室瓣开放后，心房的血液快速进入心室，称为快速充盈期，随后是缓慢充盈期。接着，心房收缩，为心室泵入更多的心房血量，称为心房收缩期。在心电图上，心房收缩的标志是出现窦性 P 波，相当于心室舒张晚期，这个时期出现的室性期前收缩称为舒张晚期的室性期前收缩。

在心电图诊断室性期前收缩的标准中，其中一条是"其前无相关 P 波"，而舒张晚期的室性期前收缩恰好与窦性 P 波同时或相继发生，室性期前收缩可以重叠在窦性 P 波之上

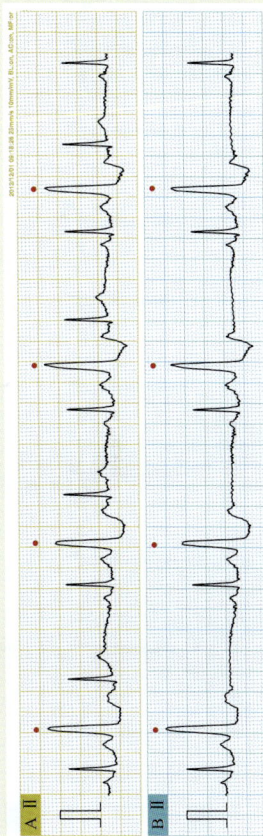

图 12-22 插入性室性期前收缩

两份心电图的室性期前收缩均用砖红色圆圈标注。A. 插入性室性期前收缩和基础窦性周期成组成窦性 QRS 波 - 室性 QRS 波 - 窦性 QRS 波组合；B. 插入性期前收缩引起随后的窦性 QRS 波脱落，心律失常模式转变为室性期前收缩二联律

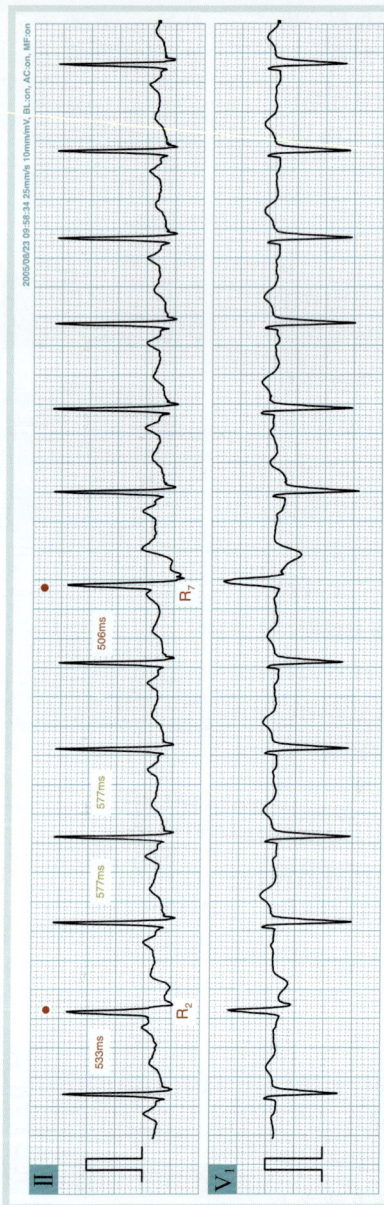

图12-23 舒张晚期的室性期前收缩

基础节律为窦性心动过速，节律周期104次/分。R₂和R₇，略微提前出现，代偿间期不明显，对于初学者很容易漏诊。如果注意到R₇的PR间期近乎消失，QRS波重叠在窦性P波降支，这种现象不符合窦性心搏的传导，提前出现的QRS波前尽管有P波，但两者并无传导关系，故考虑期前收缩。期前收缩的QRS波与窦性QRS波相似，测量QRS波为142ms，为宽QRS波，窦性QRS波为99ms，V₁导联为Rs图形（不符合室上性QRS波图形），提示存在复极改变，这些特点支持判读期前收缩为室性期前收缩

2005/08/23 09:58:34 25mm/s 10mm/mV, BL:on, AC:on, MF:on

> **Note** 交界性期前收缩和室性期前收缩会发生在舒张晚期（P波中或P波后），只要心室能被兴奋，就会发生交界性和室性期前收缩。

或位于窦性 P 波之后，容易误诊为交界性期前收缩或间歇性心室预激（图 12-23）。

舒张晚期的室性期前收缩的另一个特征是容易出现融合 QRS 波，QRS 波形态多变，介于窦性 QRS 波和室性 QRS 波之间，这时窦性 P 波一旦产生，窦性冲动通过室内传导系统快速下传心室，而恰巧发生的室性期前收缩的传导不经由传导系统，而是心室肌 - 心室肌缓慢传导，这样就给窦性冲动激动部分心室肌留有时间，是形成室性融合波的病理生理机制（图 12-24）。

一定要利用 12 导联心电图分析室性期前收缩的形态，特别是 V₁ 导联，可以根据 QRS 波形态大致判断室性期前收缩

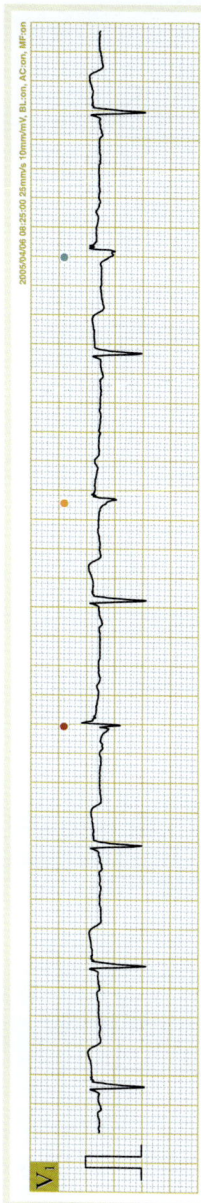

图 12-24　舒张晚期室性期前收缩

基础节律为窦性心律，彩色圆圈标注的是舒张晚期室性期前收缩，QRS 波形态多变，蓝色圆圈圈注的室性期前收缩，略微领先于窦性 P 波出现，QRS 波几乎完全为室性的，呈宽大畸形，窦性冲动激动心室部分少室部分或甚至无；砖红色圆圈标注的室性期前收缩，出现于窦性 P 波之后，窦性冲动激动心室比例大，QRS 波形态畸形程度小；橙色圆圈所示的室性融合波特征居于上述两者之间

来自左心室或右心室（参见第 11 章）。

■ R-on-T 型室性期前收缩

当室性期前收缩落入前一个心搏的 T 波之上时，称为 R-on-T 型室性期前收缩或 R-on-T 现象（图 12-25）[7]。

在心室肌的动作电位中，从有效不应期过渡到相对不应期的极短时期里，心室各部位的不应期差异越大，此时，自发性刺激（如期前收缩）或外来刺激（如起搏刺激）能够更容易地诱发出快速性室性心律失常甚至心室颤动，威胁患者生命安全，这个时期称为心室的易损期。

在心电图上，心室易损期大致位于 T 波波峰前后 40ms 的窄小窗口，落入此期的室性期前收缩容易诱发恶性快速性室性心律失常，通常，R-on-T 型室性期前收缩主要是指这种落入 T 波易损期的室性期前收缩（图 12-26）[8～10]。

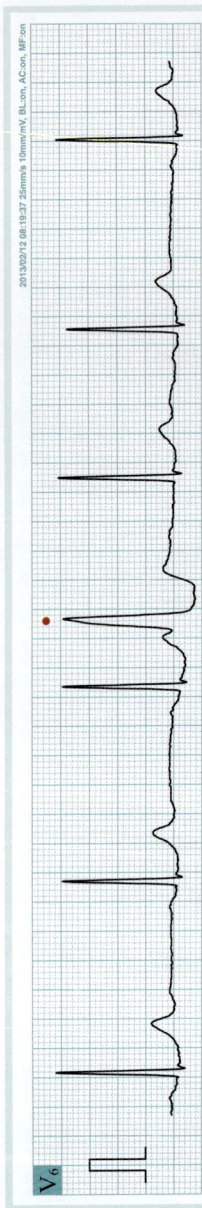

图 12-25　R-on-T 型室性期前收缩

基础心律为窦性心律，砖红色圆圈标注的心搏为室性期前收缩，发生于之前窦性心搏的 T 波降支中部

2013/02/12 08:19:37 25mm/s 10mm/mV, BL:on, AC:on, MF:on

V₆

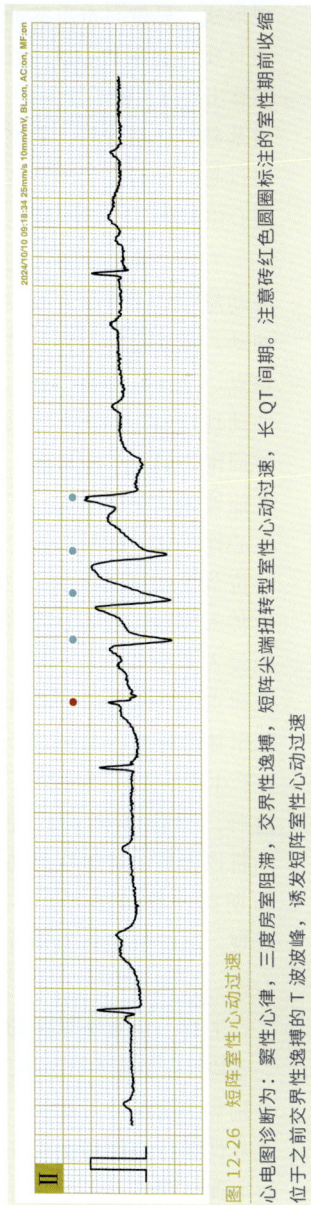

图 12-26 短阵室性心动过速

心电图诊断为：窦性心律，三度房室阻滞，交界性逸搏，短阵尖端扭转型室性心动过速，长 QT 间期。注意红色圆圈标注的室性期前收缩位于之前交界性逸搏的 T 波波峰，诱发短阵室性心动过速

新近研究报道心室易损期位于 T 波波峰前 40ms 至波峰后 20ms 的时间期间[11]。

在基础节律存在心动过缓和基础心搏 QT 间期延长的基础上，容易出现 R-on-T 型室性期前收缩，因为在 QT 间期延长的基础上，原本位于 T 波结束之后的室性期前收缩，此时可以位于 T 波波峰。同时，在心动过缓和长 QT 间期的情况下，心室各部位心肌的不应期差异进一步加重，有利于折返的发生和心动过速的维持。总之，在 R-on-T 型室性期前收缩及其诱发的室性心动过速中，室性期前收缩是心动过速的触发因素，心室肌复极离散度增大是心动过速维持的基础。

多源性室性期前收缩、多形性室性期前收缩、成对室性期前收缩和 R-on-T 型室性期前收缩是一些容易诱发室

Note

心室各部位心肌的动作电位形态和时程不同，复极时间和电压的差异称为复极离散度。生理性离散度保持在一个很窄的范围内，不会诱发心律失常。

性心动过速和心室颤动的
高危室性期前收缩，如果
数量增多，要给予药物控
制心律失常，院内患者要
加强心电监护，危重症患
者要做好心肺复苏准备。

3

并行心律

逸搏、加速性心搏和
期前收缩本质上都是异位
搏动相对于基础心律的表

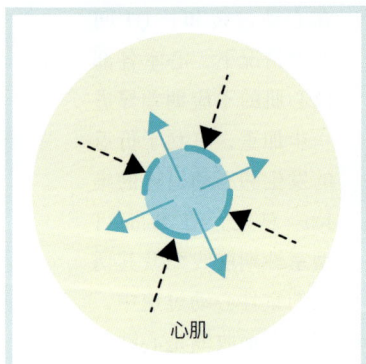

心肌

图 12-27 并行节律点

图中蓝色圆圈代表并行节律点，黄色圆圈
代表周围心肌。并行节律点以规律的频率
发放冲动（蓝色实线线头），激动周围心
肌。并行节律点周围存在保护性传入机制，
基础节律的冲动（黑色虚线箭头）不能侵
入并行节律点，这样就保证了并行节律点
不受基础节律干扰，能够始终以自身的频
率发放冲动

现形式。异位兴奋点的冲
动只要能够激动心肌，就
能够出现以上的心律失常。
当基础心律增快时，能够
通过超速抑制完全抑制这
些心律失常。

有时，异位兴奋点的
冲动能够以固有频率发放
冲动，形成稳定的异位节
律点。这个异位节律点的
冲动规律地向外扩布，只
要周围心肌处于应激期，
就能够激动周围心肌，产
生心律失常；同时，这个
异位节律点周围存在保护
性传入阻滞，基础心搏不
能侵入异位节律点，异位
节律点冲动的发放不受基
础节律的影响，以恒定频
率产生冲动（图 12-27）。
这样，异位节律点的冲
动将以逸搏、加速性搏动
和期前收缩等多种形式
表现，这种节律称为并行
心律。

心房、房室交界区和
心室均可以出现并行心律，
分别称为房性并行心律、
交界性并行心律和室性并
行心律。顾名思义，并行

Note 当并行节律点存在传出阻滞时，并行节律点的心电
图表现随即消失，因为异位节律点的冲动不能够外
出激动周围心肌。

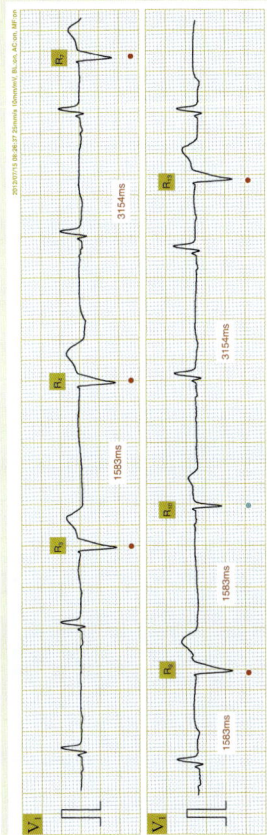

图 12-28 室性并行心律

基础节律为窦性心动过缓伴完全性右束支阻滞，并行心律均用砖红色圆圈标注。R_3、R_7 和 R_{13} 表现为室性期前收缩，偶联间期不同，要警惕室性并行心律；同时，R_1、R_4、R_6 表现为室性逸搏形式，异位节律呈多种心律失常表现形式，高度提示并行心律。测量异位节律之间的间期，长间期接近短间期的 2 倍，诊断成立

的含义是心脏除了基础心律外，还存在另一种心律。有时，心脏可以同时存在 ≥ 2 种并行心律，形成复杂心律失常。

心电图上，当发现异位搏动表现形式多样（逸搏、加速性搏动和期前收缩）时，要警惕并行心律，核心心电图诊断标准是异位搏动与基础心搏的偶联间期多变，不同异位搏动的时间间期存在倍数关系（图 12-28）。

在分析期前收缩心电图时，一旦发现相同波形的期前收缩，突然出现不同的偶联间期，就需要考虑存在并行心律的可能性，延长心电图采集时间，明确诊断。这是因为日常短程心电图采集时间一般设置为 10s，一份普通心电图可能只采集到 1 个或 2 个异位搏动，至少需要 3 个异位搏动，才能测量两个异位搏动间期，从而判读是否为并行心律（图 12-29）。并行心律是极其容易漏诊的心律失常。

当并行节律点的保护性传入阻滞消失时，并行节律点就会被基础心律入侵，不能规律发放冲动，其并行特点就会丢失。

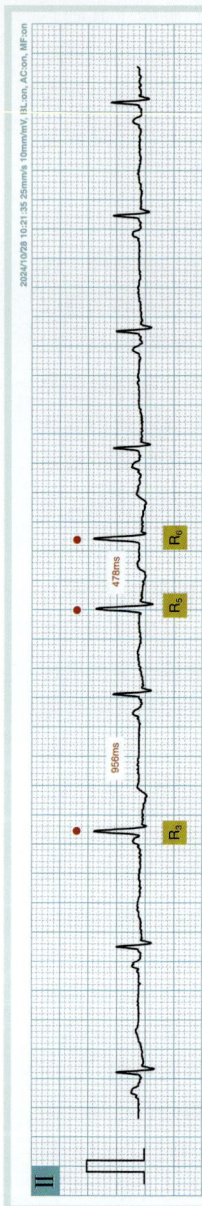

图 12-29 室性并行心律

基础心律为窦性心律，砖红色圆圈标注的心搏为室性心搏，偶联间期不等，R_3-R_5 间期为 956ms，R_5-R_6 间期为 478ms，前者是后者的 2 倍，三个异位搏动之间存在基础周期为 478ms，频率 125 次 / 分，为并行性室性心动过速

参考文献

[1] Antzelevitch C, Burashnikov A. Overview of Basic Mechanisms of Cardiac Arrhythmia. Card Electrophysiol Clin,2011,3(1):23-45.

[2] Farzam K, Richards JR. Premature Ventricular Contraction. 2023 Aug 8. In: StatPearls [Internet]. Treasure Island (FL): StatPearls Publishing; 2024 Jan–. PMID: 30422584.

[3] Niwano S, Wakisaka Y, Niwano H, et al. Prognostic significance of frequent premature ventricular contractions originating from the ventricular outflow tract in patients with normal left ventricular function. Heart,2009,95(15):1230-1237.

[4] Eugenio PL. Frequent Premature Ventricular Contractions: An Electrical Link to Cardiomyopathy. Cardiol Rev,2015,23(4):168-172.

[5] Sosnowski M, Skrzypek-Wańha J, Korzeniowska B, et al. Increased variability of the coupling interval of premature ventricular beats may help to identify high-risk patients with coronary artery disease. Int J Cardiolm2004m94(1):53-59.

[6] Lee CH, Park KH, Nam JH, et al. Increased variability of the coupling interval of premature ventricular contractions as a predictor of cardiac mortality in patients with left ventricular dysfunction. Circ J,2015,79(11):2360-2366.

[7] Engel TR, Meister SG, Frankl WS. The "R-on-T" phenomenon: an update and critical review. Ann Intern Med,1978,88(2):221-225.

[8] Chen MY, Mundangepfupfu T. Sustained Ventricular Tachycardia Secondary to R-on-T Phenomenon Caused by Temporary Ventricular Epicardial Pacemaker Undersensing after Cardiac Surgery. Anesthesiology,2020,132(2):374.

[9] Fisch C. Ventricular Vulnerability. Cardiol Rev,2001,9(3):116.

[10] Kirchhof PF, Fabritz CL, Zabel M, et al. The vulnerable period for low and high energy T-wave shocks: role of dispersion of repolarisation and effect of d-sotalol. Cardiovasc Res,1996,31(6):953-962.

[11] Swerdlow C, Shivkumar K, Zhang J. Determination of the upper limit of vulnerability using implantable cardioverter-defibrillator electrograms. Circulation,2003,107(24):3028-3033.

傅 航

重庆医科大学附属第一医院

第 13 章

传导紊乱

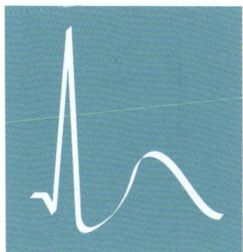

传导紊乱包括传导延缓和传导中断，可以发生在心脏传导系统的任何一部分，出现多种传导紊乱心电图。传导紊乱发生在心房层面会引起心房内和心房间传导障碍，心电图的主要改变是 P 波异常。传导紊乱发生在房室交界区就会引起房室阻滞，心电图的主要改变是 PR 间期异常和 QRS 波脱落。传导紊乱发生在室内传导系统则引起室内传导阻滞，心电图的主要改变是束支阻滞和非特异性室内传导障碍。若病变波及传导系统的全程，心电图改变更为复杂。

1

房间阻滞

窦房结位于右心房内，窦性冲动抵达右心房以后，一方面引起右心房兴奋，另一方面通过 Bachmann 束把右心房内的冲动传导至左心房，从而引起左心房兴奋，形成心电图上的窦性 P 波。

不完全性房间阻滞

当 Bachmann 束的传导速度变慢，窦性冲动从右心房向左心房传导延缓，但仍能传导至左心房时，称为不完全性房间阻滞。不完全性房间阻滞的心电图改变表现为左心房异常，即 P 波时限增宽 ≥ 120ms，双峰 P 波，峰 - 峰间距 ≥ 40ms，V_1 导联 P 波终末电势增大，绝对值 ≥ 0.04mm · s（图 13-1）[1]。

不完全性房间阻滞的心电图改变实际为左心房异常，心电图无法区分造成左心房异常的

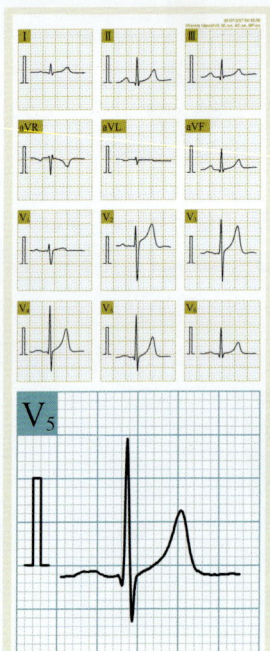

图 13-1　不完全性房间阻滞

男，49 岁，临床诊断为原发性高血压。心电图诊断：① 窦性心律；② 左心房异常；③ 左心室肥厚。心脏超声提示左心室肥厚，左心房直径正常。在 V_5 导联上，窦性 P 波显著增宽，时限为 163ms，双峰 P 波特征不明显，超声心动图未发现左心房扩大，考虑 P 波增宽系 Bachmann 束损伤引起缓慢传导的缘故

原因是解剖性、功能性或电学性的，只能笼统地诊断为左心房异常。

Note 不完全性房间阻滞可以恒定出现，原因是一度房间阻滞，心电图表现为切迹双峰 P 波；如果是正常窦性 P 波和切迹双峰 P 波间插出现时，则为二度房间阻滞。

完全性房间阻滞

当 Bachmann 束的传导功能完全丢失，右心房的窦性冲动不能经由 Bachmann 束传导至左心房，Bachmann 束的传导完全中断，即发生完全性房间阻滞。

完全性房间阻滞时，右心房内的窦性冲动先从上部心房扩布到下部心房，在心电图的 II 导联产生窦性 P 波的直立部分。随后，抵达右心房下部的窦性冲动通过位于右心房下部的冠状窦把冲动传导至左心房下部，然后左心房从下部向上部激动，在心电图的 II 导联产生窦性 P 波的倒置部分（图 13-2）。这样，II 导联就会记录到正负双相 P 波，aVR 导联记录到负正双相 P 波。

完全性房间阻滞的心电图诊断标准是 P 波增宽，时限 ≥ 120ms，下壁导联（II、III 和 aVF）P 波正负双相，有时 $V_3 \sim V_5$ 导联也可以

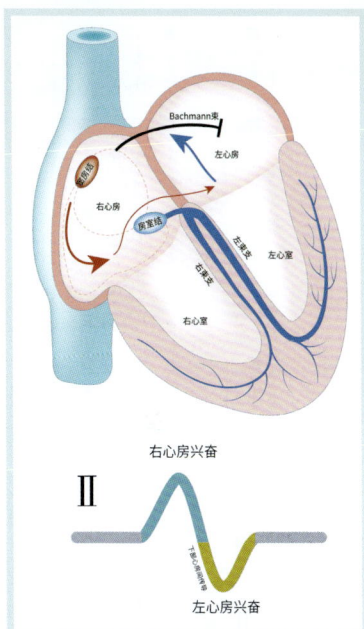

图 13-2 完全性房间阻滞的心电图发生机制

当 Bachmann 束的传导完全中断时，右心房先从上至下激动，在 II 导联形成 P 波的直立部分，然后窦性冲动通过位于右心房下部的冠状窦传递至左心房，冲动抵达左心房下部，然后左心房从下至上激动，产生 P 波的倒置部分，II 导联记录到特殊的正负双相 P 波

见到正负双相 P 波（图 13-3）[2]。临床上，完全性房间阻滞的患者容易发生快速性房性心律失常，特别是心房颤动，发生血栓栓塞的风险增高，伴有相关临床表现

II 导联出现负正双相 P 波，首先考虑异位房性冲动，因为窦性冲动不会在 II 导联形成起始负向波。

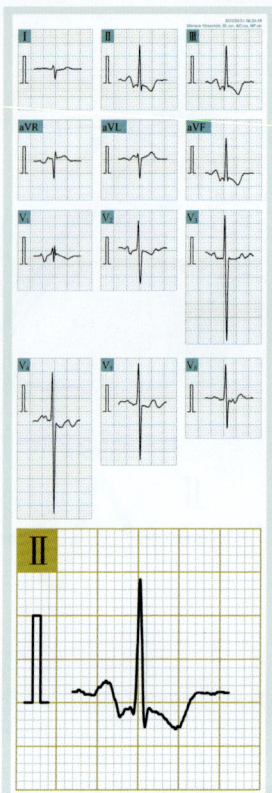

图 13-3 完全性房间阻滞

男，41 岁，因阵发性心房颤动行肺静脉隔离术。心电图诊断：①窦性心律；②电轴右偏；③完全性房间阻滞；④右心室肥厚；⑤ST-T 改变。Ⅱ 导联放大心电图可见 P 波增宽，时限 150ms，正负双相

的完全性房间阻滞称为 Bayés 综合征[3]。接受

射频消融治疗的心房颤动患者及接受换瓣及迷宫手术的心瓣膜患者，心电图常见完全性房间阻滞。

2

一度房室阻滞

窦性冲动经过右心房内的传导抵达右心房下部以后，将陆续通过房室结、希氏束、束支和终末浦肯野纤维，最后抵达心室，使心室兴奋，产生 QRS 波。

窦性冲动在传导系统中的传导称为房室传导，这是形成心电图 PR 间期的重要电生理基础，成年人的正常值范围为 120 ~ 200ms[4]。

当传导系统的某处或多处病变，相对不应期延迟，窦性冲动下传心室途中将会发生传导延缓，心电图 PR 间期 > 200ms，且无 QRS 波脱落，称为一度房室阻滞[5]。

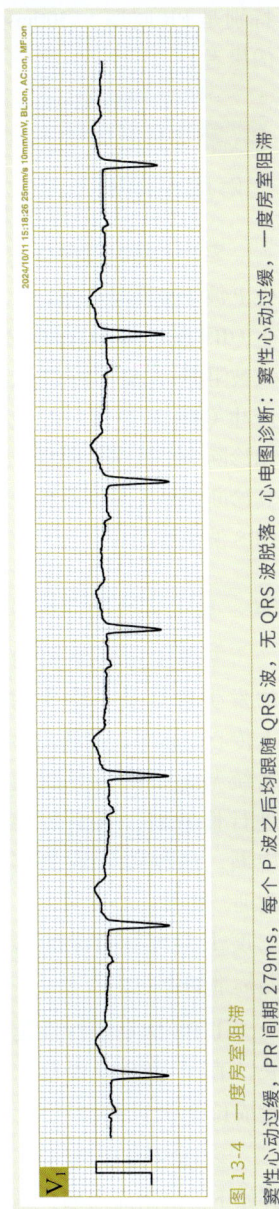

图 13-4　一度房室阻滞

窦性心动过缓，PR 间期 279ms，每个 P 波之后均跟随 QRS 波，无 QRS 波脱落。心电图诊断：窦性心动过缓，一度房室阻滞

一度房室阻滞的阻滞部位可以发生在传导系统的任何部位，甚至右心房内的极度缓慢传导也能引起 PR 间期延长，无论如何，每一个窦性冲动都能抵达心室，无 QRS 波脱落（图 13-4）。因此，在诊断一度房室阻滞时，一定要注意分析每一个窦性 P 波之后是否均跟随 QRS 波，一旦发现 QRS 波脱落，心电图不能诊断为一度房室阻滞。

一度房室阻滞的血流动力学效应会影响房室同步性。PR 间期 > 300ms 称为显著的一度房室阻滞，此类患者会出现舒张期二尖瓣反流，患者会出现心悸、胸闷、呼吸困难等症状，这种现象称为假性起搏器综合征（图 13-5）[5]。症状明显的患者需要起搏器治疗，缩短房室传导时间，缓解症状。

一度房室阻滞的阻滞部位多数位于房室结，

一部分一度房室阻滞是生理性的，系受检者迷走神经张力增高、房室传导延缓的缘故，运动后一度房室阻滞消失。

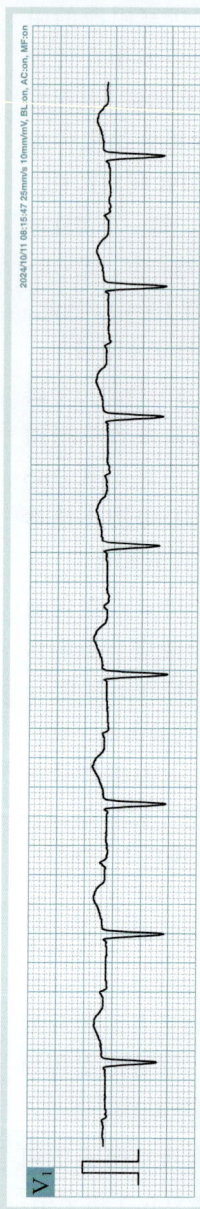

图 13-5 一度房室阻滞

基础心律为窦性心律，每个 P 波后跟随 QRS 波，无 QRS 波脱落，PR 间期 386ms，为一度房室阻滞

特别是 PR 间期 > 300ms 的患者[4]。

3 二度房室阻滞

窦性心律时，部分窦性 P 波下传激动心室，产生 QRS 波，部分窦性 P 波被阻滞，未能下传心室，产生 QRS 波脱落，心电图诊断为二度房室阻滞，其诊断的核心原则是部分 QRS 波脱落。

■ 二度 I 型房室阻滞

二度 I 型房室阻滞的发生机制是窦性冲动下传心室途中，遭遇传导系统某部位的传导功能进行性减弱，直至传导中断，这种传导现象称为递减传导。心电图上，二度 I 型房室阻滞的诊断标准如下。

① PR 间期进行性延长，直至 QRS 波脱落，形成长 R-R 间期。

② QRS 波脱落后，开始下一次阻滞周期，或

Note 递减传导的原因是传导系统从前一次兴奋的不应期中恢复的能力很差，随后的冲动不断从相对不应期落入有效不应期，随即发生传导中断。

以交界性逸搏、室性逸搏结束该周期的长 R-R 间期，然后再开始下一次阻滞周期。

③典型的二度 I 型房室阻滞的特点有：a. 每个传导周期的第一个心搏 PR 间期最短；b.PR 间期进行性延长，但延长的增量进行性缩短，传导周期中 R-R 间期进行性缩短，直至 QRS 波脱落；c.QRS 波脱落引起长 R-R 间期短于脱落前最短 R-R 间期的 2 倍（图 13-6）。

④临床上，常见的是不典型的二度 I 型房室阻滞，包括每个传导周期的第一个心搏的 PR 间期最长、PR 间期进行性延长且延长增量逐渐增大或变化不定、PR 间期不呈进行性延长（通常多初期表现为进行性延长，然后数个心搏保持恒定，再继续延长，直至 QRS 波脱落）、脱落前最后一个下传的 PR 间期最短等（图 13-7）。

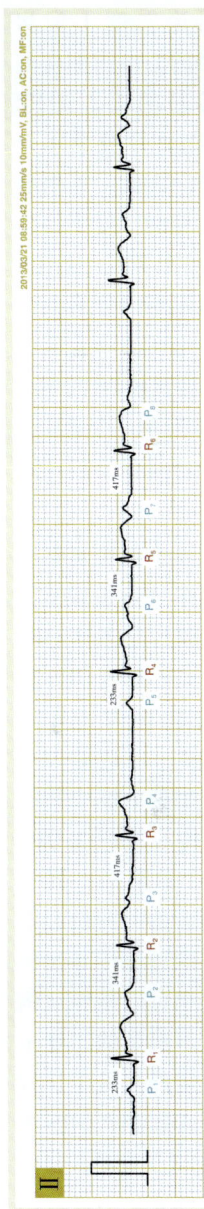

图 13-6　典型的二度 I 型房室阻滞

基础节律为窦性心律，从 P₁ 至 P₃，PR 间期进行性延长，但延长增量缩短，造成 R-R 间期缩短，直至 P₄ 被阻滞，脱落一次 QRS 波。由于 P₃R₃ 间期显著延长，导致 P₄ 重叠在 R₃ 的 T 波上

急性下壁心肌梗死合并的二度 I 型房室阻滞多数是良性的，一般不需要特殊治疗，多数患者能够自动恢复。

无论二度 I 型房室阻滞的心电图如何演变，诊断的核心是 PR 间期变动伴脱落 1 个 QRS 波。因此，如果遇到不典型的二度 I 型房室阻滞，特别是一些 PR 间期肉眼难以分辨其变化，心电图阅读者应用分规逐搏比较 PR 间期，观察 PR 间期是否变动，有无 QRS 波脱落以及脱落个数。

二度 I 型房室阻滞由于存在 QRS 波脱落，P 波个数肯定多于 QRS 波，P 波个数与 QRS 波个数之比称为传导比例，如 5 : 4 传导表示每 5 个窦性 P 波中只有 4 个下传心室产生 QRS 波，1 个被阻滞。同一位受检者的同一份心电图中，既可以传导比例恒定，也可以传导比例多变。不典型的二度 I 型房室阻滞多见于长程十数个或数十个 QRS 波传导时 PR 间期延长伴增量固定或变化不显著的

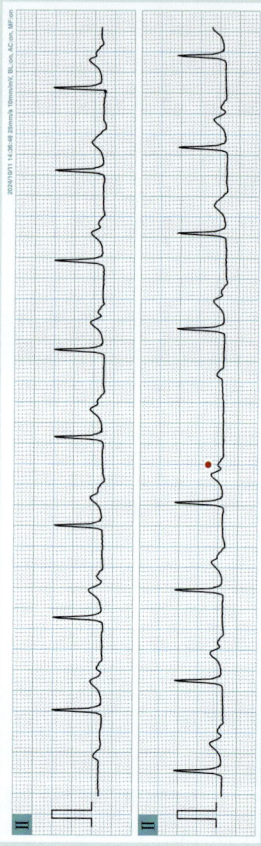

图 13-7　不典型的二度 I 型房室阻滞，二度 I 型房室阻滞表现不典型。基础节律为窦性心律，本例二度 I 型房室阻滞的传导比例为 13 : 2，在传导初期可见 PR 间期逐渐延长，但传导中期长 PR 间期基本恒定，增量变化不大，砖红色圆圈所示窦性 P 波未能下传心室。本例心电图建议读者逐搏测量比较 PR 间期

Note　采集心电图时，如果发现一度房室阻滞患者的 PR 间期变化，需要延长采集时间，因为该一度房室阻滞实际为二度 I 型房室阻滞的长 PR 间期恒定段

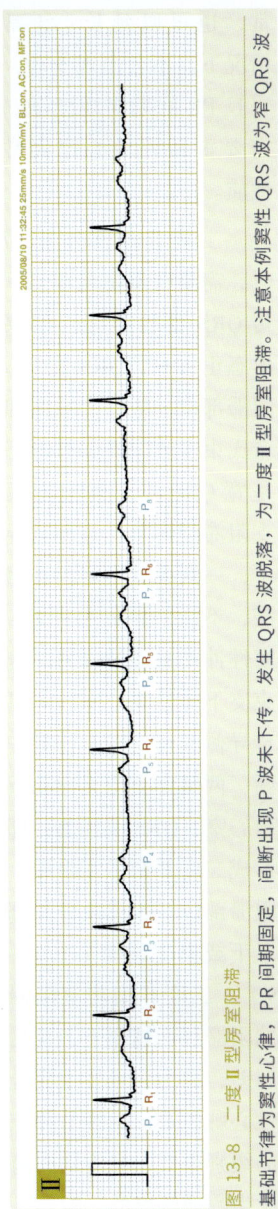

图 13-8 二度 II 型房室阻滞

基础节律为窦性心律，PR 间期固定，间断出现 P 波末下传，发生 QRS 波脱落，为二度 II 型房室阻滞。注意本例窦性 QRS 波为窄 QRS 波

节段，很容易误诊为一度房室阻滞。

二度 I 型房室阻滞的阻滞部位主要位于房室结，因为房室结具有延缓传导的生理性。

■ 二度 II 型房室阻滞

二度 II 型房室阻滞的发生机制是窦性冲动下传心室途中，间断性传导正常，间断性遭遇传导系统某部位的有效不应期而发生传导中断。

心电图上，二度 II 型房室阻滞的诊断标准是 PR 间期固定，间断出现 1 次 QRS 波脱落，形成长 R-R 间期（图 13-8）。当窦性心律的节律规整时，QRS 波脱落引起的长 R-R 间期是基础心动周期的 2 倍。

二度 II 型房室阻滞时，结束长 R-R 间期的可以是随后传导的窦性心律，也可以是交界性或室性逸搏。此外，窦性冲动下传心室时，形成的 PR 间期既可以正

从二度 I 型房室阻滞心电图的采集实例可以看出，心电图采集时间的长短会影响分析结果。

Note

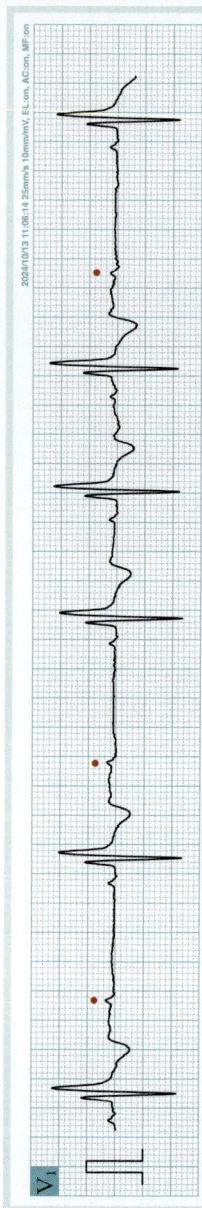

图 13-9 二度Ⅱ型房室阻滞

基础心律为窦性心律，部分窦性 P 波后跟随 QRS 波，PR 间期恒定为 132ms，部分窦性 P 波被阻滞，为二度Ⅱ型房室阻滞。下传的 QRS 波增宽，时限 143ms，为完全性右束支阻滞图形，提示右束支恒定存在阻滞，窦性冲动通过左束支下传心室，一旦传导中断，QRS 波脱落

常，也可以延长，正常情况下，不会出现变动，一旦 PR 间期出现变动，需要重新评估心律失常性质。

二度Ⅱ型房室阻滞时，需要观察窦性冲动下传 QRS 波的形态，如果形态正常（窄 QRS 波），阻滞部位一般在房室结和希氏束主干，而如果形态是宽 QRS 波（典型的束支阻滞图形），这种情况下，一侧束支恒定存在阻滞，不能传导窦性冲动，窦性冲动只能通过另一侧束支下传激动心室，一旦传导侧的束支发生传导中断，两侧束支均无冲动下传心室，QRS 波脱落，即形成二度Ⅱ型房室阻滞，阻滞部位在希氏束分叉部以下或束支层面（图 13-9）。二度Ⅱ型房室阻滞的阻滞层面越靠下，预后越差，因为一旦发生完全性心脏阻滞，逸搏节律点的级别很低，患者随时有发生心搏骤停的风险。

Note 二度Ⅱ型房室阻滞时，如果传导的窦性心搏呈完全性右束支阻滞，说明右束支恒定阻滞，冲动间歇性通过左束支传导，反之亦然。

二度Ⅱ型房室阻滞的预后比二度Ⅰ型差，容易进展为三度房室阻滞。

■ 2∶1 房室阻滞

在窦性心律时，如果每 2 个窦性冲动只有 1 个下传心室，另一个被阻滞，这种传导现象连续发生就形成了 2∶1 房室阻滞（图 13-10）。

2∶1 房室阻滞是一种特殊类型的二度房室阻滞，代表 50% 的窦性冲动被阻滞，心室率减半，容易出现缓慢性心室节律，如当心房率 < 120 次 / 分，则心室率将 < 60 次 / 分，心室层面就会出现心动过缓。

当心电图只采集到 2∶1 房室阻滞时，只能诊断为 2∶1 房室阻滞，因为此时只有 1 个下传的 PR 间期，不能了解连续传导的窦性心搏（至少需要 2 个）的 PR 间期是固定还是变化，不能按照二度Ⅰ型房室阻滞和二度Ⅱ型房室阻滞进

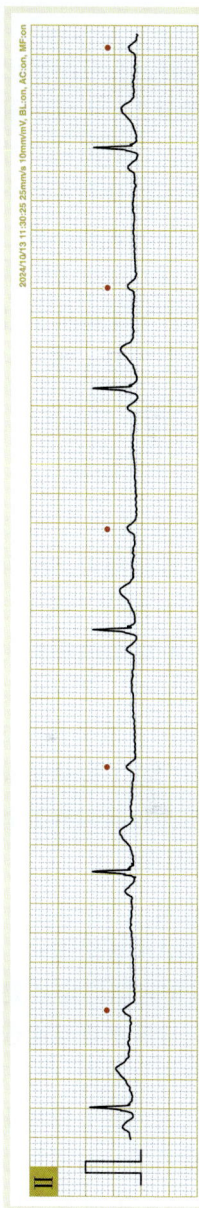

图 13-10　2∶1 房室阻滞

基础节律为窦性心律，心率 73 次 / 分，每 2 个窦性冲动只有 1 个下传心室，另一个被阻滞（砖红色圆圈所示），心室率为 37 次 / 分，为心房率的一半。心电图诊断：①窦性心律；②2∶1 房室阻滞

相于二度Ⅰ型和Ⅱ型房室阻滞，2∶1 房室阻滞更容易形成长 R-R 间期和缓慢性心室节律。

行分类。

有时，心电图只记录到部分 2∶1 房室阻滞，延长心电图采集时间，可以记录到 ≥ 2 个连续传导的窦性心搏，从而能够判断患者阻滞究竟是二度Ⅰ型房室阻滞，还是二度Ⅱ型房室阻滞（图 13-11）。

■ 高度房室阻滞

当连续 ≥ 2 个窦性 P 波被阻滞时，称为高度房室阻滞（图 13-12）。心电图诊断高度房室阻滞时，强调被连续阻滞的 P 波个数 ≥ 2 个，而二度Ⅰ型和Ⅱ型房室阻滞每次只有 1 个 P 波被阻滞。

同理，当 ≥ 2 个连续窦性 P 波被阻滞时，无论 PR 间期固定还是变动，诊断术语只能选用高度房室阻滞，而不能再选用二度Ⅰ型和Ⅱ型房室阻滞。这是因为 2∶1 房室阻滞是二度

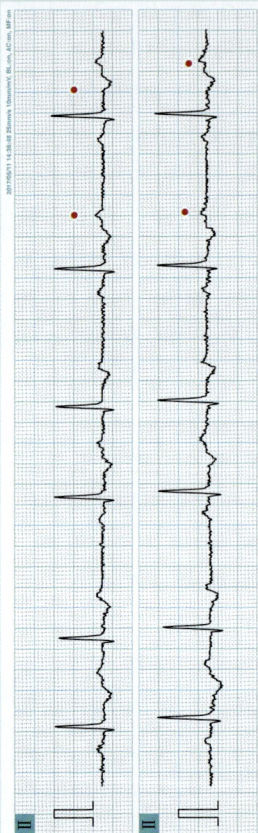

图 13-11 2∶1 房室阻滞

基础节律为窦性心律，部分 P 波传导，部分 P 波被阻滞，发生 QRS 波脱落，为二度房室阻滞。砖红色圆圈标注的为部分 2∶1 房室阻滞 P 波，PR 间期延长，心传的 2 个窦性心律、PR 间期延长，心电图诊断：① 窦性心律；② 二度Ⅰ型房室阻滞，部分为 2∶1 房室阻滞

2∶1 房室阻滞时，观察心电图 QRS 波，如果下传的 QRS 波为窄 QRS 波，阻滞部位多数在房室结或希氏束主干，室内传导正常。

Ⅰ型和Ⅱ型房室阻滞与高度房室阻滞的分水岭，一旦出现更高级别的传导阻滞，诊断应选取高级别阻滞的术语。

高度房室阻滞时，传导比例越低，传导阻滞如果连续发生，心电图越容易频繁出现长 R–R 间期，心室率也越慢，患者越容易出现黑矇、晕厥等缓慢性心律失常症状，因为 ≥ 2 个窦性 P 波被连续阻滞时，即 3：1 以上房室传导，要维持 > 60 次 / 分的心室率，心房率至少 ≥ 180 次 / 分，这在临床上对于患者来说是不容易达到的。

高度房室阻滞的阻滞部位可以在房室结、希氏束主干或希氏束分叉部以下，后者传导的 QRS 波多为宽 QRS 波（束支阻滞图形）。

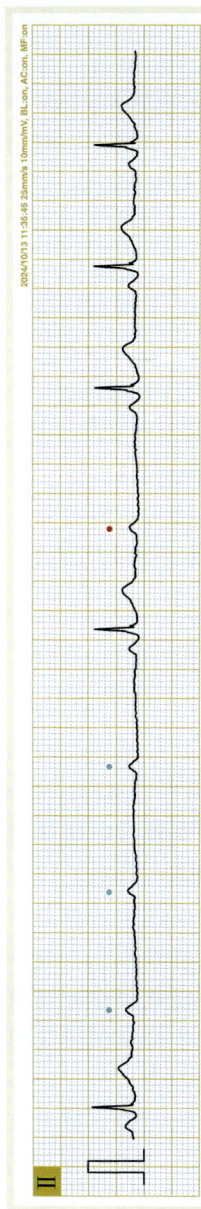

图 13-12 2：1 房室阻滞

基础节律为窦性心律，第 2 至第 4 个窦性 P 波接连被阻滞（蓝色圆圈所示），为高度房室阻滞。后面紧随 2：1 房室阻滞，只阻滞 1 个窦性 P 波（传红色圆圈所示）。心电图诊断：窦性心律，高度房室阻滞。本图有高度房室阻滞 2：1 房室阻滞

2：1 房室阻滞时，如果下传的 QRS 波为宽 QRS 波，阻滞部位多数在束支层面，预后更差。

Note

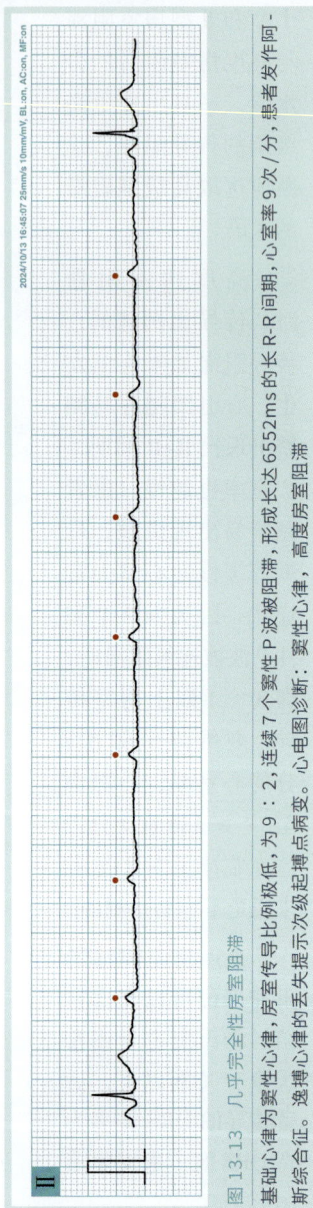

图13-13　几乎完全性房室阻滞

基础心律为窦性心律，房室传导比例极低，为9∶2，连续7个窦性P波被阻滞，形成长达6552ms的长R-R间期，心室率9次/分，患者发作阿-斯综合征。逸搏心律的丢失提示次级起搏点病变。心电图诊断：窦性心律，高度房室阻滞

高度房室阻滞的特殊情况是房室传导比例极低，若逸搏或逸搏节律不能及时出现，心电图表现为长时间的心室停搏，患者反复发作晕厥，一些经典心电图学教材称其为几乎完全性房室阻滞（图13-13）。几乎完全性房室阻滞患者，能够下传的窦性P波稀少，传导系统病变重，是一种介于高度房室阻滞和三度房室阻滞的中间状态。

4 三度房室阻滞

当所有的窦性冲动均未能下传心室时，称为三度房室阻滞或完全性房室阻滞。此时，传导系统的某部位或多部位存在病理性损伤，传导细胞不能被窦性冲动激动而发生恒定的传导中断，机体为了生存，心脏的次级起搏点将发放逸搏节律，维持心室律，避免患者发生心室停搏。

Note　三度房室阻滞时，患者是否出现缓慢性心律失常相关症状，取决于逸搏以及逸搏心律能否及时发生。全传导系统病变患者，次级起搏点也存在病变。

三度房室阻滞的心电图诊断标准如下。

①心房与心室各自激动，呈完全性房室分离，心房率快于心室率，这种房室分离属于阻滞型房室分离。

②心房节律可以为窦性心律以及各种房性心律，包括加速性房性心律、房性心动过速、心房扑动和心房颤动。

③心室节律为交界性逸搏心律或室性逸搏心律，表现为窄 QRS 波心律或宽 QRS 波心律后者包括交界性逸搏心律伴室内阻滞和室性逸搏心律（图 13-14）。偶尔，心室节律可以为加速性交界性心律或加速性室性自主心律。

三度房室阻滞时，心房由窦房结或房性节律控制，心室由交界性或室性逸搏控制，根据起搏细胞的层次性，窦性和房性节律的频率快于交界性和室性节律的

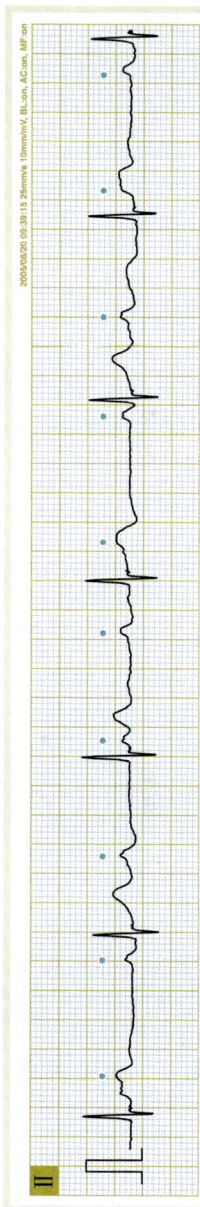

图 13-14　三度房室阻滞（一）

心电图诊断：窦性心律不齐，三度房室阻滞，交界性逸搏心律，为交界性逸搏心律 48～49 次 / 分，节律基本匀齐。窦性心率波动于 67～94 次 / 分，心室节律为窄 QRS 波心律，频率波动于

Note

若心电图诊断为三度房室阻滞，但心室率快于心房率，则需要重新评估心律失常是否为干扰性房室分离。

频率，因此，三度房室阻滞时，心房率快于心室率。

三度房室阻滞时，若逸搏心律为窄 QRS 波，阻滞部位可能位于房室结或希氏束主干，而逸搏心律为宽 QRS 波，阻滞部位位于希氏束分叉部以下或双束支层面，实际上，双束支阻滞是三度房室阻滞的常见病因（图 13-15）。

三度房室阻滞时，逸搏心律的 QRS 波越宽，心室率也越慢，提示阻滞层面越低，逸搏节律点也越低，一旦该逸搏节律点丢失，可能无替代心律，患者有发生心室停搏的风险。血流动力学不稳定的三度房室阻滞，在等待永久性起搏器植入术期间，应给予临时心脏起搏器治疗。

此外，一部分三度房室阻滞的患者，

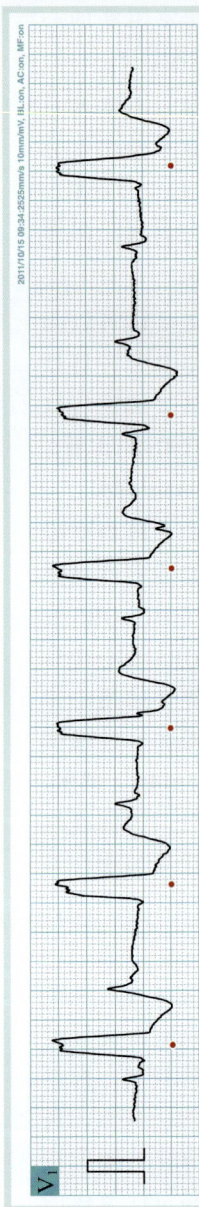

图 13-15 三度房室阻滞（二）

心电图诊断：窦性心律，三度房室阻滞，加速性室性自主心律。心房节律为窦性心律，频率 95 次 / 分，QRS 波宽大畸形，呈典型的束支阻滞图形，为室性逸搏心律，心室率为 54 次 / 分

Note 血流动力学不稳定的三度房室阻滞，应接受严密的心电监护，不要安排非必要的外出检查，以免患者发生心室停搏。

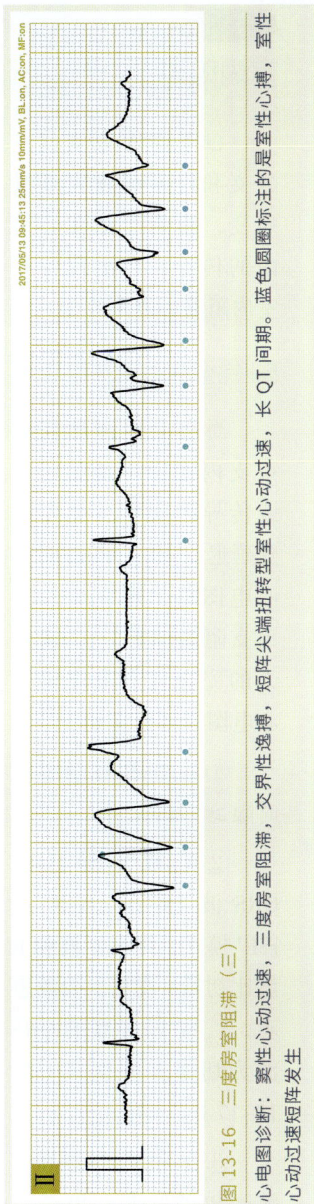

图 13-16 三度房室阻滞（三）

心电图诊断：窦性心动过速，三度房室阻滞，交界性逸搏，短阵尖端扭转型室性心动过速，长 QT 间期。蓝色圆圈标注的是室性心搏，室性心动过速短阵发生

心电图有 QT 间期延长，容易出现各种室性心律失常，如频发室性期前收缩、尖端扭转型室性心动过速，甚至心室颤动，是心搏骤停的高危人群，需要加强心电监护，尽早接受起搏器治疗（图 13-16）。

诊断三度房室阻滞心电图时，必须包括心房层面的节律、三度房室阻滞和心室层面的节律等三项诊断术语才算完整诊断。很多初学者在诊断三度房室阻滞时，常常漏掉 1 项或 2 项诊断术语，如"窦性心律，房性期前收缩，三度房室阻滞"，这一诊断没有说明心室节律性质，"窦性心律，交界性逸搏心律"，这一诊断没有说明三度房室阻滞。这些不完善的诊断会让主治医生低估患者的临床风险。

一定要询问三度房室阻滞患者是否存在黑矇、晕厥等症状，原因多为缓慢的心室率或合并快速性室性心律失常。

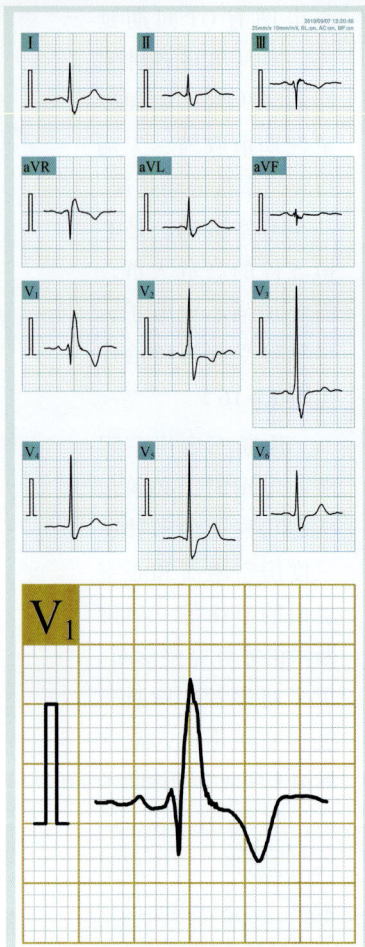

图 13-17　完全性右束支阻滞（一）

男，62 岁，临床诊断为慢性肾功能衰竭，尿毒症期。心电图诊断：①窦性心律；②完全性右束支阻滞；③ ST-T 改变。QRS 波时限为 164ms，V_1 导联呈 rsR' 形态，Ⅰ 和 V_6 导联有宽而不深的 s 波，时限为 98ms

5

室内阻滞

　　心室内的束支、左分支和终末浦肯野纤维病变，影响冲动在心室内的传导，会出现各种室内阻滞心电图改变。

■ 完全性右束支阻滞

　　当室上性冲动在右束支内完全不能传导、或传导时间至少比左束支延迟 > 40 ~ 45ms 时，心电图将出现完全性右束支阻滞图形 [7]。成年人的完全性右束支阻滞心电图诊断标准如下 [8]：

　　①心电图的 QRS 波时限 ≥ 120ms。

　　② V_1 或 V_2 导联的 QRS 波呈 rsr'、rsR' 或 rSR' 模式，终末 r' 波和 R 波比初始 r 波宽。少数患者，V_1 或 V_2 导联的 QRS 波为切迹 R 波模式（图 13-17）。

　　③ Ⅰ 和 V_6 导联的 S 波比 R' 波宽或 > 40ms。

Note　完全性右束支阻滞的核心诊断导联是 V_1 导联的 QRS 波形态，Ⅰ 和 V_6 导联的 S 波时限，依靠这三个导联即能完成诊断。

④ V_5 和 V_6 导联的 R 峰时间正常，但 V_1 导联 R 峰时间 > 50ms。

在上述四个诊断标准中，第①、第②和第③条标准用于建立大多数完全性右束支阻滞的诊断。当 V_1 导联的 QRS 波为 R 波或切迹 R 波时，第④条标准用于建立诊断（图 13-18）。

在完全性右束支阻滞中，室上性冲动只能通过左束支下传激动心室，心室初始激动和正常时一样，V_1 导联为小 r 波。随后，左心室一边兴奋，冲动穿间隔抵达右心室后，右心室才开始兴奋。由于右心室兴奋期间，大部分左心室已经激动完毕，左心室的对抗电势很小，故 V_1 导联记录到高振幅 R' 波。穿间隔激动和右心室的激动都不通过正常传导系统完成，而是通过心室肌 - 心室肌缓慢传导完成，整体心室激动时间延长，

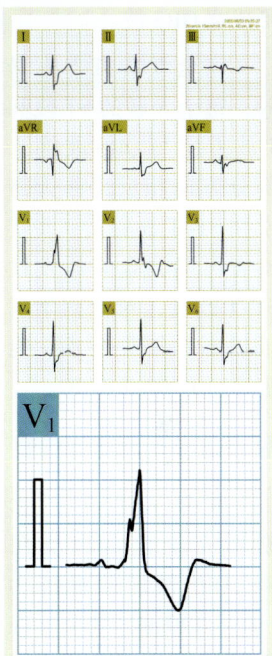

图 13-18　完全性右束支阻滞（二）

女，11 岁，门诊体检心电图，既往无心血管疾病病史。心电图诊断：①窦性心律；②电轴左偏；③完全性右束支阻滞；④ ST-T 改变。本例为完全性右束支阻滞，V_1 导联 QRS 波为切迹 R 波，可能会被误诊为右心室肥厚，但受检者电轴左偏，不考虑右心室肥厚。V_5、V_6 导联有宽而不深的 S 波，时限 85ms，支持诊断完全性右束支阻滞，而右心室肥厚应出现深 S 波。V_6 导联 R 峰时间 28ms，V_1 导联 R 峰时间 107ms

技巧：完全性右束支阻滞时，V_1 导联的正负正三相波俗称 M 型 QRS 波，典型病例 R' 波振幅 > r 波振幅。

Note

形成宽 QRS 波。

完全性右束支阻滞时，每个导联的 ST 段和 T 波方向与 QRS 波终末部分方向相反，称为继发性 ST-T 改变。一些受检者可能会合并原发性 ST-T 改变，对于初学者可以不作细分要求，笼统诊断为 ST-T 改变。

■ 不完全性右束支阻滞

成年人心电图诊断不完全性右束支阻滞，QRS 波时限标准为 110 ~ 120ms，其余标准同完全性右束支阻滞（图 13-19）[8]。

当 QRS 波时限 < 110ms、右束支阻滞图形不典型（如 r 波振幅 > r' 波振幅）等情况，一律考虑正常变异，不作过多分析。换言之，诊断不完全性右束支阻滞，V1 导联除了具备右束支阻滞的 QRS 波模式外，QRS 波时限一定要在 110 ~ 120ms 范围内。

因此，若怀疑心电

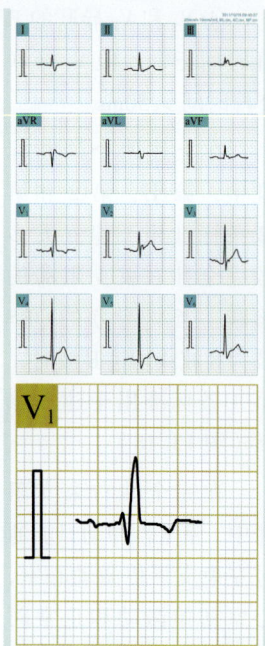

图 13-19　完全性右束支阻滞（三）

男，87 岁，临床诊断为白内障。心电图诊断：①窦性心律；②不完全性右束支阻滞。V1 导联 QRS 波为 rsR' 形态，QRS 时限为 115ms，为不完全性右束支阻滞

图为不完全性右束支阻滞，但心电图机自动测值 QRS 波时限 < 110ms，此时需要人工测量 QRS 波时限，以明确心电图诊断。

不完全性右束支阻滞的电生理机制是室

上性冲动在右束支和左束支内的传导时间差值 < 40ms，右心室存在一部分由右束支激动的心肌，也存在一部分穿间隔激动的心肌。

■ 完全性左束支阻滞

当室上性冲动在左束支内完全不能传导或传导时间至少比右束支延迟 > 40 ~ 45ms 时，心电图将出现完全性左束支阻滞图形[7]。成年人完全性左束支阻滞心电图诊断标准如下[8]。

①心电图的 QRS 波时限≥ 120ms。

② I 、aVL、V_5 和 V_6 导联出现增宽的切迹 R 波或钝挫 R 波，患者心脏存在转位时，V_5 和 V_6 导联会出现 RS 波（图 13-20）。

③ I 、V_5、V_6 导联无 q 波，但 aVL 导联可以出现窄 q 波。

④ V_5 和 V_6 导联的 R 峰时间 > 60ms，如果

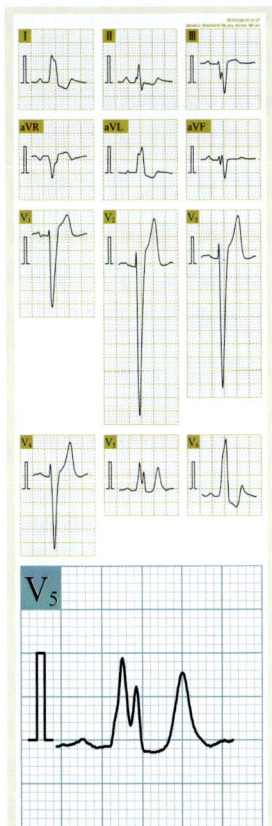

图 13-20　完全性左束支阻滞（一）

男，56 岁，临床诊断为扩张型心肌病。心电图诊断：①窦性心律；②完全性左束支阻滞；③ST-T 改变。宽 QRS 波，时限为 183ms，V_1 导联 QRS 波为 rS 图形，I 、aVL、V_5 导联 QRS 波为切迹 R 波且无初始 q 波，V_5 导联 QRS 主波正向，ST 段压低伴 T 波直立，为继发性 ST-T 改变

完全性右束支阻滞可见于心脏结构正常的受检者，而完全性左束支阻滞多见于器质性心脏病患者。

Note

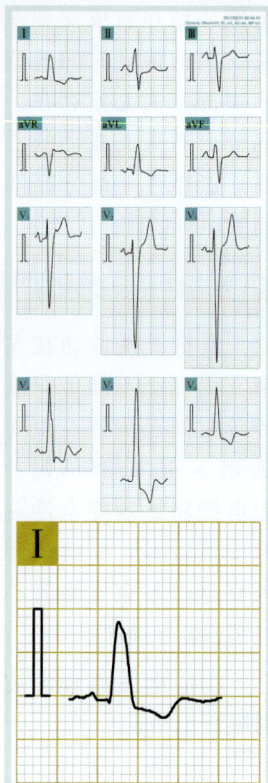

图 13-21 完全性左束支阻滞（二）

男，48 岁，临床诊断为扩张型心肌病。心电图诊断：①窦性心律；②左心房异常；③完全性右束支阻滞；④ ST-T 改变；⑤ U 波改变。宽 QRS 波，时限为 155ms，V₁ 导联 QRS 波形为 rS 形态，I、V₅ 和 V₆ 导联为钝挫 R 波，无初始 q 波，V₅ 导联 QRS 主波正向，ST 段压低伴 T 波负正双相，为继发性 ST-T 改变。本例左胸导联 QRS 波切迹不明显，表现为钝挫

V₁ ~ V₃ 导联能够记录到初始 r 波，则这些导联的 R 峰时间正常。

⑤ ST-T 方向通常与同导联 QRS 主波方向相反，属于继发性 ST-T 改变。不过，完全性左束支阻滞多见于器质性心脏病患者，一些患者同时存在原发性 ST-T 改变。

⑥额面 QRS 电轴可以正常、右偏或左偏。

完全性左束支阻滞时，室上性冲动只能通过右束支下传激动心室，心室激动开始于右心室，然后穿间隔激动左心室，左心室激动时，大部分右心室已经激动完毕。因此，完全性左束支阻滞的心室初始激动不同于正常传导和完全性右束支阻滞，V₁ 导联初始 r 波可以丢失，QRS 波为 QS 模式，或记录到右心室激动产生的初始 r 波，QRS 波为 rS 模式，V₁ ~ V₃ 导联的 QRS 波可以均为 QS 形态或 rS 形态，取决于是否出现初始 r 波。

Note 图 13-20 和图 13-21 是两例非常典型的完全性左束支阻滞，I、V₅ 和 V₆ 导联均无初始 q 波，提示心室初始激动方向改变。

完全性左束支阻滞时，由于初始心室激动与正常心室激动不同，$V_1 \sim V_3$ 导联的 QS 波、低振幅 r 波无须诊断病理性 Q 波和 R 波递增不良。此外，完全性左束支阻滞时，左心室激动来自穿间隔缓慢的心室肌－心室肌传导，可以在右胸导联形成高振幅 S 波，左胸导联形成高振幅 R 波，这些心电图改变也不能用于诊断左心室肥厚。

完全性左束支阻滞主要见于器质性心脏病患者，一些患者存在左心室扩大、心脏转位和严重的左心衰竭，V_5 和 V_6 导联记录不到切迹或钝挫 R 波，QRS 波为 RS 形态，不要误诊为非特异性室内传导障碍，只要 I、aVL 导联有典型的切迹或钝挫 R 波，能够依据肢体导联诊断完全性左束支阻滞，此类患者的后壁导联（$V_7 \sim V_9$）可以记录到切迹 R 波或钝挫 R 波（图 13-21、图 13-22）。

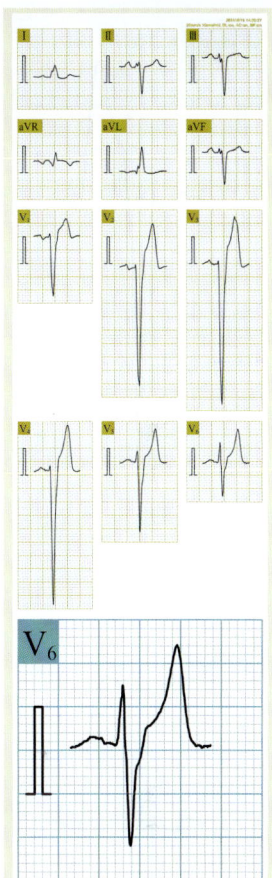

图 13-22　完全性左束支阻滞（三）

男，26 岁，临床诊断为左心室致密化不全。心电图诊断：①窦性心律；②电轴左偏；③左心房异常；④完全性左束支阻滞；⑤ ST-T 改变。本例为完全性左束支阻滞，V_5 和 V_6 导联分别为 rS、RS 波，主波负向，切迹或钝挫 R 波实际将出现于后壁导联，I 导联典型的切迹 R 波，即使不描记后壁导联，亦可以根据 I 导联 QRS 波形态学诊断完全性左束支阻滞

完全性左束支阻滞时，当穿间隔激动抵达下部左心室，左心室逆行激动，下壁导联 QRS 主波负向。

Note

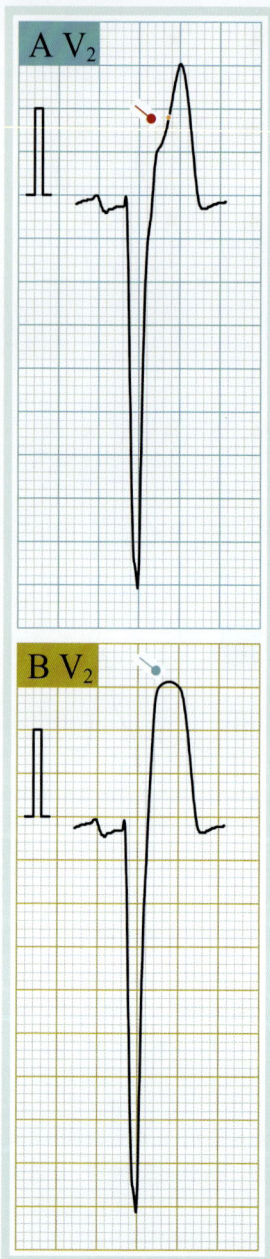

A V₂

B V₂

完全性左束支阻滞合并急性心肌梗死

完全性左束支阻滞合并急性心肌梗死是临床心电图诊断的难点之一，一方面是完全性左束支阻滞的继发性 ST-T 改变可以酷似急性心肌梗死的 ST 段抬高或 ST 段压低，另一方面完全性左束支阻滞倾向于在 V₁ ~ V₃ 导联形成 QS 波或低振幅 r 波，酷似病理性 Q 波和 R 波递增不良，因此，完全性左束支阻滞图形可以掩盖急性心肌梗死（图 13-23）。

完全性左束支阻滞

图 13-23　完全性左束支阻滞 (四)

A. 图 13-22 的 V₂ 导联，ST 段抬高伴 T 波直立，ST 段呈凹面向上型抬高，J₆₀ 处 ST 段抬高振幅接近 10.2mm，患者无胸痛，不考虑合并急性心肌梗死，这种 ST 段抬高是完全性左束支阻滞的继发性 ST 段抬高；B. 当完全性左束支阻滞的 ST 段呈凹面向下型抬高，患者出现胸痛症状，需要高度警惕急性心肌梗死，但临床部分完全性左束支阻滞合并急性心肌梗死的 ST 段抬高呈凹面向上型

Note　无论急性冠脉综合征或急性心肌梗死，患者都是有胸痛的，因此，有胸痛症状的完全性左束支阻滞患者需要高度警惕急性心肌缺血。

的继发性 ST 段抬高如果
呈凹面向下型、斜直型
抬高，患者有胸痛症状，
一般容易被怀疑合并急
性心肌梗死，而急性心
肌梗死的凹面向下型 ST
段抬高和完全性左束
支阻滞的继发性 ST 段抬高
易混淆（图 13-24）。

为了解决一些疑难
心电图的诊断问题，临床
心电图研究者利用统计
学方法，提出一些用于快
速诊断的流程法和积分
法。这些利用研究得到
的诊断方法，可帮助心电
图阅读者快速建立诊断，
而不是囿于传统心电图
分析技能，尽管诊断正确
率达不到 100%，也存在
敏感度和特异度的限制，
但对于大部分结果阳性
的患者，医生仍能快速
做出诊断。

完全性左束支阻滞
时，在存在单纯性继发
性 ST-T 改变的情况下，
每个导联的 ST-T 方向应
该与 QRS 主波方向相反。
然而，临床情况比理想

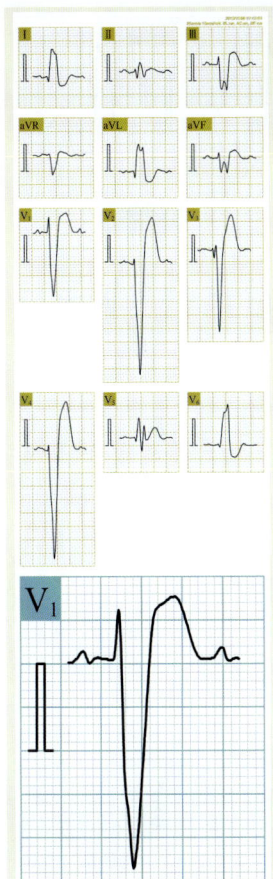

图 13-24　完全性左束支阻滞合
并急性心肌梗死

男，67 岁，胸痛 1 小时入院。
心电图诊断：① 窦性心律；
② ST 段抬高型急性下壁、前
间隔和前壁心肌梗死；③ 完
全性左束支阻滞。完全性左束
支阻滞患者，有胸痛症状，Ⅲ、
aVF、V₁～V₄ 导联 ST 段呈弓
背向上型和斜直型抬高

值得注意的是，在临床医学中，由于人
体高度个体化，一项检查项目要达到
100% 的正确诊断率是很少见的。

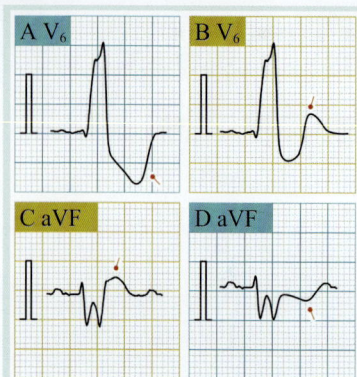

图 13-25　完全性左束支阻滞的复极改变

A.QRS 主波正向，ST 段压低伴 T 波倒置，为单纯继发性 ST-T 改变，是完全性左束支阻滞应该伴随的复极改变，不能提示急性心肌缺血；B.QRS 主波正向，ST 段压低伴 T 波直立，QRS 主波与 T 波均正向为正向一致性，既可以是完全性左束支阻滞伴随的继发性 ST-T 改变，也可以是同时合并心肌缺血的原发性 ST-T 改变；C.aVF 导联 QRS 主波负向，ST 段抬高和 T 波正向，既可以是单纯继发性 ST-T 改变，也可以是合并急性心肌缺血的原发性 ST-T 改变，即 ST 段抬高型心肌梗死或变异型心绞痛；D.aVF 导联 QRS 主波负向，ST 段压低伴 T 波倒置，QRS 主波和 T 波均倒置的情况，称为负向一致性，提示完全性左束支阻滞合并急性心肌缺血

情况复杂，当 QRS 主波正向，T 波方向亦正向时，称为正向一致性，既可以为继发性 ST-T 改变（不伴心肌缺血），也可以为合并原发性 ST-T 改变

（伴心肌缺血）；而当 QRS 主波负向伴 T 波负向时，称为负向一致性，若合并原发性 ST-T 改变，则是完全性左束支阻滞合并心肌缺血的心电图改变（图 13-25）。

在完全性左束支阻滞时，如果患者有缺血性胸痛症状，心电图出现如下改变，高度提示合并急性心肌缺血或急性心肌梗死[9, 10]。

① 无论 QRS 主波极性方向如何，任何导联出现与 QRS 主波极性方向一致的同向性偏移 ≥ 1mm[9]。

② 在 QRS 波振幅 ≤ 6mm 的导联中，ST 段反向性偏移 ≥ 1mm，即 QRS 主波负向的导联，ST 段抬高 ≥ 1mm，QRS 主波正向的导联，ST 段压低 ≤ 1mm[9]。

③ ≥ 1 个导联出现不成比例的反向性 ST 段偏移，即 QRS 主波负向时，ST 段抬高 ≥ 25%

Note 本书完全性左束支阻滞合并急性心肌梗死的心电图诊断标准，是笔者综合了 2012 年改良的 Sgarbossa 标准和 2020 年提出的 Barcelona 标准而形成的。

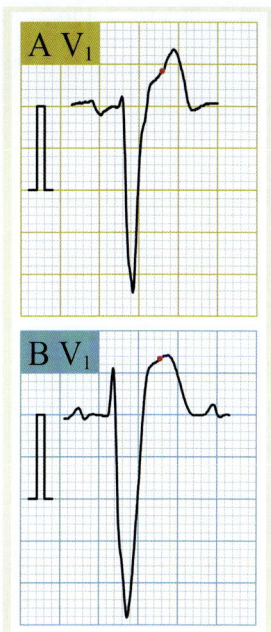

图 13-26 完全性左束支阻滞的 ST 段抬高

两例心电图均取自于完全性左束支阻滞的 V_1 导联，QRS 主波均负向，ST 段抬高伴 T 波直立，QRS 主波方向与 ST 段偏移方向反向，只能应用标准②和标准③判读。A. 患者无胸痛症状，ST 段呈凹面向上型抬高，有经验的心电图阅读者可以据此认为患者无急性心肌梗死。S 波振幅 89ms，ST 段抬高振幅 17mm，ST 段抬高振幅 /S 波振幅比值为 19%，相对振幅比值也不支持判读急性心肌梗死；本图取自图 13-22；B. 患者有胸痛症状，ST 段呈斜直型抬高，S 波振幅 96ms，ST 段抬高振幅 27mm，ST 段抬高振幅 /S 波振幅比值为 28%，ST 段抬高形态学和相对振幅比值支持判读急性心肌梗死

S 波振幅，QRS 主波正向时，ST 段压低 ≥ 25% 的 R 波振幅[10]。

在这三条诊断标准中，核心判读标准是 ST 段偏移方向和振幅，包括同向性偏移（标准①和③）、反向性偏移（标准②和③）以及绝对偏移振幅（标准①和②）和相对偏移振幅（标准③）。有胸痛症状的完全性左束支阻滞患者，一旦心电图满足上述标准中的任何一条，即可疑诊完全性左束支阻滞合并急性心肌梗死，无须再去分析 ST-T 形态（图 13-26）。

不完全性左束支阻滞

当室上性冲动在左束支内传导略微延迟，左束支和右束支的冲动传导时间差尚未达到完全性左束支阻滞程度时，心电图将出现不完全性左束支阻滞。诊断标准如下（图 13-27）[9]。

①成年人的 QRS 波

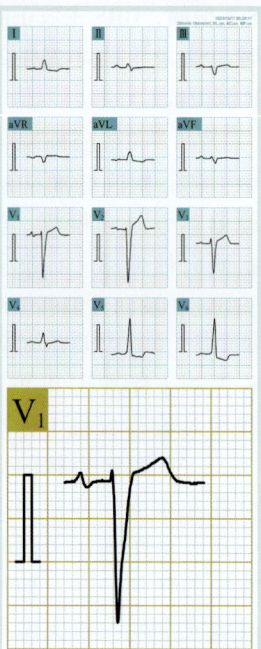

图 13-27　不完全性左束支阻滞

女，54 岁，临床诊断为扩张型心肌病。心电图诊断：①窦性心律；②不完全性左束支阻滞；③ ST-T 改变。QRS 波时限 V₂ 导联最大为 117ms，时限满足不完全性左束支阻滞诊断范围，V₄ ~ V₆ 导联 R 峰时间 83ms，Ⅰ、V₅ 和 V₆ 导联 QRS 波无初始 q 波，这些信息都支持判读为不完全性左束支阻滞。需要注意的是，最好采用同步法测量 R 峰时间，因为一些导联的 QRS 波起始部位于等电位线上，会低估测值

时限范围 110 ~ 120ms。

②心电图表现为左心室肥厚模式。

③ V₄、V₅ 和 V₆ 导联的 R 峰时间 > 60ms。

④ Ⅰ、V₅ 和 V₆ 导联无初始 q 波。

由于 QRS 波时限在各导联有不同的测值，判读不完全性束支阻滞时，应选取最大 QRS 波时限的导联，即 QRS 波时限在 110 至 120ms 之间，绝不应有 QRS 波时限 ≥ 120ms 的导联出现，但允许有 QRS 波时限 < 110ms 的导联出现。

在 Ⅰ、aVL、V₅ 和 V₆ 等左胸导联上，不完全性左束支阻滞的 QRS 波多为不典型的切迹 R 波或钝挫 R 波，QRS 波时限轻微增加，如果左胸导联出现高振幅 R 波，酷似左心室肥厚心电图，这种情况下，不完全性左束支阻滞和左心室肥厚心电图很难鉴别。

Note　有时，不完全性左束支阻滞和不典型的心室预激心电图容易混淆，要注意测量每个导联的 PR 间期，观察 QRS 波起始部形态。

6

左分支阻滞

在左心室内，冲动通过左前分支和左后分支系统同步激动左心室的前壁和后壁，产生正常 QRS 波。一旦左前分支和左后分支激动左心室的时间差异达到一定程度，心电图上将出现左分支阻滞图形。

左前分支阻滞

当左前分支系统激动时间比左后分支系统延迟时，左心室的后壁和后乳头肌先激动，然后才激动左心室前壁和前乳头肌，整体心室激动从右、后、下方向朝向左、前、上方向，额面电轴左偏，心电图上出现左前分支阻滞图形。

心电图诊断左前分支阻滞的标准如下[1]。

①额面电轴 -45° ~ -90°（图 13-28）。

②aVL 导联 QRS 波

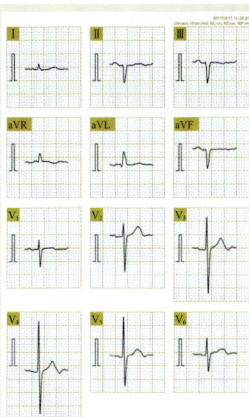

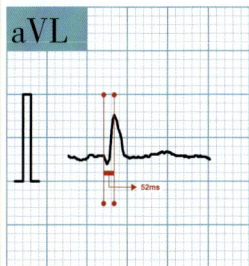

图 13-28　左前分支阻滞

女，87 岁，临床诊断为腹部包块待查。心电图诊断：①窦性心律；②电轴左偏；③左前分支阻滞；④顺钟向转位。QRS 波时限为 90ms，时限正常；电轴左偏 -79°，aVL 导联 QRS 波形态为 qR 模式，R 峰时间 52ms，诊断为左前分支阻滞

为 qR 图形。

③aVL 导联 R 峰时间 ≥ 45ms。

④成年人的 QRS 波

时限 < 120ms。

心电图诊断左前分支阻滞的核心标准是电轴、aVL 导联 R 峰时间和 QRS 波时限。电轴和 aVL 导联 R 峰时间一定要达标，不达标则不能诊断为左前分支阻滞，可能系左前分支阻滞的早期心电图改变。此外，可以据额面电轴左偏 > −45°、Ⅲ导联的 S 波振幅 > Ⅱ导联 S 波振幅与肺气肿、COPD 患者的假性电轴左偏鉴别（Ⅱ导联 S 波振幅 >Ⅲ导联，参见图 5-24）。

诊断单纯性的左前分支阻滞，QRS 波时限一定要 < 120ms，≥ 120ms 只能在合并完全性右束支阻滞的情况下诊断，此时实际为完全性右束支阻滞合并左前分支阻滞（图 13-29）。完全性右束支阻滞合并左分支阻滞是经典心电图学教科书中的一种双束支阻滞，但 2009 年 AHA/ACC/HRS《心电图标准化和解析建议》建

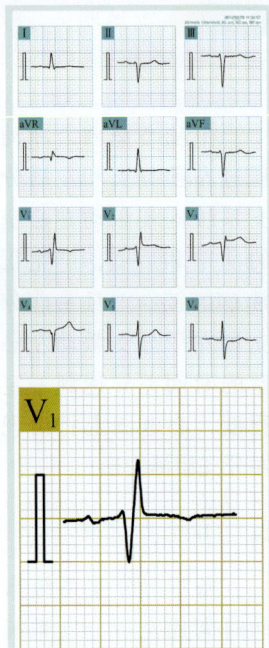

图 13-29　完全性右束支阻滞合并左前分支阻滞

男，78 岁，临床诊断为慢性肾功能不全，尿毒症期。心电图诊断：①窦性心律；②电轴左偏；③完全性右束支阻滞合并左前分支阻滞；④病理性 Q 波，见于 V_3 和 V_4 导联，请结合临床；⑤ ST-T 改变。本例心电图 V_1 导联的 QRS 波时限为 138ms，波形为 rSR' 模式，胸导联支持诊断完全性右束支阻滞；肢体导联电轴 −66°，aVL 导联 QRS 波为 qR 模式，R 峰时间 63ms，肢体导联支持诊断左前分支阻滞，系右束支阻滞合并左前分支阻滞

Note　诊断完全性右束支阻滞心电图时，一定要留意心电图机提供的 QRS 电轴自动测值，电轴左偏超过 −45° 时，要注意有无合并左前分支阻滞。

议不要笼统诊断为"双束支阻滞"，应具体指明阻滞的类型，如"完全性右束支阻滞合并左前分支阻滞"。

完全性右束支阻滞的心电图诊断主要依靠胸导联，而左前分支阻滞的心电图诊断主要依靠肢体导联，两者互不干扰。此外，左前分支阻滞尽管是一个影响肢体导联心电图的传导紊乱，然而，当一些患者的左心室在解剖空间方位上更靠近左、下、后时，左心室前壁激动电势将更靠近后下方，V_5、V_6 导联的 S 波增加，因此，左前分支阻滞患者常见左胸导联 S 波增深，不要误诊为右心室肥厚。

■ 左后分支阻滞

当左后分支系统激动时间比左前分支系统延迟时，左心室的前壁和前乳头肌先激动，然后才激动左心室后壁和后乳头肌，整体心室激动从左、前、上方向朝向右、后、下方向，额面电轴右偏，心电图出现左后分支阻滞图形（图13-30）。

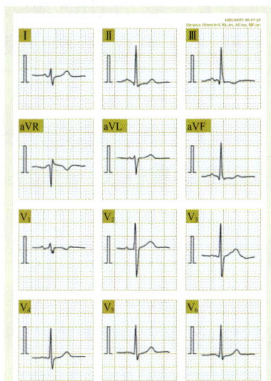

图 13-30　左后分支阻滞?

女，31 岁，健康体检。心电图表现为左后分支阻滞图形，电轴右偏，I 和 aVL 导联的 QRS 波为 rs 模式，s 波振幅 > r 波振幅，主波负向，II、III 和 aVF 导联的 QRS 波为 qR 图形，QRS 波时限为 80ms（心电图机自动测值）。左后分支阻滞的心电图改变，I、aVL 导联和 II、III、aVF 导联的 QRS 波模式与左前分支阻滞正好 QRS 波模式互换。本例心电图只是展示左后分支阻滞的心电图模式，至于受检者是否是真实的左后分支阻滞，还是其他原因引起的电轴右偏，尚能不能肯定

左后分支阻滞的心电图诊断标准有：①成年人的额面电轴位于 +90°～+180° 范围；②Ⅰ和 aVL 导联的 QRS 波为 qR 模式；③Ⅱ、Ⅲ和 aVF 导联的 QRS 波为 rS 模式；④QRS 波时限 < 120ms[1]。

心电图诊断左后分支阻滞尚有争议，这是因为左后分支系统分布广泛，一般不会轻易发生左后分支阻滞，心电图诊断左后分支阻滞需要排除其他引起电轴右偏的原因，而实际上，这很难在临床上做到。因此，除非已经排除其他原因，

心电图不要轻易诊断左后分支阻滞，在很多心电图学教科书中列举的左后分支阻滞心电图中，有一部分图例实际是其他原因所致的近似心电图改变。

当肢体导联出现左后分支阻滞图形，胸导联出现完全性右束支阻滞时，心电图应诊断为完全性右束支阻滞合并左后分支阻滞，而不能笼统地诊断为双束支阻滞。

7 多分支阻滞

左前分支、左后分支、左束支和右束支等室

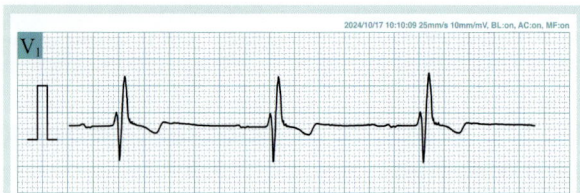

图 13-31　一度房室阻滞合并完全性右束支阻滞

一度房室阻滞伴完全性束支阻滞的心电图有两种解释：第一种诊断为双束支阻滞，即一度完全性左束支阻滞合并三度完全性右束支阻滞，阻滞层面在两侧束支，右束支的传导中断，左束支出现传导延缓；另一种诊断是一度房室阻滞合并完全性右束支阻滞，PR 间期延长发生在房室结或希氏束主干，合并室内束支阻滞

Note　一度房室阻滞合并完全性束支阻滞的心电图可以同时进行两个诊断，一个是心电图表型的诊断，即一度房室阻滞，完全性束支阻滞；另一种是推导的电生理诊断，即三度束支阻滞合并另侧束支一度阻滞。

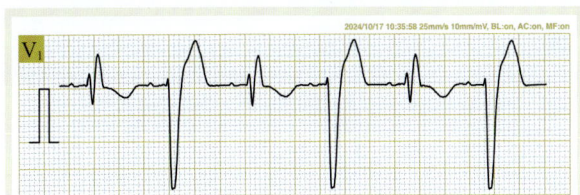

图 13-32 交替性双束支阻滞

窦性心律，宽 QRS 波节律，QRS 波呈完全性右束支阻滞和完全性左束支阻滞交替出现，提示双侧束支均有病变

内传导系统中，≥ 2 支联合阻滞称为多分支阻滞。实际上，一些多分支阻滞心电图是无法诊断的，典型的就是一度房室阻滞合并完全性束支阻滞（图 13-31）。

临床上，常见的双束支阻滞心电图表型有一度房室阻滞（一度右束支阻滞合并一度左束支阻滞）、一度房室阻滞合并完全性束支阻滞、二度房室阻滞伴完全性束支阻滞（三度束支阻滞伴另侧束支二度阻滞，一旦另侧束支发生传导中断，即出现 QRS 波脱落）、完全性左束支阻滞（左前分支阻滞合并左后分支阻滞）、完全性右束支阻滞和完全性左束支阻滞间歇出现、三度房室阻滞（完全性右束支阻滞合并完全性左束支阻滞）等（图 13-32）。

通常，房室阻滞合并完全性束支阻滞需要推导电生理诊断，而单纯房室阻滞无需推导电生理机制，否则心电图诊断都是一些模棱两可的结论，也不符合临床实际。此外。根据心电图所见即所得的原则，这些双束支阻滞的表型心电图诊断应排在第一位，推导的间接电生理诊断排在第二位，如"二度 Ⅱ 型房室阻滞，完全性右束支阻滞或三度右

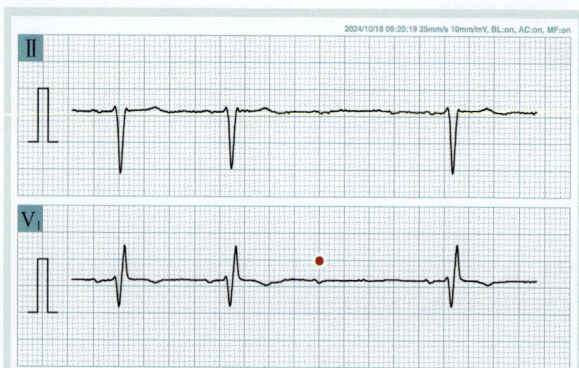

图 13-33　二度 Ⅱ 型房室阻滞合并完全性右束支阻滞

本例心电图在完全性右束支阻滞合并左前分支阻滞的基础上，出现 P 波被阻滞（砖红色圆圈所示），发生一次 QRS 波脱落，阻滞可能发生在房室结或希氏束（房室阻滞），也可能发生在左束支或左后分支（多分支阻滞）。心电图诊断：窦性心律，二度 Ⅱ 型房室阻滞，完全性右束支阻滞或窦性心律，三分支阻滞（三度右束支阻滞，三度左前分支阻滞和二度 Ⅱ 型左后分支阻滞）

束支阻滞合并二度 Ⅱ 型左束支阻滞"。

临床上，常见的三分支阻滞表型包括无 QRS 波脱落类型和 QRS 波脱落类型，前者是在完全性右束支阻滞合并左前分支阻滞的基础上，出现一度房室阻滞（左后分支传导延迟）或完全性右束支阻滞合并左前分支阻滞、左后分支交替阻滞，后者是在完全性右束支阻滞合并分支阻滞的基础上，出现 QRS 波脱落（左后分支传导中断，图 13-33）。最严重的三分支阻滞是右束支、左前分支和左后分支均不能传导室上性冲动，心电图表现为三度房室阻滞。

8

非特异性室内传导障碍

当成年人的 QRS 波

时限 > 110ms，QRS 波模式既不呈右束支阻滞图形，也不呈左束支阻滞图形时，称为非特异性室内传导障碍或不定型室内阻滞[1]。

非特异性室内传导障碍的 QRS 波可以在胸导联表现为右束支阻滞图形（rsR'、rSR' 波），肢体导联表现为左束支阻滞图形，或胸导联表现为左束支阻滞图形（rS、QS 波），肢体导联表现为右束支阻滞图形，或胸导联 QRS 波无法归类为右束支阻滞和左束支阻滞图形（QR、RS 波），（图 13–34）。

非特异性室内传导障碍提示心室肌存在严重的弥漫性病变，由于终末浦肯野纤维是传导系统的最后一级，一旦冲动不能传导至心室肌，心室将面临停搏的风险。此外，非特异性室内传导障碍产生的宽大畸形 QRS 波会降低左心室和右心室之间以及左心室

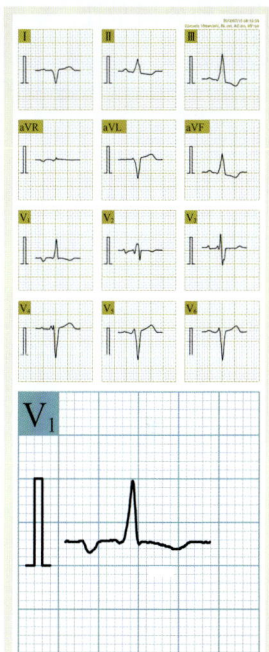

图 13-34　非特异性室内传导障碍

男，47 岁，临床诊断为扩张型心肌病。心电图诊断：①窦性心律；②电轴右偏；③左心房异常；④病理性 Q 波，见于 I、aVL 导联，请结合临床；⑤非特异性室内传导障碍；⑥ ST-T 改变。V₃ 导联 QRS 波时限 152ms，V₁ 导联 QRS 波为 Rs 图形，无论胸导联和肢体导联，整体 QRS 波模式既不像右束支阻滞图形，也不像左束支阻滞图形，系心肌病变引起终末浦肯野纤维弥漫性病变，左心室激动弥漫性改变，QRS 波宽大畸形

内激动的同步性，影响心功能。

参考文献

[1] Hancock EW, Deal BJ, Mirvis DM, et al. AHA/ACCF/HRS recommendations for the standardization and interpretation of the electrocardiogram: part V: electrocardiogram changes associated with cardiac chamber hypertrophy: a scientific statement from the American Heart Association Electrocardiography and Arrhythmias Committee, Council on Clinical Cardiology; the American College of Cardiology Foundation; and the Heart Rhythm Society: endorsed by the I,119(10):e251-261.

[2] de Luna AB, Massó-van Roessel A, Robledo LAE. The Diagnosis and Clinical Implications of Interatrial Block. Eur Cardiol,2015,10(1):54-59.

[3] Murariu E, Frigy A. Bayés' Syndrome-A Comprehensive Short Review. Medicina (Kaunas),2020,56(8):410.

[4] Sattar Y, Chhabra L. Electrocardiogram. 2023 Jun 5. In: StatPearls [Internet]. Treasure Island (FL): StatPearls Publishing; 2024 Jan–. PMID: 31747210.

[5] Kashou AH, Goyal A, Nguyen T, Ahmed I, Chhabra L. Atrioventricular Block. 2024 Feb 12. In: StatPearls [Internet]. Treasure Island (FL): StatPearls Publishing; 2024 Jan–. PMID: 29083636.

[6] Kusumoto FM, Schoenfeld MH, Barrett C, et al. 2018 ACC/AHA/HRS Guideline on the Evaluation and Management of Patients With Bradycardia and Cardiac Conduction Delay: A Report of the American College of Cardiology/American Heart Association Task Force on Clinical Practice Guidelines and the Heart Rhythm Society. Circulation,2019,140(8):e382-e482.

[7] Ramanathan C, Jia P, Ghanem R, et al. Activation and repolarization of the normal human heart under complete physiological conditions. Proc Natl Acad Sci U S A,2006,103(16):6309-6314. A,2006,103(16):6309-6314.

[8] Surawicz B, Childers R, Deal BJ, et al. AHA/ACCF/HRS recommendations for the standardization and interpretation of the electrocardiogram: part III: intraventricular conduction disturbances: a scientific statement from the American Heart Association Electrocardiography and Arrhythmias Committee, Council on Clinical Cardiology; the American College of Cardiology Foundation; and the Heart Rhythm Society: endorsed by the International Society for Computerized Electrocardiology. Circulation,2009, 119(10):e235-240.

[9] Di Marco A, Rodriguez M, Cinca J, et al. New Electrocardiographic Algorithm for the Diagnosis of Acute Myocardial Infarction in Patients With Left Bundle Branch Block. J Am Heart Assoc,2020,9(14):e015573.

[10] Smith SW, Dodd KW, Henry TD, et al. Diagnosis of ST-elevation myocardial infarction in the presence of left bundle branch block with the ST-elevation to S-wave ratio in a modified Sgarbossa rule. Ann Emerg Med,2012,60(6):766-776. Smith SW, Dodd KW, Henry TD, et al. Diagnosis of ST-elevation myocardial infarction in the presence of left bundle branch block with the ST-elevation to S-wave ratio in a modified Sgarbossa rule. Ann Emerg Med,2012,60(6):766-776.

顾 俊

重庆医科大学附属第一医院

第 14 章

室上性心动过速

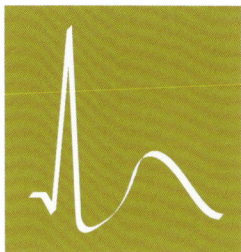

起源于窦房结、心房、房室结、希氏束主干的心动过速，称为室上性心动过速。室上性心动过速可以逐渐发生，频率逐渐增快，发作期间心率变动，终止前频率逐渐减慢，直至心动过速停止，这种渐快渐慢的发作模式称为非阵发性发作，其机制多为异常自律性或触发活动。室上性心动过速也可以突然发作、突然终止，心率保持稳定，这种发作模式称为阵发性发作，其机制多为折返。

1

窦性心动过速

窦性心律，频率 > 100 次 / 分时，称为窦性心动过速（图 14-1）[1]。窦性心动过速的心电图诊断核心是窦性节律，P 波符合窦性 P 波特征和频率达到诊断标准。

窦性心动过速多数是自律性增高，发放冲动的频率增强，少数属于折返机制，如果能记录到则为窦房结内或窦房折返性心动过速。除非心电图能记录到窦性心动过速的发作和终止模式，否则很难区别两种类型的窦性心动过速。

临床上，不明原因的窦性心动过速要排除甲状腺功能亢进症。

2

房性心动过速

起源于心房内的异位冲动且冲动频率 > 100 次 / 分称为房性心动过速，

图 14-1 窦性心动过速

窦性心律，频率 124 次 / 分，节律规整，诊断为窦性心动过速。当窦性 P 波出现于 T 波之前心搏的 T 波之后时，通常容易判读 P 波形态是否满足窦性 P 波；有时，窦性心动过速的频率过于快速，重叠于之前窦性心搏的 T 波之上，只能借助关键导联判读是否为窦性 P 波

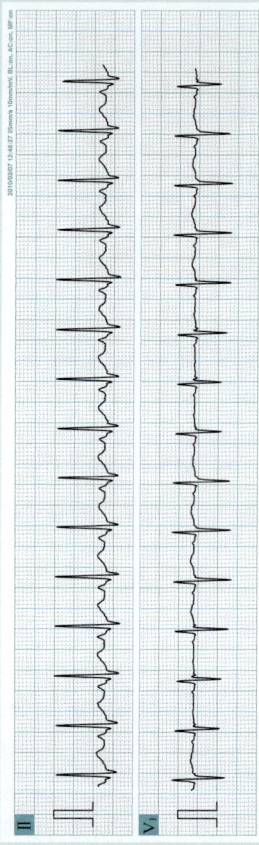

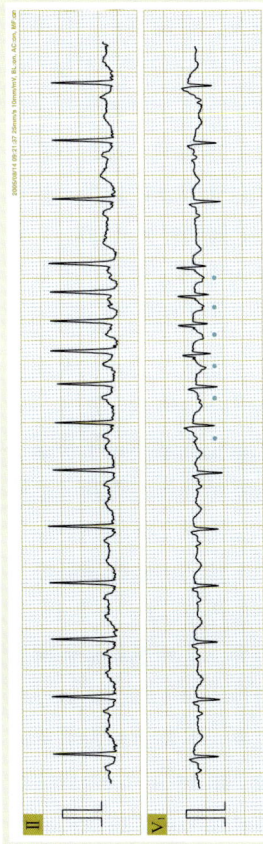

图 14-2　房性心动过速（一）
基础节律为窦性心动过速，频率计算为 104 次 / 分，其间出现频率更为快速的心动过速（蓝色圆圈所示），P 波形态、与窦性 P 波不同，P-P 间期变动较大，发作起始初期 P-P 间期有逐渐缩短的趋势，为复温现象，提示机制为异常自律性或触发活动（非折返机制）

既可以发生于无器质性心脏病的个体，也可发生于器质性心脏病患者[2]。

房性心动过速的心电图诊断标准是：①≥ 3 个连续出现的房性心搏，心房率 100 ～ 250 次 / 分；② P 波形态不同于窦性 P 波；③心室节律规整或不规整，当心房率过于快速时，可以出现 2 ∶ 1 ～ 4 ∶ 1 房室传导或文氏传导现象；④ QRS 波群可以正常或出现 3 相差异性传导[2]。

■ 非折返性房性心动过速

如果能够记录到房性心动过速的发作起始，观察到 P-P 间期逐渐缩短，电生理称之为复温现象，或发作终止，观察到 P-P 间期逐渐延长，电生理称之为降温现象，提示房性心动过速的机制为非折返性，包括异常自律性和触发活动（图 14-2）。

非折返性房性心动过速的发生机制有两种：第

一种为异常自律性，即心房内的起搏细胞快速发放冲动；第二种为触发活动，即普通工作心房肌病变从而获得产生冲动的能力。

■ 折返性房性心动过速

折返性房性心动过速通常由一个房性期前收缩诱发，突发突止，节律规整（图14-3）。不过，很多情况下，患者就诊或描记心电图时，观察不到心动过速发作的情况，只要P-P间期差异 < 20ms，就认为心动过速节律绝对规整，机制考虑为折返性[3]。

当房性心动过速的心房率 > 150次/分时，为了避免心室率过于快速，房室结开始发挥频率过筛作用，只允许部分房性冲动下传，房室传导可以为文氏传导、2 : 1 ~ 4 : 1传导，这种现象是快速性房性心律失常的伴随心电现象，不要诊断为房室阻滞（图14-4）。当房性心动过速的房室传导比例改变时，心室节律不规整。

图 14-3 房性心动过速（二）

如何分析心动过速？首先观察是窄QRS波心动过速，还是宽QRS波心动过速。本例QRS波时限正常，为窄QRS波心动过速。观察每个QRS波之前均有P波，P波形态和窦性P波不同（V₁导联为宽阔的倒置P波），PR间期154ms，符合房室传导规律，为房性心动过速

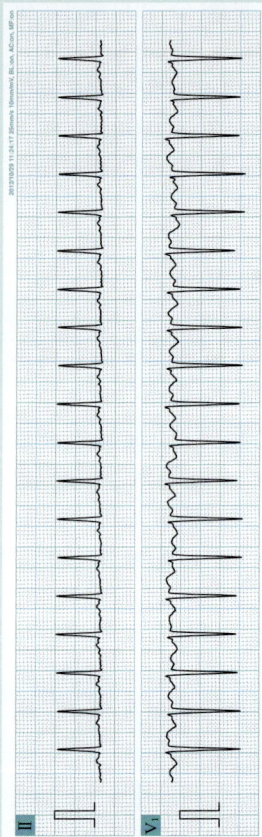

分析房性快速性心律失常时，要注意一种心电图现象：当 QRS 波位于心电图表观的两个 P 波间期正中时，提示 QRS 波内隐藏有另一个 P 波，心房率实际是表观 P 波频率的 2 倍。这种心电图分析方法称为 Bix 法则，用于正确评估心房率（图 14-5）[4]。

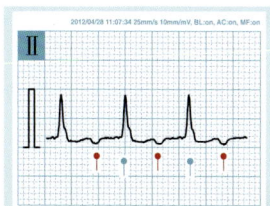

图 14-5 Bix 法则

砖红色圆圈指示的是心电图表观可见的房性 P 波，频率为 124 次 / 分。每个 QRS 波正好位于两个表观 P 波间期的正中，提示还有一个 P 波（蓝色圆圈所示）重叠于 QRS 波群中，真实的心房率为 248 次 / 分

房性心动过速伴宽 QRS 波的原因有心室肥厚、束支阻滞或非特异性室内传导障碍，合并 3 相差异性传导，合并室性心动过速，房性心动过速经房室旁道下传心室，心

图 14-4 房性心动过速（三）

房性心动过速，Ⅱ 导联 P 波不明显，V₁ 导联为直立 P 波，节律规整，频率 141 次 / 分，心室率慢于心房率，提示存在 QRS 波脱落。仔细分析，蓝色圆圈和砖红色圆圈传给心室的房性 P 波，橙色圆圈所示的 P 波，橙色圆圈所示 P 波被阻滞为文氏现象，砖红色圆圈则表现为 2∶1 房室传导现象

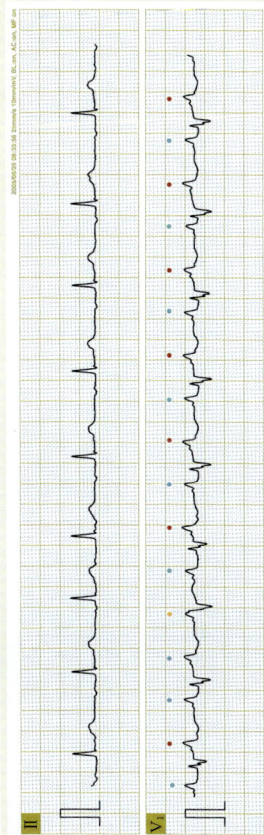

Bix 法则可见于房性心动过速、心房扑动、交界性心动过速和阵发性室上性心动过速。

室起搏电极不恰当地跟踪过快的心房率等，当心房率过快且 QRS 波非常宽大畸形时，有时很难分辨房性 P 波，此时要启动宽 QRS 波心动过速鉴别流程（图 14-6）。

心室率 150 次 / 分的房性心动过速最重要的鉴别诊断是心房扑动，仔细观察 12 导联心电图是否存在等电位线消失的导联，一旦出现，要警惕心房扑动伴 2 : 1 房室传导的可能。

■ 紊乱性房性心动过速

P 波类型 ≥ 3 种的房性心动过速称为紊乱性房性心动过速或多源性房性心动过速[2]。紊乱性房性心动过速的心电图诊断标准如下。

①同一导联上可以观察到 ≥ 3 种形态、振幅不同的 P 波（图 14-7）。

②心房节律为房性节律，心房率 > 100 次 / 分，频率可快达 250 次 / 分，P-P 间期不等，P-P 间期之间存在等电位线，P 波清晰

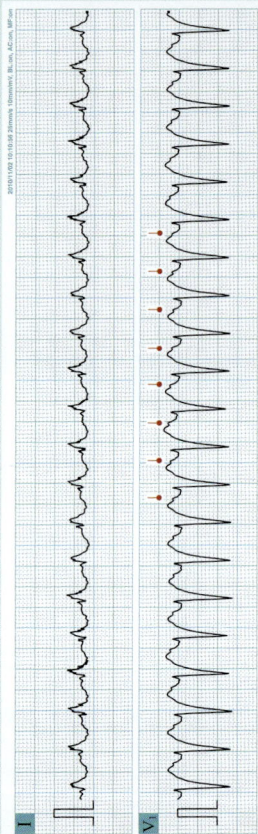

图 14-6 宽 QRS 波心动过速

V_1 导联 QRS 波为 rS 波，S 波宽而深，时限 150ms，为宽 QRS 波，I 导联为切迹 R 波，为完全性左束支阻滞图形；心室率为 162 次 / 分，心电图整体表现为宽 QRS 波心动过速。并非每一例宽 QRS 波心动过速诊断都很困难，本例 V_1 导联上可见明确的 P 波，诊断为房性心动过速伴完全性左束支阻滞

Note 在室上性心动过速中，每个 QRS 波之前均有 P 波，PR 间期 ≥ 120ms，PR 间期 /RR 间期 < 50% 时，心电图可以怀疑房性心动过速。

可辨。

③ PR 间期多变，甚至部分 PR 间期 < 120ms，心室节律绝对不规整。

④ 常伴阵发性心房扑动和阵发性心房颤动。

紊乱性房性心动过速的发生机制是心房内存在 ≥ 3 个异位心房兴奋灶，相继、轮替或竞争发放冲动，也可能是 1 个或 2 个起搏点伴心房内不同的激动顺序，这些机制在心电图上很难分辨，通常以多个兴奋灶解释紊乱性房性心动过速的发生，这也是 P 波形态多样化的主要原因。

心电图上，紊乱性房性心动过速表现为"三不齐"，即 P-P 间期不齐（无法预测下一个 P 波由哪个兴奋灶发放的冲动产生）、PR 间期不齐（不同的房性 P 波伴不同的 PR 间期，相同的房性 P 波伴不同的 PR 间期）、心室律绝对不齐（R-R 间期逐搏变异且不会遵循某种模式）

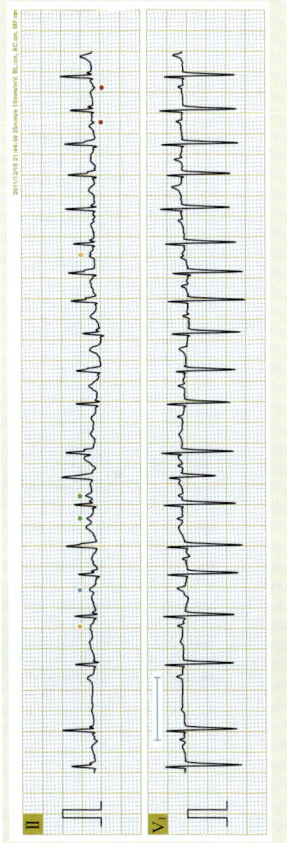

图 14-7 紊乱性房性心动过速（一）

主导节律为房性心动过速，无法识别窦性 P 波，心电图前段可见两个阵发性房性心动过速终止和发作之间的间歇期，有明显的等电位线，排除心房扑动和心房颤动；第 3 个 QRS 波为第二阵房性心动过速发作起始，每个 QRS 波前均有 P 波，P 波形态多变，PR 间期多变，P-P 间期多变，为紊乱性房性心动过速

（图14-8）。

　　紊乱性房性心动过速是一种介于房性心动过速和心房颤动之间的心律失常，也是一种心房颤动的先兆心律失常，若患者未经积极和有效的治疗，迟早会演变为心房颤动。紊乱性房性心动过速和心房颤动的心电图鉴别最重要的原则是前者存在等电位线，可以在TP段、PR段和ST段等部位观察到。

　　紊乱性房性心动过速是心房内存在多个异位兴奋灶，主要见于严重的器质性心肺疾病、内环境紊乱、危重症疾病、器官功能衰退终末期的患者，预后不佳。

3

房室交界区相关心动过速

　　房室交界区包括房室结和希氏束主干，这部分传导系统的特殊电学细胞具有自律性，会通过异常自律性和触发活动机制产

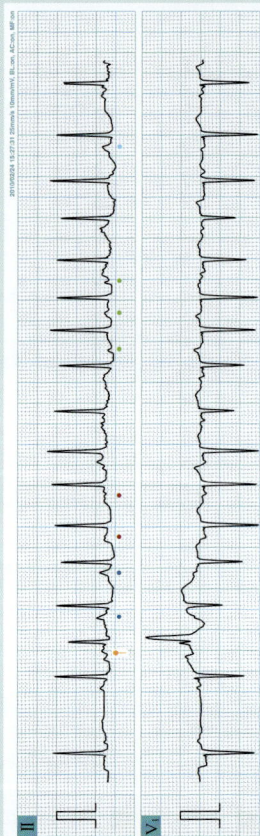

图14-8 紊乱性房性心动过速（二）

橙色箭头所示为房性期前收缩伴3相完全性右束支阻滞，其后诱发出紊乱性房性心动过速，心房率＞100次/分，P-P间期、PR间期和R-R间期均不规则。同步V₁导联的每个QRS波之前均有相应P波

Note 根据发生机制的不同，房室交界区相关心动过速可以分为折返性心动过速和非折返性心动过速，有时两者的心电图无法鉴别。

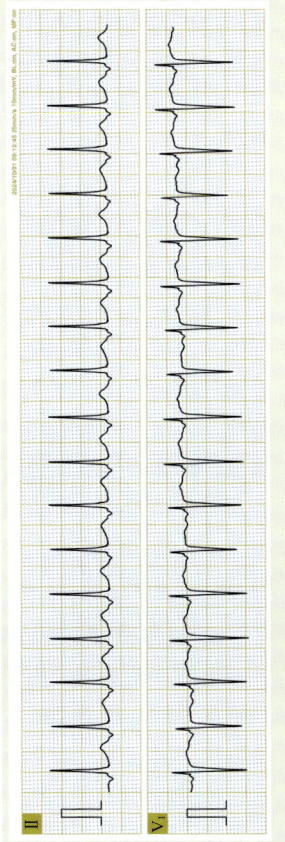

图 14-9 交界性心动过速

QRS 波形态正常，V₁ 导联时限为 88ms，节律为整齐 QRS 波节律；心室率为 134 次 / 分，为心动过速，本例心电图可以先初步判读为窄 QRS 波心动过速。仔细观察，每个 QRS 波前均有逆行 P 波，PR 间期为 80ms，考虑为交界性心动过速，但不能绝对排除不典型房室结折返性心动过速

生心动过速，也可以通过双径路、多径路等折返机制产生心动过速。

交界性心动过速

当房室结或希氏束主干的浦肯野细胞发放冲动的频率 > 100 次 / 分时，产生交界性心动过速[4]。电生理机制包括异常自律性和触发活动。

交界性异位灶点产生的冲动一方面顺行向心室传导，产生窄 QRS 波（室内传导正常）或宽 QRS 波（伴束支阻滞），另一方面可以逆行向心房传导，产生逆行 P 波，甚至侵入窦房结，从而超速抑制窦房结。

心电图上，交界性心动过速可以为窄 QRS 波心动过速或宽 QRS 波心动过速，心室率 > 100 次 / 分；如果有逆行 P 波，逆行 P 波可以出现于 QRS 波之前（PR 间期 < 120ms）或 QRS 波之后（图 14-9）。如果观察不到逆行 P 波，心动过

图 14-9 中尽管每个 QRS 波均有 P 波，但不能诊断为房性心动过速，因为房性冲动下传心室时 PR 间期应 ≥ 120ms。

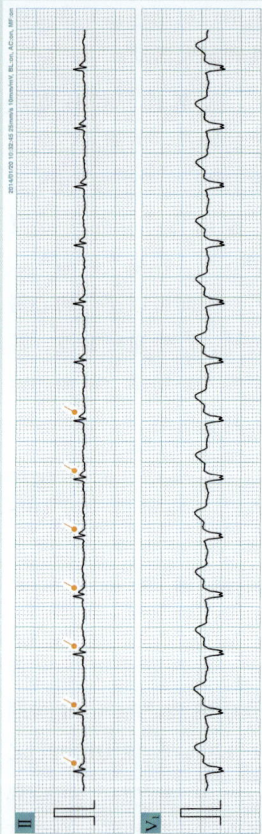

图 14-10　等频心律

QRS 波时限为 115ms，窄 QRS 波节律；心室率为 105 次 / 分，进一步判读为窄 QRS 波心动过速。II 导联每个 QRS 波终末部为重叠的窦性 P 波（橙色箭头所示），心室节律为重叠的窦性心动过速，心房节律为窦性心动过速，两种心律的频率相同，形成等频心律。心电图诊断：窦性心动过速、交界性心动过速、交界性心动过速

速很难与房室结折返性心动过速和房室折返性心动过速鉴别。

当交界性心动过速频率与窦房结频率相近或交界性心动过速未产生逆行心房激动、未逆行侵入窦房结时，心电图上心房层面由窦性心律控制，心室层面由交界性心动过速控制，形成干扰性房室分离，甚至形成等频心律（图14-10）。

心律失常分析的顺序如下：首先判读心室节律，是窄 QRS 波还是宽 QRS 波节律；其次，测量 R-R 间期，判读是心动过速、心动过缓还是正常频率的节律；再次，分析心房除极波，计算心房率，分析心房节律；最后，分析房室关系，心房除极波是否与 QRS 波相关。

交界性节律涉及多种心电图诊断术语，用于识别交界性心律类型的术语取决于其速率，如下所示：心率 < 40 次 / 分为交界性心动过缓，心率在

Note　交界性心律可以与窦性、房性和室性心律共存，常常是形成复杂心律失常的节律来源。任何复杂的心律失常其实都是由基础心律失常组合而成的。

40 ~ 60 次 / 分为交界性逸搏心律，心率在 60 ~ 100 次 / 分为加速性交界性心律，心率 > 100 次 / 分为交界性心动过速[4]。

■ 1 : 2 房室传导

房室结的纤维呈迷路样网状结构，一旦各部分的传导速度出现差异，就会形成多径路传导现象，临床常见的是双径路传导。

顾名思义，双径路传导是指房室结出现了两条传导通路，一个传导速度快，不应期长，称为快径路，另一个传导速度慢，不应期短，称为慢径路。具有房室结双径路的个体，一次窦性冲动能够同时经由两条径路下传，冲动优先通过快径路下传心室，产生 1 个 QRS 波（图14-11）。

有时，具有房室结双径路的个体，窦性冲动可以同时经过快径路和慢径路下传心室，产生 1 : 2 房室传导，即 1 个窦性 P 波产生 2 个 QRS 波（图

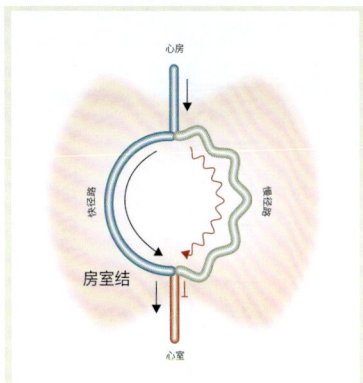

图 14-11　房室结双径路传导现象

在一些个体中，房室结内存在两条传导径路，一条传导速度快，称为快径路，电生理特征是不应期长，另一条传导速度慢，称为慢径路，电生理特征是不应期短。窦性心律时，窦性冲动同时经过快径路和慢径路下传心室，冲动优先通过快径路进入希氏束并传导至心室，产生 QRS 波，慢径路由于传导速度慢，抵达下游房室结和希氏束时，遭遇快径路传导冲动引起的不应期而湮灭，形成无效传导

14-12）。这是因为个体的心脏电生理特性恰好配合慢路径的传导，即快径路下传途中产生的不应期较短或慢径路传导足够缓慢，当冲动经过慢径路下传心室时，快径路传导产生的不应期已经完全度过，慢径路传导的冲动因此能够下传心室，产生第 2 个 QRS 波。

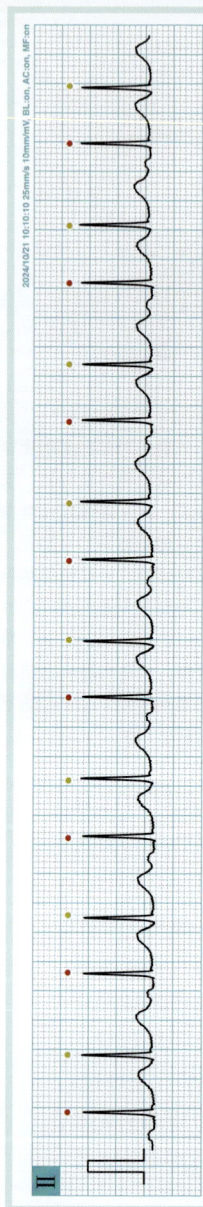

图14-12 1：2房室传导

窦性心律，每一个QRS波之后跟随两个QRS波，砖红色圆圈标注的为经快径路下传产生的QRS波，黄色圆圈所示为经过慢径路下传产生的QRS波。

窦性P波的频率为65次/分，平均心室率快达130次/分

心电图上，1：2房室传导引起的节律模式酷似交界性期前收缩二联律，不过两者的第2个QRS波性质不同，1：2房室传导是窦性来源，交界性期前收缩是交界性来源。心电图无法区分两者，只能通过电生理检查明确形成机制。1：2房室传导是罕见的心律失常，通常容易被初学者忽略。

房室结折返的形成

房室结双径路是房室结折返性心动过速的电生理机制，冲动一方面在快径路和慢径路里周而复始的运行，另一方面下传心室产生快速的心室激动，形成折返性心动过速。

房室结折返性心动过速通常由房性期前收缩引发。当心房突然出现一个房性期前收缩时，与窦性冲动的传导一样，房性期前收缩的传导也面临通过快径路和慢径路下传心室的选择。只是由于房性期前收缩提前发生，快径路不应期长，房性期前收缩受阻于快径路，只能通

Note 无论是1：2房室传导，还是房室结折返性心动过速，其本质是快径路、慢径路的传导速度要和不应期匹配，才能保证心律失常的发生。

过慢径路下传心室（图14-13）。

房性期前收缩通过慢径路下传抵达房室结下部时，快径路的不应期部分恢复，冲动一方面继续下传心室，另一方面通过逆行进入快径路（图14-14）。房性期前收缩在房室结双径路的传导体现了折返形成的三个条件，即两条径路（快径路和慢径路）、单向阻滞（快径路前向传导受阻）和缓慢传导（慢径路传导）。

当房性期前收缩经快径路逆传导的冲动再次抵达慢径路入口时，只要慢径路已经从不应期中恢复，这个房性期前冲动就可以再次通过慢径路下传、快径路逆传，周而复始，形成折返。

从房室结折返的机制可以看出，冲动是否在两条径路里面传导取决于传导速度和不应期的精确匹配，如快径路逆传速度过快，慢径路尚未从不应期中恢复，冲动会受阻于

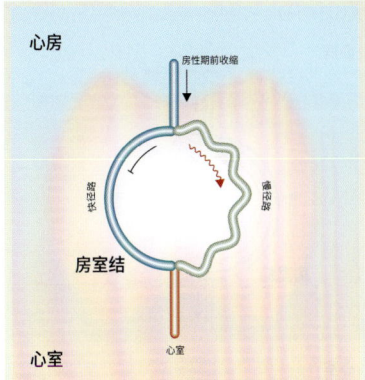

图 14-13　房性期前收缩的房室结双径路传导

由于快径路的不应期较长，提前出现的房性期前收缩受阻于快径路不能下传心室，只能通过慢径路下传

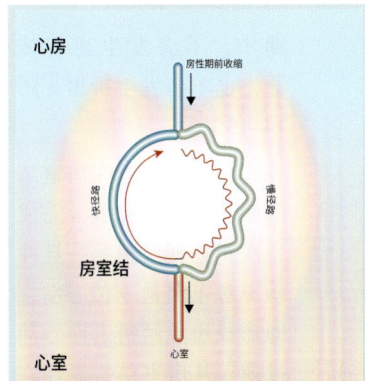

图 14-14　房性期前收缩通过快径路逆传

房性期前收缩通过慢径路下传，一方面冲动继续下传心室，产生 QRS 波，另一方面通过快径路逆传

慢径路，不会形成折返；冲动如果通过慢径路下传过快，快径路尚处于不应

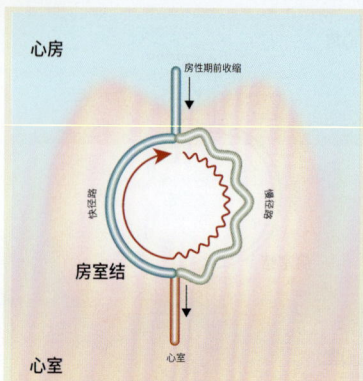

图 14-15 房室结折返性心动过速的发生机制
当一个冲动反复通过慢径路下传、快径路逆传，周而复始，是房室结折返性心动过速的发生机制

期中，不会发生逆行传导，也不会发生折返（图14-15）。

房室结折返在房室结的微小结构内完成，完成一次折返耗时短，一旦冲动源源不断地下传心室，即形成房室结折返性心动过速。从房室结折返性心动过速的形成机制看，心动过速的折返运行在房室结内，与心房和心室无关，若冲动下传心室将产生快速的心室节律，若冲动逆传心房，将产生逆行 P 波并抑制窦房结。

房室结折返性心动过速

典型的房室结折返性心动过速通过慢径路前传、快径路逆传，心电图诊断标准如下[5]。

①心动过速呈突发突止模式。

②QRS 波形态多数正常，频率 140 ~ 280 次 / 分，表现为窄 QRS 波心动过速。当基础心搏存在束支阻滞或心动过速合并 3 相束支阻滞时，表现为宽 QRS 波心动过速（图 14-16）。

③多数导联因逆行 P 波重叠于 QRS 波群中不显，Ⅱ 导联 QRS 波可见假性 q 波或假性 S 波，V₁ 导联 QRS 波可见假性 r' 波，实为紧随 QRS 波前后的逆行 P 波。

④心动过速通常由房性期前收缩诱发，其 PR 间期显著延长。

房室结折返性心动过速是常见的阵发性室上性心动过速，也是一种常见的窄 QRS 波心动过速。对

Note 房室结折返性心动过速患者很少会发生晕厥，一般见于心室率大于 170 次 / 分的患者，因为心室充盈减少会导致心输出量减少和脑灌注减少[5]。

于很多初学者来说，由于掌握的心电图基本概念和心脏电生理知识还不全面，心电图难以完成电生理诊断，根据实际情况，笼统诊断为"窄 QRS 波心动过速，请结合临床"或"阵发性室上性心动过速"都是允许的。

在临床上，除非是住院患者，到医院就诊的房室结折返性心动过速患者通常是因心动过速发作期间产生的胸闷、心悸、呼吸困难、头晕等原因就诊，只能采集到心动过速发作期间的心电图，只要 QRS 波表现为节律规整的窄 QRS 波心动过速，QRS 波前无相关 P 波，笼统诊断为阵发性室上性心动过速也是允许的（图 14-17）

房室结折返性心动过速的折返环局限于房室结内，冲动一方面顺传心室产生 QRS 波，另一方面逆传心房产生逆行 P 波，逆行 P 波的特征是紧随 QRS 波发生，可以在 Ⅱ 导联产生假性 q 波、假性 s 波，

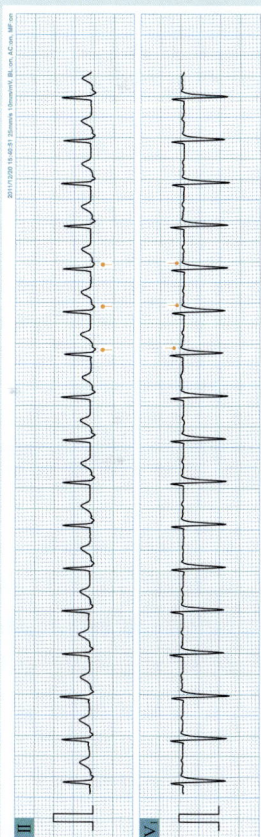

图 14-16 房室结折返性心动过速

窄 QRS 波心动过速，频率 149 次 / 分，心室律规整；Ⅱ 导联 QRS 波紧随出现的逆行 P 波，形成假性 S 波，而在 V₁ 导联上，逆行 P 波形成假性 r′ 波，逆行 P 波这些特性提示房室结折返性心动过速，但在一部分患者中，逆行 P 波完全重叠于 QRS 波而不显

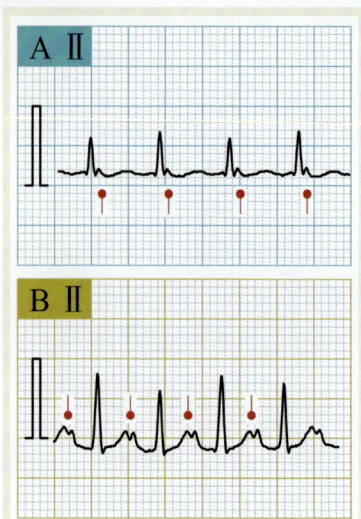

图 14-17　室上性心动过速

两例心电图均为窄 QRS 波心动过速。A.QRS 波前无相关 P 波，而在 QRS 波终末部发现重叠的逆行 P 波（砖红色箭头所示），心室律规则，笼统地诊断为阵发性室上性心动过速是允许的；B.QRS 波前有相关 P 波，重叠在之前心搏的 T 波上，PR 间期＞ 120ms，这种情况下可以直接诊断为房性心动过速，因为心电图有明确进一步诊断的线索

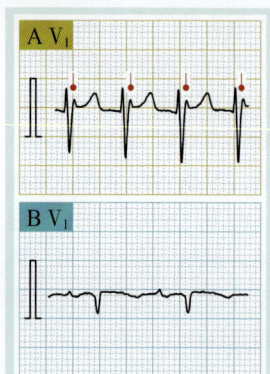

图 14-18　V₁ 导联的假性 r' 波

A. 房室结折返性心动过速发作期间，V₁ 导联 QRS 波为 rSr' 图形，r' 波实际为重叠的逆行 P 波；B. 患者心动过速发作后，V₁ 导联 QRS 波为 QS 波，终末 r' 波消失

在 V₁ 导联产生假性 r' 波，这是阵发性室上性心动过速中进一步诊断房室结折返性心动过速的心电图依据，但这种方法不适合逆行 P 波和 QRS 波完全重叠的患者（图 14-18）。

典型的房室结折返性

心动过速通常由房性期前收缩诱发，房性期前收缩提前发生，在慢径路发生缓慢传导，然后经快径路逆传，前传时间长，逆传时间短，RP 间期＜ PR 间期（图 14-19）。

典型的房室结折返性心动过速占房室结折返性心动过速的 90%，称为快-慢型房室结折返性心动过速[5]。不典型的房室结折返性心动过速有两种：一种是通过快径路下传、慢

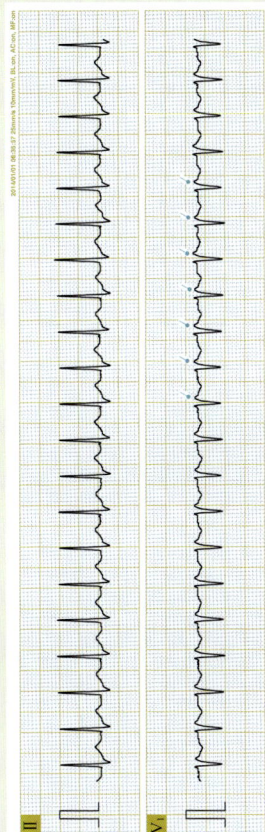

图 14-19　房室结折返性心动过速
窄 QRS 波心动过速，QRS 波时限为 75ms，心室率 169 次 / 分。在 II 导联上，逆行 P 波紧随 QRS 波终末部发生，形成假性 s 波，QRS 波表现为 Rs 模式，s 波实际为重叠逆行 P 波，V₁ 导联可见明显的 rsr' 波，r' 波为重叠的逆行 P 波，诊断为房室结折返性心动过速

径路逆传，RP 间期 < PR 间期，称为慢 - 快型，占房室结折返性心动过速的 5% ~ 10%；另一种两条径路均为慢径路，称为慢 - 慢型，占房室结折返性心动过速的 1% ~ 5%，RP 间期和 PR 间期的关系取决于前传和逆传速度[5]。疑诊房室结折返性心动过速时，可以通过比较 RP 间期和 PR 间期的大小，大致推导电生理类型。

不典型的房室结折返性心动过速由于通过慢径路逆传，逆行 P 波远离 QRS 波，II、III 和 aVF 导联可见显著的倒置 P 波，V₁ 导联逆行 P 波直立（图 14-20）。不典型的房室结折返性心动过速是心电图的诊断难点，即使有经验的心电图分析医生，都需要依靠电生理检查结果进行确诊，这是因为 PR 间期 ≥ 120ms 时很难与房性心动过速、房室折返性心动过速鉴别，PR 间期 < 120ms 时很难

对于初学者来说，在心电图上进一步推导房室结折返性心动过速的电生理类型有难度，因为不典型的房室结折返性心动过速极易和其他类型的室上性心动过速混淆。

Note

与交界性心动过速鉴别，心室率 150 次 / 分时需要与心房扑动伴 2：1 房室传导鉴别，因此，不典型的房室结折返性心动过速心电图可以笼统地诊断为阵发性室上性心动过速。

4

短 PR 间期

成年人心电图的 PR 间期 < 120ms 称为短 PR 间期。

■ 短 PR 间期心电图

临床上，短 PR 间期的 QRS 波可以正常（室内传导正常），也可以为宽 QRS 波（伴束支阻滞或非特异性室内传导障碍），无论如何，QRS 波起始部应无心室预激特征（图 14-21）。追问受检者病史，若无心动过速发作史或阵发性心悸病史时，心电图只能诊断为短 PR 间期。

短 PR 间期的发生机制为房室结增强传导和不典型房室旁道。不典型

图 14-20 不典型的房室结折返性心动过速

窄 QRS 波心动过速，QRS 波时限为 67ms，心室率为 143 次 / 分，节律规整，II 导联的 QRS 波前可见倒置 P 波，V$_1$ 导联 P 波直立，PR 间期为 126ms，电生理检查证实为典型的房室结折返性心动过速，心电图很难与房性心动过速和房室折返性心动过速鉴别

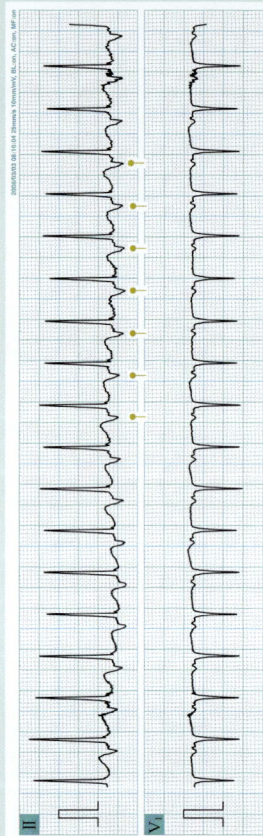

Note 短 PR 间期心电图是临床常见的心电图，包括一部分正常变异和房室结加速传导，勿一味诊断为短 PR 间期综合征。

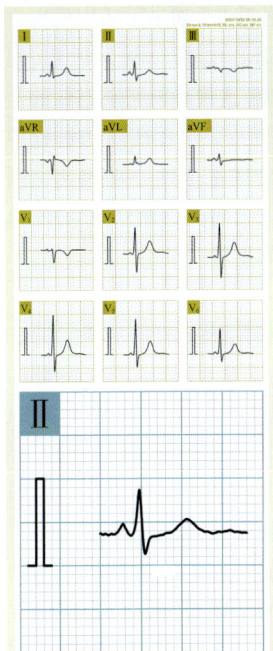

图 14-21　短 PR 间期心电图

女，27 岁，健康，孕前体检心电图。心电图诊断：①窦性心律；②短 PR 间期。从放大的 II 导联可以看出，PR 间期为 73ms，几乎无 PR 段，窦性 P 波后紧随 QRS 波

房室旁道是胚胎发育期间，残留一些纤维连接心房肌和房室结下游、希氏束等，房室传导绕过房室结的缓慢传导区域（结区），房室传导加速，心电图 PR 间期缩短（图 14-22）。

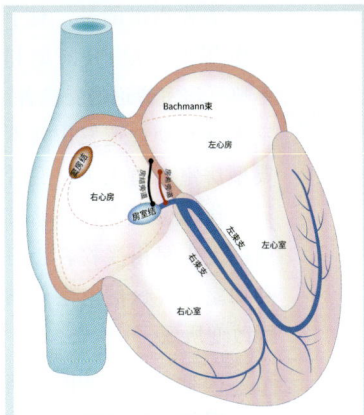

图 14-22　不典型房室旁道的机制

当心房有异常肌束连接房室结下部（房结旁道）和希氏束（房希旁道）时，心房内的电冲动向心室传导期间，将会绕过房室结的缓慢传导部分，使传导加速，心电图的 PR 间期缩短，PR 段甚至消失。注意，这种情况下，冲动的室内传导是正常的，故 QRS 波形态正常

■ 短 PR 间期综合征

　　一部分短 PR 间期心电图的受检者如果有心动过速发作史，主要为各种类型的室上性心动过速，如房性心动过速、阵发性心房扑动、阵发性心房颤动、房室结折返性心动过速、房室折返性心动过速等，临床有阵发性心悸病史，此类受检者可以诊断为短 PR 间期综合征。

需要指出的是，对于心电图具有短 PR 间期和不典型房室旁道的受检者，室上性心动过速发作与不典型房室旁道无关，后者只是作为旁观者，心动过速的发生是由受检者心房和房室交界区的电生理属性改变所致。

因此，对短 PR 间期心电图的受检者应仔细询问有无阵发性心动过速发作病史，如果无相应病史，则心电图诊断为短 PR 间期。这种诊断是动态性的，如果受检者在随访过程中出现室上性心动过速，则需要将其诊断修改为短 PR 间期综合征。

5 心室预激

在胚胎发育期间，心房和心室是连接在一起的整体。随着房室环的出现，心房和心室逐渐被纤维结缔组织分开，仅余留房室传导系统作为心房和心室的电学联系。个体心脏在发育时，除了房室传导系统部位外，房室环的其他部位还存在原始心肌直接连接心房和心室，就形成了心室预激的解剖基础，这些连接心房和心室的异常肌束称为房室旁道（图14-23）。

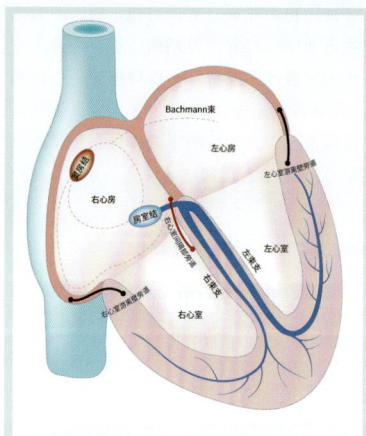

图 14-23 房室旁道的解剖基础

图示右心室游离壁、右心室间隔部和左心室游离壁部位的房室旁道，异常肌束直接连接该部位的心房肌和心室肌，形成心脏第二条传导通路，相比于房室结 - 希浦系统的正常传导系统（正道），电生理学上俗称旁道

■ 心室预激波

房室旁道属于快反应纤维，传导速度比房室结

快，窦性冲动优先通过房室旁道激动心室，形成短 PR 间期心电图。此时，心室肌的激动不通过终末浦肯野纤维完成，而是依靠心室肌与心室肌之间的缓慢传导完成，心电图上形成缓慢兴奋的心室预激波。随后，窦性冲动通过房室传导系统抵达心室，其余部位的心室肌由终末浦肯野纤维激动，形成 QRS 波快速除极的后半部（图 14-24）。

典型的心室预激心电图，QRS 波包括两部分，前一部分除极缓慢，振幅低矮，由心室预激或旁道激动的部分心室肌形成，后一部分除极快速，振幅高大，是由房室传导系统的终末浦肯野纤维网激动的剩余心室肌产生。因此，典型的预激 QRS 波实际是由房室传导系统（正道）和旁道共同激动心室肌形成的。心电图上，心室预激波的形态酷似希腊大字字母 Δ（音 delta），故常称为 Δ 波。

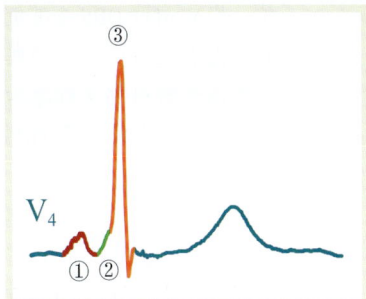

图 14-24 心室预激心电图的形成原理

典型的心室预激心电图特征有：①短 PR 间期，PR 段甚至消失，系窦性冲动或房性冲动通过房室旁道快速下传；②旁道引起局部心室肌缓慢激动，形成心室预激波；③正道激动心室其他部分的心肌，产生高振幅 R 波，形成 QRS 波的后半部

心电图诊断心室预激的核心标准是：①短 PR 间期；② QRS 波起始部模糊或粗顿，后者是与短 PR 间期心电图鉴别的重要依据。此外，由于心室预激波的出现，QRS 波可以增宽，是常见的宽 QRS 波发生原因。解剖上，心室预激比例越大，心电图的心室预激波越显著，QRS 波也越宽[6]。心室预激常伴继发性 ST-T 改变。

在心电图上，根据 V_1 导联 QRS 波的形态，可以大致区分心室预激的部位：若 V_1 导联 QRS 主波负向，为右心室旁道，经典心电图学教科书又称之为 B 型预激；若 V_1 导联 QRS 主波正向，为左心室旁道，经典心电图学教科书又称之为 A 型预激；在右心室旁道中，若 V_1 导联 QRS 波为 QS 形态，多提示旁道位于右心室间隔部，而 rS 形态，多提示旁道位于右心室游离壁（图 14-25、图 14-26 和图 14-27）。

左侧游离壁旁道距离窦房结远，窦性冲动通过左心房传导至旁道心房侧时，也同时经由房室传导系统下传心室，如果旁道开始激动心室的时间和房室传导系统开始激动心室的时间相近或完全相同，PR 间期可以 ≥ 120ms，这是诊断心室预激的一个特例。此外，左侧游离壁旁道和房室传导系统近似同时激动心室时，由于终末浦肯野纤维传导速度快，经由房室传导系统完成心室大部分激动，旁道激动的比例小，心室预激波可以不典型，甚至难以识别，

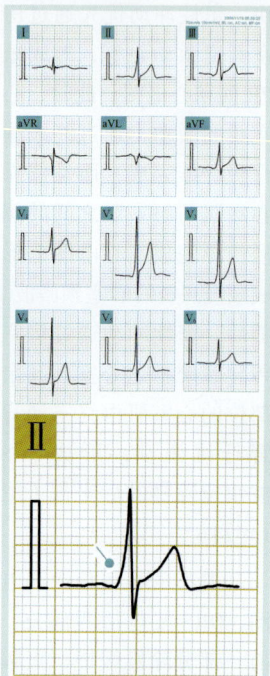

图 14-25 心室预激（一）

男，30 岁，因反复阵发性心悸 3 年就诊，既往无心血管疾病病史。心电图诊断：①窦性心律；②心室预激。V_1 导联 QRS 主波正向，R/S 振幅比值＞1，提示旁道位于左心室，为 A 型预激；窦性 P 波振幅较低，多数导联难以明确 P 波起点，Ⅱ 导联 PR 间期为 150ms；多数导联 QRS 波起始部模糊，放大 Ⅱ 导联蓝色箭头所示为心室预激波，除极缓慢，随后是快速除极部分，R 波锐利，振幅相对较高，Ⅱ 导联 QRS 波时限为 124ms，为宽 QRS 波

Note 心室预激间歇出现时可形成间歇性心室预激，有两种心电图模式：第一种以正常 QRS 波居多，预激波居少；第二种以预激波居多，正常 QRS 波居少。

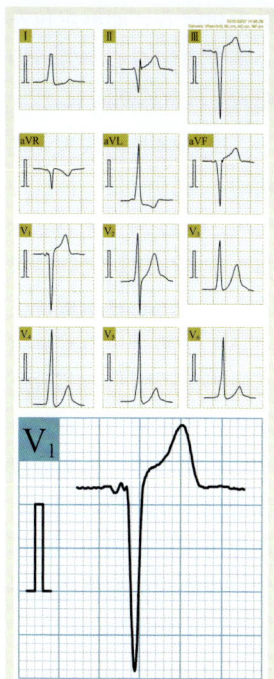

图 14-26　心室预激（二）

女，35 岁，健康，孕前体检心电图。心电图诊断：①窦性心律；②心室预激。V₁导联 QRS 波为 QS 形态，提示旁道位于右心室间隔部；PR 间期极短，Ⅱ导联可见 QRS 波开始于 P 波后半部；Ⅱ导联 QRS 波为 Qr 形态，Ⅲ和 aVF 导联为 QS 形态，这是负向预激波

容易被初学者漏诊。

右侧旁道由于距离窦房结很近，窦性冲动可以很快经由旁道下传心室，

产生预激波，PR 间期非常短，甚至预激波重叠于 P 波后半部。

心室预激波具有极性，探查电极朝向旁道所在部位时，记录到负向预激波，背离旁道所在部位时，记录到正向预激波，因此，心脏后间隔和后游离壁部位的预激波可以在 Ⅱ、Ⅲ 和 aVF 导联形成负向预激波，左心室游离壁旁道可以在 Ⅰ、aVL 导联形成负向预激波，右心室间隔部旁道可以在 V₁ 和 V₂ 导联形成 QS 波。这种心室预激兴奋形成的负向预激波在心电图上表现为大 Q 波，勿诊断为陈旧性心肌梗死，其本质并非心肌坏死，而是心肌异常激动顺序所致，是一种电学 Q 波。通常，心电图的短 PR 间期容易让心电图阅读者考虑心室预激的诊断。

12 导联心电图上，根据心室预激波的极性和 QRS 主波极性，可以大致定位房室旁道的解剖位置。

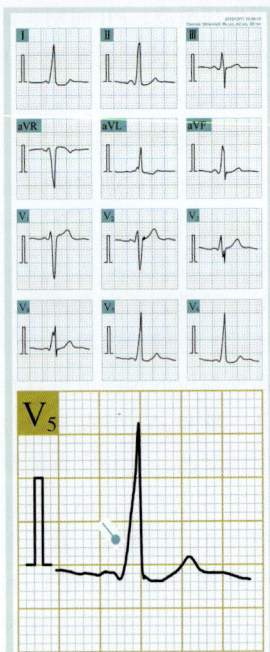

图 14-27　心室预激（三）

女，22 岁，因阵发性心悸 3 个月就诊。心电图诊断：①窦性心律；②心室预激。V₁ 导联 QRS 波为 rS 图形，主波负向，r 波的出现提示右心室游离壁旁道的可能性大；V₁ 导联 QRS 波的心室预激特征不明显，但注意到 PR 间期缩短为 98ms，其余导联，特别是 I、aVL、V₅ 和 V₆ 导联可见振幅较为高大的心室预激波，这是因为右心室旁道距离窦房结近，窦性冲动能够较早地通过旁道激动部分右心室心肌，心室预激比例增大

对于初学者，能够定位左心室旁道和右心室旁道即能满足日常诊断需求。

既往曾长期认为无症状的心室预激是一种良性疾病，但近 20 年来自临床和心脏电生理研究的结果已经证实，心室预激产生的异常收缩会导致左心室心肌、左心室与右心室之间收缩的不同步性增加，影响心室功能，一部分患者会进展为扩张型心肌病，称为预激性心肌病。这部分心功能受损的患者应尽早接受射频消融治疗[7]。

■ 间歇性心室预激

心室预激可以恒定存在，提示房室旁道的传导功能较好。然而，有一些心室预激的患者，房室旁道的前向传导功能欠佳，如有效不应期较长，可以导致心室预激与正常 QRS 波交替出现，或与正常 QRS 波以一定比例或无规律地交替出现，心电图表现为间歇性心室预激（图 14-28）。

间歇性心室预激最重要的鉴别诊断是舒张晚期的室性期前收缩，两者都表现为在窦性 P 波后突然出现的 QRS 波改变，有时甚至诊断非常困难，延长心电图描记时间，若多个宽 QRS 波具有相同的 PR 间期和 QRS 波形态，通常支持间歇性预激，而舒张晚期的室性期前收缩与窦性 P 波无关，窦性 P 波和室性期前收缩凑巧同时发生形成的表观 PR 间期多变，不同程度的室性融合波导致 QRS 波形态多变。当然，如果患者有基础心室预激心电图，间歇性宽 QRS 波与基础心室预激图形相同，也能确诊为间歇性心室预激。

间歇性心室预激还要与间歇性束支阻滞和间歇性心室起搏（心房感知心室起搏模式）鉴别，前者间歇性出现的宽 QRS 波符合束支阻滞图形，后者有起搏器植入史，在宽 QRS 波前仔细观察可以见到心室起搏脉冲信号。

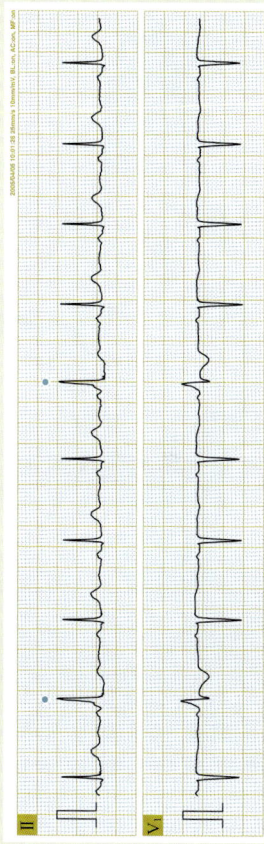

图 14-28　间歇性心室预激

规律的窦性心律中，两个 QRS 波形态突然发生改变，V₁ 导联主波极性从负向（rS 波）转变为正向（rs 波），形态突然改变的两个 QRS 波前均有 P 波，PR 间期恒定为 92ms，判读为心室预激。心电图诊断：①窦性心律；②心室预激。

■ 房室折返性心动过速

房室旁道和房室传导系统都能把室上性冲动传导至心室，也能把心室冲动传导至心房。房室旁道和房室传导系统组成了解剖上的两条传导径路，是房室折返性心动过速发生的解剖机制。

电生理上，根据房室折返性心动过速的发生机制，分为两种类型。当室上性冲动通过房室传导系统下传心室，然后通过旁道逆传心房时，室内传导正常，可以产生窄 QRS 波

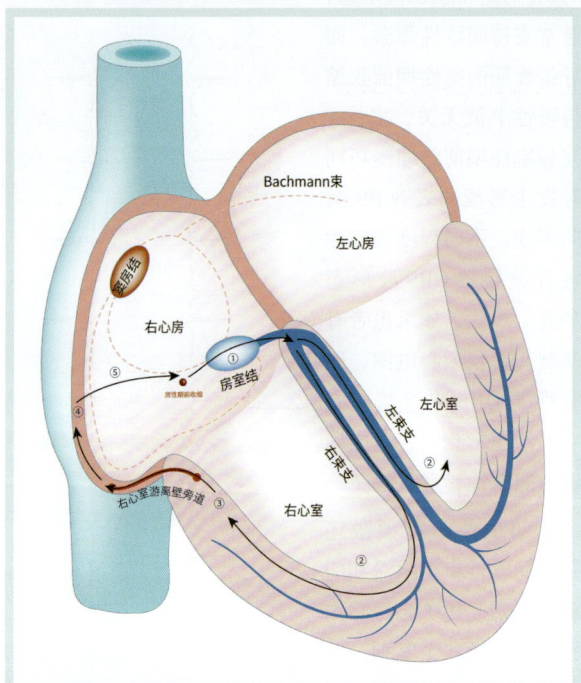

图 14-29　顺向型房室折返性心动过速

①房性期前收缩通过房室结和希氏束下传心室；②左束支和右束支分别激动左心室和右心室；③右心室的激动通过右侧旁道逆行向心房传导；④心房兴奋；⑤冲动再次经由房室结和希氏束下传心室，周而复始，形成折返性心动过速

Note 房室结折返性心动过速的折返环只局限于房室结内，心房和心室都是被动激动，心房和心室不是折返环的必要组成部分。

心动过速（正常 QRS 波）或宽 QRS 波心动过速（3 相束支阻滞或基础固有束支阻滞），整个折返环包括心房、房室结、希浦系统和心室（图 14-29 和图 14-30）。

房室折返性心动过速通过房室传导系统下传，旁道逆传的折返模式，称为顺向型房室折返性心动过速，通常由房性期前收缩诱发。提前发生的房性期前收缩下传受阻于不应期较长的房室旁道，房室旁道成为单向阻滞的部位，冲动通过房室结 - 希浦系统下传心室，经过旁道逆传，心房兴奋，再次按照上述顺序运行，形成房室折返性心动过速。

顺向型房室折返性心动过速的心电图诊断标准有：①心动过速呈突发突止模式，QRS 波为室上性，心律规整，频率为 150 ～ 250 次 / 分；② QRS 波群后可见逆行 P 波，Ⅱ、Ⅲ 和 aVF 导联常常倒置，V₁ 导联可以

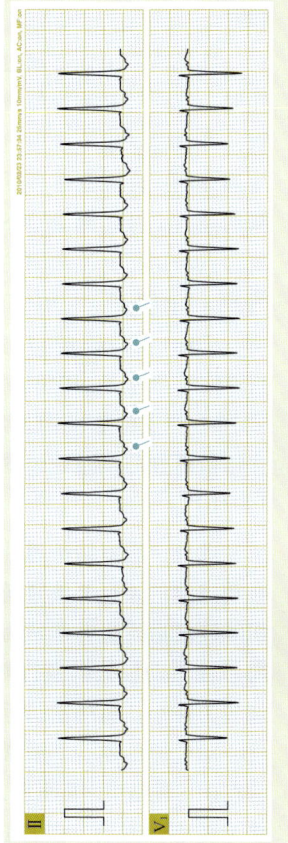

图 14-30　房室折返性心动过速

窄 QRS 波心动过速，节律规整，频率 173 次 / 分，Ⅱ 导联每个 QRS 波群之后可见逆行 P 波，注意该逆行 P 波出现于 QRS 波之后，与 QRS 波不重叠，具有此表现的阵发性室上性心动过速，提示房室折返性心动过速。此外，一部分患者的逆行 P 波和 QRS 波终末部重叠，很难与房室结折返性心动过速鉴别。

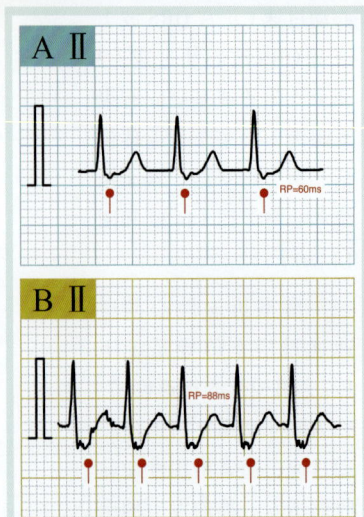

图 14-31　室上性心动过速的鉴别诊断

两例心电图均为窄 QRS 波心动过速。A. 逆行 P 波紧随 QRS 波之后发生，非常矮小，时限只有 40ms，测量 RP 间期为 60ms，提示向心性激动模式，支持诊断房室结折返性心动过速；B. 逆行 P 波紧随 QRS 波之后发生，振幅高大，时限 82ms，测量 RP 间期为 88ms，提示偏心性激动模式，支持诊断房室折返性心动过速

直立或倒置。

　　应该认识到的一个事实是，相同类型的室上性心动过速，由于患者心脏电生理属性的个体化差异，心电图可以表现为典型和不典型，典型心电图进行电生理诊断比较容易，而不典型心电图则容易混淆，

一些指标满足一种室上性心动过速的诊断，而另一些指标满足另一种室上性心动过速的诊断，诊断模棱两可，这种情况下，笼统诊断为阵发性室上性心动过速甚至窄 QRS 波心动过速都是允许的，至少从心动过速表现形式上是正确的。

　　阵发性室上性心动过速时，若逆行 P 波容易辨识，可以尝试进一步做电生理诊断：仔细观察各导联的逆行 P 波，测量 QRS 波起点与逆行 P 波之间的间期（RP 间期），RP 间期 > 70ms 支持诊断房室折返性心动过速，RP 间期 < 70ms 则支持慢–快型房室结折返性心动过速（图 14-31）。

　　此外，房室结折返性心动过速的逆行 P 波紧随 QRS 波之后发生，常常为向心性激动模式，逆行 P 波较为矮小，而房室折返性心动过速的逆行 P 波常常在 QRS 波结束之后出现，多为偏心性激动，逆行 P

Note　在室上性心动过速中，若观察到 P 波或 QRS 波脱落，可以迅速排除房室折返性心动过速，这是因为心房和心室是房室折返的必需组成部分。

波较为高大。应该同步比较 Ⅱ 和 V₁ 导联的逆行 P 波和 QRS 波的关系，典型的房室结折返性心动过速 P 波都紧随 QRS 波终末部发生，参与形成假性 s 波和假性 r' 波，而房室折返性心动过速的逆行 P 波可以在其中一个导联紧随 QRS 波终末部发生，另一个导联于 QRS 波之后发生。

当然，心电图推导和真实电生理机制可能并不吻合，心电图进行电生理诊断时应该留有余地，如"阵发性室上性心动过速，房室折返性心动过速可能性大"。

由于房室折返性心动过速的逆行 P 波时限较宽、振幅较大，波形可以重叠在 ST 段上，引起 ST 段显著偏移。阵发性心动过速时，若发现一些导联 ST 段显著压低（患者应无胸痛症状），则支持房室折返性心动过速的诊断（图 14-32）。如果患者基础心电图有严重的 ST-T 改变，则不能贸然判读。

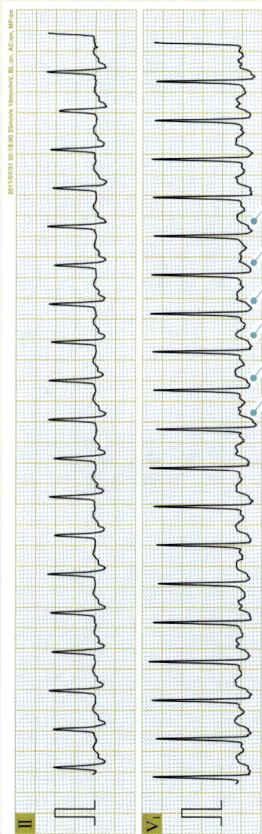

图 14-32　房室折返性心动过速

宽 QRS 波心动过速，节律规整，频率 160 次 / 分，尽管逆行 P 波紧随 QRS 波之后发生，以下现象支持判读房室折返性心动过速：Ⅱ 导联逆行 P 波振幅较高，时限为 73ms，RP 间期 73ms，V₆ 导联 ST 段显著压低，实际为倒置的逆行 P 波（蓝色箭头所示）

第二种房室折返性心动过速是房室传导系统的有效不应期比房室旁道长，房性期前收缩通过房室旁道下传心室，心室激动，然后通过房室结－希浦系统逆行激动心房，冲动再次通过房室旁道下传心室，周而复始，形成旁道前传，房室传导系统逆传的逆向型房室折返性心动过速（图14-33）。

逆向型房室折返性心动过速表现为宽QRS波心动过速，心动过速突发突止，心律规整，心率

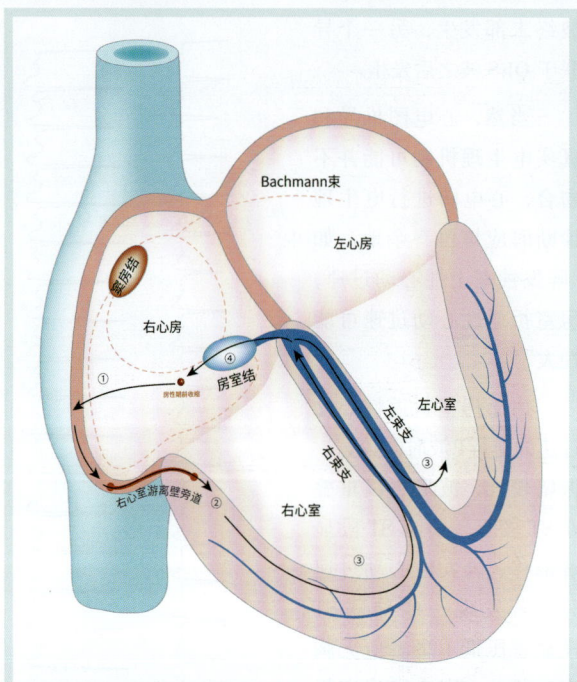

图14-33　逆向型房室折返性心动过速

①房性期前收缩通过房室旁道下传心室；②冲动一方面激动右心室，另一方面逆行进入终末浦肯野网络；③冲动逆行在房室传导系统中传导；④冲动逆行通过房室结进入心房，心房再次兴奋，冲动再次经过房室旁道下传，周而复始，形成折返性心动过速

Note　在图14-33中，左心室的激动取决于右心室穿间隔激动和冲动逆传抵达希氏束分叉部，再通过左心室下传激动两种情况的比例。

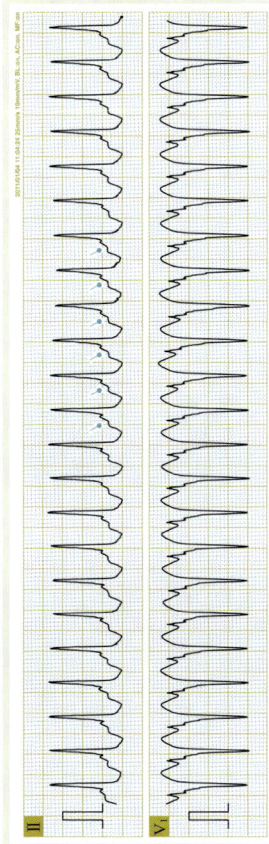

图 14-34 逆向型房室折返性心动过速

QRS 时限为 145ms，为宽 QRS 波节律；心室率 176 次 / 分，节律规整，为宽 QRS 波心动过速。II 导联 QRS 波为切迹 R 波，形态学符合心室预激特征，心电图诊断为宽 QRS 波心动过速，逆向型房室折返性心动过速可能性大

150 ~ 250 次 / 分，逆行 P 波不容易区分，常常重叠于增宽的 QRS 波和宽大畸形的 T 波中（图 14-34）[8]。

逆向型房室折返性心动过速的 QRS-T 波宽大畸形，逆行 P 波重叠其中很难识别，是诊断宽 QRS 波心动过速的难点之一。

逆向型房室折返性心动过速最重要的鉴别诊断是室性心动过速。如果患者有基础心室预激心电图，宽 QRS 波心动过速的形态与基础心室预激图形完全相同，则提示为逆向型房室折返性心动过速。然而，一部分逆向型房室折返性心动过速的预激波和窦性心律下的预激波不完全相同，有时甚至差异很大，这是因为心动过速和窦性心律时，心室预激比例不同，整体心室激动顺序也不同，这种情况更容易误诊为室性心动过速（图 14-35）。

目前尽管有一些宽

逆向型房室折返性心动过速和室性心动过速的心室初始激动都开始于心室，导致两者的宽 QRS 波有时极为相似。

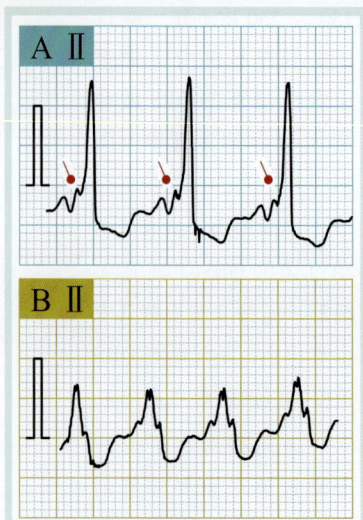

图 14-35　比较心室预激和逆向型房室折返性心动过速的 QRS 波形态

A. 患者窦性心律时，QRS 波为典型的预激图形，QRS 波起始部模糊、钝挫；B. 患者发作逆向性房室折返性心动过速时，QRS 波宽大畸形，形态与基础心室预激波迥异，容易误诊为室性心动过速

QRS 波鉴别诊断流程用于鉴别逆向型房室折返性心动过速和室性心动过速，但诊断的正确率都不高，实用性差，目前诊断仍以经验性为主。心电图可以采用描述性诊断，如"宽 QRS 波心动过速，逆向型房室折返性心动过速可能性大，不除外室性心动过速"，第一句为大体节律性质，第二句为疑诊分析，第三句为重要的鉴别诊断。

参考文献

[1] Henning A, Krawiec C. Sinus Tachycardia. 2023 Mar 5. In: StatPearls [Internet]. Treasure Island (FL): StatPearls Publishing; 2024 Jan–. PMID: 31985921.

[2] Liwanag M, Willoughby C. Atrial Tachycardia. 2023 Jun 26. In: StatPearls [Internet]. Treasure Island (FL): StatPearls Publishing; 2024 Jan–. PMID: 31194392.

[3] Wellens HJ, Bär FW, Lie KI. The value of the electrocardiogram in the differential diagnosis of a tachycardia with a widened QRS complex. Am J Med,1978 ,64(1):27-33.

[4] Hafeez Y, Grossman SA. Junctional Rhythm. 2023 Feb 5. In: StatPearls [Internet]. Treasure Island (FL): StatPearls Publishing; 2024 Jan–. PMID: 29939537.

[5] Hafeez Y, Armstrong TJ. Atrioventricular Nodal Reentry Tachycardia. 2023 Aug 7. In: StatPearls [Internet]. Treasure Island (FL): StatPearls Publishing; 2024 Jan–. PMID: 29763111.

[6] Chhabra L, Goyal A, Benham MD. Wolff-Parkinson-White Syndrome. 2023 Aug 7. In: StatPearls [Internet]. Treasure Island (FL): StatPearls Publishing; 2024 Jan–. PMID: 32119324.

[7] Dai CC, Guo BJ, Li WX, et al. Dyssynchronous ventricular contraction in Wolff-Parkinson-White syndrome: a risk factor for the development of dilated cardiomyopathy. Eur J Pediatr,2013,172(11):1491-500.

[8] Jabbour F, Horenstein MS, Grossman SA. Atrioventricular Reciprocating Tachycardia. 2024 Feb 27. In: StatPearls [Internet]. Treasure Island (FL): StatPearls Publishing; 2024 Jan–. PMID: 30969587.

陶红梅

重庆医科大学附属第一医院

第 15 章

室性心动过速

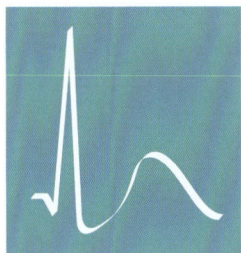

当 ≥ 3 个室性心搏连续出现且频率 > 100 次/分时，即为室性心动过速。何为室性心搏？起源于希氏束分叉部以下的冲动称为室性心搏。室性心动过速的定义非常简单，然而，不同发生机制、不同部位起源的室性心动过速可以出现不同的心电图表型，心电图改变多样。室性心动过速起源于心室，多数为宽 QRS 波心动过速，而起源于希氏束附近心室肌、高位室间隔、房室瓣环等特殊部位的室性心动过速可以表现为窄 QRS 波心动过速，有时容易被误诊为室上性心动过速。

1

室性心动过速的分类

迄今，没有一种室性心动过速的分类能包括室性心动过速的所有特征，任何分类只是从其中一个方面评估室性心动过速。因此，一种室性心动过速可以包含几种不同的分类。

非持续性和持续性

发作持续时间 < 30s 且不会导致血流动力学障碍的室性心动过速，称为非持续性室性心动过速；而发作持续时间 ≥ 30s 或 < 30s 但伴有血流动力学障碍的室性心动过速，称为持续性室性心动过速（图 15-1）[1]。

非持续性室性心动过速可以是数个至数十个室性心搏短暂发生，这种模式也称为短阵性室性心动过速。决定室性心动过速患者长期预后的，并不是室性心动过速发作的持续时间和临床症

图 15-1 室性心动过速

A. 非持续性室性心动过速，砖红色圆圈标注的为室性心搏，形态较为一致，也是单形性室性心动过速，第一阵只有 8 个室性心搏；B. 持续性室性心动过速，QRS 波时限为 151ms，为宽 QRS 波心动过速，室性心搏的形态较为一致，也属于单形性室性心动过速

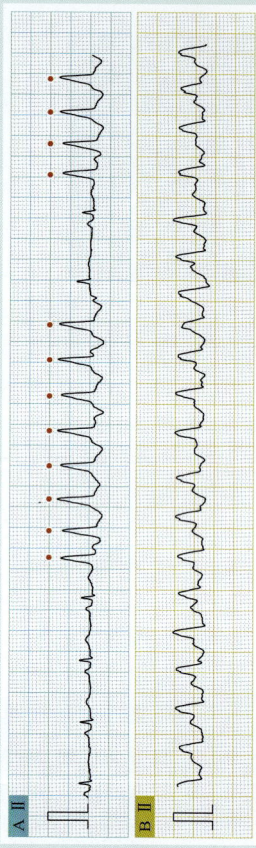

Note 室性心动过速是常见的心血管急症，需要指出的是，并非所有室性心动过速都是致命的，大多数室性心动过速经过治疗能够得到控制，甚至根治。

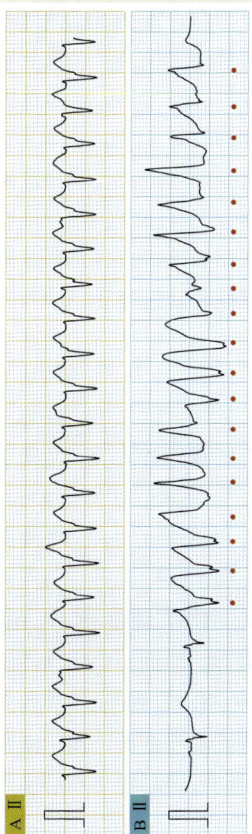

图 15-2 单形性和多形性室性心动过速

A. 阵发性室性心动过速，QRS 波形态基本一致，均为 rS 波，振幅略有波动，可能与呼吸运动有关；B. 基础节律为窦性心律，箭红色圆圈所示为多形性室性心动过速，注意观察，没有连续 5 个 QRS 波形态一致，QRS 波极性反复转变，为一例尖端扭转型室性心动过速

状，而是左心室功能。

单形性和多形性

在一次室性心动过速发作中，如果室性心搏的 QRS 波形态稳定（完全一致或接近一致）时，称为单形性室性心动过速。单形性室性心动过速提示每个室性冲动具有相同的心室激动顺序（图 15-2）。

多源性室性心动过速是指同一患者不同时间发作的 QRS 波具有不同形态的单形性室性心动过速，提示患者心室存在多个室性心搏的起源部位。多源性室性心动过速的判读核心是患者多次发作的室性心动过速的 QRS 波具有不同形态，但每一次发作的 QRS 波的形态相同。

多形性室性心动过速是指室性心动过速的 QRS 波不断变化，没有连续 5 个 QRS 波形态一致，甚至逐搏变异，提示心室内有多个室性冲

心电图诊断室性心动过速时，诊断无需加用修饰语，选择核心诊断术语即可，如无需诊断为"非持续性尖端扭转型室性心动过速"。Note

图 15-3 无休止室性心动过速

连续 II 导联心电图，室性心搏多数以 3～4 个短阵出现，间插单个窦性心搏为主（绿色圆圈所示），室性心动过速为主导节律。值得注意的是，下条心电图中，跨红色圆圈标注的 2 个室性心搏不能称为室性心动过速，只能称为对室性期前收缩，因为诊断室性心动过速至少需要 3 个连续的室性心搏

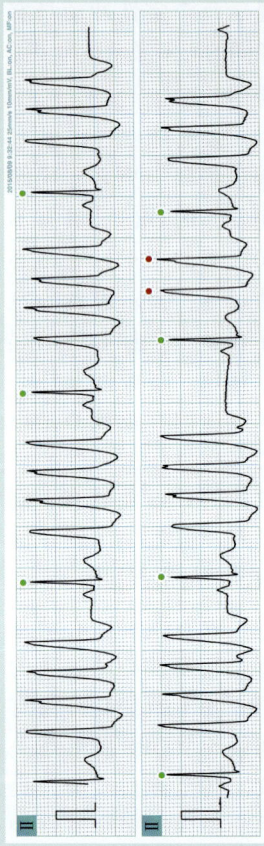

动的起源病灶，或一个病灶具有多个心室激动序列。

无休止性室性心动过速包括两种模式，第一种模式是指发作时间长达数小时的室性心动过速，第二种模式是一些室性心动过速以数个至十数个短阵反复发作，间插窦性心律、单个室性期前收缩和成对室性期前收缩（图 15-3）[2]。后一种模式常见于特发性室性心动过速，一些文献又称为反复单形性室性心动过速。

■ 类左束支阻滞和类右束支阻滞

观察室性心动过速在 V_1 导联的 QRS 波形态，可以大致分为三种类型（图 15-4）。

第一种类型是 QRS 主波负向，多为 rS、QS、Qr 等形态，为类左束支阻滞图形，提示室性心动过速起源于右心室。

第二种类型是 QRS

Note 局灶性室性心动过速，机制可以为异常自律性、触发活动和微折返，冲动从病灶中心向四周扩布。

主波正向，多为 qR、R（多为切迹 R 波）、Rs、Rsr′ 等形态，提示室性心动过速起源于左心室。

第三种类型是 QRS 波主波无法判读或为等电位线，QRS 波为 QR、RS 等形态，正向波振幅和负向波振幅相等，难以判读室性心动过速的起源心室。

2

心电图诊断

室性心动过速的心电图诊断标准如下。

① 连续出现的 ≥ 3 个室性冲动。

② 多数节律轻微不规整，频率 > 100 次 / 分，通常为 100 ～ 250 次 / 分。

③ 心动过速可以表现为宽 QRS 波心动过速（时限 > 120ms），宽大畸形，通常提示起源于终末浦肯野纤维或心室肌，也可以表现为窄 QRS 波心动过速（时限 ≤ 120ms），多提示起源

图 15-4　室性心动过速 V1 导联形态分类

两例均为持续性单形性室性心动过速。A.QRS 波为切迹 R 波，极性正向，提示室性心动过速起源于左心室；B.QRS 波为 QS 波，提示室性心动过速起源于右心室，类右束支阻滞模式，极性负向，类左束支阻滞模式，

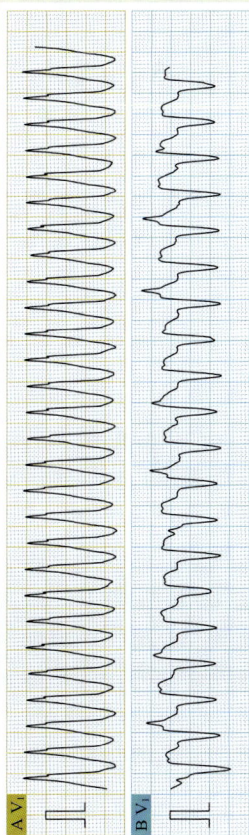

束支折返性室性心动过速是一种高度恶性的单行性室性心动过速，心室率极快，患者容易发生晕厥。

Note

于束支或左分支区域。

④发现房室分离、心室夺获和心室融合波等现象，有助于室性心动过速心电图诊断的建立。

⑤ ST-T 方向与 QRS 主波方向相反。

室性心动过速心电图的诊断核心是连续出现≥3次且频率>100次/分的室性心搏，若频率<100次/分，则要考虑加速性室性自主节律或室性逸搏心律。

■ 房室分离

室性心动过速时，若在心电图上观察到窦性 P 波规律出现在 QRS 波群中，P 波和 QRS 波无关（无固定 PR 间期），心房率<心室率，则提示房室分离，这是诊断室性心动过速特异度非常高的指标（图15-5）。

室性心动过速发

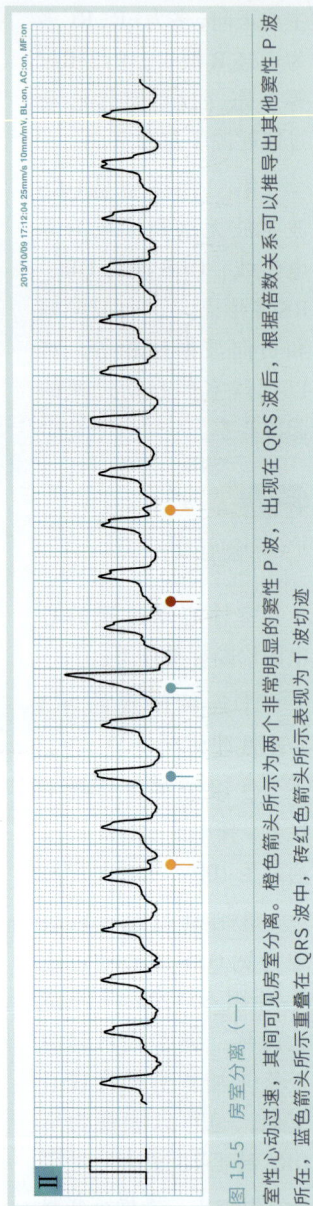

图 15-5 房室分离（一）

室性心动过速，其间可见房室分离。橙色箭头所示为两个非常明显的窦性 P 波，出现在 QRS 波后，根据倍数关系可以推导出其他窦性 P 波所在，蓝色箭头所示重叠在 QRS 波中，砖红色箭头所示表现为 T 波切迹

Note 在宽 QRS 波心动过速中，房室分离的出现可以迅速排除逆向型房室折返性心动过速，因为心房和心室是房室折返的重要组成部分。

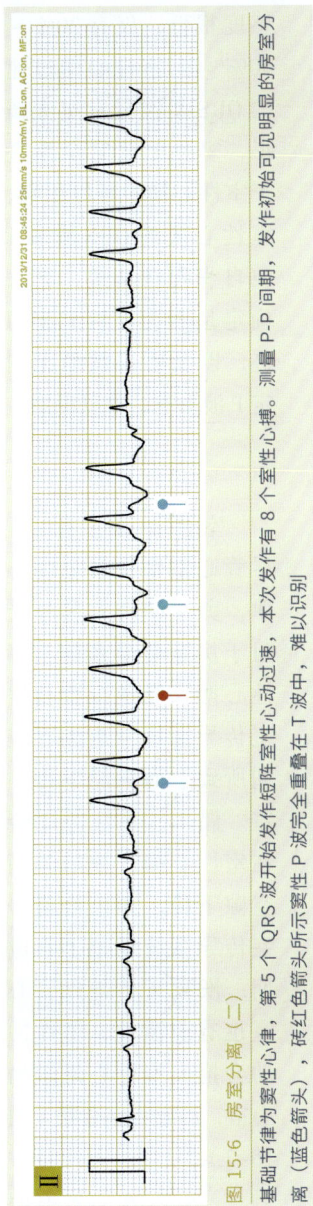

图 15-6 房室分离（二）

基础节律为窦性心律，第 5 个 QRS 波开始发作短阵室性心动过速，本次发作有 8 个室性心搏。发作初始可见明显的房室分离（蓝色箭头），砖红色箭头所示窦性 P 波完全重叠在 T 波中，难以识别

作期间，心室被高速的室性冲动控制，室性冲动反复逆行进入房室结 - 希浦系统，干扰心房冲动的下传；另一方面，心房并非心动过速发作和维持的必需组成部分，心房可以为窦性节律或房性节律控制，心房激动和心室激动无关，这种房室分离为干扰性房室分离，其特征是心室率快于心房率。

从心电图上如何发现房室分离？观察宽 QRS 波心动过速的心电波各部分波形，QRS 波起始部、中部、终末部形态或切迹多变，ST 段切迹、T 波切迹和 T 波振幅增加等心电图迹象提示宽 QRS 波群中重叠有窦性 P 波（图 15-6）。

房室分离是心电图诊断室性心动过速特异度近乎 100% 的心电图指标，但敏

心电图房室分离的另一个实例是加速性室性自主心律，由于心室节律慢，房室分离容易识别。

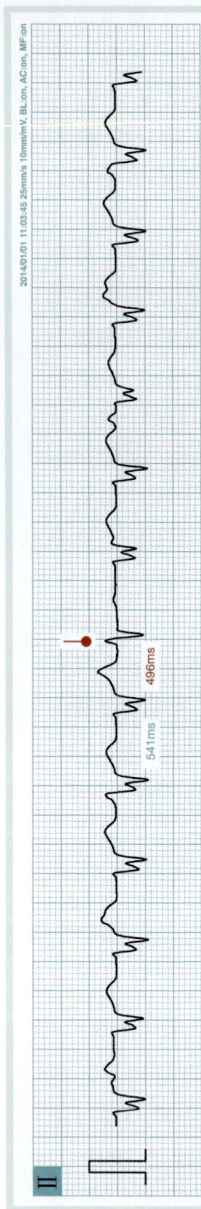

2014/01/01 11:03:45 25mm/s 10mm/mV, BL:on, AC:on, MF:on

541ms 496ms

图15-7 房室分离（三）

基础节律为室性心动过速，QRS波为切迹QS波，突然出现一个正常的QRS波，形态为rs波（砖红色箭头所示），发生间期为496ms，比室性心动周期略微提前，为心室夺获。本例心电图也可见明显的房室分离。R-R间期541ms，

感度很低，仅有20% ~ 50%[3]。室性心动过速的QRS-T波异常宽大畸形，窦性P波完全重叠于室性心搏中难以识别，室性心搏的QRS波和T波自身存在切迹，无法确定是否为窦性P波切迹，以及心房颤动无固定P波形态，难以识别。

■ 心室夺获和融合波

室性心动过速时，尽管心室率快于窦性心律，窦性冲动大部分受阻于房室传导系统（室性心搏反复逆行激动房室传导系统，造成不应期所致）而未能下传心室。偶尔，窦性冲动会在室性心搏产生的时间空隙下传，如果恰遇房室传导系统度过了不应期，恢复了传导性，心室也有应激性，窦性冲动会抢先室性心搏激动心室，形成心室夺获（图15-7）。

心室夺获的心电图

Note 宽QRS波心动过速中，如果出现正常的QRS波，测量窄QRS波与宽QRS波的间期，如短于基础心动周期，则提示心室夺获。

征象是在宽 QRS 波节律中突然提前出现一个正常的 QRS 波，即为心室夺获。心室夺获的发生必须遵循两个基本原则：第一个是夺获的冲动一定是室上性的，包括窦性、房性和交界性；第二个是夺获的冲动一定是提前发生的，只有领先于室性心搏的产生，才能抢先激动心室。

室性心动过速时，偶尔窦性冲动和室性心搏恰好同时激动心室，形成心室融合波。这时窦性冲动和室性冲动分别激动部分心室肌，由于窦性冲动下传时间的变化，故每种冲动激动心室的比例不同，心室融合波形态不同，介于窦性 QRS 波和室性 QRS 波之间（图 15-8）。

心室夺获和心室融合波常常同时存在，两者不同的是，发生心室夺获的窦性冲动要提前发生，而发生心室融合波的窦性冲动发生间期

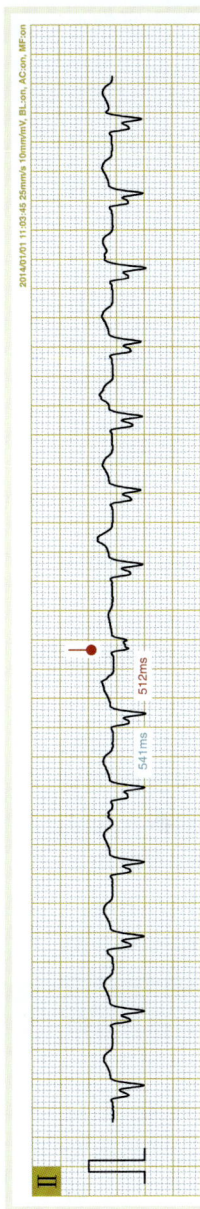

图 15-8　心室融合波

本例与图 15-7 为同一位患者。在规整的室性心动过速中，突然发生 QRS 波的形态变化（转红色箭头所示），振幅比其他室性心搏低，QS 波切迹也不如其他室性心搏显著，但整体形态接近室性心搏，为心室融合波。相比于心室夺获，心室融合波发生间期接近

接近或等于室性心动过速的心动周期（图 15-9）。

宽 QRS 波心动过速时，一旦发现 QRS 波形态改变，就要怀疑心室夺获和心室融合波，判读最准确的方法是测量并比较 R-R 间期，肉眼有时无法区分 R-R 提前的时间差异。

■ 胸导联一致性

宽 QRS 波心动过速时，当各个胸导联的 QRS 主波极性均一致时，这种现象称为胸导联一致性，即所有胸导联的 QRS 主波均正向时，称为正向一致性，而当所有胸导联的 QRS 主波均负向时，称为负向一致性。

胸导联负向一致性高度提示宽 QRS 波为室性心动

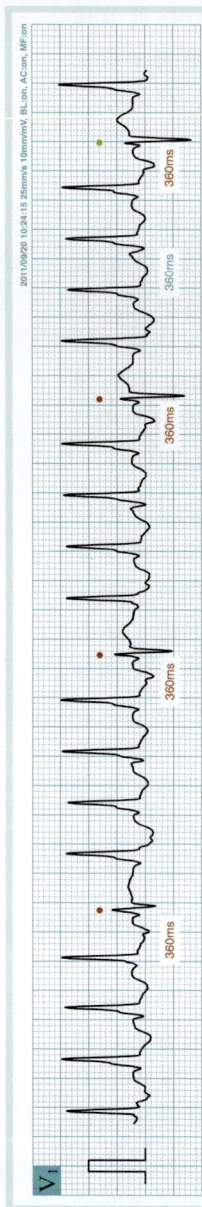

图 15-9 心室融合波

基础节律为室性心动过速，QRS 波为切迹 R 波，主波正向；用红色和绿色圆圈标注的都是心室融合波，QRS 波为 rs、rS 形态、形态不一，主波极性为等电位线或负向，为心室融合波，QRS 波为 rS 波、S 波振幅，酷似正常 V_1 导联 QRS 波形态，不要误判为心室夺获；绿色圆圈标注的 QRS 波的心动周期，因为 R-R 间期等于室性心动过速的心动周期，提示仍为心室融合波过速，而正向一致性可能为室性心动过速或逆向型房室折返性心动过速（图 15-10）。

正常室内传导、差异性传导、束支阻滞，甚至心室预激，一般不会在胸导联出现 QRS 波主波极性一致的现象，如窦性心律时，右胸导联（V_1 和 V_2）的 QRS 波常常为 QS 或 rS 形态，主波负向，左胸（V_5 和 V_6）导联的 QRS 波常常为 qR、qRs、Rs 或 R 波，主波正向，是正常心室激动在不同部位探查电极上记录到的不同波形。

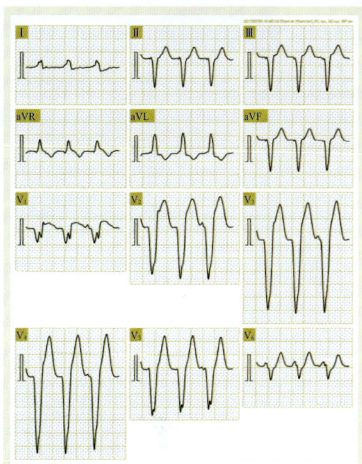

图 15-10　胸导联负向一致性

宽 QRS 波心动过速，胸导联 QRS 波为 QS、rS 形态，主波均负向，提示负向一致性，高度提示为室性心动过速

心电图诊断问题

不仅对于初学者，即使有经验的心电图阅读者也不能 100% 正确诊断宽 QRS 波心动过速。这是因为决定宽 QRS 波心动过速发生的因素众多，包括心动过速起源部位、基础室内传导情况、心脏解剖和患者体型等，当患者存在多个影响 QRS 波增宽的因素时，有时很难判断宽 QRS 波心动过速究竟是室上性的还是室性的，典型的例子就是扩张型心肌病患者，左心室扩大，窦性心律时，也有可能出现胸导联 QRS 主波全部负向的情况，即使发生室上性心动过速，由于存在胸导联同向性改变，极有可能误诊为室性心动过速。

分析宽 QRS 波心动过速，首先应努力寻找

注意：在多形性室性心动过速心电图中，无法识别房室分离、心室夺获和心室融合波。

表 15-1	宽 QRS 波心动过速心电图判读室性心动过速的指标
指标	条件
房室分离	心室率＞心房率
夺获波和融合波	不同的 QRS 波形态
胸导联负向一致性	所有胸导联的 QRS 主波负向
胸导联 RS 波	□胸导联无 RS 波 □胸导联若有 RS 波，任何导联的 RS 间期＞ 100ms。RS 间期为 R 波起点至 S 波底点的时间间期
aVR 导联的 QRS 波	□初始 R 波 □初始 R 波或 Q 波时限＞ 40ms □ QRS 主波负向时出现切迹
QRS 电轴 –90°～ ±180°	无论类右束支阻滞图形或类左束支阻滞图形
Ⅱ 导联 R 峰时间	≥ 50ms
类右束支阻滞形态	**V₁ 导联** □ R 波、Rsr' 波（R 波振幅＞ r' 波振幅） □ qR 波双相波，R 波时限＞ 40ms □切迹 R 波，第一峰振幅＞第二峰振幅 **V₆ 导联** □ R/S 振幅比值＜ 1，rS 或 QS 波
类左束支阻滞形态	**V₁ 导联** □初始 R 波增宽（R 波时限 ≥ 30ms） □ S 波降支出现切迹或钝挫 □ S 波时限增宽（RS 间期＞ 70ms） **V₆ 导联** □出现 Q 波或 QS 波

心电图是否存在一些有助于确诊室性心动过速的线索，包括房室分离、心室夺获、心室融合波和胸导联一致性等。

如果没有发现确诊性指标，可以利用临床心电图学研究提供的一些

Note 一例宽 QRS 波心动过速，如果心电图出现表 15-1 列举的心电图现象，符合标准越多，越支持室性心动过速的诊断。

心电图指标辅助诊断（表15-1）[4, 5]。需要指出的是，一份室性心动过速并不会完全满足这些指标，甚至一些指标相互矛盾，遇到这种情况，就需要心电图阅读者根据自己的经验、患者的临床情况、其他辅助检查（食管心电图、心脏听诊等）、治疗前后心动过速的变化，甚至电生理检查明确诊断。

如果心电图阅读者对心电图判读尚不熟练或尚无系统的心电图概念，不能综合评估心电图指标，可以采用更为简单的积分法进行诊断（表15-2）。宽 QRS 波心动过速时，积分 ≥ 3 分有助于诊断室性心动过速，诊断正确率为 71.8%，敏感度为 56.9%，特异度为99.6%，积分 2 分时疑诊室性心动过速的可能性大，概率比室上性心动过速大 3.5 倍[6]。

这些临床心电图研究提出的积分法能够协

表 15-2	积分法诊断室性心动过速
指标	评分
房室分离	2 分
V_1 导联初始 R 波	1 分
V_1、V_2 导联初始 R 波时限 > 40ms	1 分
V_1 导联 S 波切迹	1 分
aVR 导联初始 R 波	1 分
II 导联 R 峰时间 ≥ 50ms	1 分
V_1 ～ V_6 导联无 RS 波	1 分

助完成快速诊断，而不是囿于传统的心电图分析思路。不过，这些研究的局限在于纳入的病例有限，其诊断价值需要更多病例研究支持。

如果医生对积分法列举的心电图指标也不熟悉，宽 QRS 波心动过速可以进行描述性心电图诊断，如"宽 QRS 波心动过速，室性心动过速可能性大"，这是因为宽 QRS 波心动过速中，80% 为室性心动过速，15% ～ 20% 为室上性心动过速伴差异性传导，1% ～ 6% 为逆向型房室折返性心动过速[5]。

室性心动过速评分只有 1 分时，诊断室性心动过速的概率只有 54.5%，0 分时只有 15%[6]。

Note

3

单形性室性心动过速

一些室性心动过速患者并无器质性心脏病，心动过速的发生与心室局部心肌的电学紊乱有关，称为特发性室性心动过速；另一些室性心动过速患者罹患器质性心脏病，心动过速的发生与心肌病变如心肌纤维化、惰性物质沉积等有关，称为器质性室性

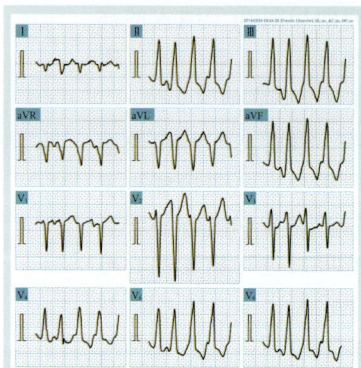

图 15-11　特发性右心室流出道室性心动过速
宽 QRS 波心动过速，V_1 导联 QRS 波为 QS 形态，类左束支阻滞形态，提示室性心动过速起源于左心室；下壁导联 QRS 波高大直立，提示室性心动过速起源于右心室较高的位置，遵循从上至下的激动顺序；胸导联移行区位于 V_3 和 V_4 导联之间

心动过速。

■ 右心室流出道室性心动过速

右心室流出道室性心动过速是指起源于右心室流出道的室性心动过速，心电图表现具有特征性，即室性心搏的 V_1 导联 QRS 波为类左束支阻滞图形，下壁导联 QRS 波高大直立，胸导联移行区位于 V_3 或更后的导联，连续出现 ≥ 3 次，频率 > 100 次 / 分（图15-11）。

起源于右心室流出道的室性心动过速是临床最常见的特发性室性心动过速，其发生机制是右心室流出道的一些心室肌对儿茶酚胺浓度增加敏感，细胞内钙离子增多，通过触发活动产生室性冲动，射频消融可以根治。

室性心动过速时，V_1 导联的 QRS 波形态用于判断心动过速起源于左心室还是右心室，下

壁导联 QRS 主波方向用于判读心动过速起源于高位心室还是低位心室，如果全部负向，提示冲动从下方至上方激动，其起源部位较低。

分支型室性心动过速

左前分支和左后分支纤维和终末浦肯野纤维可以形成局部微折返，产生起源于分支区域的室性心动过速，最常见的是起源于左后分支区域的室性心动过速，代表起源于左心室的特发性室性心动过速。

起源于左后分支区域的室性心动过速 V_1 导联 QRS 波为类右束支阻滞形态，为 qR、切迹 R 波、Rsr' 波或 Rs 波，下壁导联 QRS 主波负向，V_5 和 V_6 导联的 R/S 振幅比值 < 1，心室率 120 ~ 250 次 / 分（图 15-12）[7]。

值得注意的是，分支型室性心动过速如果起源部位很高，QRS 波可以为窄 QRS 波，极易

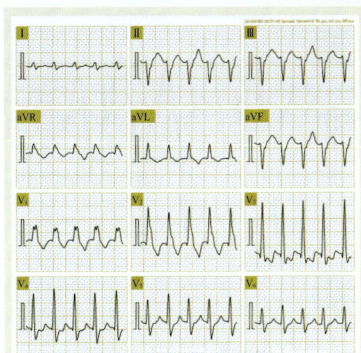

图 15-12　分支型室性心动过速（一）

宽 QRS 波心动过速，V_1 导联 QRS 波为 qR 波，R 波切迹，类右束支阻滞图形，提示室性心动过速起源于左心室；Ⅱ、Ⅲ 和 aVF 导联 QRS 主波负向，酷似左前分支阻滞图形，提示起源于左后分支区域的特发性左心室室性心动过速；本例 V_5 和 V_6 导联 R/S 比值 > 1，提示心动过速起源部位相对靠后

误诊为阵发性室上性心动过速，QRS 波时限可以波动于 116 ~ 138ms，有时甚至 < 110ms（图 15-13）[7]。此时，需要仔细甄别 V_1 导联的 QRS 波形态为真正的右束支阻滞图形还是类右束支阻滞图形，出现 q 波、Rsr' 波三相波的第一峰振幅高于第二峰等征象，高度提示室性心动过速可能。

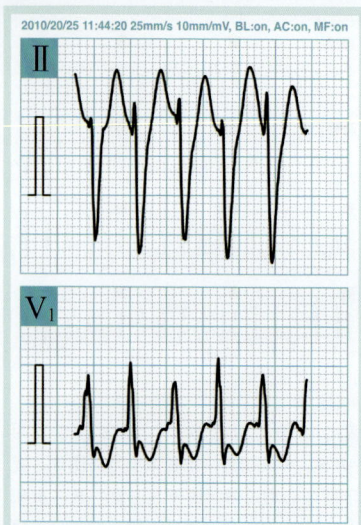

2010/20/25 11:44:20 25mm/s 10mm/mV, BL:on, AC:on, MF:on

II

V₁

图 15-13　分支型室性心动过速（二）

1 例起源于左后分支区域的特发性左心室室性心动过速，QRS 波仅有 97ms，为窄QRS 波心动过速，极易误诊为阵发性室性心动过速，V₁ 导联 QRS 波为 Rs 形态，主波正向，无论是右束支阻滞还是左束支阻滞，都不会这种波形

QRS 波时限并非诊断室性心动过速的必要条件，尽管多数室性心动过速为宽 QRS 波心动过速，但一些特殊部位起源的室性心动过速也可以表现为窄 QRS 波，需要借助其他支持室性心动过速的心电图指标进行诊断。

当 V₁ 导联 QRS 波为三相波形时，完全性右束支阻滞或 3 相右束支阻滞通常为 rSR'、rsR' 波形，R' 波振幅 > r' 波振幅，而起源于左心室的室性心动过速，类完全性右束支阻滞的 V₁ 导联通常为 Rsr' 或 RSr' 波，

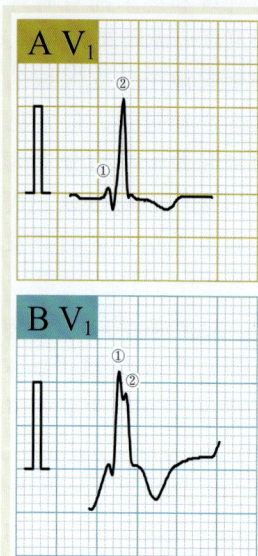

A V₁

B V₁

图 15-14　V₁ 导联 QRS 波形态

V₁ 导联 QRS 波为切迹 R 波或三相 R 波时，第一峰振幅＜第二峰，支持判读为室上性 QRS 波伴右束支阻滞（图 A），称为右兔耳征；第一峰振幅＞第二峰，支持判读为室性 QRS 波，称为左兔耳征

Note　V₁ 导联的兔耳征只能满足大部分室上性和室性QRS 波的鉴别，少数患者正好相反，读者可在日常工作中收集和整理这种心电图征的发生比例。

R 波振幅 > r' 波振幅（图 15-14）。当然，即使观察到这些波形，诊断准确度也并非 100%。

器质性室性心动过速

器质性心脏病是室性心动过速的好发人群，包括急性心肌缺血、急性心肌梗死、心肌病、急性心肌炎、瓣膜性心脏病、先天性心脏病等（图 15-15）。

与特发性室性心动过速不同的是，器质性心脏病患者的心室功能严重受损，发作室性心动过速的时候可能会出现左心室泵血量下降，血压下降，严重者甚至出现晕厥以及诱发心室颤动。

宽 QRS 波心动过速是否诊断为室性心动过速，如果判读有困难，可以观察心动过速在治疗期间的心电现象，或比较心动过速终止后的心电图，有时能够做出临床诊断。这是因为一

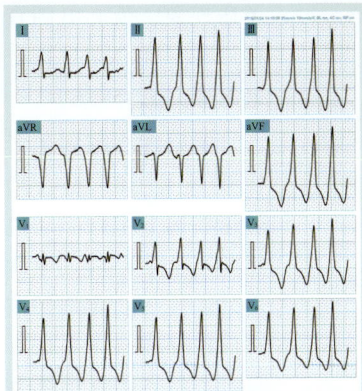

图 15-15　器质性心脏病的室性心动过速

女，66 岁，临床诊断为扩张型心肌病。心电图表现为宽 QRS 波心动过速，V₁ 导联为 qrs 波，这种波形不见于右束支阻滞和左束支阻滞，一般也不见于心室预激，据此可以判读为室性心动过速。读者可以结合表 15-2，计算本例心电图的室性心动过速积分

些器质性心脏病患者的心室肌存在病变，如左心室扩大、解剖方位改变、心肌纤维化、手术瘢痕、非特异性室内传导障碍等，窦性心律时的 QRS 波即可为宽 QRS 波，即使发生室上性心动过速，有时很难与室性心动鉴别，甚至出现一些指标满足室性心动过速诊断标准，一些指标满足室上性心动过速诊断标准的

对于器质性心脏病患者而言，左心室功能是决定预后的最有价值的指标，而不是心动过速发作时的频率。

Note

矛盾现象，为心电图直接诊断室性心动过速带来困难（图15-16）。

器质性心脏病患者发生的宽QRS波心动过速在区分室性心动过速和室上性心动过速伴差异性传导、非特异性室内传导障碍等存在盲点，不是每次发作都有明确诊断的心电图现象发生，这种情况下，可以笼统诊断为"宽QRS波心动过速，室性心动过速可能性大"。

4

多形性室性心动过速

多形性室性心动过速既可以发生于无器质性心脏病的患者，如先天性长QT综合征、Brugada综合征、电解质紊乱等，也可以发生于器质性心脏病，如急性心肌缺血、急性心肌炎、中毒等，对于临床医生而言，此类患者不仅要做到心电图诊断正

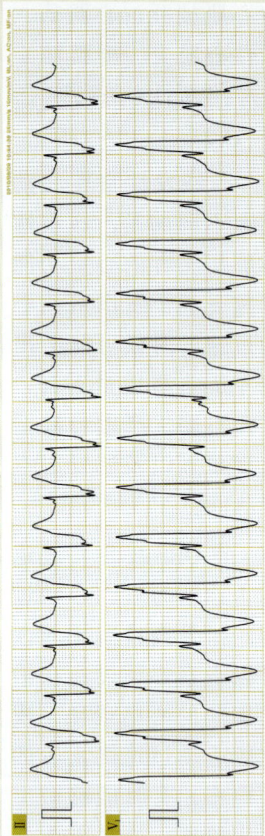

图15-16 宽QRS波心动过速

男，27岁，法洛四联症外科术后反复发作心动过速。本例心电图为其中一次发作，宽QRS波心动过速，V₁导联QRS波时限为218ms，rsR'形态，R'波切迹，QRS波增宽，究竟是室性心动过速，还是手术瘢痕引起相关室内传导显著异常，不好区分。

Note 在图15-16中，由于QRS波显著增宽，观察不到房室分离，也无心室夺获和心室融合波，为心电图鉴别诊断是否为室性心动过速带来困难。

确，还需要区分是否存在可治疗的诱因，制订正确的治疗方案。

双向性室性心动过速

双向性室性心动过速在形态学上分类属于多形性室性心动过速，治疗原则参照多形性室性心动过速。

双向性室性心动过速的心电图诊断标准是室性心动过速的 QRS 波形态逐搏交替，肢体导联表现为电轴交替变化，胸导联表现为 V_1 导联 QRS 波呈类左束支阻滞和类右束支阻滞图形交替（图 15-17）。

双向性心动过速时，可以同时出现肢体导联和胸导联 QRS 主波极性的交替，也有可能只出现肢体导联 QRS 主波极性交替或只有胸导联 QRS 主波极性交替，一些导联 QRS 主波极性交替明显，而另一些导联可能只有振幅或形态的略微交替，因此，室性心动过速时

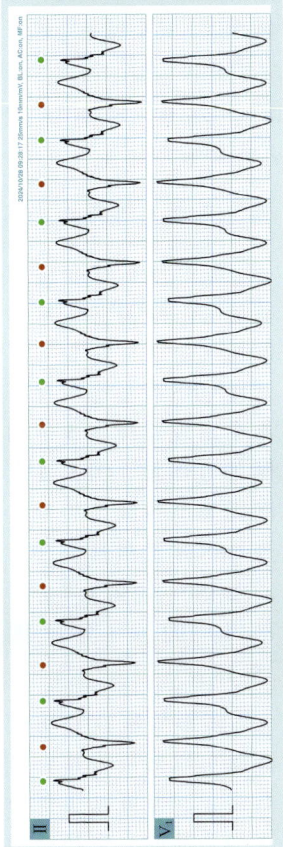

图 15-17　双向型室性心动过速

室性心动过速，II 导联绿色圆圈所示为切迹 R 波，主波正向，砖红色圆圈所示为 QS 波，主波负向，但胸导联 QRS 波形态交替特征不明显，表现为振幅略微交替，但主波极性无交替

双向性室性心动过速患者存在终末浦肯野纤维病变，在抗心律失常药物使用时需要预防性植入临床心脏起搏器。

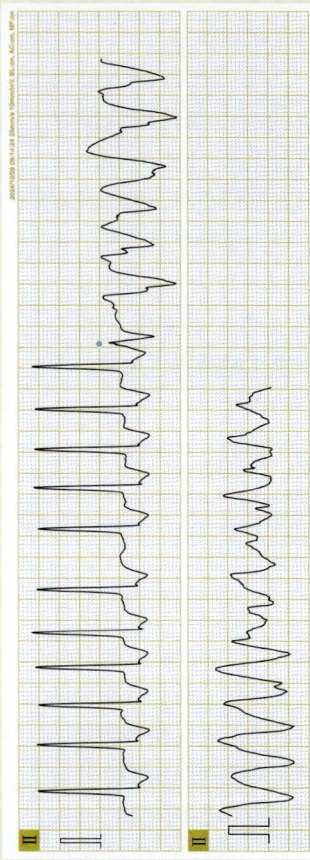

图 15-18 多形性室性心动过速（一）

节律条的上半段为心房颤动，蓝色圆圈所示一个室性期前收缩诱发出多形性室性心动过速，QRS 波形态几乎逐搏变异。心房颤动伴 QT 间期为 288ms，无延长。心房颤动伴心显著压低和 T 波倒置，多形性室性心动过速的发生可能与严重的心肌缺血有关

应观察 12 导联心电图，了解有无 QRS 波逐搏交替的特点。

双向性室性心动过速的发生机制包括异常自律性、触发活动和折返，不同疾病的发生机制不同，常见于严重的心肌缺血、地高辛中毒、心肌炎、低钾血症、乌头碱中毒等，需要积极治疗，进行严密的心电监护，谨防演变为心室颤动。

多形性室性心动过速

多形性室性心动速是指在无 QT 间期延长的情况下，室性心动过速伴 QRS 波形态变化，不会出现连续 > 5 个相同的 QRS 波，QRS 波之间无等电位线，甚至出现 QRS 主波极性交替，心率 150 ~ 250 次 / 分，平均 192 次 / 分（图 15-18）[2, 8]。

多形性室性心动过速既可以短阵发作、自行终止，也可以演变为更加恶性的心室扑动和

Note 接受运动平板试验的患者，一定要做好心电监护和心肺复苏准备，一旦诱发出多形性室性心动过速，立即终止运动，体外非同步直流电复律。

心室颤动（图 15-19）。当多形性室性心动过速呈间歇性发作时，心电图可见基础心搏，能够评估 QT 间期是否延长，如果是持续性多形性室性心动过速，心动过速发作期间无法评估 QT 间期，可以在心动过速终止后评估基础节律的 QT 间期。

多形性室性心动过速发生时，左心室泵血量骤降，患者血压下降，严重者出现黑矇、晕厥等症状，此类患者需要严密监测心电，住院患者床旁应备好急救设施。

多形性室性心动过速既可以发生于严重的器质性心脏病，如变异型心绞痛、急性心肌梗死、急性心肌炎等，治疗重点是原发性疾病，也可以见于遗传性心电疾病，如 Brugada 综合征、儿茶酚胺敏感的多形性室性心动过速、短 QT 综合征等，有猝死经历者需要植入 ICD。

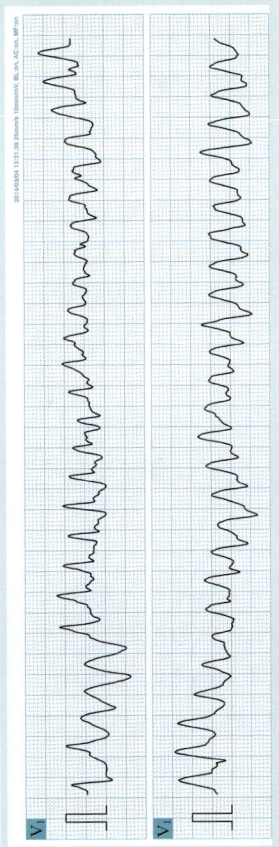

图 15-19 多形性室性心动过速（二）

1 例持续性多形性室性心动过速，QRS 波形态和极性多变，未观察到连续 5 个 QRS 波形态相同的节律。由于无基础心搏出现，无法评估基础心搏的 QT 间期是否延长，只能笼统诊断为多形性室性心动过速，患者在心动过速发作期间出现晕厥。

■ 尖端扭转型室性心动过速

尖端扭转型室性心动过速特指在 QT 间期延长的背景下发生的多形性室性心动过速，心电图特点如下（图 15-20）[9]。

①心动过速既可以以 5～20 个心搏短猝发作，也可以持续性发作，频率为 150～250 次/分。

②QRS 主波极性进行性变化，然后围绕等电位线反复扭转。

③常由长－短周期序列的 R-on-T 型室性期前收缩诱发。

④心动过速可以自行终止，或演变为心室颤动。

⑤偶尔，发作前可见 T 波电交替。

基础心搏的 QTc 间期 > 500ms 时，患者发生尖端扭转型室性心动过速的风险增加 2～3 倍，女性也

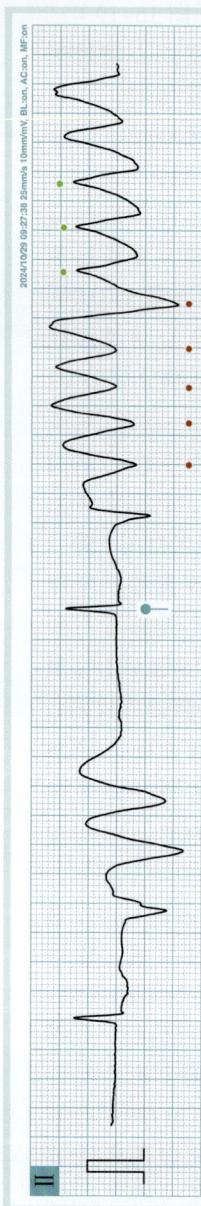

图 15-20 尖端扭转型室性心动过速（一）

心电图诊断：①窦性停搏；②交界性逸搏；③短阵多形性室性心动过速；④尖端扭转型室性心动过速；⑤ ST-T 改变；⑥ QT 间期延长。蓝色箭头所示交界性逸搏的 QT 间期延长至 626ms，其后发生一次 R-on-T 型室性期前收缩，诱发出尖端扭转型室性心动过速

是危险因素之一，但性别是临床无法纠正的危险因素[10]。

QT 间期延长有利于形成 R-on-T 型室性期前收缩，这是尖端扭转型室性心动过速发作的触发因素，而心室肌不应期离散是心动过速的维持因素（图 15-21）。尖端扭转型室性心动过速的 QRS 主波极性可以突然扭转，也可以一种极性的振幅逐渐降低，然后逐渐增高并转为另一种主波极性（图 15-22）。

持续性尖端扭转型室性心动过速患者有蜕变为心室颤动的风险，长时间的发作将会导致血流动力学不稳，患者多有黑矇、晕厥、心搏骤停等症状。

引起 QT 间期延长的原因包括先天性长 QT 综合征，这是心脏离子通道基因突变，导致心室复极时间延长和后天性长 QT 综合征，通常有可以纠正的诱因，如急性

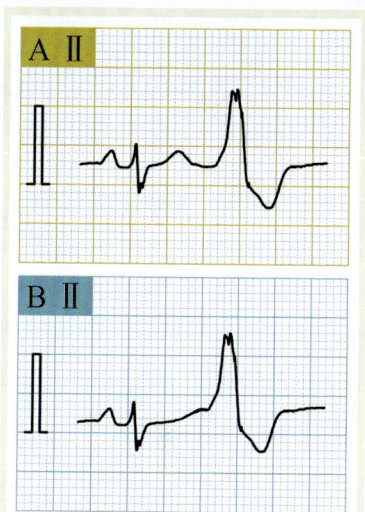

图 15-21　QT 间期延长对室性期前收缩性质的影响

A.1 例室性期前收缩，发生在 T 波结束之后，通常不会诱发室性快速性心律失常；B. 室性期前收缩的偶联间期不变，基础心搏的 QT 间期显著延长，相同偶联间期的室性期前收缩就变为 R-on-T 型室性期前收缩。长 QT 间期背景下，R-on-T 型室性期前收缩的发生概率增加，室性期前收缩的提前程度（偶联间期长短）并非绝对因素

心肌缺血、急性心肌炎、低钾血症、使用抗心律失常药物等。

临床上，区分 QT 间期不延长背景下发生的多形性室性心动过速和 QT 间期延长背景下发生的尖端扭转型室性心动

后天性长 QT 综合征患者，在消除诱因后，尖端扭转型室性心动过速可以完全消失，预后良好。

Note

图 15-22　尖端扭转型室性心动过速（二）

心电图诊断：①窦性心律；②交界性逸搏；③尖端扭转型室性心动过速，蓝色圆圈所示为交界性逸搏，QT 间期显著延长，其后的室性期前收缩（砖红色圆圈所示）诱发尖端扭转型室性心动过速，下条伴上条 QRS 主波极性突然转变，随后发生随 QRS 波振幅渐进性改变，QRS 主波极性扭转

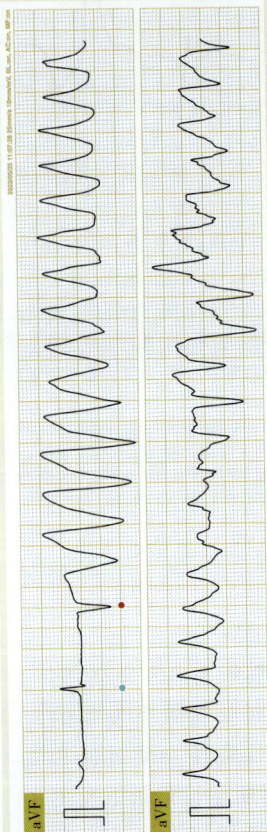

过速有重要的临床意义，两种多形性室性心动过速的治疗策略不同。

参考文献

[1] Foth C, Gangwani MK, Ahmed I, Alvey H. Ventricular Tachycardia. 2023 Jul 30. In: StatPearls [Internet]. Treasure Island (FL): StatPearls Publishing; 2024 Jan–. PMID: 30422549.

[2] Issa ZF, Miller JM, Zipes DP.Clinical Arrhythmology and Electrophysiology.Elsevier, Inc,2019:748-815.

[3] Abedin Z. Differential diagnosis of wide QRS tachycardia: A review. J Arrhythm,2021,37(5):1162-1172.

[4] Brugada J, Katritsis DG, Arbelo E, et al. 2019 ESC Guidelines for the management of patients with supraventricular tachycardiaThe Task Force for the management of patients with supraventricular tachycardia of the European Society of Cardiology (ESC). Eur Heart J,2020,41(5):655-720.

[5] Issa ZF, Miller JM, Zipes DP.Clinical Arrhythmology and Electrophysiology.Elsevier, Inc,2019:730-747.

[6] Jastrzebski M, Sasaki K, Kukla P, et al. The ventricular tachycardia score: a novel approach to electrocardiographic diagnosis of ventricular tachycardia. Europace,2016 ,18(4):578-584.

[7] Issa ZF, Miller JM, Zipes DP.Clinical Arrhythmology and Electrophysiology.Elsevier, Inc,2019:858-868.

[8] Sumitomo N, Harada K, Nagashima M, et al. Catecholaminergic polymorphic ventricular tachycardia: electrocardiographic characteristics and optimal therapeutic strategies to prevent sudden death. Heart,2003,89(1):66-70.

[9] https://emedicine.medscape.com/article/1950863-overview#a1.

[10] Cohagan B, Brandis D. Torsade de Pointes. 2023 Aug 8. In: StatPearls [Internet]. Treasure Island (FL): StatPearls Publishing; 2024 Jan–. PMID: 29083738.

罗 祥
重庆医科大学附属第一医院

第 16 章

扑动和颤动

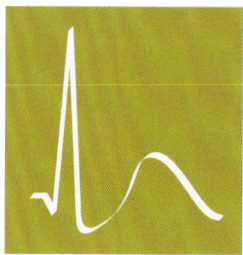

心房和心室都可以发生扑动和颤动。扑动是心腔中存在快速的大折返运动，形成有规律的快速性心律失常。颤动是心腔中存在多个小折返运动，相互影响，形成无规律的快速性心律失常。颤动发生时，各部位心肌处于无序的激动状态，整体心腔处于蠕动状态，不能形成有效的射血，对于心室来说，泵血停止，危及患者生命安全。心房或心室发生扑动和颤动，心电图等电位线消失，无法识别窦性 P 波。

1

心房扑动

心房扑动是一种室上性心律失常，其特征是心房率快速，房室保持固定或多变的传导比例，心室率固定或多变，患者有疲劳、心悸、呼吸困难以及晕厥等症状。

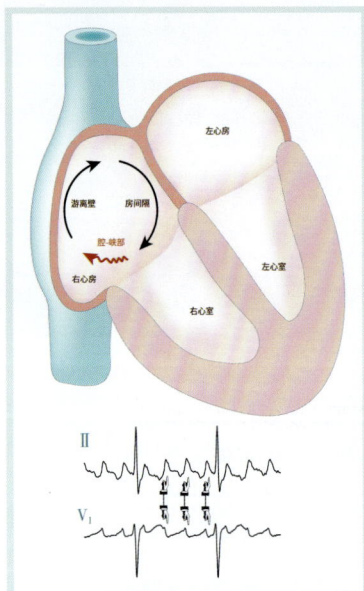

II

V₁

图 16-1 腔峡部依赖的顺钟向运行的心房扑动

右心房内的扑动折返沿房间隔快速下行，经过腔峡部的缓慢传导区，沿游离壁快速上行，下壁导联的正向扑动波对应于 V₁ 导联的负向扑动波

■ 腔峡部

在右心房下部，下腔静脉和三尖瓣环之间的心房组织，具有单向阻滞和缓慢传导特性，参与形成右心房内大折返，即心房扑动。

右心房内的折返环有两种运行方式，一种是顺钟向运行，冲动沿房间隔顺行下传，沿右心房游离壁逆行传导，另一种是折返环逆钟向运行，冲动沿游离壁顺行下传，经过腔峡部缓慢传导区后，沿房间隔逆行上传（图 16-1 和图 16-2）。

■ 典型的心房扑动

凡是折返环依赖于腔峡部运行的心房扑动，都可形成典型的心房扑动心电图，即锯齿样心房扑动波，又称为 I 型心房扑动。心电图特征如下。

①等电位线消失，代之以锯齿样心房扑动波，频率 250 ~ 350 次 / 分[1]。

②折返环逆钟向运

Note 现代心脏电生理学上，心房扑动实际归类为大折返性房性心动过速，折返环围绕整个心房或较大的心房结构运行，传统的房性心动过速是局灶性的。

行的心房扑动在 Ⅱ、Ⅲ 和
aVF 导联的扑动波极性负
向，在 V₁ 导联极性正向
（多见）；折返环顺钟向
运行的心房扑动在 Ⅱ、Ⅲ
和 aVF 导联的扑动波极性
正向，在 V₁ 导联极性负向
（少见）。

③房室传导比例多为
2 ∶ 1 ~ 5 ∶ 1，心室率波
动于 60 ~ 150 次 / 分，房
室传导比例不固定时，心
室节律不规整。

④室内传导正常，可
因快速的心室率合并 3 相
束支阻滞、基础束支阻滞、
非特异性室内传导障碍、
心室预激等原因而出现宽
QRS 波节律或心动过速。

心房扑动导致心电图
等电位线消失的原因是右
心房内大折返的反复运行，
导致不同部位的心房肌始
终处于激动状态。此时，
快速的房性冲动会不断侵
入窦房结，抑制窦房结的
功能，因此，心房扑动时
无法观察到窦性 P 波。

典型的心房扑动波呈

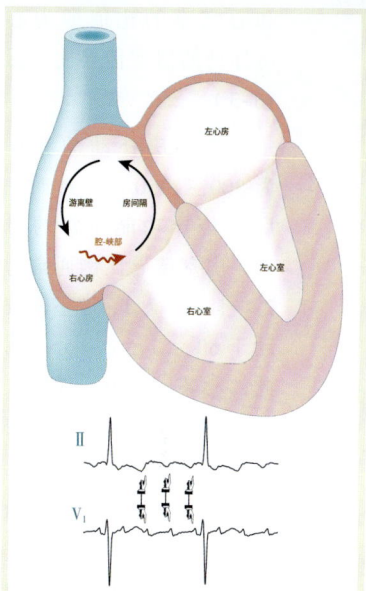

图 16-2 腔峡部依赖的逆钟向运行的心房扑动
右心房内的扑动折返沿游离壁快速下行，
经过腔峡部的缓慢传导区，沿房间隔快速
上行，下壁导联的负向扑动波对应于 V₁ 导
联的正向扑动波

锯齿样波形，通常心电图
诊断并不困难。由于心房
扑动的频率快，多数不会
下传心室，房室结发挥生
理性频率过筛作用，只允
许部分心房扑动波下传心
室。测量相邻扑动波之间
的间期，计算心房扑动
频率，然后测量 R-R 间
期，计算心室率，心房率

和心室率的比值即为心房扑动的房室传导比（图16-3）。

当心房扑动的频率为300～350次/分时，房室传导功能正常的患者，房室传导比例通常为2∶1～5∶1，心室率波动于60～175次/分。因此，心室率150～175次/分的室上性心动过速需要与心房扑动进行鉴别诊断。

当心房扑动伴2∶1房室传导时，心电图上，一个心房扑动波可以显现，表型阳性，而另一个心房扑动波将会重叠在QRS-T波群中不显，这种房室节律模式将会导致心电图出现Bix法则，若计算出心房率≥300次/分，要首先考虑为心房扑动，而<250次/分则首先考虑房性心动过速（图16-4）。

当心房扑动伴3∶1房室传导时，如果心房率≥300次/分，心室率仍表现为心动过速，而<300次/分时，心室率

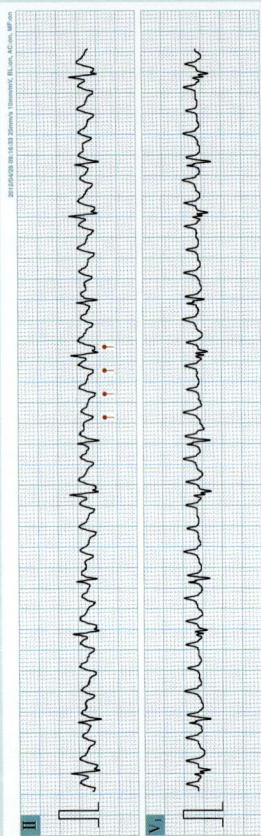

图 16-3 心房扑动（一）

Ⅱ导联等电位线消失，代之以锯齿样扑动波，测量 V₁ 导联扑动波-扑动波间期为 222ms，心房率 270 次/分，心室节律不规整，呈长短交替，短 R-R 间期代表的心室率为 120 次/分，长 R-R 间期代表的心室率为 70 次/分，房室传导比为 2∶1～4∶1

Note 仔细观察图 16-3，心房扑动波与 QRS 波之间无等电位线（无 PR 段），QRS 波后无等电位线（无 ST 段），QRS 波与 QRS 波之间无等电位线。

将低于 100 次 / 分，为正常频率范围；当心房扑动频率为 300 次 / 分且伴 4：1 ~ 5：1 房室传导时，心室率正常，而伴 6：1 房室传导时，心室节律表现为心动过缓。

如同窦性或房性心律一样，心房扑动的房室传导也应该符合房室传导规律，即心房扑动与 QRS 波之间的传导时间应 ≥ 120ms（图 16-5）。

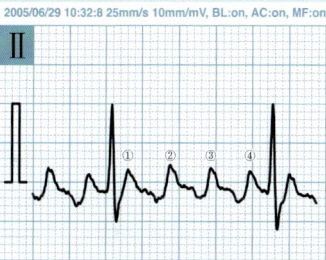

图 16-4　心房扑动（二）

QRS 波时限为 82ms，为窄 QRS 波节律，R-R 间期为 386ms，心室率 155 次 / 分，进一步判读为窄 QRS 波心动过速。V₁ 导联可见每个 QRS 波正好位于两个 P 波（蓝色箭头所示）间期的正中，心房扑动实际为 310 次 / 分，达到心房扑动的频率范围，进一步诊断为心房扑动伴 2：1 心室传导

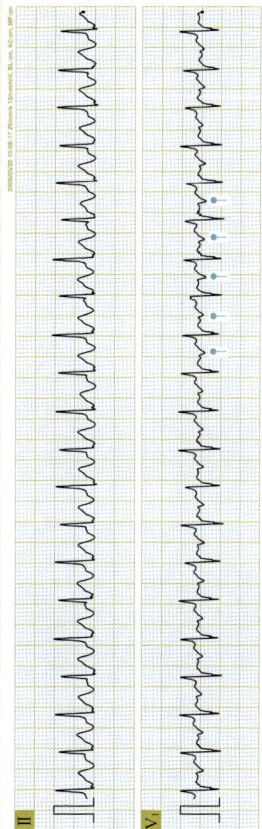

2005/06/29 10:32:8 25mm/s 10mm/mV, BL:on, AC:on, MF:on

图 16-5　心房扑动的下传

心房扑动①紧随 QRS 波发生，此时房室传导系统正好处于有效不应期，肯定不会下传心室；心房扑动②稍微晚一点出现，发生部位应该相当于 T 波前支至波峰的位置，一般也不会下传；心房扑动③的起点至 QRS 波起点为 345ms，符合传导规律，心房扑动④尚未完成形成，故四个心房扑动波中，心房扑动③下传心室的概率最大，房室传导比为 4：1

罕见情况下，心房扑动会出现 1 : 1 的房室传导，心室率快速，频率 > 250 次 / 分，QRS 波形态可以正常，也可以呈宽 QRS 波心动过速，故 QRS 波形态一致且频率为 300 次 / 分的心动过速，要首先考虑心房扑动伴 1 : 1 心室传导（图 16-6）。心房扑动伴 1 : 1 房室传导主要见于儿童、房室结增强传导、不典型房室旁道、心室预激以及心房扑动患者使用抗心律失常药物时。

■ 不典型的心房扑动

一些心房扑动折返环的运动不依赖于腔峡部，而是依靠心房内的解剖结构或手术瘢痕（心脏外科或射频消融术后），如围绕冠状窦、肺静脉口、上腔静脉、卵圆窝等结构。

不典型心房扑动也称为 Ⅱ 型心房扑动，频率更为快速，可达 350 ~ 450 次 / 分，心房扑动波既可

图 16-6 心房扑动合并 1 : 1 房室传导

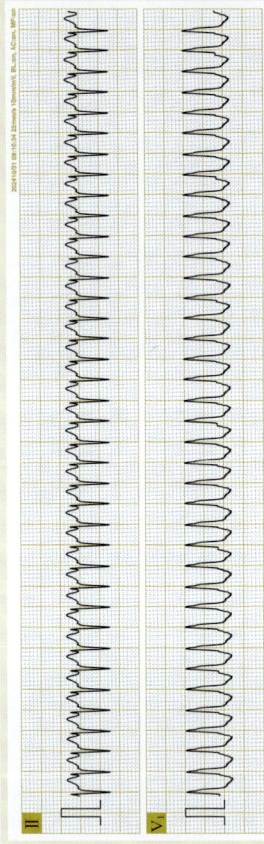

QRS 波时限为 71ms，为窄 QRS 波节律，R-R 间期 200ms，频率为 300 次 / 分，为窄 QRS 波心动过速。这种频率的窄 QRS 波心动过速首先考虑心房扑动伴 1 : 1 房室传导，其次不能除外左心室特发性室性心动过速。由于心室率快速，患者在心动过速发作期间出现晕厥

Note 心房扑动伴 1 : 1 房室传导时，心房扑动波在 QRS-T 波群中隐藏，很难识别，特别是伴宽 QRS 波时，更容易误诊为室性心动过速。

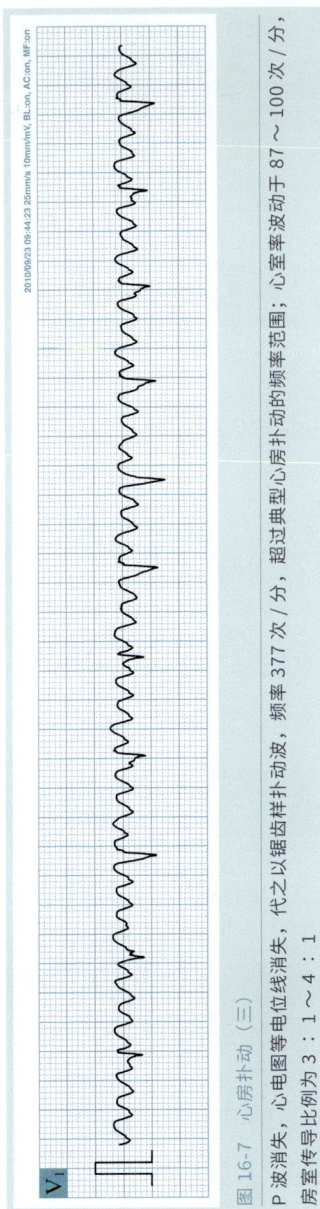

图 16-7 心房扑动（三）

P 波消失，心电图等电位线消失，代之以锯齿样扑动波，频率 377 次 / 分，超过典型心房扑动的频率范围；心室率率动于 87 ～ 100 次 / 分，房室传导比例为 3 ：1 ～ 4 ：1

2010/09/23 09:44:23 25mm/s 10mm/mV, BL:on, AC:on, MF:on

V₁

以为典型的锯齿波，也可以呈房性 P 波形态，部分导联存在等电位线（图 16-7）[1]。

相比于典型心房扑动，不典型心房扑动的频率、形态和折返环均不典型。当心房扑动波的频率偏慢，心房扑动波呈房性 P 波 形 态，PR 段、ST段 或 TP 段存在等电位线时，很容易误诊为窦性心律（图 16-8）。此时，需要仔细分析 12 导联心电图的 P 波形态和基线特征，一旦发现某个导联等电位线消失，心房除极波呈波浪状起伏，反复规律出现（排除心电图伪差），即使其他导联存在等电位线，也能确诊为心房扑动波。

心房扑动与下传的 QRS 波之间的传导间期既可以固定，也可以变动，后者表现为逐渐延长，为文氏传导模式，R-R间期呈逐渐缩短至突长模式，反复发生。当传导间期变化且无规律可循时，提示心房扑动波和心室节律无关，为心房扑动合并三度房室阻滞。

2

心房颤动

当心房内存在多个折返环时，折返活动产生的冲动相互干扰和影响，会造成心房内出现混乱无序的电活动，不同的冲动控制一块局部心肌的激动，整体心肌出现颤动，失去收缩特性，即形成心房颤动（图16-9）。

■ 心电图诊断

心房颤动发生时，心房节律紊乱、房室传导无序、心室节律紊乱，无论心房还是心室的节律都是无规律的，是一种绝对性心律失常。心电图诊断标准如下。

①窦性P波消失，代

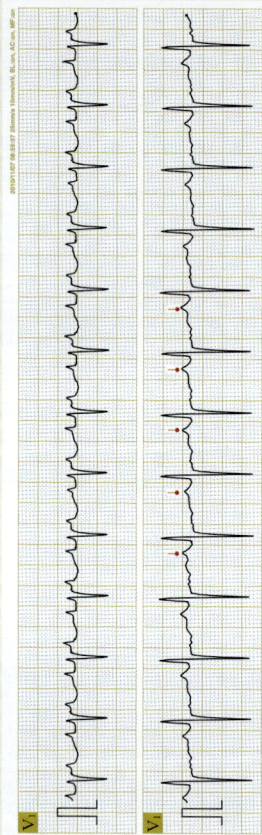

图16-8 心房扑动（四）

心房扑动伴2：1房室传导，V₁导联心房扑动波呈正负双相，正向部分高尖，负向部分宽钝，频率201次/分；同步记录的V₃导联，QRS波前可见固定间期的心房扑动波，但另一个心房扑动波和T波重叠，振幅降低，难以识别，如果只分析V₃导联，很容易误诊为窦性心动过速

之以大小、形态、振幅和频率均不同的心房颤动波，频率 350 ~ 600 次 / 分（图 16-10）[2]。

②心室节律绝对不规整，R-R 间期逐搏变化且不遵循固有模式。

③ QRS 波形态可以正常，为室上性窄 QRS 波，也可以为宽 QRS 波，伴束支阻滞、差异性传导、非特异性室内传导障碍和房室旁道。

快速阅读一份心电图，当发现心室节律绝对不规则，无相同的 R-R 间期出现时，多提示此是诊断心房颤动的线索。通常，心房颤动波在 Ⅱ 和 V₁ 导联最明显，应仔细在这两个导联评估心房除极波，一旦发现形态、振幅和频率多变，诊断为心房颤动。

应该仔细评估 12 导联心电图的心房颤动波振幅，只要有一个导联的振幅 ≥ 1mm，即可判读为粗大型心房颤动（图 16-11）[3]。粗大型心房颤动很容易和心房扑动混淆，

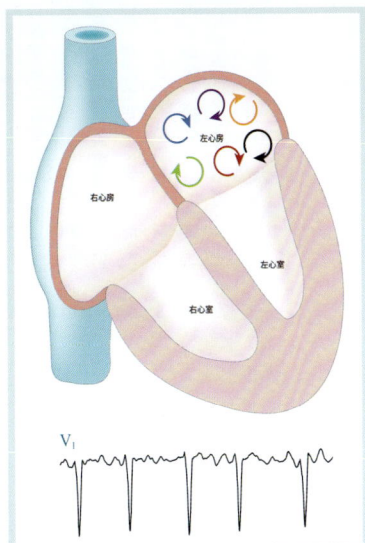

图 16-9　心房颤动的发生机制

心房内存在多个折返环，冲动之间相互干扰和影响，最后导致心房内出现混乱无序的电活动，形成心房颤动

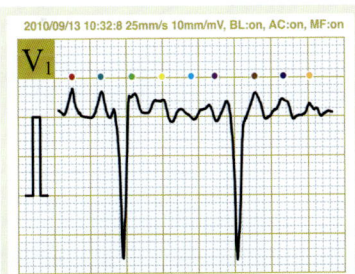

图 16-10　心房颤动波

彩色圆圈标注的是不同形态的心房颤动波，可见心房颤动波的形态、振幅和间期逐搏变异，观察不到两个完全相同的心房颤动波，第 1 个和第 2 个心房颤动波间期为 165ms，频率为 364 次 / 分

粗大型心房颤动和纤细型心房颤动，简称为粗颤和细颤，心电图诊断无需进行描述，笼统诊断为心房颤动即可。

Note

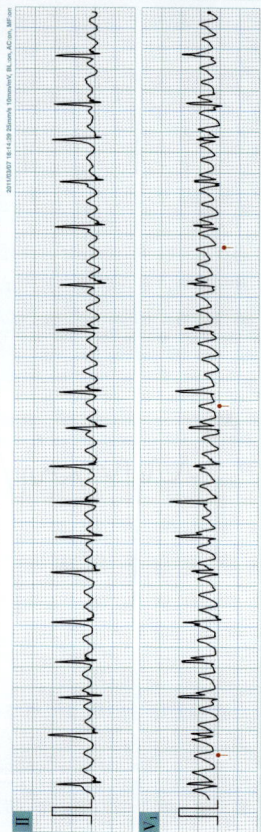

图 16-11 心房颤动（一）

心房颤动，V1 导联心房颤动波振幅高大，为粗大型心房颤动，心房颤动波极性正向，形态相似，极易误诊为心房扑动。可诊断心房颤动的依据有心房率快速，可达 410 次 / 分，超出典型心房扑动的范畴，需要与不典型心房扑动鉴别；心室节律绝对不规则，找不到相同的 R-R 间期；II 导联心房除极波形态前后差别较大

有时 V1 导联的心房颤动波形态极为相似，但如果仔细测量心房除极波的时限、间期和振幅，会发现存在逐搏变异特征，同步 II 导联的心房颤动波无相似性，可以排除心房扑动。

在 12 导联心电图上，若每个导联的心房颤动波振幅均 < 1mm，为纤细型心房颤动（图 16-12）[3]。纤细型心房颤动需要与窦性停搏鉴别，有时甚至 12 导联均未见明显的心房颤动波，系心房严重病变，心房颤动表现为等电位线型，此时无法根据心房波诊断心房颤动，只能根据心室节律绝对不规整诊断心房颤动；相反，窦性停搏时，心室节律为交界性逸搏心律，存在相同的 R-R 间期序列（图 16-13）。

未经治疗的心房颤动，患者的心室率通常为 110 ~ 160 次 / 分。根据心室率，≥ 110 次 / 分为心房颤动伴快速心室率反应，而 < 60 次 / 分为心房颤动伴缓慢心室率反应[4]。门

Note 在图 16-11 的 V1 导联中，尽管心房颤动波形态相似，主波直立，但仔细分析会发现这些心房除极波具有形态改变的特征，这是心房颤动的特征。

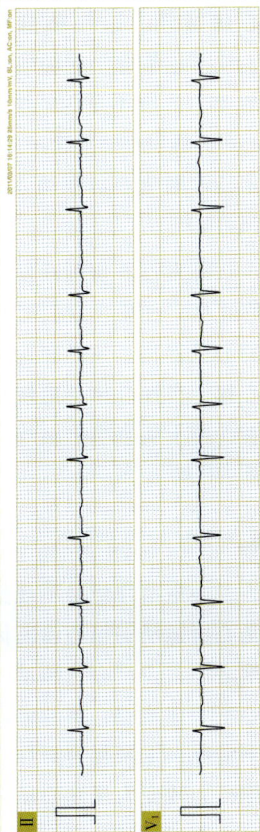

图16-12 心房颤动（二）

纤细型心房颤动，注意 II 和 V₁ 导联均未见明显的心房颤动波，心房颤动振幅为等电位线；R-R 间期绝对不规整，一份心电图上找不到两个相同的心房颤动波。这是纤细型心室节律对不规整进行诊断的实例

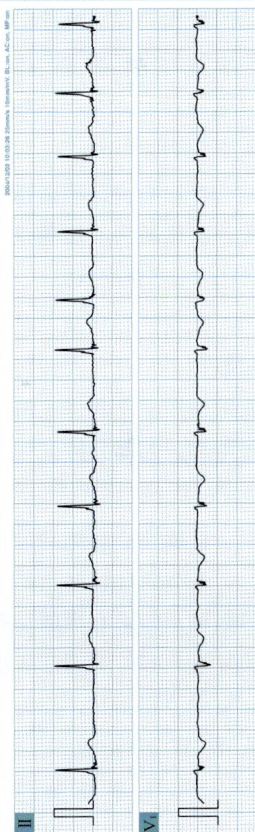

图16-13 心房颤动（三）

纤细型心房颤动，注意 II 和 V₁ 导联均未见明显的心房颤动波，心房颤动振幅为等电位线；R-R 间期绝对不规整，一份心电图上找不到两个相同的心房颤动波。这是纤细型心室节律对不规整进行诊断的实例

在心房扑动中，尽管心室节律随着房室传导比例的不同在变动，但心房扑动波的形态整体保持稳定。

Note

诊随访的心房颤动患者，需要注意长期心室率是否控制在 < 110 次 / 分，因为长期心室率过快，会导致心动过速性心肌病，从而恶化患者的心功能。

■ 临床分类

临床上，根据心房颤动的发作模式、持续时间和患者治疗意愿等，把心房颤动分为五类，以利于临床策略的制定[5]。

首诊心房颤动是指患者首次诊断为心房颤动，既往无心房颤动病史。

阵发性心房颤动是指能够在 7 天内自发性终止或借助医学干预终止的心房颤动。大部分阵发性心房颤动在 48 小时内终止[5]。

持续性心房颤动是指 > 7 天不能自行终止的心房颤动；如果心房颤动持续时间 > 12 个月且患者愿意接受节律治疗，称为长期持续性心房颤动。

永久性心房颤动是指在持续性心房颤动的基础上，患者和医生达成共识，不愿进行节律治疗。

当前，心脏电生理研究证实阵发性心房颤动主要来自肺静脉，肺静脉口及其周围组织含有电学异常的心房肌细胞，是阵发性心房颤动的触发因素，射频消融可以根治阵发性心房颤动。这些肺静脉（或其他静脉）起源的电活动，持续不足 30s 称为心房高频发作，持续 ≥ 30s 才能诊断为心房颤动（图 16-14）[5]。

阵发性心房颤动发作终止后，如果出现长时间的心脏停搏、逸搏和逸搏心律，窦性心律延迟恢复者，属于病态窦房结综合征的范畴。

■ 规整的心室节律

心室节律绝对不规整是心房颤动的核心诊断标准之一，一旦心房颤动的心室节律规整，要考虑以下情况：①恢复为窦性心律；②转变为房性心动过速或心房扑动；③合并交

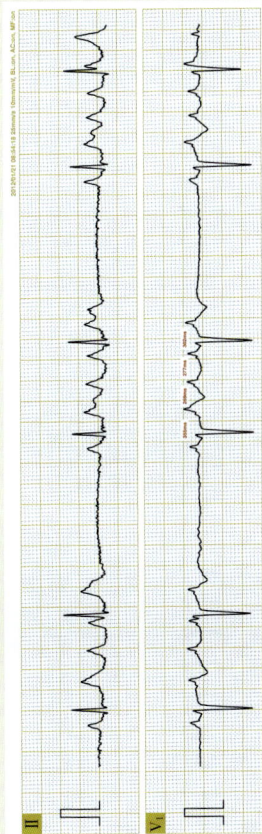

图 16-14　心房高频发作

每个窦性心搏都被短阵心房电活动中断，每次发作仅有 4～5 个心房除极波，每个导联的心房除极波形态相似，曾被广泛误诊为"阵发性心房扑动"、"阵发性心房颤动"、"肌袖性心动过速"，现已命名为心房袖性房性心动过速，频率存在显著的颤逐搏变异高频发作，频率标注为心房波间期（V₁ 导联标注为心房波间期）

界性心动过速或室性心动过速；④合并三度房室阻滞。

心房颤动合并三度房室阻滞时，通常心室率缓慢为其特征，心房由心房颤动控制，心室由逸搏心律或加速性自主心律控制，心室节律缓慢，QRS 波之间可以观察到心房颤动波，两种节律一般不会发生干扰，心电图容易识别（图 16-15）。简言之，心房颤动伴缓慢而规则的心室节律提示三度房室阻滞。

心房颤动伴极速心室率（> 180 次 / 分），传导系统的传导能力接近最大负载，下传的心房颤动紧贴传导系统最长有效不应期稍后的时间下传，心室节律貌似规整，很容易误诊为阵发性室上性心动过速，需要仔细测量并比较 R–R 间期，若发现逐搏变异特征，无论变量如何小，都要高度怀疑为心房颤动（图 16-16）。这种鉴别诊断需要实测 R–R 间期，肉眼阅读极易误诊。

心房颤动合并阵发性室性心动过速是一种比较难以诊断的情况，因为心房颤动波大部分被 QRS-T 波掩盖。

图16-15 心房颤动（四）

心房颤动合并三度房室阻滞，交界性逸搏心律伴伴完全性左束支阻滞。由于心室节律缓慢，QRS波之间的心房颤动波清晰可辨，容易诊断

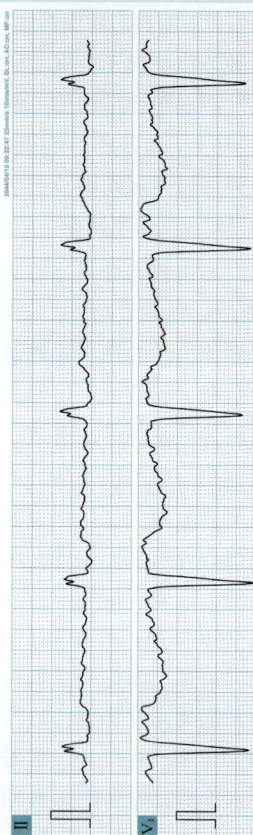

Ⅱ   V₁

图16-16 心房颤动（五）

心房颤动伴快速心室率率反应，蓝色双箭头标注的部分R-R间期貌似规整，R-R间期波动于307～346ms之间，如果这片段持续时间较长，很容易误诊为阵发性室上性心动过速。本例心电图前段和中段可见明显的R-R间期变异，能够相对容易诊断为心房颤动

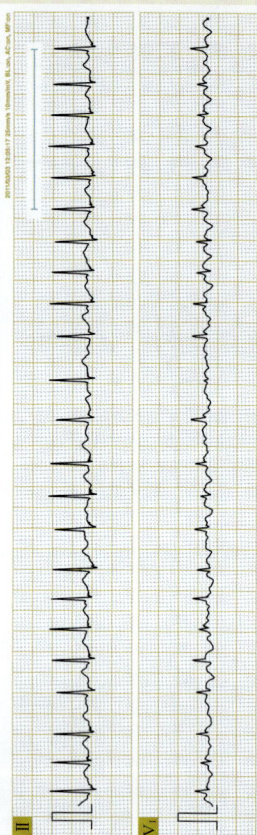

Ⅱ   V₁

Note 在心房颤动背景下，如果出现规整的心室节律，则一定合并其他心律失常，规则的心室节律肯定不会是心房颤动下传产生的。

■ 心室预激

房室旁道属于快速传导的心肌纤维，具有房室旁道的个体，当发生心房颤动时，心房颤动波可以优先通过房室旁道下传心室，产生心室节律绝对不规整的宽 QRS 波心动过速（图 16-17）。

心房颤动伴心室预激时，心房颤动会同时经过房室传导系统和房室旁道下传心室，由于房室旁道传导速度快，心房颤动优先通过房室通道下传激动心室，形成心室预激波；同时，在一些心率较慢的节段，经过房室传导系统传导的心房颤动抵达心室，产生正常 QRS 波和不同形态的心室预激，因此，正常 QRS 波常见于长 R-R 间期后，与室性心动过速的心室夺获抢先激动形成正常 QRS 波不同。

心室节律绝对不规整的宽 QRS 波心动过速需要与心房颤动合并心室预激和多形性室性心动过速鉴

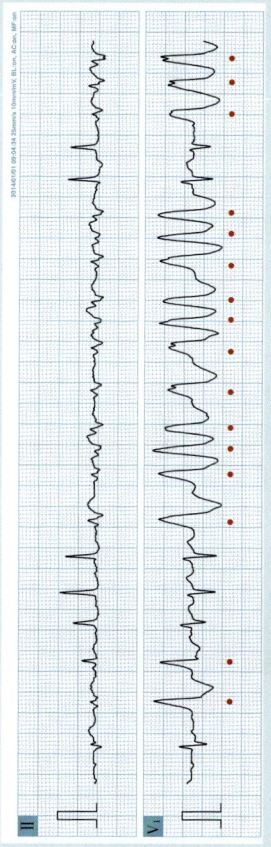

图 16-17 心房颤动合并心室预激（一）

心房颤动合并快速性心室反应，多数伴房室旁道下传，形成节律绝对不规整的宽 QRS 波心动过速。宽 QRS 波形态几乎逐搏变化，期间穿插正常形态的 QRS 波，为心房颤动经房室传导系统下传产生的 QRS 波，形成正常 QRS 波和宽 QRS 波穿插的心电图

心房颤动合并心室预激时，要慎用抑制房室传导系统的药物，因为这些药物可以促进更多的心房颤动波经房室旁道传导。

Note

别。心房颤动合并心室预激的 QRS 波形态在正常 QRS 波和完全性心室预激之间转变，宽 QRS 波极性不会变化，而多形性室性心动过速不仅 QRS 波形态逐搏变化，还有极性扭转；若长时间发作，多形性室性心动过速患者可有晕厥发作史，心房颤动伴心室预激晕厥少见；基础心电图有心室预激支持诊断心房颤动伴心室预激。

值得注意的是，心房颤动伴心室预激时，要观察最短 R-R 间期，若最短 R-R 间期 < 220ms（相当于心室率 > 272 次 / 分），过快的心室率将有诱发心室颤动的风险（图 16-18）[6]。

■ 室性心动过速

心房颤动伴室性心动过速是临床心电图的诊断难点之一，需要与合并室内阻滞鉴别（包

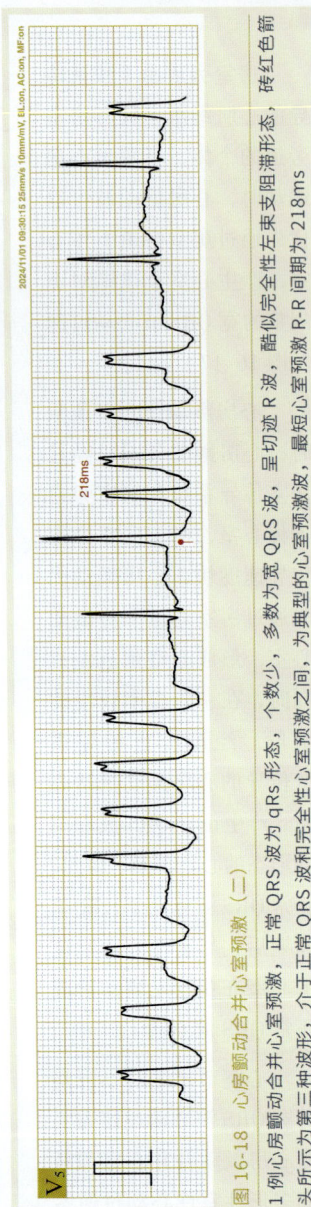

图 16-18 心房颤动合并心室预激（二）

1 例心房颤动合并心室预激，正常 QRS 波为 qRs 形态，个数少，多数为宽 QRS 波，头所示第三种波形，介于正常 QRS 波和完全性心室预激之间，为典型的心室预激波，最短的心室预激波 R-R 间期为 218ms

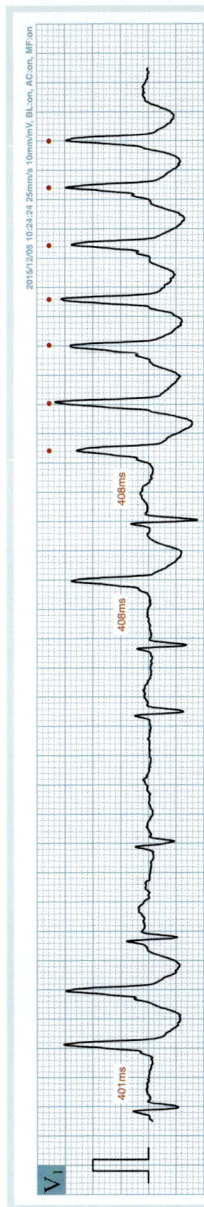

图 16-19　尖端扭转型室性心动过速

基础节律为心房颤动，下传 QRS 波为 rS 形态，间插单个、成对和短阵宽 QRS 波，形态为切迹 R 波，支持判读为室性心搏；宽 QRS 波与心搏的偶联 QRS 波和基础束支阻滞，如果是室性心搏的判读，更支持室性心搏间期固定，要支持室性心搏的判读，宽 QRS 波和基础束支阻滞，宽 QRS 波的偶联 QRS 波间期是变化不定的

括束支阻滞和非特异性室内传导障碍），需要启动宽 QRS 波鉴别诊断流程（图 16-19）。

在常用的宽 QRS 波心动过速鉴别诊断流程中，会遇到两种情况：第一种是心电图特征具有确诊性价值，能够直接诊断，如患者缓慢心律时有完全性右束支阻滞；第二种是一些判读指标符合室性心动过速，另一些判读指标符合室上性心动过速，诊断模棱两可，最后仍需要医生凭经验最后判读。任何一位医生都不可能对宽 QRS 波心动过速做到100% 诊断正确，心电图分析应适可而止，有时结合临床会很快得出结论。

■ 长 R-R 间期

心房颤动伴长 R–R 间期是常见的心电图现象，主要有两种临床情况。何谓长

室性心动过速本身也有轻微的心率变化，有 20 ~ 30ms 的变化，不要误判为心房颤动伴不规整的心室节律。

图 16-20　心房颤动（六）

基础节律为心房颤动，其间出现一次长 R-R 间期，为 1630ms，心室率计算为 37 次/分，另一次 R-R 间期为 1452ms，尚未达到长 R-R 间期诊断标准，两次间期不同，QRS 波均为心房颤动下传产生。下条心电图可见 580ms 的 R-R 间期，计算心室率为 103 次/分，说明房室传导系统功能正常

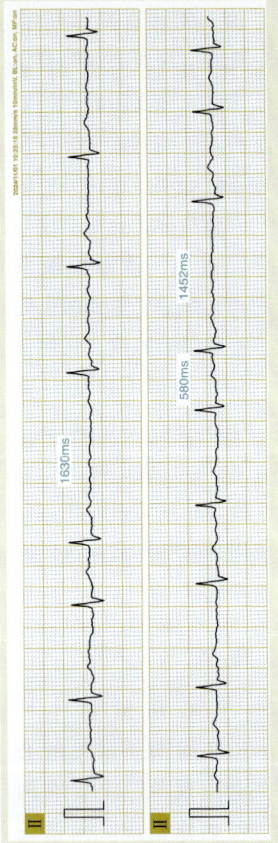

R-R 间期？目前国际指南尚无标准，可以根据交界性逸搏出现的周期 > 1500ms 判读为长 R-R 间期。

第一种情况是整体心室率偏快或正常，长 R-R 间期随机发生且间期不固定，间插快速心室节律，提示房室传导功能正常，长 R-R 间期是心房颤动的隐匿性传导和干扰现象引起的（图 16-20）。

第二种情况是整体心室率偏慢或心动过缓，长 R-R 间期既可以散在出现，也可以连续出现，长 R-R 间期有固定时间间期，支持判读为逸搏或逸搏心律，提示房室传导功能损害，长 R-R 间期是二度房室阻滞所致（图 16-21）。

心房颤动时，无法诊断一度房室阻滞，因为无固定 P 波和 PR 间期作为判读参照；也无法诊断二度 Ⅰ 型和 Ⅱ 型房室阻滞，因为无连续下传的 PR 间期作为判读参照，因此，心房颤动伴缓慢的长 R-R

Note 心电图采集到心房颤动伴长 R-R 间期时，最好采集 10～30s 的心电图评估长 R-R 间期的性质，单独一个或数个长 R-R 间期容易误判。

间期只能笼统地诊断为二度房室阻滞。

3

心搏骤停

心搏骤停是指心脏突然意外的停止跳动，血液循环停顿，危及患者生命。心搏骤停有三种形式，分别是心室停搏、无脉性电活动和心室颤动。患者在出现心脏症状后 1 小时内死亡或最后一次被见到健康活着后 24 小时内推定由心脏原因导致的死亡称为心源性猝死[7]。在发达国家，冠状动脉疾病是最多见的心源性猝死原因，占 75%[7]。

■ 心室停搏

心室停搏是指心电图无心室电活动波（无 QRS 波和 T 波），心室肌完全失去收缩活动。根据心电图表现，心室停搏有两种模式：第一种模式是全心停搏，不仅心室停搏，心房也停止收缩，窦性 P 波

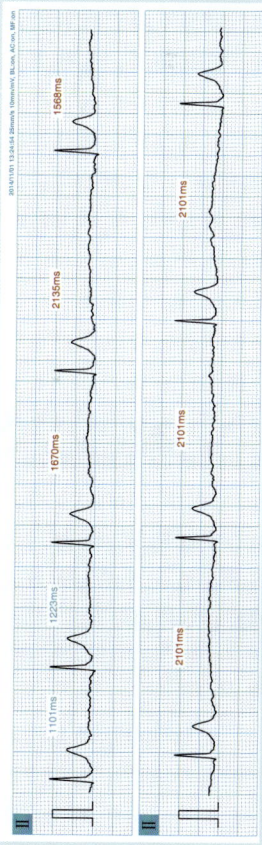

图 16-21　心房颤动伴缓慢心室反应

心房颤动合并缓慢性心室反应，频繁出现长 R-R 间期，最长为 2101ms，相当于心室率 29 次 / 分，值得注意的是下面心电图三个长 R-R 间期的时间相同，提示为缓慢的交界性逸搏心律，而上条长 R-R 间期的时间不固定，提示为心房颤动下传

或房性除极波消失，心电图表现为等电位线；第二种模式是心电图有窦性 P 波或其他房性除极波（如房性心动过速、心房颤动），无 QRS-T 波（图16-22）。

目前，很多病态窦房结综合征、高度房室阻滞和三度房室阻滞患者植入有心脏起搏器，这些患者在发生心室停搏时，心电图可以观察到起搏脉冲信号，但其后无任何心电波，为无效起搏，提示患者心室存在严重病变，对电刺激无反应。如果患者处于临终状态，心电图可以进行描述性诊断，如"心室起搏节律，心电图可见规律发放的心室起搏脉冲信号，频率为60次/分，但心室起搏脉冲信号后无QRS-T 波，考虑为无效起搏或心室停搏"。

■ 无脉性电活动

无脉性电活动是指心电图有心电波（正常或不正常），心室肌无收缩活

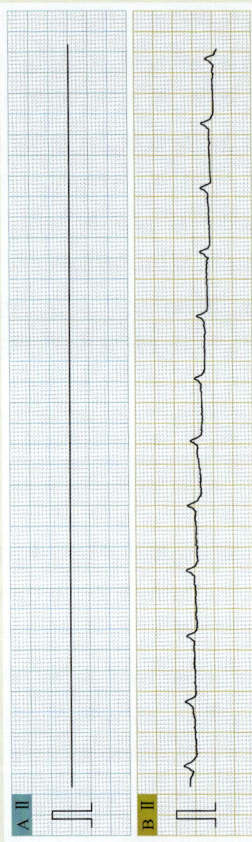

图 16-22 心室停搏

A. 心电图表现为等电位线，无 P 波和任何心房除极波，无 QRS-T 波，心电图诊断为全心停搏；B. 心电图有窦性 P 波，无 QRS-T 波，心电图诊断为窦性心动过速，心室停搏或窦性心动过速，三度房室阻滞，心室停搏

动或局部心肌存在缓慢而极微弱的收缩，不能形成有效泵血（图 16-23）。

无脉性电活动又称为电－机械分离，患者的心电图可以有电活动，但无心室收缩活动，血液循环停顿。对于临终患者的无脉性电活动，通常心电图容易识别，QRS 波宽大畸形，有时 ST 段缩短或消失，宽大畸形的 QRS 波紧随 T 波，患者无心室收缩的临床证据，如未闻及心音、血压测不出、意识丧失、超声心动图未发现心室收缩等。

无脉性电活动最重要的鉴别是缓慢的心室逸搏心律，QRS 波宽大畸形，但仔细听诊，能闻及微弱的心音，有微弱的血压，超声心动图可以发现心室收缩。不过，有时临床很难区别两种情况，由于患者的心室严重病变，室性逸搏产生的收缩弱，泵血少，即使主动脉内有少量泵血，血压仍可能测不出，心音也不能闻及，容易误判为无脉性电活动。

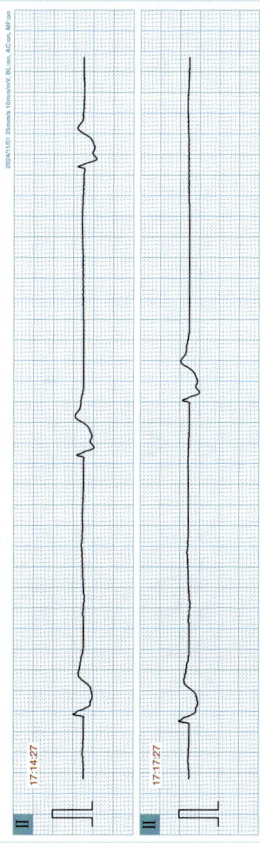

图 16-23　无脉性电活动（一）

临终患者的心电图，窦性 P 波以及其他心房除极波消失，QRS 波宽大畸形，血压测不出，心音未闻及，患者意识丧失。上条心室率波动于 21～24 次 / 分。下条 3 分钟后，心室节律更为缓慢，心室率 19 次 / 分。心电图诊断：①窦性停搏；②无脉性电活动

17:14:27

17:17:27

Ⅱ

Ⅱ

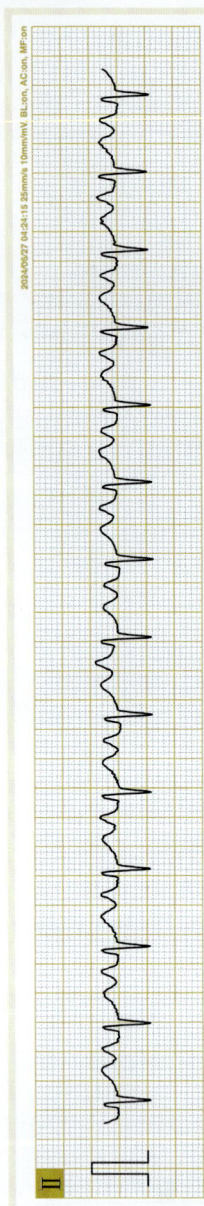

图16-24 无脉性电活动（二）

男，7岁，股骨骨折。骨科手术后突发意识丧失，心电图为窦性心动过速，血压测不出，立即静脉椎注肾上腺素，心肺复苏，抢救无效死亡。头颅CT发现脑干出血

临床上，另一类无脉性电活动是患者的心脏节律正常，心电图可以为正常窦性心律、窦性心动过速、心房颤动等，但无心室收缩活动，血压骤降，意识丧失，此类无脉性电活动容易误诊为休克，常见于麻醉意外、脑干出血以及呼吸衰竭等患者（图16-24）。

无脉性电活动分为原发性和继发性：原发性特指心源性病因，继发性为非心源性原因，常见的是5H和5T，5H包括低血容量、缺氧、酸中毒、血钾紊乱（包括低钾血症和高钾血症）和低体温，5T包括张力性气胸、创伤、心脏压塞、急性肺动脉内血栓形成和冠状动脉内血栓形成。

服用β受体拮抗药或钙通道阻滞药的患者更容易出现无脉性电活动，并且可能对治疗没有反应，这是因为心肌收缩力下降，其他机制包括前负荷降低和后负荷增加。

Note 在心搏骤停中，通常心室扑动/心室颤动的抢救成功率高于心室停搏和无脉性电活动，患者突发意识丧失来不及采集心电图时，可以直接电复律。

心室扑动

心室扑动的心电图特征是 P 波消失，等电位线消失，出现频率高达 150～300 次/分的正弦波，难以区分 QRS 波和 T 波（图 16-25）[8]。

心室扑动的心电图特即使正弦样心电波，无法明确区分 QRS 波和 T 波，即使把心电图上下翻转，波形也几乎一样。12 导联心电图上，室性心动过速只要有一个导联出现正弦波特征，就需要考虑心室扑动的可能，因为心室扑动是一种心搏骤停节律，患者循环停止，心肌缺血，很快会演变为心室颤动。根据心电图诊断的从重原则，室性心动过速和心室扑动心电图鉴别困难时，优先诊断为心室扑动，优先抢救患者生命。

一些心室扑动的心室率更为快速，波形并不像典型的正弦波那样丰满，而呈一种左右压缩过的正弦波，波形显得尖窄（图

图 16-25 心室扑动（一）

宽 QRS 波心动过速，心室率 201 次/分，无法区分 QRS 波和 T 波，整个心电波呈正弦波特征，V₁ 导联尤为典型，II 号联的部分波群可以隐约识别 QRS 波和 T 波

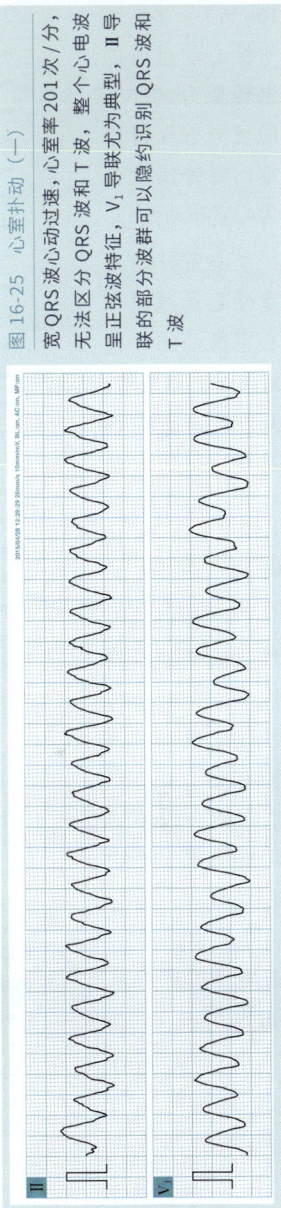

16-26）。多形性室性心动过速如果转变为这种波形且形态保持稳定，要警惕演变为心室扑动。

心室扑动是室性心动过速和心室颤动的一种过渡性心律失常，其性质不稳定，发作后很快会演变为心室颤动。

■ 心室颤动

当心室肌因严重病变（器质性病变、电学特性改变或两者兼而有之），心室肌各部分以不协调的方式、不规则兴奋时，就会发生心室颤动。心电图诊断标准如下[9]。

① 窦性 P波、QRS 波和 T波消失。

② 心电等

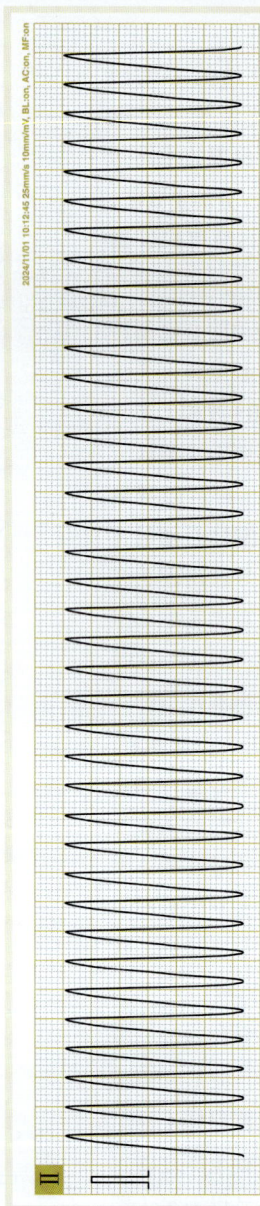

图 16-26 心室扑动（二）

1 例尖端扭转型室性心动过速发作，QRS 波形态突然变得一致，心室率加快为 300 次 / 分，心电波无法区分 QRS 波和 T 波，呈正弦波转征，提示尖端扭转型室性心动过速已经蜕变为心室扑动

Note 无论心房和心室发生的扑动或颤动，由于心腔存在持续性电活动，心电图等电位线消失，相应心腔原本有序的心电波（P 波或 QRS 波）消失。

图 16-27　心室颤动（一）

心电图 P 波、QRS、T 波消失，等电位线消失，代之以形态、振幅和频率不等的心室颤动波。仔细观察心电图的前半段，波形较为高大，后半段波形较为低矮，体现了心室内杂乱无章的电活动

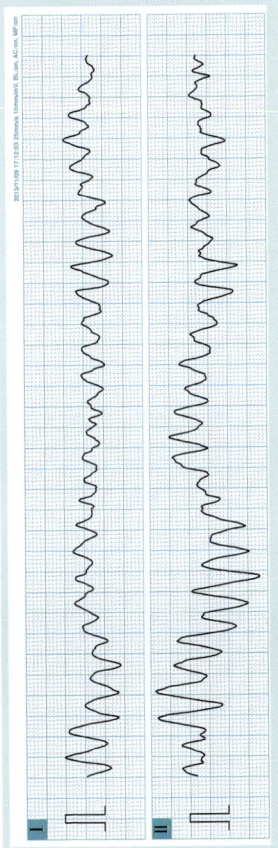

电位线消失，代之以形态、振幅和频率不同的心室颤动波。

③心率在 150 ~ 500 次 / 分（图 16-27）。

心室颤动的心电图特点是无法识别正常心电波，等电位线消失，记录的心电波杂乱无章，后者是与心室扑动（波形基本保持一致）重要的区别。

在心电图上，心室颤动波的振幅（正负振幅绝对值之和）≥ 3mm 者称为粗大型心室颤动[9]。粗大型心室颤动的主要心电图鉴别诊断是多形性室性心动过速和尖端扭转型室性心动过速，这些室性心动过速的频率有所交织，不能依靠频率作为主要鉴别诊断依据，多形性室性心动过速的一些心电波仍可以识别 QRS 波和 T 波，这是与心室颤动鉴别的重要心电图依据。当多形性室性心动过速和心室颤动难以鉴别时，优先诊断为心室颤动，因为后者的预后最差。

在心电图上，心室颤动波的振幅 < 3mm 者称为纤细型心室颤动[9]。纤细型心室颤动的颤动波如果非常矮小，甚至近乎等电位线，容易误诊为全心停搏，但两者的心肺复苏策略不同（图 16-28）。

患者一旦发生心室颤动，心室的收缩活动随即停止，循环崩溃，意识丧失，必须争分夺秒地抢救患者。每延误治疗 1 分钟，转复的成功率就会下降 5% ～ 10%[9]。这就是为何一旦发现患者发生心搏停止，可以先完成体外非同步电复律，避免采集心电图延误救治时间的原因之一。

心室颤动风暴是指 24 小时内心室颤动发作 ≥ 3 次或 ICD 植入患者 24 小时电击次数 ≥ 3 次[9]。院内住院患者需要加强心电监护以及床旁复苏准备。

心室扑动和心室颤动的抢救成功率高于心室停搏和无脉性电活动，理想情况下，心室颤动的抢救

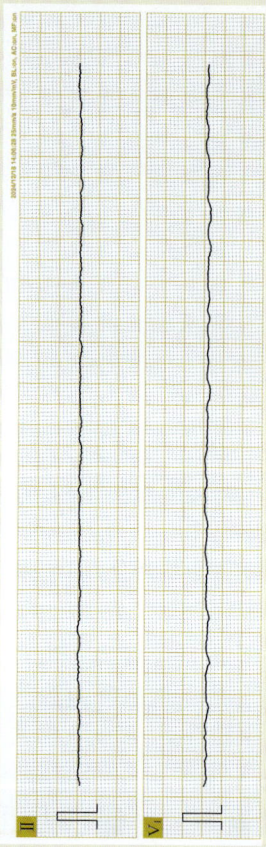

图 16-28 心室颤动（二）

1 例纤细型心室颤动，颤动波振幅非常细微，II 导联近乎等电位线，极难识别，但 V₁ 导联仍可见低振幅的颤动波。

Note 心电图室的医护人员需要接受心肺复苏培训，配置心肺复苏设备，特别是有运动平板试验项目的检查室，做到第一时间抢救心室颤动患者。

成功率可达 30% ~ 40%，遗憾的是，存活的患者大多都会残留神经系统损伤的后遗症[9]。

4

心电综合征

心电综合征是一类遗传性心电疾病，负责心脏动作电位的离子通道基因突变，导致动作电位形态和时程异常，产生心律失常，甚至猝死。

■ Brugada 综合征

Brugada 综合征的病因是心室动作电位 1 相和 2 相的离子通道基因突变，导致局部心室肌的动作电位 2 相缺失，病变主要在右心室，故异常心电图改变发生在 V1 ~ V2 导联，根据波形特征分为 1 型和 2 型 Brugada 综合征[10]。

1 型 Brugada 综合征的特征是穹窿模式，心电图诊断标准有：V1 ~ V2 导联的 ST 段抬高 ≥ 2mm，ST 段呈穹窿形或直线形下降

到等电位线，T 波倒置，对称性增加（图 16-29）。

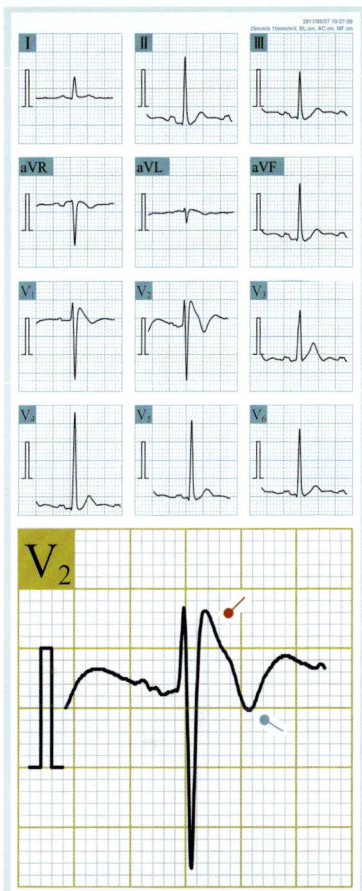

图 16-29　1 型 Brugada 图形

男，41 岁，突发意识丧失，心肺复苏成功。心电图诊断：①窦性心律；② Brugada 综合征，请结合临床。V1 和 V2 导联 ST 段呈穹窿形抬高（砖红色箭头所示）伴 T 波倒置（蓝色箭头所示），倒置 T 波的对称性增加。因患者有猝死经历，心电图为 1 型 Brugada 图形，直接诊断为 Brugada 综合征

目前基因研究已经证实，钠通道、钾通道和钙通道的基因突变都可以导致 Brugada 综合征。

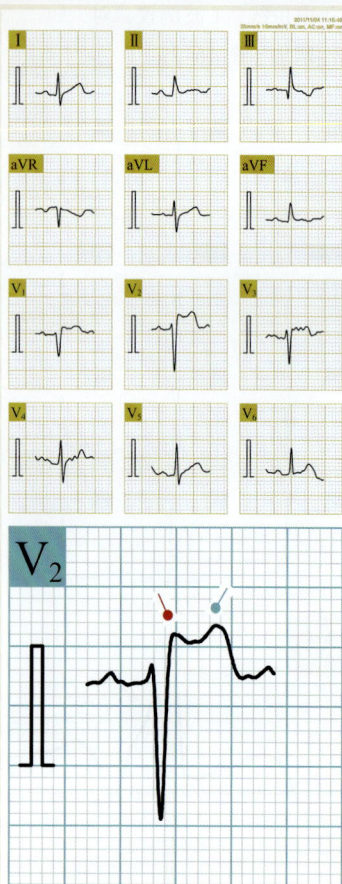

图 16-30　2 型 Brugada 图形

男，26 岁，体检心电图。心电图诊断：①窦性心律；② 2 型 Brugada 图形，建议进一步检查。V₁ 和 V₂ 导联的 QRS 波终末部 r' 波显著高于等电位线，实际为 J 波（红色箭头所示），ST 段呈马鞍形抬高伴 T 波直立（蓝色箭头所示）。追问病史，患者无晕厥症状，无猝死家族史，2 型 Brugada 图形需要临床医生进一步诊断

2 型 Brugada 综合征的特征是马鞍形模式，高起跳（r' 波）相对于等电位线高起点 ≥ 2mm，随后 ST 段抬高，相对于等电位线呈弓背向上型抬高 ≥ 0.5mm，V₂ 导联 T 波正向或平坦，V₁ 导联 T 波极性多变（图 16-30）。

临床上，Brugada 综合征患者具有产生短偶联间期室性期前收缩的能力，可诱发多形性室性心动过速和心室颤动，植入式心脏复律除颤器（ICD）是治疗 Brugada 综合征患者的主要手段。

有恶性室性心律失常记录、猝死经历和猝死家族史的 1 型 Brugada 图形受检者能够直接诊断为 Brugada 综合征，其图形具有确诊价值；而无症状的 2 型 Brugada 图形只有疑诊价值，需要做激发试验转变为 1 型 Brugada 图形才能确诊，否则心电图只能进行描述性诊断，如"2 型 Brugada 图形，建议进一步检查"。

QT 综合征

　　长 QT 综合征的心电图特征是 QTc 间期延长，男性 > 440ms，女性 > 460ms，无论性别，QTc 间期 > 500ms 者发生尖端扭转型室性心动过速的风险增加[11]。目前人类已经发现 15 种长 QT 综合征，每种类型的长 QT 综合征都有独特的心电图和临床表型，2 型长 QT 综合征的心电图特点是双峰 T 波，第二峰很容易误判为低钾血症相关的 U 波增大（图 16-31）。

　　短 QT 综合征的心电图特征是 QTc 间期 ≤ 330ms，目前国际共识和指南尚无明确截值，一些指南推荐 ≤ 340ms 或男性 ≤ 360ms、女性 ≤ 370ms[12, 13]。目前人类已经发现 6 种短 QT 综合征。短 QT 综合征心电图特点是 QT 间期缩短，ST 段缩短或消失，QRS 波后紧随 T 波，T 波基底部

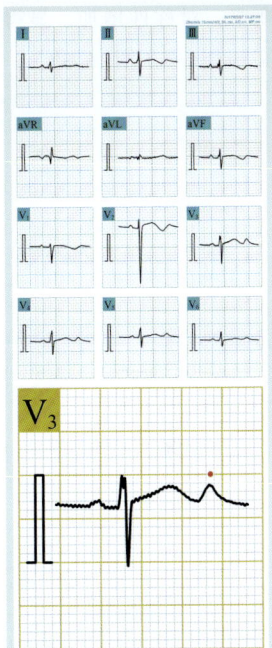

图 16-31　2 型长 QT 综合征

女，18 岁，因反复晕厥在多家医院就诊，诊断为不明原因的晕厥。心电图长期被误诊为窦性心律，U 波改变，提示低钾血症可能。实际上患者所谓的 U 波本质是双峰 T 波的第二峰（砖红色圆圈所示），本例心电图的正确诊断为窦性心律，长 QT 间期，提示为 2 型先天性长 QT 综合征。患者曾多次检查电解质，血钾浓度均正常，提示心电图所谓的 U 波增大并非低钾血症所致，而是心室复极时间延长，一部分心室肌延迟复极引起，临床诊断要考虑先天性长 QT 综合征

QT 综合征包括长 QT 综合征和短 QT 综合征，根据发生原因，分为先天性（原发性）和后天性（继发性）。

Note

变窄，对称性增加，显得
高、尖、窄（图16-32）。

参考文献

[1] https://emedicine.medscape.com/article/151210-overview.

[2] Goodacre S, Irons R. ABC of clinical electrocardiography: Atrial arrhythmias. BMJ,2002，324(7337):594-597.

[3] Kawaji T, Ogawa H, Hamatani Y, et al. Fine Fibrillatory Wave as a Risk Factor for Heart Failure Events in Patients With Atrial Fibrillation: The Fushimi Atrial Fibrillation (AF) Registry. J Am Heart Assoc,2022,11(7):e024341.

[4] Westergaard LM, Alhakak A, Rørth R, et al. Ventricular rate in atrial fibrillation and the risk of heart failure and death. Europace,2023,25(5):euad088.

[5] Van Gelder IC, Rienstra M, Bunting KV, et al. 2024 ESC Guidelines for the management of atrial fibrillation developed in collaboration with the European Association for Cardio-Thoracic Surgery (EACTS). Eur Heart J,2024,45(36):3314-3414.

[6] Montoya PT, Brugada P, Smeets J, et al. Ventricular fibrillation in the Wolff-Parkinson-White syndrome. Eur Heart J,1991,12(2):144-150.

[7] Yow AG, Rajasurya V, Ahmed I, Sharma S. Sudden Cardiac Death. 2024 Mar 16. In: StatPearls [Internet]. Treasure Island (FL): StatPearls Publishing; 2024 Jan–. PMID: 29939631.

[8] https://www.ncbi.nlm.nih.gov/mesh?Db=mesh&Cmd=DetailsSearch&Term=C23.550.073.961%5BAll+Fields%5D.

[9] Ludhwani D, Goyal A, Jagtap M. Ventricular Fibrillation. 2023 Aug 8. In: StatPearls [Internet]. Treasure Island (FL): StatPearls Publishing; 2024 Jan–. PMID: 30725805.

[10] Al-Akchar M, Siddique MS. Long QT Syndrome. 2022 Dec 26. In: StatPearls [Internet]. Treasure Island (FL): StatPearls Publishing; 2024 Jan–. PMID: 28722890.

[11] Priori SG, Wilde AA, Horie M, et al. HRS/EHRA/APHRS expert consensus statement on the diagnosis and management of patients with inherited primary arrhythmia syndromes: document endorsed by HRS, EHRA, and APHRS in May 2013 and by ACCF, AHA, PACES,

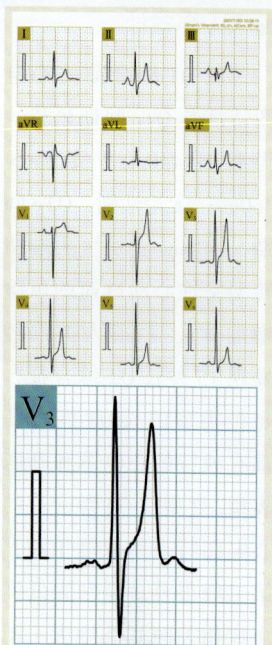

图 16-32 短 QT 综合征

男，28岁，有不明原因晕厥病史。心电图诊断：①窦性心律；②短 QT 间期，提示短 QT 综合征可能。V_3 导联的 QT 间期 280ms，T 波高尖，基底部变窄，酷似高钾血症心电图改变，但患者血钾浓度正常，诊断思路要转向短 QT 综合征

and AEPC in June 2013. Heart Rhythm,2013,10(12):1932-1963.

[12] Rudic B, Schimpf R, Borggrefe M. Short QT Syndrome - Review of Diagnosis and Treatment. Arrhythm Electrophysiol Rev,2014,3(2):76-79.

高振杰
重庆医科大学附属第一医院